U0338886

# 实用口腔科多发病诊断与治疗

主编 岳 娜 张玉民 范媛媛

赵 佳 刘 敏 卓 锋

黑龙江科学技术出版社

HEILONGJIANG SCIENCE AND TECHNOLOGY PRESS

图书在版编目(CIP)数据

实用口腔科多发病诊断与治疗 / 岳娜等主编. -- 哈
尔滨：黑龙江科学技术出版社，2024.2

ISBN 978-7-5719-2304-4

Ⅰ．①实… Ⅱ．①岳… Ⅲ．①口腔疾病－诊疗 Ⅳ．
①R78

中国国家版本馆CIP数据核字（2024）第049211号

## 实用口腔科多发病诊断与治疗
### SHIYONG KOUQIANGKE DUOFABING ZHENDUAN YU ZHILIAO

| | |
|---|---|
| 主　　编 | 岳　娜　张玉民　范媛媛　赵　佳　刘　敏　卓　锋 |
| 责任编辑 | 包金丹 |
| 封面设计 | 宗　宁 |
| 出　　版 | 黑龙江科学技术出版社 |
| | 地址：哈尔滨市南岗区公安街70-2号　邮编：150007 |
| | 电话：（0451）53642106　传真：（0451）53642143 |
| | 网址：www.lkcbs.cn |
| 发　　行 | 全国新华书店 |
| 印　　刷 | 山东麦德森文化传媒有限公司 |
| 开　　本 | 787 mm×1092 mm　1/16 |
| 印　　张 | 23.25 |
| 字　　数 | 589千字 |
| 版　　次 | 2024年2月第1版 |
| 印　　次 | 2024年2月第1次印刷 |
| 书　　号 | ISBN 978-7-5719-2304-4 |
| 定　　价 | 198.00元 |

# 编委会

◎ **主　编**

　　岳　娜　张玉民　范媛媛　赵　佳

　　刘　敏　卓　锋

◎ **副主编**

　　李明旭　查小雨　黄玲玲　张　娜

　　罗春霞　李　亮

◎ **编　委**（按姓氏笔画排序）

　　刘　敏（淄博口腔医院）

　　李　亮（枣庄市山亭区人民医院）

　　李明旭（莱阳市中医医院）

　　张　娜（德州经济开发区张娜口腔诊所/德州小袋鼠医疗有限公司）

　　张玉民（泰安市东平县中医院）

　　范媛媛（潍坊口腔医院）

　　卓　锋（泰安市口腔医院）

　　罗春霞（隆德县中医院）

　　岳　娜（淄博市张店区第二人民医院）

　　赵　佳（临邑县人民医院）

　　查小雨（石河子大学第一附属医院）

　　黄玲玲（齐鲁医药学院）

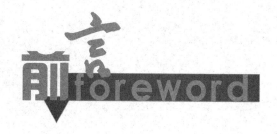

前言 foreword

口腔疾病与全身健康息息相关,它可直接或间接影响全身健康。生活水平的提高及一些不良的饮食习惯,致使人们出现了越来越多的口腔疾病。现阶段,我国临床口腔科医师的技术水平良莠不齐,很难保证临床口腔医疗质量。因此,临床口腔医师需不断巩固和提高诊疗水平,全面系统地学习并掌握口腔医学的新知识、新方法和新技能。为了及时普及最新的研究治疗成果,丰富口腔科临床医师的治疗技术和治疗手段,我们总结自身多年的临床工作经验,参考大量国内外最新的文献资料,编写了《实用口腔科多发病诊断与治疗》。

本书以提高广大临床口腔科医师业务水平为编写宗旨,对医务人员临床诊断、治疗工作的重点与难点进行具体介绍,使诊疗行为有章可循、有据可依。本书首先简单介绍了口腔颌面部的发育、口腔科常用检查技术、口腔疾病常见临床症状等基础知识;然后详细地论述了牙体疾病、牙髓病与根尖周病、牙周病等临床常见各类口腔疾病的病因、临床表现、诊断、鉴别诊断、治疗措施等内容。书中把一些常见口腔疾病的解决方法用图画的方式描绘了出来,再辅以简明扼要的文字解说,以更加直观的方式加深读者对口腔疾病的认识。本书紧扣临床实际,条理清晰、涵盖面广,资料详实、语言精练,既融合了我们多年的临床经验,又加入了最新的口腔诊疗技术。本书既是一本学术价值较高的参考书,又是一本实用性强的工具书,适合各级医院口腔科医师参考阅读。

由于临床口腔医学发展迅速,加之我们能力有限,书中难免存在不足之处,敬请各位读者见谅,给予批评指正,以便共同进步。

《实用口腔科多发病诊断与治疗》编委会

2023 年 11 月

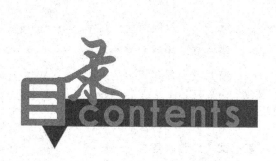

# 第一章

# 口腔颌面部的发育

## 第一节　面部的发育

### 一、面部的发育过程

　　面部发育包括面突的分化及面突的融合。在胚胎第 3 周,发育中的前脑生长迅速,其下端出现了一个突起,称额鼻突。额鼻突的下方是下颌突,即第一鳃弓。两侧的下颌突迅速生长并在中线联合。在胚胎第 4 周,下颌突两侧上方区域的间充质细胞增殖活跃,长出两个分支状突起,称上颌突。此时在额鼻突、上颌突和下颌突的中央形成一个凹陷,称为口凹或原口,即原始口腔。口凹的深部与前肠相接,两者之间有一薄膜即口咽膜相隔,此膜来自胚胎早期的索前板,由内、外两胚层构成。

　　在胚胎第 3 周末,在口咽膜前方口凹顶端正中出现一个囊样内陷,称拉特克囊,此囊不断加深,囊中的外胚层细胞增生并向前脑腹侧面移动,分化成腺垂体细胞,拉特克囊此后退化消失。此囊的残余可发生颅咽管瘤。

　　在胚胎第 4 周,口咽膜破裂,口腔与前肠相通。同时,额鼻突末端两侧的外胚层上皮出现椭圆形局部增厚区,称嗅板或鼻板。鼻板由于细胞增生,边缘隆起,特别是在其外侧缘,隆起更明显,使鼻板中央凹陷,称鼻凹或嗅窝。这样,嗅窝将额鼻突分成 3 个突起:两个嗅窝之间的突起称中鼻突;嗅窝两侧的两个突起称侧鼻突。侧鼻突由于嗅凹的出现,迅速向前方增生,几乎与中鼻突持平。鼻凹将来发育成鼻孔;鼻板细胞形成鼻黏膜及嗅神经上皮。

　　在胚胎第 5 周,中鼻突生长迅速,其末端出现两个球形突起,称球状突。面部即由上述突起发育而来。面部突起是由于面部外胚层间叶细胞的增生和基质的聚集而形成的,表面被覆以外胚层。突起之间为沟样凹陷。随着面部的进一步发育,突起之间的沟就会随着面突的生长而变浅、消失,此为面突的联合;有的突起和突起之间在生长过程中发生表面外胚层相互接触、破裂、退化、消失,进而达到面突的融合。

　　在胚胎第 6 周,面部的突起一面继续生长,一面与相邻或对侧的突起联合。两个球状突在中线处联合,形成人中;球状突与同侧的上颌突联合,形成上唇,其中球状突形成上唇的近中 1/3 部分,上颌突形成远中 2/3 部分;侧鼻突与上颌突形成鼻梁的侧面、鼻翼和部分面颊。上颌突和侧鼻突之间的沟称鼻泪沟,以后分化成鼻泪管;上颌突和下颌突由后向前联合,形成面颊部,其联合的终点即口裂的终点(口角)。下颌突在中线联合形成下唇、下颌软组织、下颌骨和下颌牙齿。额鼻突形成额部软组织及额骨;中鼻突形成鼻梁、鼻尖、鼻中隔、附有上颌切牙的上颌骨(前颌骨)及邻近的软组织;侧鼻突形成鼻侧面、鼻翼、部分面颊、上颌骨额突和泪骨;上颌突形成大部分上颌软组织、上颌骨、上颌尖牙和磨牙。

胚胎第7~8周,面部各突起已完成联合,颜面各部分初具人的面形。此时,鼻宽而扁,鼻孔朝前,彼此分离较远;两眼位于头的外侧,眼距较宽。胎儿期的颜面进一步生长,主要是面部正中部分向前生长,面部垂直高度增加,鼻梁抬高,鼻孔向下并相互接近,鼻部变得狭窄。由于眼后区的头部生长变宽,使两眼由两侧移向前方,近似成人的面形。

综上所述,面部的发育来自第一鳃弓和额鼻突衍化出的面突,它们是额鼻突衍化出的一个中鼻突(包括球状突)和两个侧鼻突;第一鳃弓即两个下颌突及其衍化出来的两个上颌突。

## 二、面部的发育异常

各种致畸因子可影响面突的生长和发育,使其生长停止或减缓,导致面突不能如期联合而形成面部畸形。面部的发育畸形主要发生在胚胎第6~7周的面突联合期,常见的有唇裂、面裂等。

### (一)唇裂

唇裂多见于上唇,是由于球状突和上颌突未联合或部分联合所致。此种唇裂发生在唇的侧方,可以是单侧的,也可以是双侧的,单侧者较多。依病变程度可分为完全性和不完全性两种。前者从唇红至前鼻孔底部完全裂开;后者中最轻微的只在唇红缘有一小切迹。由于唇的发育与前颌骨及腭的发育有关,这种唇裂常伴有切牙和尖牙之间的颌裂及腭裂。两侧球状突中央部分未联合或部分联合形成上唇正中裂;两侧下颌突在中线处未联合则形成下唇裂,这两种唇裂罕见。

唇裂的发生可能是面部发育异常性综合征的一部分,此种唇裂占全部唇裂的10%,称综合征性唇裂;而多数唇裂则与确定的综合征无关,称非综合征性唇裂。

### (二)面裂

面裂较唇裂少见得多。上颌突与下颌突未联合或部分联合,将发生横面裂,裂隙可自口角至耳屏前。较轻微者可为大口畸形;如联合过多则形成小口畸形。上颌突与侧鼻突未联合将形成斜面裂,裂隙自上唇沿着鼻翼基部至眼睑下缘。还有一种极少见的情况,因侧鼻突与中鼻突之间发育不全,在鼻根部形成纵行的侧鼻裂。

(岳 娜)

# 第二节 腭部的发育

## 一、腭部的发育过程

胚胎早期,原始鼻腔和口腔是彼此相通的,腭的发育使口腔与鼻腔分开。

前腭突来自中鼻突的球状突。在胚胎第4周末,额鼻突下端出现了鼻板,继而发育为鼻凹。其外侧为侧鼻突。在胚胎第6周时,由于侧鼻突、上颌突向中线方向生长,将中鼻突的两个球状突向中线推移,并使其相互联合,使鼻凹外口不断抬高,变成了一个盲囊,称嗅囊。以后由于嗅囊深部各突起联合部位的上皮变性,嗅囊延长,最后与口腔相通。此时,在嗅窝下方,球状突在与对侧球状突及上颌突联合过程中,不断向口腔侧增生,形成了前腭突。前腭突将形成前颌骨和上颌切牙。

在胚胎第6周末,从两个上颌突的口腔侧中部向原始口腔内各长出一个突起,称侧腭突或继发腭。最初侧腭突向中线方向生长,但此时由于舌的发育很快,形态窄而高,几乎完全充满了原始口鼻腔,并且与发育中的鼻中隔接触,所以侧腭突很快即向下或垂直方向生长,位于舌的两侧。

在胚胎第8周,下颌骨长度和宽度增加,头颅由于发育向上抬高,以及侧腭突内的细胞增殖等因素使舌的形态逐渐变为扁平,位置下降;侧腭突发生向水平方向的转动并向中线生长。至胎儿第9周时,侧腭突与前腭突自外向内、向后方逐渐融合。前腭突和侧腭突融合的中心留下切牙管或鼻腭管,为鼻腭神经的通道。切牙管的口腔侧开口为切牙孔,其表面有较厚的黏膜覆盖,即切牙乳头。同时,左、右侧腭突在中线处自前向后逐渐融合,并与向下生长的鼻中隔融合。最后,接触部位的上皮和基底膜破裂,两个突起的间充质融为一体。残存的上皮部分退化、被吞噬,部分可残留在腭部融合线处。

## 二、腭部的发育异常

### (一)腭裂

腭裂为一侧侧腭突、对侧侧腭突及鼻中隔未融合或部分融合的结果。腭裂可发生于单侧,也可发生于双侧。80%的腭裂患者伴有单侧或双侧唇裂。腭裂也常伴有颌裂。腭裂的程度,轻者可仅为腭垂裂,重者从切牙孔至腭垂全部裂开。

### (二)颌裂

颌裂可发生于上颌,也可发生于下颌,但上颌裂较常见,为前腭突与上颌突未能联合或部分联合所致,常伴有唇裂或腭裂。下颌裂为两侧下颌突未联合或部分联合的结果。

在腭突的融合缝隙中,有时有上皮残留,可发生发育性囊肿,如鼻腭囊肿、正中囊肿。

(岳 娜)

# 第三节 舌 的 发 育

## 一、舌的发育过程

舌发育自第一、二、三鳃弓形成的隆起。在胚胎第4周时,两侧第一、二鳃弓在中线处联合。此时,在下颌突的原始口腔侧,内部的间充质不断增生,形成三个膨隆的突起。其中两侧两个对称的隆起体积较大,称侧舌隆突;在侧舌隆突稍下方中线处为一个小突起,称奇结节。在第6周,侧舌隆突生长迅速,很快越过奇结节,并在中线联合,形成舌的前2/3,即舌体。奇结节由于被侧舌隆突所覆盖,仅形成盲孔前舌体的一小部分或退化消失,不形成任何结构。同时,在第二、三、四鳃弓的口咽侧,奇结节的后方,间充质增生形成一个突起,称联合突,主要由第三鳃弓形成。以后,联合突向前生长并越过第二鳃弓,与舌的前2/3联合,形成舌的后1/3,即舌根。联合线处形成一个浅沟,称界沟。舌体表面被覆外胚层上皮,舌根表面被覆内胚层上皮。界沟所在部位就是口咽膜所在的位置。

甲状腺发育自奇结节和联合突之间中线处的内胚层上皮。胚胎第 4 周,此部位上皮增生,形成管状上皮条索,称甲状舌管。甲状舌管增生至颈部甲状软骨下,迅速发育成甲状腺。胚胎第 6 周甲状舌管逐渐退化,与舌表面失去联系。但在其发生处的舌背表面留下一浅凹,即舌盲孔,位于界沟的顶端。

## 二、舌的发育异常

如侧舌隆突未联合或联合不全,可形成分叉舌,罕见。

在舌盲孔前方,有时可见小块菱形或椭圆形红色区域,此区域的舌乳头呈不同程度的萎缩,称为正中菱形舌。

甲状腺的早期发生过程中,从甲状腺始基形成甲状舌管至甲状软骨要经历一个下降过程。如在下降过程中发生停滞,则形成异位甲状腺。常见于舌盲孔附近的黏膜下、舌肌内,也可见于舌骨附近或胸部。多数异位甲状腺位于中线上,少数可偏离中线甚至偏离较远。如在下降过程中只有部分甲状腺始基滞留,则形成异位甲状腺组织,可出现在喉、气管、心包等处。如甲状舌管未退化,其残留部分可形成甲状舌管囊肿。

(岳　娜)

# 第四节　牙的发育

牙的发育是一连续的过程,包括牙胚的发生、组织形成和萌出。这一过程不仅发生在胚胎生长期,而且可持续到出生之后。

## 一、牙胚的发生和分化

### (一)牙胚的形成过程

胚胎第 5 周,在未来的牙槽突区,深层的外胚层间充质组织诱导原口腔的上皮增生,开始仅在上、下颌弓的特定点上皮局部增生,依照颌骨的外形形成一马蹄形上皮带,称为原发性上皮带。这一上皮带继续向深层生长,并分裂为两个:向颊(唇)方向生长的上皮板称为前庭板,位于舌(腭)侧的上皮板称为牙板。

牙板向深层的结缔组织内延伸,其末端细胞增生,进一步发育成牙胚。牙胚由三部分组成:①成釉器,起源于口腔外胚层,形成釉质;②牙乳头,起源于外胚层间充质,形成牙髓和牙本质;③牙囊,起源于外胚层间充质,形成牙骨质、牙周膜和固有牙槽骨。

### (二)牙胚各部分的分化及结构特点

1.成釉器的发育

在牙胚发育中,成釉器首先形成。成釉器的发育分为 3 个时期。

(1)蕾状期:牙板最末端20个定点上,上皮细胞迅速增生,形成圆形或卵圆形的上皮芽,形状如花蕾,这是乳牙早期的成釉器。其构成细胞类似基底细胞,呈立方或矮柱状。上皮周围的外胚层间充质细胞增生,包绕上皮芽,但未见细胞的分化。在牙弓的每一象限内,最先发生的成釉器有4个,即乳切牙、乳尖牙、第一乳磨牙和第二乳磨牙,在胚胎的第10周发生。

(2)帽状期(增殖期):上皮芽继续生长,体积逐渐增大,其周围的外胚层间充质细胞密度增加,形成一细胞凝聚区。上皮芽基底部向内凹陷,形状如帽子。该上皮具有形成釉质的功能,称为帽状期成釉器。此期成釉器分化为3层细胞,即外釉上皮层、内釉上皮层和星网状层。成釉器下方的球形细胞凝聚区称为牙乳头,将来形成牙本质和牙髓。包绕成釉器和牙乳头边缘的外胚层间充质细胞,密集成结缔组织层,称为牙囊,将来形成牙支持组织。成釉器、牙乳头和牙囊共同形成牙胚。

(3)钟状期(组织分化和形态分化期):成釉器长大,上皮凹陷加深,形似吊钟,称为钟状期成釉器。其凹面的形状已被确定,如前牙成釉器的凹面为切牙形态,后牙则为磨牙形态。相似的上皮细胞团分化为形态和功能各不相同的细胞成分,这时细胞分化为4层。①外釉上皮层:成釉器的周边是一单层立方状细胞,称外釉上皮,借牙板与口腔上皮相连。外釉上皮与内釉上皮相连处称为颈环。外釉上皮细胞细胞质少,含有游离核糖体、少量的粗面内质网和线粒体,以及少量散在的微丝。细胞间有连接复合体。钟状期晚期,当釉质开始形成时,平整排列的上皮形成许多褶,邻近牙囊的间充质细胞进入褶之间,内含毛细血管,为成釉器旺盛的代谢活动提供丰富的营养。②内釉上皮层:由单层上皮细胞构成,并整齐排列在成釉器凹面的基底膜上,与牙乳头相邻,以半桥粒将细胞固定在基底板上。在相邻的内釉细胞之间,连接复合体在细胞的近中和远中包绕细胞。从牙颈部到牙尖,细胞分化程度各异。内釉细胞开始是矮柱状,到分化成熟时呈高柱状,这时称为成釉细胞。该细胞高达40 $\mu m$,直径4～5 $\mu m$,与中间层细胞以桥粒相连。在分泌活动开始前,细胞器重新定位,即细胞核远离基底膜;高尔基复合体体积增大,从细胞的近端向远端移动,大部分位于细胞核的侧面和细胞的中心;粗面内质网数量明显增加;线粒体集中在细胞的近中端,少数分散在细胞其他部位。在成釉细胞中主要细胞器位于细胞核远端。③星网状层:位于内、外釉上皮之间。为星形,有长的突起,细胞之间以桥粒相互连接成网状,故称星网状层。星形细胞通常具有细胞器,但数量稀少,并以桥粒与外釉细胞和中间层细胞相连接。随着细胞间液体增加,体积增大,占据成釉器体积的大部分。细胞间充满富有蛋白的黏液样液体,对内釉上皮细胞有营养和缓冲作用,以保护成釉器免受损害。当釉质形成时,该层细胞萎缩,外釉细胞层与成釉细胞之间距离缩短,便于牙囊中的毛细血管输送营养。④中间层:内釉上皮和星网状层之间的2～3层扁平细胞,细胞核卵圆或扁平状。该层细胞具有高的碱性磷酸酶活性,与釉质形成有关。

钟状期牙胚可出现一些暂时性的结构,即釉结、釉索和釉龛。这些结构不是每个牙胚必须存在的或同时出现的。釉结是在牙胚中央,内釉上皮局部的增厚,往往与釉索相连续。釉索是由釉结向外釉上皮走行的一条细胞条索,似乎将成釉器一分为二。釉龛是由于片状的牙板向内凹陷形成腔隙,其内充满结缔组织。在组织切片上,表现为有2个上皮条索与口腔上皮相连。

2.牙乳头的发育

牙乳头细胞为未分化间充质细胞,其间分散有少量微细的胶原纤维。在钟状期,成釉器凹陷部包围的外胚层间充质组织更多,并出现细胞分化。在内釉上皮的诱导下,牙乳头外层细胞分化为高柱状的成牙本质细胞。这些细胞在切缘或牙尖部为柱状,在牙颈部细胞尚未分化成熟,为立方状。牙乳头是决定牙形状的重要因素。例如,将切牙的成釉器与磨牙的牙乳头重新组合,结果形成磨牙;与此相反,切牙的牙乳头与磨牙成釉器重新组合,结果形成切牙。牙乳头还可以诱导非牙源性的口腔上皮形成成釉器。

3.牙囊的发育

成釉器的外周,外胚层间充质组织呈环状排列,更多的胶原纤维充满于牙囊成纤维细胞之间,并环绕着成釉器和牙乳头底部。牙囊中含有丰富的血管,以保证组织形成所需的营养。在乳牙胚形成后,在牙胚舌侧,从牙板游离缘下端形成新的牙蕾,并进行着上述相同的发育过程,形成相应的恒牙胚。在乳磨牙牙胚形成之后,牙板的远中端继续向远中生长,第一磨牙的成釉器从牙板后方的游离端向远中生长而形成。牙板向远中增生延长,与上、下颌弓的长度相协调,并对下颌升支的发育和上颌结节处恒牙胚的发生起重要作用。第一恒磨牙的牙胚是在胚胎的第4个月形成;第二恒磨牙的牙胚在出生后1年形成;第三恒磨牙牙胚的形成是在4~5岁。牙胚的活动期从胚胎发育第6周开始,持续到出生后第4年,整个活动期5年的时间。

4.牙板的发育

在帽状期时牙板与成釉器有广泛的联系,到钟状期末牙板被间充质侵入而断裂,并逐渐退化和消失,成釉器与口腔上皮失去联系。有时残留的牙板上皮,以上皮岛或上皮团的形式存在于颌骨或牙龈中。由于这些上皮细胞团类似于腺体,又称为 Serres 腺或 Serres 上皮剩余。婴儿出生后不久,偶见牙龈上出现针头大小的白色突起,即为上皮珠,俗称"马牙子",可自行脱落。在某些情况下,残留的牙板上皮可成为牙源性上皮性肿瘤或囊肿的起源。

## 二、牙体、牙周组织的形成

牙硬组织的形成从生长中心开始。前牙的生长中心位于切缘和舌侧隆突的基底膜上,磨牙的生长中心位于牙尖处。

### (一)牙本质的形成

在钟状期的晚期,牙本质首先在生长中心处形成,然后沿着牙尖的斜面向牙颈部扩展,直至整个牙冠部牙本质完全形成。在多尖牙中,牙本质独立地在牙尖部呈圆锥状一层一层有节律地沉积,最后互相融合,形成后牙冠部牙本质。

牙本质的形成是由成牙本质细胞完成的。当成釉细胞分化成熟后,对牙乳头产生诱导作用。邻近无细胞区的未分化间充质细胞迅速增大,先分化为前成牙本质细胞,然后分化为成牙本质细胞,具备合成蛋白质的功能。此外,在这些细胞之间,还形成广泛的连接复合体和缝隙连接。这一结构有控制细胞外物质如钙、磷离子进入细胞内的作用。

成牙本质细胞分化之后,开始形成牙本质的有机基质。由成牙本质细胞合成Ⅰ型胶原分泌到牙乳头的基质中。最先分泌到细胞外的胶原纤维比较粗大(直径 $0.1\sim0.2\ \mu m$),分布在基底膜下的基质中,纤维与基底膜垂直。这些大的纤维与基质共同形成最早的牙本质基质,即罩牙本质。由于成牙本质细胞体积增大,细胞外间隙消失,细胞向基底膜一侧伸出短粗的突起,同时细胞体向牙髓中央移动,在其后留下细胞质突埋在基质中,形成成牙本质细胞突起。有的突起能伸入基底膜中,形成釉梭。共同形成最早的牙本质基质,即罩牙本质。

在成牙本质细胞突起形成的同时,细胞质中出现一些膜包被的小泡,称为基质小泡,并分泌到大的胶原纤维之间。在细胞外小泡中磷灰石以单个晶体形式存在,以后晶体长大,小泡破裂,泡内晶体成簇地分散在突起的周围和牙本质基质中。晶体继续长大并互相融合,最后形成矿化的牙本质。

牙本质的矿化形态主要是球形矿化。磷灰石晶体不断生长,形成钙球。钙球进一步长大融合形成单个钙化团。这种矿化形态多位于罩牙本质下方的髓周牙本质中。偶尔在该处球形钙化团不能充分融合,而存留一些小的未矿化基质,形成球间牙本质。在牙本质形成中,矿物质沉积晚于牙本质有机基质的形成,因此在成牙本质细胞层与矿化的牙本质间总有一层有机基质,称为前期牙本质。

罩牙本质形成后,则继续形成原发性生理性牙本质,即髓周牙本质。罩牙本质的有机基质是由成牙本质细胞形成的,基质的胶原纤维粗大,而髓周牙本质基质的胶原纤维比较少,互相交织并与小管垂直。成牙本质细胞不再产生基质小泡,牙本质基质是以各种晶核化过程进行矿化。另外成牙本质细胞向有机基质分泌脂质、磷蛋白、磷脂和 $\gamma$-羟基谷氨酸蛋白。其中磷蛋白仅在髓周牙本质中存在,与矿化相关。髓周牙本质不断地在罩牙本质表面沉积,构成牙体的大部分。

在牙冠发育和牙萌出期间,牙本质每天沉积 $4\ \mu m$。当牙萌出后,牙本质的沉积减少到每天 $0.5\ \mu m$。每天新形成的牙本质基质与先前形成的基质之间,显微镜下可见明显的线,称生长线。

### (二)釉质的形成

当牙本质形成后,内釉上皮细胞分化为有分泌功能的成釉细胞,并开始分泌釉质基质。釉质蛋白首先在细胞的粗面内质网合成,在高尔基复合体浓缩和包装成膜包被的分泌颗粒。这些颗粒移动到细胞的远端,释放到新形成的罩牙本质表面。磷灰石晶体无规律地分散在这一层基质中,成为釉质中最内一层无釉柱釉质,厚 $8\ \mu m$。该层釉质形成后,成釉细胞开始离开牙本质表面,在靠近釉质牙本质界的一端形成一短的圆锥状突起,称为托姆斯突。突起与细胞体之间有终棒和连接复合体,突起中含有初级分泌颗粒和小泡,而细胞体仍含有丰富的合成蛋白质的细胞器。新分泌的釉质基质以有机成分为主,矿物盐仅占矿化总量的 $30\%$。

每根釉柱由 4 个成釉细胞参与形成,一个成釉细胞形成釉柱的头部,三个相邻的细胞形成颈部和尾部,使釉柱呈乒乓球拍状。成釉细胞与其所形成的釉柱成一角度,每个细胞的突起伸入到新形成的釉质中,在光镜下成釉细胞和釉质表面交界处呈锯齿状,托姆斯突位于这些凹陷之中。

当釉质形成后,基质很快矿化。小的磷灰石晶体,其直径和长度迅速增加。新形成的釉质中,磷灰石晶体短,细小如针形,而且稀少。在成熟的釉质中,晶体的体积增大,呈板条状,数量增多。

釉质的矿化方式是:一方面矿物质沉积到基质中,另一方面水和蛋白质从釉质中被吸收,如此反复交替,使釉质最后达到 $96\%$ 的矿化程度。

釉质发育过程中,随着釉质基质不断沉积,牙冠体积也在增大;釉质在牙尖部和牙颈部不断形成,使牙冠的高度和长度增加。在后牙,牙尖之间的内釉上皮细胞分裂增殖,使牙尖间的距离增加,牙冠的体积增大。从牙本质形成开始,到釉质完全形成,牙冠体积增大了 4 倍。在牙冠形成后,成釉细胞变短,细胞器数量减少,在釉质表面分泌一层无结构的有机物薄膜,覆盖在牙冠表面上,称为釉小皮。细胞通过半桥粒与釉小皮连接。

釉质发育完成后,成釉细胞、中间层细胞和星网状层与外釉上皮细胞结合,形成缩余釉上皮覆盖在釉小皮上。当牙萌出到口腔中后,缩余釉上皮在牙颈部形成牙龈的结合上皮。

### (三)牙髓的形成

牙乳头是产生牙髓的原始组织,当牙乳头周围有牙本质形成时才称作牙髓。牙乳头除底部与牙囊相接外,四周被形成的牙本质所覆盖。牙乳头的未分化间充质细胞分化为星形纤维细胞,即牙髓细胞。随着牙本质不断地形成,成牙本质细胞向中心移动,牙乳头的体积逐渐减少,等到原发性牙本质完全形成,余留在髓腔内的多血管的结缔组织即为牙髓。这时,有少数较大的有髓神经分支进入牙髓,交感神经也随同血管进入牙髓。

**(四)牙根的形成及牙周组织的发育**

**1.牙根的形成**

当牙冠发育即将完成时,牙根开始发育。内釉和外釉上皮细胞在颈环处增生,向未来的根尖孔方向生长,这些增生的上皮呈双层,无星网状层和中间层细胞,称为上皮根鞘。上皮根鞘的内侧面包围着牙乳头细胞,上皮根鞘的外面被牙囊细胞包绕。被上皮根鞘包进的牙乳头细胞也向根尖增生,其外层细胞与上皮细胞基底膜接触,分化出成牙本质细胞,进而形成根部牙本质。上皮根鞘继续生长,离开牙冠向牙髓方向成 45°弯曲,形成一盘状结构。弯曲的这一部分上皮称为上皮隔。上皮隔围成一个向牙髓开放的孔,这是未来的根尖孔,这时形成的牙根为单根。牙根的长度、弯曲度、厚度和牙根的数量,都是由上皮隔和邻近的外胚层间充质细胞所决定的。在多根形成时,首先在上皮隔上长出两个或三个舌形突起,这些突起增生伸长,与对侧突起相连,这时上皮隔围成的单一孔被分隔为两个或三个孔,将来就形成双根或三根。每个根以相同的速度生长,其发育过程与单根牙相同。在牙根发育过程中,上皮隔的位置保持不变,生长的牙根与上皮隔形成一定的角度。随着牙根的伸长,牙胚向口腔方向移动,并为牙根的继续生长提供了空隙。在牙根发育后期,上皮隔开口缩小,根尖孔宽度也随之缩小。随后根尖牙本质和牙骨质沉积,形成狭小的根尖孔。

上皮根鞘对于牙根的正常发育是很重要的,如果上皮根鞘的连续性受到破坏,或在根分叉处上皮隔的舌侧突起融合不全,则不能诱导分化出成牙本质细胞,而引起该处牙本质缺损,牙髓和牙周膜直接通连,这时形成侧支根管。如果上皮根鞘在规定的时间没有发生断裂,仍附着在根部牙本质的表面,则牙囊的间充质细胞不能与该处牙本质接触,也就不能分化出牙骨质细胞形成牙骨质。这样在牙根表面,特别在牙颈部,牙本质暴露,引起牙颈部过敏。

**2.牙周组织的发育**

牙周组织包括牙骨质、牙周膜和牙槽骨,均由牙囊发育而来。

(1)牙骨质的形成:当根部牙本质形成时,包绕牙根的上皮根鞘断裂,形成网状,这时牙囊细胞穿过根鞘上皮,进入新形成的牙根牙本质表面,并分化为成牙骨质细胞,在牙根表面和牙周膜纤维的周围分泌有机基质,将牙周膜纤维埋在有机基质中。牙骨质基质矿化方式与牙本质相似,磷灰石晶体通过基质小泡扩散,使胶原纤维矿化,这种新形成的牙骨质是无细胞的,覆盖在牙根冠方 2/3 处,又称为原发性牙骨质。剩余的上皮细胞进一步离开牙根表面,并保留在发育的牙周膜中,这就是上皮剩余。

(2)继发性牙骨质:在牙萌出到咬合面后,在牙根尖一侧的 2/3 区域,牙骨质形成快,但矿化差,成牙骨质细胞被埋在基质中,这时形成的牙骨质称为继发性牙骨质。继发性牙骨质往往是有细胞牙骨质,其有机基质含有大量胶原纤维,它们来自牙周膜纤维,呈斜形排列进入牙骨质;部分胶原还来自成牙骨质细胞所形成的纤维,与牙根表面平行排列。两种纤维互相交织成网格状。正常情况下牙骨质厚度随年龄而增加。

(3)牙周膜的发育:当牙根形成时,首先出现一些细的纤维束形成牙周膜。这时牙囊细胞增生活跃,在邻近根部的牙骨质和牙槽窝内壁,分别分化出成牙骨质细胞和成骨细胞,进而形成牙骨质和固有牙槽骨。而位于中央的细胞则分化为成纤维细胞,它们产生胶原纤维,部分被埋在牙骨质和牙槽骨中,形成穿通纤维。在萌出前,所有发育的牙周膜纤维束向牙冠方向斜形排列。随着牙萌出和移动,釉质牙骨质界与牙槽嵴处于同一水平。位于牙龈纤维下方的斜纤维束变为水平排列。当牙萌出到功能位时,牙槽嵴位于牙骨质釉质界下方,水平纤维又成为斜形排列,形成牙槽嵴纤维。这时牙周膜细胞增生,形成致密的主纤维束,并不断地改建成功能性排列。

(4)牙槽骨的形成:当牙周膜形成时,在骨隐窝的壁上和发育的牙周膜纤维束周围分化出成骨细胞,形成新骨。新骨的沉积逐渐使骨壁与牙之间的间隙减小,牙周膜的面积也在减少。牙周支持组织形成后,在其改建过程中要不断地补充新的成牙骨质细胞、成骨细胞和牙周膜成纤维细胞。现已表明,来自骨髓的细胞通过血管通道进入牙周膜中,定位在牙周膜血管周围。这些细胞增殖并向牙骨质和骨壁移动,在此分化为成骨细胞和成牙骨质细胞。血管周围的这些细胞也可以是牙周膜成纤维细胞的来源,因此在血管周围存在着能分化为成骨细胞、成牙骨质细胞的前体细胞。

(查小雨)

# 第二章

# 口腔科常用检查技术

## 第一节　常规检查技术

### 一、基本器械

**（一）口镜**

口镜有平面和凹面两种，主要用于牵拉颊部和推压舌体以便直接观察检查部位；通过镜子反射影像，可对口腔内难以直视的部位进行观察；还可用于聚集光线，增加局部照明，增加检查部位的可视度；金属口镜的柄端亦可用于叩诊。

**（二）探针**

探针具有尖锐的尖端。一端呈半圆形，用于探诊检查牙齿的窝沟点隙、龋洞、穿髓点及根管口等，亦可探查牙齿表面的敏感范围和程度，还可用于检查皮肤和黏膜的感觉功能；另一端呈三弯形，主要用于检查邻面龋。

**（三）镊子**

镊子用于夹持物品和检查牙齿松动度。

### 二、一般检查

**（一）问诊**

问诊是医师与患者或知晓病情的人交流，了解疾病的发生、发展和诊治过程。问诊是采集病史、诊断疾病的最基本、最重要的手段。问诊内容主要包括主诉、现病史、既往史和家族史。

1.主诉

主诉的记录通常为一句话，应包括部位、症状和患病时间，如"右上后牙冷热刺激痛2周"。

2.现病史

现病史是病史的主体部分，是整个疾病的发生、发展过程。基本内容包括发病情况和患病时间，主要症状和诱因，症状加重或缓解的原因，病情的发展和演变，诊治经过和效果等。

3.既往史

既往史是指患者过去的口腔健康状况、患病情况，以及外伤、手术和过敏史等，还包括与口腔疾病有关的全身病史，如高血压、糖尿病、心脏病、血液病等。

**4.家族史**

家族史是指患者的父母、兄弟、姐妹的健康状况及患病情况,有无遗传性疾病、肿瘤及传染病等,特别是过去的某些疾病与现患疾病之间可能有关或相同时,更应详细询问并记录。

**(二)视诊**

视诊主要观察口腔和颌面部的改变。视诊时一般按照先口外、后口内,先检查主诉部位、后检查其他部位的顺序检查。

**1.全身情况**

虽然患者是因口腔疾病就诊,但口腔医师还是应通过视诊对患者的全身状况有初步的了解。例如,患者的精神状态、营养和发育情况等,注意一些疾病可能出现特殊面容或表情特征。

**2.颌面部**

首先观察面部发育是否正常,左右是否对称,有无肿胀或畸形;皮肤的颜色改变、瘢痕或窦道。如要检查面神经的功能,可观察鼻唇沟有无变浅或消失,可嘱患者闭眼、吹口哨等,观察面部双侧的运动是否协调,眼睛能否闭合,口角是否㖞斜等。

**3.牙齿及牙列**

观察牙齿的颜色、外形、质地、大小、数目、排列及接触关系;牙体的缺损、着色、牙石、菌斑、软垢及充填体等情况;牙列的完整和缺损;修复体的情况等。

**4.口腔软组织**

查看牙周组织颜色、形态、质地的改变,菌斑及牙石的状况,肿胀程度及范围,是否存在窦道,牙龈及其他黏膜的色泽、完整性,有无水肿、溃疡、瘢痕、肿物等。另外,也要注意舌背有无裂纹,舌乳头的分布和变化,舌的运动情况及唇、舌系带情况等。

**(三)探诊**

探诊是指利用探针或牙周探针检查和确定病变部位、范围和组织反应情况,包括牙齿、牙周和窦道等。

**1.牙齿**

探针主要是用于对龋洞的探诊,以确定部位、范围、深浅及有无探痛等;探查修复体的边缘密合度,确定有无继发龋;确定牙齿的敏感范围、敏感程度。探诊时需注意动作轻柔,特别是深龋,以免刺入穿髓点引起剧痛。

**2.牙周组织**

可用普通探针探测牙龈表面的质感是松软,还是坚实,探查龈下牙石的数量、分布、位置,根面有无龋损或釉珠,以及根分叉处病变情况等。探测牙周袋的深度及附着水平情况时,要注意使用牙周探针进行探诊。探诊时支点要稳固,探针与牙长轴方向一致,力量适中,按一定顺序如牙齿的颊、舌侧的近中、中、远中进行探诊,并做测量记录,避免遗漏。

**3.窦道**

窦道常见于患牙根尖区牙龈颊侧,也可发生在舌侧,偶见于皮肤。探诊时可用圆头探针,或将牙胶尖插入窦道,并缓慢地推进,探测窦道的方向和深度,结合X线片以探明其来源,帮助寻找患牙或病灶。探诊时应缓慢顺势推进,避免疼痛和损伤。

**(四)触诊**

触诊是指医师用手指在可疑病变部位进行触摸或按压,根据患者的反应和检查者的感觉对病变的硬度、范围、形状及活动度等进行判断的诊断方法。

1.颌面部

对于唇、颊和舌部的病变,可行双指双合诊检查;对于口底和下颌下区病变,可行双手双合诊检查,以便准确地了解病变的范围、质地、界限、动度,以及有无波动感、压痛、触痛和浸润等。检查时,以一只手的拇指和示指,或双手置于病变部位上下或两侧进行,并按"由后向前"顺序进行。

2.下颌下、颏下及颈部淋巴结

患者取坐位,头稍低,略偏向检查侧,检查者立于患者的右前或右后方,手指紧贴检查部位,按一定顺序,由浅入深滑动触诊。触诊顺序一般为枕部、耳后、耳前、腮、颊、下颌下及颏下,顺胸锁乳突肌前后缘、颈前后三角直至锁骨上窝。触诊检查时,应注意肿大淋巴结所在的部位、大小、数目、硬度、活动度、有无压痛、波动感,以及与皮肤或基底部有无粘连等情况。应特别注意健、患侧的对比检查。

3.颞下颌关节

以双手示指或中指分别置于两侧耳屏前方、髁突外侧,嘱患者做开口、闭口运动,可以了解髁突活动度和冲击感,需注意两侧对比,以协助关节疾病的诊断。另外,以张大嘴时上、下颌中切牙切缘间能放入患者自己横指(示指、中指和无名指)的数目为依据的张口度检查(表2-1),也是颞下颌关节检查的重要内容。

表2-1 张口受限程度的检查记录方法和临床意义

| 能放入的手指数 | 检查记录 | 临床意义 |
| --- | --- | --- |
| 3 | 正常 | 张口度正常 |
| 2 | Ⅰ度受限 | 轻度张口受限 |
| 1 | Ⅱ度受限 | 中度张口受限 |
| <1 | Ⅲ度受限 | 重度张口受限 |

4.牙周组织

用示指指腹触压牙齿的唇、颊或舌侧牙龈,检查龈沟处有无渗出物。也可将示指置于患牙唇(颊)侧颈部与牙龈交界处,嘱患者做各种咬合运动,检查是否有早接触点或干扰。如手感震动较大提示存在创伤。

5.根尖周组织

用指腹扣压可疑患牙根尖部,根据是否有压痛、波动感或脓性分泌物溢出等判断根尖周组织是否存在炎症等情况。

(五)叩诊

叩诊是指用平头金属器械,如金属口镜的末端叩击牙齿,根据患者的反应确定患牙的方法。根据叩击的方向可分为垂直叩诊和水平叩诊:垂直叩诊用于检查根尖部有无炎症,水平叩诊用于检查牙齿周围组织有无炎症。

1.结果判断

叩诊结果一般分5级,记录如下。①叩痛(-):反应同正常牙,无叩痛。②叩痛(±):患牙感觉不适,可疑叩痛。③叩痛(+):重叩引起疼痛,轻度叩痛。④叩痛(++):叩痛反应介于(+)和(+++),中度叩痛。⑤叩痛(+++):轻叩引起剧烈疼痛,重度叩痛。

2.注意事项

进行叩诊检查时,一定要与正常牙进行对比,即先叩正常对照牙,后叩可疑患牙。叩诊的力量宜先轻后重,健康的同名牙叩诊以不引起疼痛的最大力度为上限,对于急性根尖周炎的患牙,叩诊力度要更小,以免增加患者的痛苦。

### (六)咬诊

咬诊是指检查牙齿有无咬合痛和有无早接触点的诊断方法。常用的方法如下。

**1.空咬法**

嘱患者咬紧上、下颌牙或做各种咀嚼运动,观察牙齿有无松动、移位或疼痛。

**2.咬实物法**

牙隐裂、牙齿感觉过敏、牙周组织或根尖周组织炎症时,咬实物均可有异常反应。检查顺序是先正常牙、再患牙,根据患牙是否疼痛而明确患牙的部位。

**3.咬合纸法**

将咬合纸置于上、下颌牙列之间,嘱患者做各种咬合运动,根据牙面上所留的印记,确定早接触部位。

**4.咬蜡片法**

将烤软的蜡片置于上、下颌牙列之间,嘱患者做正中咬合,待蜡片冷却后取下,观察蜡片上最薄或穿破处即为早接触点。

### (七)牙齿松动度检查

用镊子进行唇舌向(颊舌向)、近远中向及垂直方向摇动来检查牙齿是否松动。检查前牙时,用镊子夹住切端进行检查;检查后牙时,以镊子合拢抵住后牙面的窝沟进行检查。根据松动的幅度和方向对松动度进行分级。

### (八)嗅诊

嗅诊是指通过辨别气味进行诊断的方法。有些疾病可借助嗅诊辅助诊断,如暴露的坏死牙髓、坏死性龈口炎及干槽症均有特殊腐败气味。

### (九)听诊

颌面部检查中听诊应用较少,但将听诊器放在颌面部蔓状动脉瘤上时,表面可听见吹风样杂音。颞下颌关节功能紊乱时,可借助听诊器辨明弹响性质及时间。

(范媛媛)

# 第二节 特殊检查技术

## 一、牙髓活力测验

### (一)温度测验

牙髓温度测验是指通过观察患者对不同温度的反应以判断牙髓活力状态的方法。其原理:正常牙髓对温度有一定的耐受范围(20～50 ℃);当牙髓发炎时,疼痛阈值降低,感觉敏感;牙髓变性时阈值升高,感觉迟钝;牙髓坏死时无感觉。温度<10 ℃为冷刺激,>60 ℃为热刺激。

**1.冷测法**

可使用小冰棒或冷水。取直径 3～4 mm、长 5～6 mm 一端封闭的塑料管,管内注满水后置冰箱冷冻制备成小冰棒,将其置于被测牙的唇(颊)或舌面颈1/3或中1/3完好的釉面处数秒,观察患者的反应。

2.热测法

将牙胶棒的一端在酒精灯上烤软但不冒烟燃烧(65 ℃左右),立即置于被测牙的唇(颊)、舌面的颈 1/3 或中 1/3 釉面处,观察患者的反应。

3.结果判断

温度测验结果是被测可疑患牙与正常对照牙比较的结果,不能简单采用(＋)、(－)表示,其具体表示方法为以下几种。

(1)正常:被测牙与对照牙反应程度相同,表示牙髓正常。

(2)一过性敏感:被测牙与对照牙相比,出现一过性疼痛,但刺激去除后疼痛立即消失,表明可复性牙髓炎的存在。

(3)疼痛:被测牙产生疼痛,温度刺激去除后仍持续一段时间,提示被测牙牙髓存在不可复性炎症。

(4)迟缓或迟钝性疼痛:刺激去除后片刻被测牙才出现疼痛反应,并持续一段时间,或被测牙比对照牙感觉迟钝,提示被测牙处于慢性牙髓炎、牙髓炎晚期或牙髓变性状态。

(5)无反应:被测牙对冷热温度刺激均无感觉,提示被测牙牙髓已坏死。

4.注意事项

用冷水检测时,应注意按先下颌牙后上颌牙,先后牙再前牙的顺序测验,尽可能避免因水的流动而出现假阳性反应。用热诊法时,热源在牙面上停留的时间不应超过 5 秒,以免造成牙髓损伤。

**(二)牙髓电活力测验**

牙髓电活力测验是指通过牙髓活力电测仪来检测牙髓神经对电刺激的反应,主要用于判断牙髓"生"或"死"的状态。

1.方法

吹干、隔湿被测牙(若牙颈部有牙结石需先去除,以免影响检测结果),先将挂钩置于被测牙对侧口角,检查头置于牙唇(颊)面的中 1/3 釉面处,用生理盐水湿润的小棉球或牙膏置于检测部位做导体,调节测验仪上的电流强度,从"0"开始,缓慢增大,待患者举手示意有"麻刺感"时离开牙面,记录读数。先测对照牙,再测可疑患牙。每牙测 2～3 次,取其中 2 次相近值的平均值。选择对照牙的顺序:首选对侧正常同名牙,其次为对颌同名牙,最后为与可疑牙处在同一象限内的健康邻牙。

2.结果判断

牙髓电活力测验只有被测可疑患牙与对照牙相差一定数值时才具有临床意义。被测牙读数低于对照牙说明敏感,高于对照牙说明迟钝,若达最高值无反应,说明牙髓已坏死。

3.注意事项

(1)测试前需告知患者有关事项,说明测验目的。

(2)装有心脏起搏器的患者严禁做牙髓电活力测验。

(3)牙髓活力电测仪工作端应置于完好的牙面上。

(4)牙髓电活力测验不能作为诊断的唯一依据。如患者过度紧张、患牙有牙髓液化坏死、大面积金属充填体或全冠修复时可能出现假阳性结果,若患牙过度钙化、刚受过外伤或根尖尚未发育完全的年轻恒牙则可能会出现假阴性结果。

## 二、影像学检查

### (一)牙片

1.牙体牙髓病

(1)龋病的诊断:牙片有助于了解龋坏的部位和范围,以及有无继发龋和邻面龋,可用于检查龋损的范围及与髓腔的关系(图 2-1)。

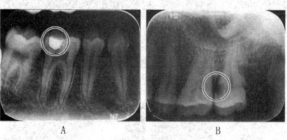

**图 2-1  牙片辅助诊断牙体牙髓病**
A.右下第 1 磨牙继发龋;B.左上第 2 磨牙近中邻面龋

(2)非龋性疾病的诊断:可协助诊断牙齿的发育异常、牙外伤及牙根折/裂等(图 2-2)。

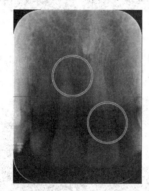

**图 2-2  牙片辅助诊断非龋性疾病**
注:双侧上中切牙牙折

(3)牙髓病及根尖周病的诊断:可用于鉴别根尖周肉芽肿、脓肿或囊肿等慢性根尖周病变。

(4)辅助根管治疗:可用于了解髓腔情况,如髓室、根管钙化和牙内吸收(图 2-3)。

2.牙周病

(1)牙槽骨吸收类型:水平型吸收,多发生于慢性牙周炎患牙的前牙;垂直型吸收也称角型吸收,多发生于牙槽间隔较窄的后牙(图 2-4)。

(2)牙槽骨吸收程度:①Ⅰ度吸收。牙槽骨吸收在牙根的颈 1/3 以内。②Ⅱ度吸收。牙槽骨吸收超过根长的 1/3,但在根长的 2/3 以内。③Ⅲ度吸收。牙槽骨吸收超过根长的 2/3(图 2-5)。

3.口腔颌面外科疾病

用于检查阻生牙、埋伏牙、先天性缺牙及牙萌出状态、颌骨炎症、囊肿和肿瘤(图 2-6)。

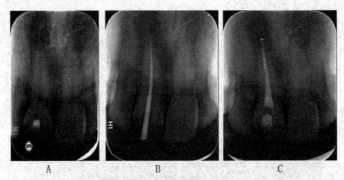

图 2-3 X 线辅助根管治疗

A.根管治疗术前了解髓腔和根管的解剖形态,评估治疗难易程度;B.治疗术中确定根管长度;C.治疗术后检查根充情况、复查评价根管治疗疗效

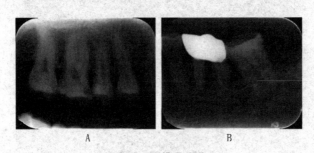

图 2-4 牙槽骨吸收

A.牙槽骨高度呈水平状降低,骨吸收呈水平状或杯状凹陷;B.左下第 1 磨牙远中骨吸收面与牙根间有一锐角形成

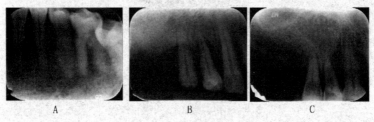

图 2-5 牙槽骨吸收程度

A.Ⅰ度吸收;B.Ⅱ度吸收;C.Ⅲ度吸收

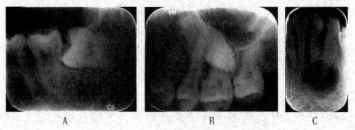

图 2-6 X 线诊断口腔颌面外科疾病

A.阻生牙;B.埋伏牙;C.根尖周囊肿

## (二)骀片

当上、下颌根尖或者牙槽骨病变较深或者范围较大,普通牙片不能包括全病变,且无条件拍

摄全口牙位曲面体层 X 片时,常采用拍片来了解病变,一般包括以下几种。

1.上颌前部殆片

上颌前部殆片常用于观察上颌前部骨质变化及乳牙、恒牙的情况。

2.上颌后部殆片

上颌后部殆片常用于观察一侧上颌后部骨质变化的情况。

3.下颌前部殆片

下颌前部殆片常用于观察下颌颏部骨折及其他颏部骨质变化。

4.下颌横断殆片

下颌横断殆片常用于检查下颌骨体部骨质有无颊、舌侧膨胀,也可用于辅助诊断下颌骨体骨折移位及异物、阻生牙定位等。以投照软组织条件曝光可用于观察下颌下腺导管结石。

**(三)全口牙位曲面体层 X 片**

全口牙位曲面体层 X 片可分为上颌牙位、下颌牙位及全口牙位 3 种,以全口牙位最常用。其可在一张胶片显示双侧上下颌骨、上颌窦、颞下颌关节及全口牙齿。主要用于观察上下颌骨肿瘤、外伤、炎症、畸形等病变及其与周围组织的关系;也适用于张口困难、难以配合牙片拍摄的儿童患者等。

**(四)X 线投影测量片**

口腔正畸、正颌外科经典的投影测量分析通常应用头颅正位、侧位定位拍摄所获得的 X 线图像,主要用于分析正常及错殆畸形患者的牙、颌、面形态结构,记录颅面生长发育及矫治前后牙、颌、面形态结构的变化。

**(五)电子计算机 X 线体层摄影(CT)检查**

在口腔颌面部,CT 主要用于颞下窝、翼腭窝、鼻窦、唾液腺、颌骨及颞下颌关节疾病等的检查。对颌面部骨折,以及肿瘤特别是面深部肿瘤的早期诊断及其与周围重要组织的关系能提供较准确的信息,对指导手术有重要意义。

**(六)口腔颌面锥形束 CT(CBCT)检查**

CBCT 检查可显示平行于牙弓方向、垂直于牙弓方向和垂直于身体长轴方向的断层影像,可根据临床需要显示曝光范围内任意部位、任意方向的断层影像。多用于埋伏牙、根尖周病变、牙周疾病、颞下颌关节疾病和牙种植术的检查。

与传统 CT 检查相比,CBCT 检查具有许多优点:①CBCT 的体素小,空间分辨率高,图像质量好;②CBCT辐射剂量相对较小,平均剂量是 1.19 mSv,是传统 CT 的 1/400。

**(七)磁共振成像(MRI)检查**

MRI 检查主要用于口腔颌面外科肿瘤及颞下颌关节疾病的检查和诊断,尤其是颅内和舌根部良、恶性肿瘤的诊断和定位,以及脉管畸形、血管瘤的诊断和相关血管显像等方面。另外,对炎症和囊肿的检查也有临床参考价值。

## 三、穿刺检查

穿刺检查主要用于诊断和鉴别颌面部触诊有波动感或非实质性含液体的肿块性质,于常规消毒处理、局部麻醉后,用注射器刺入肿胀物抽取其中的液体等内容物,进行肉眼和显微镜观察。

**(一)肉眼观察**

通过颜色和性状的观察,初步确定是脓液、囊液还是血液。

**（二）显微镜检查**

不同液体在镜下有不同特点:脓液主要为中性粒细胞,慢性炎症时多为淋巴细胞,囊液内可见胆固醇结晶和少量炎症细胞,血液主要为红细胞。

**（三）注意事项**

（1）穿刺应在严格的消毒条件下选用适宜的针头进行:①临床上,脓肿穿刺多选用 8 号或 9 号粗针;②血管性病变选用 7 号针;③对唾液腺肿瘤和某些深部肿瘤用 6 号针头行穿刺细胞学检查,或称"细针吸取活检"。除非特殊需要,多不提倡粗针吸取活检,以免造成癌细胞种植。

（2）穿刺检查应掌握正确的操作方法,注意进针的深度和方向,以免损伤重要的组织结构。

（3）临床上,如怀疑是颈动脉体瘤或动脉瘤,则禁忌穿刺。

（4）怀疑结核性病变或恶性肿瘤要注意避免因穿刺形成经久不愈的窦道或肿瘤细胞种植性残留。

## 四、选择性麻醉

选择性麻醉是通过局部麻醉的方法来判定引起疼痛的患牙。当临床难以对两颗可疑患牙作出最后鉴别,且两颗牙分别位于上、下颌或这两颗牙均在上颌但不相邻时,可采用选择性麻醉帮助确诊患牙。

（1）如两颗可疑痛源牙分别位于上、下颌,则对上颌牙进行有效的局部麻醉(包括腭侧麻醉)。若疼痛消失,则上颌牙为痛源牙,反之则下颌牙为痛源牙。

（2）如两颗可疑牙均在上颌,则对位置靠前的牙行局部麻醉,若疼痛消失,则该牙为痛源牙,反之则位置靠后的牙为痛源牙。其原因是支配后牙腭根的神经由后向前走行。

## 五、实验室检查

**（一）口腔微生物涂片检查**

取脓液或溃疡、创面分泌物进行涂片检查,可观察、分析分泌物的性质和感染菌种。必要时,可做细菌培养和抗生素药敏试验,以指导临床用药。

**（二）活体组织检查**

1.适应证

疑为肿瘤的肿块、长期不愈的口腔溃疡(＞2 个月)、癌前病变、结核、梅毒性病变、放线菌病及口腔黏膜病变,以及术后的标本确诊。

2.注意事项

（1）切取浅表或有溃疡的肿物不宜采用浸润麻醉,也不宜使用染料类消毒剂,黏膜病变标本取材不应＜0.2 cm×0.6 cm。

（2）急性炎症期禁止活检,以免炎症扩散和加重病情。

（3）血管性肿瘤、血管畸形或恶性黑色素瘤一般不做活组织检查,以免造成大出血或肿瘤快速转移。

（4）范围明确的良性肿瘤,活检时应完整切除。

（5）疑为恶性肿瘤者,做活检的同时应准备手术、化疗或放疗,时间尽量与活检时间间隔短,以免活检切除部分瘤体组织引起扩散或转移。

（三）血液学检查

1.急性化脓性炎症

应查血常规,观察白细胞计数、分类计数。如白细胞计数升高提示有感染,但白细胞计数明显升高并有幼稚白细胞,则应考虑白血病。

2.口腔、牙龈出血

口腔黏膜有出血瘀点,有流血不止、术后止血困难,应查血常规、凝血功能检查和血小板计数。

3.口腔黏膜苍白、舌乳头萎缩、口舌灼痛

应查血红蛋白量和红细胞计数。

4.使用磺胺或抗生素类药物或免疫抑制剂药物

应定期进行血常规检查,注意白细胞的变化。

（四）尿检查

重度牙周炎、创口不易愈合的患者,应检查尿常规,检查有无糖尿病。

（范媛媛）

# 第三章

# 口腔疾病常见临床症状

## 第一节 牙　痛

牙痛是口腔临床常见的主诉之一,是患者就诊的主要原因。牙痛常由牙体、牙周组织疾病引起,但一些非牙源性疾病如神经痛、恶性肿瘤、心绞痛等全身疾病也可引起牙痛。因此,对于以牙痛为主诉的患者,必须详细询问病史,做全面的检查,从而准确地做出诊断。

### 一、临床诊断

#### (一)病史

1.现病史

(1)疼痛的起始时间、可能的原因及加重或缓解的因素。

(2)疼痛的部位、性质、程度及发作的时间。

(3)疼痛与治疗的关系。

2.既往史

(1)是否有修复、正畸及拔牙等治疗史。

(2)是否有颌面部外伤史;是否有咬硬物、夜磨牙及紧咬牙等不良习惯。

(3)有无上颌窦炎、中耳炎、颞下颌关节病、三叉神经痛、颌骨骨髓炎及口腔颌面部肿瘤等邻近器官的疾病。

(4)是否有头颈部放疗史,有无白血病、心血管系统疾病、雷诺病、神经官能症及癔症,是否处于月经期、产褥期及围绝经期等。

#### (二)临床检查

(1)患者主诉患侧上、下颌牙齿有无龋坏,特别应注意检查牙齿的邻面颈部、基牙及不良修复体边缘处牙体组织的隐蔽部位;全冠修复且冠拾面已被磨穿的牙齿;有无充填体或修复体;有无楔状缺损、牙隐裂、畸形中央尖、牙内陷、咬合创伤及外伤牙折;有无深牙周袋、龈乳头红肿或坏死、牙周组织急性炎症或脓肿;有无拔牙创伤的感染;口腔前庭沟及面部有无肿胀;开口是否受限,颞下颌关节有无弹响、压痛。

(2)叩诊:垂直及侧方叩诊有无不适或疼痛。

(3)咬诊:有无早接触,有无咬合不适或咬合痛。

（4）叩诊：可疑患牙根尖部有无压痛、肿胀，以及其质地和范围；上颌窦区及颞下颌关节区有无压痛；下颌下淋巴结有无压痛。

（5）牙髓活力检测有无异常。

（6）X线检查：可发现隐蔽部位的龋齿、髓石、牙内吸收、牙外吸收、牙根纵裂、根折、根分叉和根尖部疾病（如肉芽肿）等；可检查充填体和髓腔的距离，充填体与洞壁间是否存在密度降低区；可发现有无阻生牙或埋伏牙、牙槽骨有无破坏、上颌窦与颌骨内部有无肿物、颞下颌关节有无病变。

（7）其他：必要时，应同相关科室会诊，以排除心脏、血液及精神等全身性疾病。

**（三）鉴别要点**

牙痛不仅可发生于不同类型的牙源性疾病，也可存在于非牙源性疾病。因此，应对患者的主诉、体征、病史及全身状况进行综合分析以鉴别不同的疾病。

1.神经系统疾病

三叉神经痛表现为阵发性剧痛，性质如针刺、刀割、撕裂、电击，咀嚼、说话及触摸面部某处可引起疼痛，可持续数秒至1～2分钟，无夜间痛及冷、热刺激痛。无明显牙体、牙周疾病；患者的主述可能与某一患牙有关，但患牙经相关治疗后疼痛仍存在；有"扳机点"，触该点后立刻引发沿三叉神经分布区域的剧烈疼痛，间歇期疼痛消失。疼痛发作时患者为了减轻疼痛可做出各种特殊动作，发作时还常伴有颜面表情肌的痉挛性抽搐。

2.全身疾病

（1）缺血性心脏病：左侧牙齿阵发性痛，但同时左颊不痛，无冷热刺激痛，不能指明患牙部位；有冠心病史、心绞痛史的患者，牙无异常，如有患牙，其症状和治疗与本次疼痛无关。心肌梗死或心绞痛时疼痛放射至颈、颊肌及下颌缘，心电图检查可帮助诊断。

（2）白血病：阵发性自发痛、不能定位，高热、呈急重病容。牙龈肿胀苍白，可无牙体疾病，多个牙齿温度测试可有疼痛。体温升高，白细胞计数明显增高。

（3）癔症、神经衰弱、更年期：自发性、阵发性或持续性痛，不能指明疼痛部位，无明显诱因，无冷热刺激痛。无牙体、牙周疾病，如有患牙，其症状和治疗与疼痛无关；体征与主诉不相符；牙髓温度测试反应正常。有癔症、神经官能症及围绝经期综合征病史。

## 二、治疗

（1）急性牙髓炎和急性根尖周炎：应急症行开髓减压引流术。如已形成骨膜下或黏膜下脓肿，应切开引流。对于无保留价值的牙可拔除，但根尖周炎急性期应根据牙位、难易程度决定是否拔牙。

（2）急性牙周脓肿或冠周炎：脓肿尚未形成者，用生理盐水冲洗龈袋或牙周袋，局部涂或龈袋内置碘甘油等，全身辅以抗生素治疗；脓肿已形成者，应及时切开引流。

（3）创伤性牙周膜炎：由于多为咬合创伤引起，可调磨患牙或对牙，消除早接触。

（4）对于邻近组织疾病及全身疾病所引起的牙痛，主要原因在于原发病的治疗，应视患者的情况对相关疾病进行治疗。

## 三、注意要点

牙痛是口腔临床常见的主诉之一，临床常见于以牙体、牙髓炎为代表的牙源性疾病。但对于以牙痛为主诉的患者,不应仅将思维局限于牙源性疾病,还要注意与非牙源性疾病鉴别。应仔细询问患者并行全面检查,综合分析以作出正确的诊断,特别要重视鉴别缺血性心脏病和恶性肿瘤引发的牙痛。

（刘　敏）

# 第二节　牙　齿　松　动

正常情况下,牙齿只有极轻微的生理性动度。这种动度几乎不可觉察,且随不同牙位和一天内的不同时间而变动。一般在晨起时动度最大,这是因为夜间睡眠时,牙齿无颌接触,略从牙槽窝内挺出所致。醒后,由于咀嚼和吞咽时的殆接触将牙齿略压入牙槽窝内,致使牙齿的动度渐减小。这种 24 小时内动度的变化,在牙周健康的牙齿不甚明显,而在有殆习惯,如磨牙症、紧咬牙者较明显。妇女在月经期和妊娠期内牙齿的生理动度也增加。牙根吸收接近替牙期的乳牙也表现牙齿松动。引起牙齿病理性松动的主要原因如下。

## 一、牙周炎

牙周炎是使牙齿松动乃至脱落的最主要疾病。牙周袋的形成以及长期存在的慢性炎症,使牙槽骨吸收,结缔组织附着不断丧失,继而使牙齿逐渐松动、移位,终致脱落。

## 二、殆创伤

牙周炎导致支持组织的破坏和牙齿移位,形成继发性殆创伤,使牙齿更加松动。单纯的(原发性)殆创伤,也可引起牙槽嵴顶的垂直吸收和牙周膜增宽,临床上表现为牙齿松动。这种松动在殆创伤除去后,可以恢复正常。正畸治疗过程中,受力的牙槽骨发生吸收和改建,此时牙齿松动度明显增大,并发生移位;停止加力后,牙齿即可恢复稳固。

## 三、牙外伤

牙外伤最多见于前牙。根据撞击力的大小,使牙齿发生松动或折断。折断发生在牙冠时,牙齿一般不松动;根部折断时,常出现松动,折断部位越近牙颈部,则牙齿松动越重,预后也差。有的医师企图用橡皮圈不恰当地消除初萌的上颌恒中切牙之间的间隙,但该方法使橡皮圈常渐渐滑入龈缘以下,造成深牙周袋和牙槽骨吸收,牙齿极度松动和疼痛。患儿和家长常误以为橡皮圈已脱落,实际它已深陷入牙龈内,应仔细搜寻并取出橡皮圈。此种病例疗效一般均差,常致拔牙。

## 四、根尖周炎

急性根尖周炎发生时,牙齿出现突然松动,有伸长感,不敢对咬合,叩痛(＋＋)～(＋＋＋)。至牙槽脓肿阶段,则会出现根尖部和龈颊沟红肿、波动。这种主要由龋齿等引起的牙髓和根尖感染,在急性期过后,牙多能恢复稳固。

慢性根尖周炎,在根尖病变范围较小时,一般牙不太松动。当根尖病变较大或向根侧发展,破坏较多的牙周膜时,牙可出现松动。一般无明显自觉症状,仅有咬合不适感或反复肿胀史,有的根尖部可有瘘管。牙髓无活力。根尖病变的范围和性质可用X线检查来确诊。

## 五、颌骨骨髓炎

成人的颌骨骨髓炎多是继牙源性感染而发生,多见于下颌骨。急性期全身中毒症状明显,如高热、寒战、头痛,白细胞增至$(10\sim20)\times10^3/L$等。局部表现为广泛的蜂窝织炎。患侧下唇麻木,多个牙齿迅速松动,且有叩痛。这是由于牙周膜及周围骨髓腔内的炎症浸润。一旦颌骨内的化脓病变经口腔黏膜或面部皮肤破溃,或经手术切开、拔牙而得到引流,则病程转入亚急性或慢性期。除病源牙必须拔除外,邻近的松动牙常能恢复稳固。

## 六、颌骨内肿物

颌骨内的良性肿物或囊肿由于缓慢生长,压迫牙齿移位或牙根吸收,致使牙齿逐渐松动。恶性肿瘤则使颌骨广泛破坏,在短时间内即可使多个牙齿松动、移位。较常见的,如上颌窦癌,多在早期出现上颌数个磨牙松动和疼痛。若此时轻易拔牙,则可见拔牙窝内有多量软组织,短期内肿瘤即由拔牙窝中长出,似菜花状。所以,在无牙周病且无明显炎症的情况下,若有一或数个牙齿异常松动者,应提高警惕,进行X线检查,以便早期发现颌骨中的肿物。

## 七、其他原因

有些牙龈疾病伴有轻度的边缘性牙周膜炎时,也可出现轻度的牙齿松动,如坏死性龈炎、维生素C缺乏、龈乳头炎等。但松动程度较轻,治愈后牙齿多能恢复稳固。发生于颌骨的组织细胞增生症,为原因不明的、累及单核-吞噬细胞系统的、以组织细胞增生为主要病理学表现的疾病。当发生于颌骨时,可沿牙槽突破坏骨质,牙龈呈不规则的肉芽样增生,牙齿松动并疼痛;拔牙后伤口往往愈合不良。X线表现为溶骨性病变,牙槽骨破坏,病变区牙齿呈现"漂浮征"。本病多见于10岁以内的男童,好发于下颌骨。其他一些全身疾病,如Down综合征等的患儿,常有严重的牙周炎症和破坏,造成牙齿松动、脱落。牙周手术后的短期内,术区牙齿也会松动,数周内会恢复原来动度。

(李明旭)

# 第三节　口　臭

口臭是指口腔呼出气体中的令人不快的气味,是某些口腔、鼻咽部和全身性疾病的一个较常见症状,可以由多方面因素引起。

## 一、生理因素

晨起时常出现短时的口臭,刷牙后即可消除。可由某些食物(蒜、洋葱等)和饮料(乙醇性)经过代谢后产生一些臭味物质经肺从口腔呼出所引起。某些全身应用的药物也可引起口臭,如亚硝酸戊脂、硝酸异山梨酯等。

## 二、病理因素

### (一)口腔疾病

口腔呼出气体中的挥发性硫化物可导致口臭,其中 90% 的成分为甲基硫醇和硫化氢。临床上最常见的口臭原因是舌苔和牙周病变处的主要致病菌,如牙龈卟啉单胞菌、齿垢密螺旋体、福赛坦菌和中间普氏菌等的代谢产物。此外,牙周袋内的脓液和坏死组织、舌苔内潴留的食物残屑、脱落上皮细胞等也可引起口臭。在没有牙周炎的患者,舌苔则是口臭的主要来源,尤其与舌背的后 1/3 处舌苔的厚度和面积有关。用牙刷刷舌背或用刮舌板清除舌苔可显著减轻或消除口臭。

软垢、嵌塞于牙间隙和龋洞内的食物发酵腐败,也会引起口臭。有些坏死性病变,如坏死性溃疡性龈(口)炎、嗜伊红肉芽肿、恶性肉芽肿和癌瘤等,拔牙创伤的感染(干槽症)等,都有极显著的腐败性臭味。如果经过治疗彻底消除了口腔局部因素,口臭仍不消失,则应寻找其他部位的疾病。

### (二)鼻咽部疾病

慢性咽(喉)炎、化脓性上颌窦炎、萎缩性鼻炎、小儿鼻内异物、滤泡性扁桃体炎等均能发出臭味。

### (三)消化道、呼吸道及其他全身性疾病

如消化不良、肝硬化、支气管扩张继发肺部感染、肺脓肿、先天性气管食管瘘等。糖尿病患者口中可有烂苹果气味,严重肾衰竭者口中可有氨味或尿味。此外,某些金属(如铅、汞)和有机物中毒时,可有异常气味。

### (四)神经和精神异常

有些患者自觉口臭而实际并没有口臭,是存在心理性疾病,如口臭恐惧症等,或者由于某些神经疾病导致嗅觉或味觉障碍而产生。用鼻闻法、仪器测量法(气相色谱仪等)可直接检测口臭程度和挥发性硫化物的水平。

(岳 娜)

# 第四节 出 血

口腔牙龈、颌面部出血是口腔最常见的急诊症状之一。引起出血的原因:炎症(如龈炎、牙周炎)、手术(如拔牙后出血及口腔颌面部术后出血)、损伤、肿瘤(如牙龈瘤、血管瘤破裂或恶性肿瘤侵蚀所致出血)和全身因素(如出血性紫癜、血友病、白血病等血液疾病,慢性肝炎、肝硬化等肝脏疾病,长期服用抗凝血药物的患者,月经期代偿性出血)。

## 一、临床诊断

### (一)病史

(1)出血的诱因,是否受到外伤和刺激,可能的出血原因。

(2)出血的持续时间,出血的剧烈程度,是否有自限性。

(3)是否有牙周疾病和口腔黏膜疾病的病史。

(4)是否有全身疾病的病史,有无血液病及肝、脾功能异常等。

(5)是否处于妊娠期。

(6)是否有长期服用抗凝血药物史。

(7)是否有良好的口腔卫生习惯。

**(二)临床检查**

(1)出血的部位是否局限于某个部位。

(2)出血部位有无促进因素存在,如不良修复体或食物嵌塞。

(3)出血的性质是可以自行止血,还是流血不止。需区分动脉性、静脉性和毛细血管性出血。①动脉性出血:呈喷射状,出血量极多,血液鲜红色,有时可见动脉搏动。②静脉性出血:呈汹涌状,出血量多,血液暗红色。③毛细血管出血:呈渗出状,出血量少,血液暗红色或紫红色。

(4)对于术后出血需区分原发性、继发性和反应性出血。①原发性出血:术后出血未停止。②继发性出血:发生于术后48小时或术后数天,多与感染有关。③反应性出血:见于术后,常为应用肾上腺素后局部血管扩张所致。

(5)其他部位的出血情况,皮肤是否有出血点和瘀斑存在。

(6)口腔内是否有肿块的存在。

(7)口腔卫生状况,有无龈炎或牙周炎,牙石及菌斑分布。

**(三)实验室检查**

如怀疑为血液系统疾病时,应做血常规、出血时间检查和凝血时间检查。

1.紫癜

血小板计数减少,出血时间延长,血块收缩不良。

2.血友病

凝血时间延长,第Ⅷ、Ⅸ或Ⅺ因子缺乏。

3.白血病

白细胞计数增加,出现大量原始白细胞或幼稚细胞。

**(四)鉴别诊断**

1.慢性牙龈出血

主要原因为局部因素引起的牙龈慢性炎症,如龈缘炎、牙周炎、增生性龈炎、食物嵌塞、咬合创伤和不良修复体等,牙龈出血缓慢且易自行停止。口腔卫生极差,可见软垢。

2.急性龈炎症性疾病

如疱疹性龈炎和坏死性龈炎所致的牙龈出血较多,且常不易自行停止。坏死性龈炎还常于夜晚睡眠时发生显著的牙龈出血,与口腔卫生不良、精神紧张和过度劳累有关,患者多有吸烟的不良习惯。妊娠期龈炎,患者处于妊娠期,牙龈鲜红而松软,轻触极易出血,有时自动出血,其所引发的出血在分娩后多可停止或减轻。

3.牙龈瘤

患者以女性多见,青年及中年人常见。多发生于龈乳头部,位于唇、颊侧者较舌、腭侧者多,最常见的部位是前磨牙区。肿块较局限,呈圆球或椭圆形,一般生长较慢,但在女性妊娠期可能迅速增大,较大的肿块可遮盖一部分牙及牙槽突,表面可见牙齿压痕。随着肿块增长X线检查可见骨质吸收,牙周膜增宽的阴影。牙可能松动、移位。

4.颌面部损伤和术后出血

损伤和手术史是重要的诊断依据。另外,牙龈外伤,如肉骨、鱼刺的刺入,刷牙或牙签的损伤均可引起牙龈出血,但一般均较为短暂,去除外伤因素后多可自行停止。

5.肿瘤

颌骨、牙龈及舌等部位的肿瘤均可表现为牙龈和舌等部位的出血。

6.某些全身性系统疾病

由于凝血功能的变化也可引起牙龈出血,如缺铁性贫血、溶血性贫血、骨髓再生障碍、白血病、血小板减少性紫癜、血友病、慢性肝炎及肝硬化、脾功能亢进、高血压等。全身疾病导致牙龈出血的共同特点是牙龈出血多为自发性持续性流血,口腔内黏膜和全身其他部位的皮下也可能有出血或瘀斑,并有全身症状和其他的口腔表征。根据血常规、骨髓穿刺和其他的特殊检查,多可明确诊断。

## 二、治疗

### (一)牙龈出血

(1)牙龈出血多发生于龈缘或龈乳头处。处理时应首先去除血块,找到出血点。止血方法:①1%～3%过氧化氢局部冲洗常可止血;②肾上腺素棉球局部压迫;③擦干血迹用苯酚(乙醇还原)或三氯化铁烧灼出血点或用小棉球充塞龈乳头间隙,但使用时应注意勿灼伤正常组织。

(2)因感染而导致的出血,除局部处理外,应同时使用抗生素药物控制感染。

### (二)拔牙后出血

首先去除口腔内血液及牙槽窝内过高的血凝块,明确出血点后,再分别处理。

(1)牙龈撕裂出血:缝合止血。

(2)龈缘渗血:用纱布加止血粉或肾上腺素加压止血。

(3)牙槽窝出血:牙槽窝内置入抗生素吸收性明胶海绵,再于其上置纱布卷嘱患者咬合即可止血;若出血量多,大量涌出时,如下颌第3磨牙拔除后下牙槽血管破裂所致,可用碘仿纱条填塞压迫,并加以缝合止血,纱条应于2～3天逐步取出。

(4)牙槽窝出血如为肉芽组织感染所致,应彻底刮尽肉芽组织、冲洗,让新鲜血液重新充盈牙槽窝,咬合止血。牙槽窝内如有残留的牙碎片、异物等须一并刮除,根据感染情况给予抗生素。

### (三)损伤性出血

一般,损伤性出血在伤口清创术后出血即可停止;动脉性出血应找出血管断端结扎止血;静脉性出血以压迫止血为主,局部应用止血药物或血管收缩剂;若出血量较大应行结扎止血;若是血肿应抽去血性液体后加压包扎止血。

### (四)术后出血

术后出血应根据出血的性质和出血量来处理。一般小的出血采用局部加压包扎即可;如较大血管出血或加压包扎无效者应打开创口,清除血凝块,找到出血点,予以结扎或缝扎。手术区的血肿,出血已停止,应拆除数针缝线,去除血凝块后加压包扎,并放置引流。

### (五)肿瘤出血

若是晚期恶性肿瘤出血,一般以局部压迫为主,全身辅以止血药物;若是动脉受侵出血,应行颈外动脉结扎,局部缝扎或填塞止血;颌骨中性血管瘤误拔牙后引起的出血,则先以碘仿纱条填塞或手指压迫为主,待血基本止住后,立即或2天后行栓塞颈外动脉治疗。注意栓塞治疗必须在

1周内完成,否则可引起再次大出血并导致生命危险。

**(六)血液疾病**

有凝血机制障碍者,在炎症、手术或损伤后常出血不止,其局部处理与上述方法相同。但除局部处理外,还应查明出血原因,重点在于全身治疗,如血友病患者应针对性输入第Ⅷ因子等,一般血液病患者出血应请相关科室协助处理。

## 三、注意要点

(1)牙龈出血常由炎症等局部因素引起,但应警惕全身疾病,如血液性疾病等。若由全身性因素导致,除局部处理外,重点在于全身治疗。

(2)尽管颌骨中央性血管瘤并不常见,但颌骨中央性血管瘤误拔牙后会引起严重的大出血,甚至危及生命。因此,在拔牙中出现较为严重的大出血时,除了要考虑下牙槽血管损伤或颌骨骨折外,还应考虑颌骨中央性血管瘤的可能。建议牙槽外科拔牙前最好行全口牙位曲面体层 X 片(俗称全景片)等影像学检查,初步排除颌骨中心性血管瘤。

(3)对精神高度紧张的患者应给予镇静剂,以免情绪过分激动、血压升高而加重出血,尤其是有高血压的患者更应重视其心理安抚。

(4)对于为防治心脑血管疾病、冠状动脉搭桥等术后长期使用抗凝血药物的患者,在行口腔颌面部牙周治疗、拔牙及其他手术时,术前应充分评估术后出血风险,并采取必要措施。

(岳　娜)

# 第五节　张口受限

正常人的自然张口度约相当于自身示指、中指、无名指三指末节合拢时的宽度,平均约为 4 cm。张口度小于正常值即为张口受限。引起张口受限的口腔颌面部疾病主要有颞下颌关节疾病、颌面部感染性疾病、颌面部创伤、颌面部恶性肿瘤、破伤风及癔症等。

## 一、临床诊断

### (一)颞下颌关节紊乱病

**1.好发年龄段**

颞下颌关节紊乱病好发于青壮年,以 20～30 岁患病率最高。多数属关节功能紊乱,也可累及关节结构,甚至发生器质性破坏。常表现为三大症状:①颞下颌关节区及周围酸胀或疼痛,咀嚼及张口时明显加重;②张口和闭口运动时,颞下颌关节弹响、杂音;③张口受限、开口过大或开口时下颌偏斜等运动障碍。病程一般较长,反复发作,可有自限性。

**2.影像学检查**

(1)X 线平片(关节许氏位和髁突经咽侧位)和 CBCT 检查:了解关节间隙改变和骨质改变。如硬化、骨破坏和增生、囊样变等。

(2)关节造影和 MRI 检查:了解关节盘移位、穿孔,关节盘诸附着的改变以及软骨面的变化。

(3)关节内镜检查:可发现关节盘和滑膜充血、渗血、粘连及"关节鼠"等。

**(二)颞下颌关节强直**

1.病因与分类

颞下颌关节强直指因器质性病变导致长期开口困难或完全不能开口。关节内强直多数发生在15岁以前的儿童,常见的原因是儿童时期颞下颌关节损伤(颏部对冲伤和产钳伤)、化脓性中耳炎及下颌骨骨髓炎等。开放性骨折、火器伤、烧伤及术后创面处理不当导致的关节外瘢痕挛缩,以及放疗后软组织广泛纤维性变造成的颌间瘢痕挛缩是引起关节外强直的常见病因。临床上,可分为关节内强直和关节外强直两类。

2.临床表现

(1)关节内强直的临床表现:①进行性开口困难或完全不能开口有多年病史。②由于咀嚼功能的减弱和下颌的主要生长中心髁突被破坏,出现面下部发育障碍畸形。表现为面容两侧不对称,颏部偏向患侧。患侧下颌体、下颌支短小,相应面部反而丰满;双侧强直者,表现为下颌内缩、后退,形成小颌畸形。发病年龄越小,下颌发育障碍畸形越严重。③患侧髁突活动减弱或消失。④X线检查发现正常关节解剖形态消失,关节间隙模糊或消失,髁突和关节窝融合成骨球状,严重者下颌支和颧弓甚至可完全融合呈T形。

(2)关节外强直的主要症状:开口困难或完全不能开口,但面下部发育障碍畸形的关系错乱,均较关节内强直为轻。口腔或颌面部可见瘢痕挛缩或缺损畸形。多数患侧髁突可有轻微运动度,侧方运动度更大。X线检查一般髁突、关节窝和关节间隙清楚可见。

**(三)急性化脓性颞下颌关节炎**

1.病因

开放性髁突骨折时可由细菌感染附近器官或皮肤化脓性病灶扩散引起,也可因脓毒血症、败血症等血源性感染引起,偶尔也可由医源性(如关节腔内注射、关节镜外科等)感染造成。

2.临床表现

(1)关节区可见红肿,压痛明显,尤其不能上、下咬合,稍用力即可引起关节区剧痛。

(2)关节腔穿刺可见关节液浑浊,甚至为脓液,涂片镜下可见大量中性粒细胞。

(3)血液实验室检查见白细胞总数增高,中性粒细胞比例上升,核左移,有时可见细胞内有中毒颗粒。

(4)X线检查可见关节间隙增宽,后期可见髁突骨质破坏。

**(四)类风湿性颞下颌关节炎**

(1)成人和儿童类风湿关节炎中超过50%的患者中颞下颌关节会被侵及,但常为最后被侵及的关节。

(2)疼痛、肿胀和运动受限是最常见的症状。对儿童来说,髁突破坏可导致生长紊乱及面部畸形,随后出现关节强直的情况。早期颞下颌关节X线检查正常,但以后可显示骨破坏,并可引起前牙开畸形。

(3)颞下颌关节的炎症伴有多发性关节炎,实验室检查可证实诊断。

**(五)智齿冠周炎**

(1)上、下颌第3磨牙萌出不全或阻生时,牙冠周围软组织发生的炎症,称为智齿冠周炎。临床上,以下颌第3磨牙最为常见。

(2)智齿冠周炎常以急性炎症形式出现。初期,全身一般无反应,患者自觉患侧磨牙后区胀痛不适,进食咀嚼、吞咽及开口活动时疼痛加重;如病情继续发展,局部可呈自发性跳痛或沿耳颞神经分布区产生放射性痛;若炎症侵及咀嚼肌时,可引起咀嚼肌的反射性痉挛而出现不同程度的张口受限,甚至"牙关紧闭"。探针检查可触及未萌出或阻生智齿牙冠的存在。X线检查可帮助诊断。

**(六)颌面部间隙感染**

(1)口腔颌面部间隙感染,如咬肌间隙、翼下颌间隙、颞下间隙及颞间隙感染可出现张口受限症状。

(2)口腔颌面部间隙感染常由牙源性或腺源性感染扩散所致。下颌智牙冠周炎及下颌磨牙根尖周炎、牙槽脓肿扩散是导致咬肌间隙感染和翼下颌间隙感染的常见原因。因此,患者常先有牙痛史,继而出现张口受限。另外,下牙槽神经阻滞麻醉时消毒不严或下颌阻生牙拔除时创伤过大,也可引起翼下颌间隙感染。颞间隙感染常由邻近间隙感染扩散引起,耳原性感染(化脓性中耳炎、颞乳突炎)、颞部疖痈及颞部损伤继发感染也可波及。颞下间隙感染可从相邻间隙,如翼下颌间隙等感染扩散而来,也可因上颌结节、卵圆孔及圆孔阻滞麻醉时带入感染,或由上颌磨牙的根尖周感染或拔牙后感染引起。

(3)除张口受限外,咬肌间隙感染的典型症状是以下颌支和下颌角为中心的咬肌区肿胀、变硬及压痛。翼下颌间隙感染表现为咀嚼食物及吞咽疼痛,翼下颌皱襞处黏膜水肿,下颌支后缘稍内侧可有轻度肿胀、深压痛。颞间隙感染表现为颞部或邻近区域广泛凹陷性水肿、压痛及咀嚼痛。颞下间隙位置深在、隐蔽,感染时外观表现常不明显,仔细检查可发现颧弓上、下及下颌支后方轻微肿胀,有深压痛。

(4)穿刺对确定深部有无脓肿形成和脓肿的部位有重要的意义。必要时B超和CT等辅助检查可明确脓肿的部位和大小。细菌培养和药敏试验等实验室检查对于合理使用抗菌药物有重要参考价值。

**(七)下颌阻生第3磨牙拔除术后**

1.病因

拔牙术后的单纯反应性开口困难主要是拔除下颌阻生牙时,颞肌深部肌腱下段、翼内肌前部和颞下颌关节受到创伤及创伤性炎症激惹,产生反射性肌痉挛造成的。

2.临床表现

(1)拔牙过程长、术中敲击、撬动力较大,术后局部反应常较重。

(2)术前患者已有弹响、绞锁等颞下颌关节症状者,拔牙后更易并发张口受限。

**(八)颌面部损伤**

(1)颌面部损伤,特别是下颌骨骨折,由于疼痛和升颌肌群痉挛而出现张口受限。

(2)颧骨、颧弓骨折,骨折块发生内陷移位,压迫了颞肌和咬肌,阻碍喙突运动,从而致张口受限。

**(九)颌面部深部恶性肿瘤**

1.病因

上颌窦癌、颞下窝肿瘤、翼腭窝肿瘤、腮腺恶性肿瘤及鼻咽癌等均可引起张口受限或牙关紧闭。

2.临床表现

(1)恶性肿瘤患者的发病年龄相对较大。

(2)张口受限一般呈渐进性加重。除张口受限外,肿瘤侵犯周围组织可出现三叉神经疼痛、面瘫、听力下降及复视等神经症状，以及鼻塞、涕中带血、耳闷堵感、面部和上腭肿胀、头痛等症状。

（3）CT 和 MRI 等影像学检查表现为关节周围不规则软组织影，其内密度不均匀、边缘模糊，可侵犯骨质。

（4）鼻纤维内镜活检可确诊鼻咽癌。

（5）与颞下颌关节紊乱病导致的张口受限的鉴别要点：颞下颌关节紊乱病除张口受限外，往往伴有关节区疼痛、弹响等病史。另外，张口受限可有缓解史。

**（十）癔症性牙关紧闭**

此病多发于女性青年。既往有癔症史，有独特的性格特征，一般在发病前有精神因素，然后突然发生开口困难或牙关紧闭。如有全身其他肌痉挛或抽搐症状伴发，则较易诊断。

**（十一）破伤风牙关紧闭**

1.病因

破伤风牙关紧闭是由破伤风杆菌引起的一种以肌肉阵发性痉挛和紧张性收缩为特征的急性特异性感染。

2.临床表现

（1）一般有外伤史。

（2）痉挛通常从咀嚼肌开始，先是咀嚼肌少许紧张，即患者感到开口受限；继之出现强直性痉挛呈牙关紧闭；同时还因表情肌的紧缩使面部表情特殊，形成"苦笑"面容，并可伴有面肌抽搐。

（3）对怀疑破伤风的患者，可采用被动血凝分析测定血清中破伤风抗毒素抗体水平。抗毒素滴定度超过 0.01 U/mL 者可排除破伤风。

## 二、治疗

**（一）颞下颌关节紊乱病的治疗**

应遵循一个合理的、合乎逻辑的治疗程序：①应先用可逆性保守治疗（服药、理疗、黏弹剂补充疗法和板等）；②然后用不可逆性保守治疗（调、正畸、修复治疗等）；③最后选用关节镜外科和各种手术治疗。要重视改进全身状况和患者的精神状态。同时对患者进行医疗知识教育，内容包括张口训练、自我关节保护（如颌面部保暖、咀嚼肌按摩）、改变不良生活行为（如偏侧咀嚼、喜食硬食、大笑或打哈欠时张口过大）。具体治疗方法如下。

1.药物治疗

（1）口服药物：非甾体抗炎药（例如，双氯芬酸钠、布洛芬等）、盐酸氨基葡萄糖及硫酸软骨素等。

（2）颞下颌关节腔注射药物：2%利多卡因、1%透明质酸钠、糖皮质激素（例如，倍他米松、泼尼松龙混悬液）等。

2.手术治疗

（1）关节镜外科手术。如关节腔灌洗、粘连松解及关节盘穿孔修补。

（2）关节盘摘除术。

（3）髁突高位切除术。

3.其他治疗

（1）超短波、离子导入、微波及激光等局部理疗。

（2）义齿修复、调、正畸治疗以矫正咬合关系。

（3）调节精神状态和积极的心理治疗。

（4）针刺疗法。

**（二）颞下颌关节强直的治疗**

关节内强直和关节外强直一般都需采用外科手术治疗。

（1）治疗关节内强直的手术有髁突切除术及颞下颌关节成形术。

（2）关节外强直手术是切断和切除颌间挛缩的瘢痕，凿开颌间粘连的骨质，恢复开口度。如瘢痕范围较小，可用断层游离皮片移植消灭瘢痕切除，松解后遗留的创面；如果挛缩的瘢痕范围较大，则应采用额瓣或游离皮瓣移植修复。

**（三）急性化脓性颞下颌关节炎的治疗**

全身应用足量、有效的抗生素；关节腔冲洗，腔内直接注入有效的抗生素；若化脓性炎症不能控制，全身中毒症状严重者，应做切开引流术；在急性炎症消退后，鼓励患者进行开口练习。

**（四）类风湿性颞下颌关节炎的治疗**

（1）治疗同其他关节的类风湿关节炎，夜间口腔导板常有助于治疗。

（2）急性期可给予非甾体抗炎药，并限制下颌运动；当症状减轻时，轻度的下颌运动练习有助于预防运动能力的过度丧失。

（3）如发展成关节强直，则需手术治疗，但疾病未静止前不宜施行手术。

**（五）智齿冠周炎的治疗**

急性期时，以消炎、镇痛、切开引流及增强全身抵抗力为主。进入慢性期后，应尽早拔除，以防感染再发。

## 三、注意事项

（1）张口受限常由于咀嚼肌群或颞下颌关节受累引起，主要病因：①颞下颌关节紊乱病和关节强直等颞下颌关节疾病；②智齿冠周炎、颌面部间隙感染等感染性疾病；③也可因肿瘤、外伤骨折或瘢痕挛缩等所致。应仔细鉴别，给予相应治疗。

（2）颞下颌关节紊乱病是导致张口受限最为常见的原因之一。引起张口受限的颞下颌关节紊乱病中的常见临床分类有不可复性盘前移位、骨关节炎、咀嚼肌痉挛及滑膜炎等。

（3）智齿冠周炎也是导致张口受限常见原因之一。临床上，以下颌第3磨牙最为常见，但上颌第3磨牙冠周炎导致的张口受限，特别是患者机体抵抗能力较强、局部症状不明显时，极易误诊为颞下颌关节疾病。在临床工作中应引起足够的重视。

（4）下颌阻生牙拔除时，由于对颞肌、翼内肌、咬肌、颞下颌关节的创伤激惹，产生反射性肌痉挛可造成术后张口受限。一般通过对症处理，随着炎症反应的消退，辅以张口训练可自行恢复。但仍有数周不能恢复的个别病例，可给予关节腔药物注射以帮助恢复张口度。

（5）颌面部瘢痕：如颌间瘢痕挛缩，烧伤及放疗等导致的关节周围和/或颌面深部瘢痕等可致张口受限。近年来，随着头颈部肿瘤放疗技术在临床上的广泛应用，放疗后颌面颈部肌肉等软组织的纤维化，引起的张口受限的病例有增加趋势，应引起关注。

（6）耳源性疾病：如外耳道疖和中耳炎症也常放射到关节区产生疼痛并影响开口。

（7）破伤风：由于初期症状可表现为开口困难或牙关紧闭而来口腔科就诊，应与颞下颌关节紊乱病鉴别，以免延误早期治疗的时机。

（8）上颌窦后壁、颞下窝、翼腭窝等深在部位的恶性肿瘤一般不易被查出，出现张口受限症状易被误诊为颞下颌关节紊乱病，甚至进行了不恰当的治疗，失去了肿瘤早期根治的良机。临床工作中应引起重视。

（岳　娜）

# 第六节　颌面部肿胀

颌面部肿胀是临床常见的一种客观体征，是由于各种原因导致毛细血管通透性改变、组织间隙积液过量、淋巴回流障碍，以及血管和淋巴管畸形的病理学现象。由于颌面部特殊的解剖学关系，此区域很多疾病均可以局部肿胀的形式表现出来。临床口腔颌面部肿胀的常见病因：①感染，可分为化脓性或特异性两大类。化脓性感染如根尖周病和牙周疾病、智齿冠周炎、间隙感染、骨髓炎及淋巴结炎等。②唾液腺疾病，包括流行性腮腺炎、阻塞性腮腺炎、涎石病及舍格伦综合征等。③外伤导致的血肿、气肿和创伤性水肿。④血管瘤和脉管畸形。⑤过敏或血管神经性水肿。⑥全身性疾病，如肾炎性水肿、库欣综合征及 IgG4 相关性疾病等。

## 一、临床诊断

### （一）病史和查体要点

1.肿胀部位

单侧、双侧，颞区、颧区、眶区、鼻区、唇区、颊部、咬肌区、腮腺区、下颌下区、口内硬腭区、软腭区、舌根部、舌前部、口底部深浅及界限范围。

2.肿胀时间

数分钟、数小时、数天、数月或数年，或者出生后即发现局部肿胀。

3.肿胀性质

软、韧、硬，有无波动感，有无压痛，局部是否发红、发热，压诊有无凹陷。

4.肿胀原因

有无过敏史、外伤史、手术史、炎症史或其他原因。

5.辅助检查

必要时做穿刺检查、彩超、X 线检查或 CT 检查、血常规、尿常规、活体组织病理学检查等。穿刺出的液体的色泽及性质如何，彩超检查是否有囊性病变或血流变化，X 线检查或 CT 检查是否有占位病变，血常规、尿常规及尿蛋白是否正常等。

### （二）鉴别诊断

1.根尖周病、牙周病

肿胀区域的牙齿存在深龋、残根、牙龈萎缩及红肿，曾有刺激性疼痛、牙髓炎症状、患牙伸长和咬合痛、牙龈出血、牙周袋形成和溢脓等症状。根尖片有利于进一步明确诊断。

2.智齿冠周炎

患者常自觉患侧磨牙后区反复胀痛不适，局部可呈自发性跳痛或放射痛，可伴不同程度的张口受限。口内检查可见智齿萌出不全，周围软组织及牙龈红肿、触痛，挤压可见脓液流出。X 线检查可进一步帮助诊断。

3.颌面部间隙感染

颌面部间隙感染初期表现为蜂窝织炎,后可形成脓肿。特点是局部皮肤红肿发亮,皮温高,触诊有波动感,压痛明显,穿刺有脓,常伴全身症状。白细胞计数总数和中性粒细胞计数升高。

4.化脓性颌骨骨髓炎

化脓性颌骨骨髓炎多为牙源性感染。急性期表现为局部剧烈跳痛,面颊部软组织肿胀出血,伴有全身发热、寒战等;慢性期病情发展缓慢,局部肿胀,皮肤微红,口腔内或面颊部可出现多个瘘孔溢脓,肿胀区牙松动。患侧下唇麻木是诊断下颌骨骨髓炎的有力证据。在慢性期颌骨已有明显破坏后,X线检查才具有诊断价值。

5.淋巴结炎

淋巴结炎主要表现为下颌下、颏下及颈深上群淋巴结、耳前及耳下淋巴结炎症。局部淋巴结肿大变硬,自觉疼痛或压痛,病变主要在淋巴结内出现充血、水肿。淋巴结尚可移动,边界清楚,与周围组织无粘连。

6.流行性腮腺炎

流行性腮腺炎是由流行性腮腺炎病毒引起的急性传染病,有明显接触史及春秋季节性流行,多发生于5~15岁的儿童,常双侧腮腺同时或先后发生。一般一次感染后可终身免疫。腮腺肿大、充血及疼痛,但腮腺导管口无红肿,唾液分泌清亮无脓液。血液中白细胞计数大多正常或稍增高,90%的患者血清淀粉酶有轻度或中度增高,尿中淀粉酶也上升。

7.阻塞性腮腺炎

阻塞性腮腺炎多由于导管狭窄引起,大多发生于中年,多为单侧受累。患者有腮腺区进食肿胀史,挤压腺体,腮腺导管口流出浑浊液体。腮腺造影显示主导管、叶间、小叶间导管部分狭窄、部分扩张,呈腊肠样改变。

8.涎石病

腺体或导管内发生钙化性团块而引起的病变,85%左右发生于下颌下腺。表现为下颌下腺区进食反复肿胀,有时疼痛剧烈,呈针刺样,称为"涎绞痛"。检查腺体呈硬结性肿块,导管口可有脓性或黏液脓性唾液流出。X线检查可确诊。

9.舍格伦综合征(干燥综合征)

舍格伦综合征是自身免疫疾病,主要表现为眼干、口干、唾液腺及泪腺肿大、类风湿关节炎等结缔组织疾病。唾液腺造影及实验室免疫检查、唇腺活检均是诊断此疾病的重要诊断依据。临床上,仅表现为干燥综合征,即唾液腺、泪腺等外分泌腺功能障碍称为原发性舍格伦综合征;若合并有其他自身免疫疾病则称为继发性舍格伦综合征。

10.外伤所致的颌面部肿胀

外伤所致颌面部有血肿、气肿及水肿。

(1)血肿特点:有外伤史或手术史,皮下或黏膜下淤血,初期呈紫红色、后期转为青色,触诊柔软,边界尚清,穿刺有血。

(2)气肿特点:有外伤史或拔牙(阻生牙拔除)创伤史,皮下气肿发展快,触诊柔软,捻发音明显,边界不清,无压痛。

(3)创伤性水肿特点:有外伤史、手术史、烧伤史或低温冷冻史。创伤性水肿为创伤区软组织明显肿胀,皮肤紧而发亮,轻度压痛,边界尚清。

11.囊肿

囊肿是一种良性疾病,外有囊壁,内有液体或其他成分。颌面部软组织囊肿一般触诊质地较软,边界较清,无压痛,可以活动。一般无自觉症状,如继发感染可通过疼痛、化脓穿刺检查及CT检查进行有效诊断。

12.血管瘤和脉管畸形

浅表病损呈蓝色或紫色,边界不清,扪之柔软,体位移动试验阳性;微静脉畸形常沿三叉神经分布区分布,呈鲜红或紫红色,与皮肤表面平齐,周界清楚;动静脉畸形病损高起呈念珠状,表面温度较正常皮肤为高,患者可自行感觉到搏动,扪诊有震颤感,听诊有吹风样杂音。

13.血管神经性水肿

血管神经性水肿是一种急性局部反应型的黏膜皮肤水肿,特点是有变应原接触史。急性发病,肿胀迅速、界限不清,触诊质地坚韧、无压痛,皮肤紧张发亮,常发生在唇、口、面颊部。肿胀可在数小时或1~2天消退,不留痕迹,但能复发。

14.全身性疾病

(1)肾炎性水肿:水肿多从眼睑、颜面部开始。如急性肾小球肾炎,80%以上患者均有水肿,常为该病的初发表现,典型表现为晨起眼睑水肿或伴有下肢轻度可凹性水肿。除水肿外,可表现为血尿、高血压及肾功能异常等。

(2)库欣综合征:为各种病因造成肾上腺分泌过多糖皮质激素所致病症的总称。典型表现为向心性肥胖、满月脸、多血质、紫纹、肌无力及神经系统疾病、免疫功能降低、性功能障碍等。

(3)IgG4 相关性疾病:这是一种与IgG4相关,累及多器官或组织的慢性、进行性自身免疫疾病。该病临床谱广泛,包括自身免疫性胰腺炎、肾小管间质性肾炎及腹膜后纤维化等多种疾病。其中累及泪腺、腮腺和下颌下腺者,亦称米库利奇病。米库利奇病患者有显著的泪腺、唾液腺肿胀,但口干、眼干症状较干燥综合征轻,且血清IgG4水平显著升高(1 350 mg/L 以上),病理学检查可见组织中有大量IgG4阳性淋巴细胞浸润。

15.肿胀症状

另外,出现肿胀症状的患者尚需与颌面部良、恶性肿瘤相鉴别。

(1)良性肿瘤:大多为膨胀性生长,一般生长缓慢,外表形态多为球形、椭圆形、分叶状,一般质地中等。良性肿瘤因有包膜,故与周围正常组织分界清楚,多能移动。良性肿瘤一般无自觉症状,但如压迫邻近神经,继发感染或恶变时,则发生疼痛。

(2)恶性肿瘤:一般生长较快,无包膜,边界不清,肿块固定,与周围组织粘连而不能移动,常发生表面坏死,溃烂出血,并有恶臭、疼痛。当其向周围浸润生长时,可破坏邻近组织器官而发生功能障碍,可发生颈部淋巴结转移。CT及MRI检查可协助判定肿瘤的性质、范围,为诊断、治疗提供参考,活体组织检查是诊断"金标准"

## 二、治疗

### (一)牙体牙髓疾病

需行相应牙体牙髓科和牙周科的专科治疗,消除病因。

### (二)智齿冠周炎

在急性期应以消炎、镇痛、切开引流、增强全身抵抗力的治疗为主。当炎症转入慢性期后,若为不可能萌出的阻生牙则应尽早拔除,以防感染再发。

**（三）颌面部间隙感染**

对轻度感染,仅用局部疗法即能治愈。若脓肿形成,则须切开引流、清除病灶,配合全身抗炎及支持治疗。

**（四）化脓性颌骨骨髓炎**

急性期应首先采用全身支持及药物治疗,同时配合必要的外科手术治疗;慢性期有死骨形成时,必须用手术去除已形成的死骨和病灶后方能痊愈。

**（五）淋巴结炎**

炎症初期,休息、全身给予抗菌药物,局部外敷治疗。已化脓者应及时切开引流,同时对原发病灶(如病灶牙等)进行处理。

**（六）流行性腮腺炎**

流行性腮腺炎应给予抗病毒治疗,支持治疗及自我保护。

**（七）阻塞性腮腺炎**

阻塞性腮腺炎多由局部原因引起,故以祛除病因为主。有涎石者,先去除涎石;管口狭窄者,逐步扩张导管口;也可自后向前按摩腮腺,促使分泌物排出。经上述治疗无效者,可考虑手术治疗。

**（八）下颌下腺涎石病**

下颌下腺涎石病的治疗目的是去除结石、消除阻塞因素,尽最大可能地保留下颌下腺这一功能器官。但当腺体功能丧失或腺体功能不可能逆转时,则应将腺体一同切除。

**（九）舍格伦综合征**

本病目前尚无有效的根治方法,主要为对症治疗。可用人工泪液、唾液缓解眼干、口干症状;也可用免疫调节剂调节细胞免疫功能。

**（十）外伤所致血肿、气肿、水肿**

口腔颌面部损伤患者只要全身情况允许,或经过急救后全身情况好转,条件具备者,即应对局部伤口进行早期外科处理,即清创术;同时应防止窒息、感染等。

**（十一）囊肿**

一般采用外科手术切除或摘除。如伴有感染则先控制炎症后再行手术治疗。有些囊肿易复发,可癌变,手术应彻底清除囊壁。

**（十二）血管瘤和脉管畸形**

治疗应根据病损类型、位置及患者的年龄等因素来决定。目前的治疗方法有外科切除、激素治疗、激光治疗、硬化剂注射及平阳霉素注射等。一般,采用综合疗法。

**（十三）血管神经性水肿**

应明确并隔离变应原,可解除症状,防止复发。症状较轻者可不予药物治疗;症状较重者应给予抗过敏药物治疗。

**（十四）全身性疾病**

全身疾病需对症治疗。其中 IgG4 相关性疾病对糖皮质激素治疗的反应较好,一旦确诊,应尽早使用糖皮质激素。血清 IgG4 水平可作为反映治疗效果的标志。

## 三、注意事项

(1)外伤所致口腔颌面部肿胀应注意防止窒息。

（2）颌面部间隙感染经过抗感染治疗或脓肿切开引流后,临床表现仍无好转,而肿胀继续增大时,应进一步仔细完善检查,排除恶性肿瘤继发感染的可能。及早诊断,及早治疗,以免贻误治疗时机。

（3）阻生牙特别是下颌阻生智齿拔除术后可引起局部肿胀,但近年来随着涡轮手机在阻生牙拔除术中广泛使用,术后出现面颈部肿胀的概率逐渐减少,应鉴别是术后创伤性肿胀,还是皮下气肿,并给予对症处理,以避免严重并发症的发生。

（4）除颌面部局部因素外,全身疾病也可引起颌面部肿胀。临床工作中,应加以鉴别,避免误诊。

（岳　娜）

# 第四章

# 牙齿发育异常

## 第一节 牙齿萌出过早

牙齿萌出过早是指牙齿萌出时间超前于正常萌出时间,而且萌出牙齿的牙根发育不足根长的 1/3。

### 一、乳牙早萌

婴儿初生时口腔内已萌出的牙,称为诞生牙。出生后 30 天内萌出的牙称为新生牙。病因尚不清楚,有人认为有遗传学倾向,也有人认为由于牙胚距口腔黏膜较近而早萌(图 4-1)。

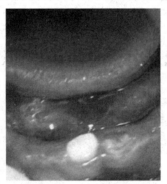

**图 4-1　乳牙早萌**

**(一)诊断**

(1)多见于下中切牙部位,多数为正常牙,经常成对萌出。

(2)多数为早萌乳牙,少数为多生牙。

(3)多数诞生牙松动度较大,牙根未开始发育或发育较少。

(4)有的牙虽不松动,由于婴儿吮乳时舌系带及其两侧软组织与牙齿摩擦,而发生创伤性舌系带溃疡,长期不愈,称为 Riga-Fede 病。婴儿有拒食、啼哭等情况。

**(二)鉴别诊断**

需与上皮珠鉴别。上皮珠为在牙槽嵴处黏膜上或在腭弓中线的两侧粟粒、米粒或更大的乳白色片状或球状物,数目不等。

**（三）治疗**

（1）松动明显的早萌牙,有脱落而被吸入气管及风险,应尽早拔除。

（2）如果早萌牙不松动,没有异常症状,可以保留,密切观察。

（3）出现创伤性溃疡,应立即停用吮吸哺乳方式,改用汤匙喂乳,避免摩擦溃疡区,同时调磨牙齿切缘,必要时拔牙。这种溃疡有时呈慢性增殖性病变,若因误诊为肿物而切除时,极易引起严重出血。

## 二、恒牙早萌

恒牙早萌多见于前磨牙,下颌多于上颌。主要与乳牙根尖周病变或过早缺失有关。

**（一）诊断**

（1）恒牙过早萌出,常伴有釉质矿化不良。

（2）因牙根发育不足会出现松动。

（3）X 片显示牙根尚未发育或发育不足,可以帮助确诊。

**（二）治疗**

（1）早萌牙松动不明显,可以不做阻萌。

（2）如果对𬌗牙缺失,可以制作阻萌器防止早萌牙过长。

（3）对早萌牙应进行涂氟防龋处理。

（4）预防恒牙早萌,积极治疗乳牙龋齿极为重要。尽早拔除残根、残冠,积极治疗相邻乳牙根尖周炎,有利于早萌恒牙的继续发育。

（张玉民）

# 第二节　牙齿萌出过迟

牙齿萌出过迟是指牙齿萌出期显著晚于正常萌出期,可以是个别牙迟萌,也可能是全部乳牙或恒牙迟萌。

## 一、乳牙萌出过迟

个别乳牙迟萌,多见于牙瘤或萌出间隙不足,妨碍牙齿萌出。全口或多数乳牙萌出过迟或萌出困难,就应考虑有无全身性疾病,如佝偻病、甲状腺功能减退、极度营养缺乏、先天梅毒或全身性骨硬化症等。长期不长第 1 个乳牙要考虑是否有先天缺牙的可能,可照 X 片查明。

**（一）诊断**

（1）婴儿出生后超过 1 岁尚未长出第 1 个乳牙,超过 3 周岁乳牙还未完全萌出。

（2）X 片显示乳牙胚埋伏在颌骨内,或先天缺失牙胚,同时可能发现牙瘤或萌出间隙不足等影响牙齿萌出的问题。

（3）全口或多数乳牙萌出过迟,多伴有其他的全身症状和体征,需要进行进一步的检查。

**（二）治疗**

（1）需要查明原因,由于牙瘤或萌出间隙不足导致的个别乳牙迟萌,可以手术摘除牙瘤或开窗助萌。

（2）由于全身性疾病引起的乳牙迟萌，需要进行针对性治疗，促进乳牙萌出。

## 二、恒牙萌出过迟

恒牙萌出过迟是指恒牙明显晚于正常萌出期未能萌出。恒牙迟萌原因很多，常与乳牙滞留、乳牙早失及乳牙病变有关；多生牙、牙瘤或含牙囊肿也可造成恒牙萌出困难；遗传学因素，如颅骨锁骨发育不全，为常染色体显性遗传，表现为牙槽骨重建困难，恒牙缺乏萌出动力；其他全身性疾病，如先天性甲状腺功能减退、全身发育迟缓，牙齿也会萌出过迟。

### （一）诊断

（1）个别恒牙迟萌，检查常可见乳牙滞留、乳牙早失及乳牙根尖病变。

（2）乳牙过早丧失者，缺隙处的牙龈致密，恒牙萌出困难，常发生在上中切牙部位。

（3）乳尖牙和乳磨牙过早脱落、邻牙移位萌出间隙不足导致相应恒牙萌出过迟。

（4）全口牙位曲面体层X片检查，可以帮助发现多生牙、牙瘤或含牙囊肿等阻碍恒牙萌出的病因。

（5）多数恒牙迟萌，常伴有全身性疾病，如颅骨锁骨发育不全、先天性甲状腺功能减退等。

### （二）治疗

（1）乳牙过早脱落，牙龈坚韧导致的恒牙迟萌，可以开窗切龈助萌。当恒牙切缘已突出牙槽嵴处到达龈下时，才是切龈指征。过早切龈，易形成瘢痕，牙齿更不易萌出。

（2）由于牙瘤、多生牙或囊肿等阻碍恒牙萌出者，需手术摘除牙瘤、多生牙及囊肿等，待萌或正畸牵引复位。

（3）全身性疾病相关的恒牙迟萌，应查明原因，针对全身性疾病进行治疗。

## 三、牙齿异位萌出

牙齿异位萌出是指恒牙未在正常牙列位置萌出，多与颌骨发育不足、乳磨牙牙冠过大及恒牙萌出角度异常有关。

### （一）诊断

（1）牙齿异位萌出最常见于上颌尖牙和上颌第1恒磨牙，其次是下颌侧切牙、下颌第1恒磨牙及上颌中切牙（图4-2）。

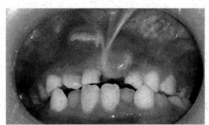

**图4-2 牙齿异位萌出**

（2）第1恒磨牙近中边缘阻生于第2乳磨牙远中牙颈部的下方。X片显示第2乳磨牙远中根有弧形的吸收区，第1恒磨牙近中边缘嵌入吸收区，是第1恒磨牙牙移位萌出的诊断依据。

(3)恒尖牙异位萌出表现为侧切牙牙冠过度偏向远中或向唇舌侧倾斜,尖牙可能位于侧切牙的唇侧或腭侧,有时也会出现在第1前磨牙的唇侧或腭侧。X线检查可以帮助确诊。

**(二)治疗**

(1)第1恒磨牙异位萌出需判断是否为可逆性异位萌出。可逆性的异位萌出可以先观察,伴随着颌骨的发育在8岁前可自行解除。不可逆性异位萌出应积极治疗。

(2)近中牙尖阻挡不严重者,可采用分牙圈、分牙簧及结扎铜丝,解除近中牙尖锁结。

(3)阻挡较为严重者,可以制作上腭弓,推第1恒磨牙向远中。

(4)如果第2乳磨牙远中根完全吸收,近中根完好,可以截除第2乳磨牙远中冠、近中根及腭根根管充填,剩余牙冠修复,诱导第1恒磨牙萌出。

(5)如果第2乳磨牙根吸收无法保留,则拔除后,固定矫正器推磨牙向远中。

(张玉民)

# 第三节 牙齿数目异常

牙齿数目异常表现为牙齿数目不足或数目过多。

## 一、牙齿数目不足

牙齿数目不足又称先天缺牙,按照缺失牙的数目,可分为个别牙缺失、多数牙缺失和先天无牙症。按照与全身疾病的关系,先天缺牙又可分为单纯型先天缺牙和伴综合征型先天缺牙。常见的伴综合征型先天缺牙有外胚叶发育不全综合征、Reiger 综合征等。

个别牙缺失的病因尚未明确,多数牙缺失多认为与遗传学因素有关。

**(一)症状**

(1)个别或部分牙齿先天缺失可发生在乳牙列和恒牙列,恒牙较乳牙多见。除第3磨牙外,最常见的缺牙是下颌第2前磨牙、上颌侧切牙、上颌第2前磨牙和下颌切牙。缺失牙不多时,无自主症状,较大间隙会影响美观。

(2)先天性无牙症者,咀嚼困难,影响美观。

**(二)体征**

(1)先天缺牙比正常牙齿数目少,出现牙齿散在间隙或咬合异常。

(2)伴综合征型先天缺牙、无牙症患者常伴有全身症状,如先天性外胚叶发育不全综合征,可伴有智力低下,皮肤干燥多皱纹,毛发稀疏,指甲发育不良,少汗或无汗,不能耐受高热。

(3)全口无牙者,无牙部位缺乏牙槽嵴,面部下 1/3 较短。

(4)常规拍摄曲面体层 X 线检查以确定缺失牙的数目。

**(三)鉴别诊断**

后天牙齿早失一般询问病史就可知道,牙齿萌出后,因外伤、牙周病及牙体疾病等导致牙齿早失。

**(四)治疗**

(1)缺失牙数量少,对咀嚼功能和美观影响不大时,可以不处理。

(2)多数牙先天缺失为了恢复咀嚼功能,促进颌面骨骼和肌肉的发育,可做活动性义齿修复体。

(3)修复体必须随患儿牙殆的生长发育和年龄的增长及时更换,待成年后再考虑永久性修复。

## 二、牙齿数目过多

牙齿数目过多常被称为多生牙。多生牙又称额外牙,是指超过正常牙数以外的牙齿。多生牙的病因至今仍未明确。

**(一)症状**

(1)萌出的牙齿形状异常或口腔内牙齿数目较正常牙齿数目多。

(2)正常牙齿不能萌出或牙列拥挤影响美观。

**(二)体征**

(1)多生牙可发生于颌骨的任何部位,最常见于上颌前牙区,可出现1个或多个多生牙(图4-3)。

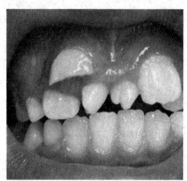

图4-3　多生牙

(2)多生牙占据正常牙位,常导致正常恒牙发育和萌出障碍,表现为恒牙迟萌或阻生、乳牙滞留、邻牙扭转倾斜。

(3)多生牙的形态变异很多,多数呈较小的圆锥形、圆柱形、三角棱柱形,其次为数尖融合型、结节型,也有与正常牙形态相似的。

(4)大约有20%的多生牙埋伏于颌骨内不能萌出。

(5)临床发现或怀疑有多生牙时,需要拍摄X片明确诊断,并确定多生牙的数目和位置。常用的X线片有根尖片、全口牙位曲面体层X片和锥形束CT。

**(三)鉴别诊断**

(1)牙数正常的牙列拥挤:根据牙齿的形状、位置和数目即可分辨。

(2)正常牙位牙齿发育畸形:如锥形牙、过小牙等,需要通过拍全口牙位曲面体层X片,结合临床检查区别。

**(四)治疗**

(1)萌出的多生牙应及时拔除,有利于邻近恒牙的顺利萌出,并减少恒牙错位。

(2)对埋伏的多生牙,如果影响恒牙胚的发育、萌出和排列,应尽早拔除。术中要避免损伤恒牙胚。

(3)如果埋伏的多生牙位置较深,不影响恒牙胚的发育,可以暂时不处理。患者需定期复查,如果发生囊性变,则应及时行手术摘除。

(张玉民)

# 第四节　牙齿结构异常

牙齿结构异常是反映在牙齿发育期间,机体的营养、代谢及严重全身性疾病等都能影响发育中的牙齿组织,造成发育不良,留下永久性的缺陷或痕迹。临床常表现为釉质发育不全、遗传性牙本质发育不全、氟牙症和先天性梅毒牙等。

## 一、釉质发育不全

釉质发育不全是牙釉质在发育过程中,受到某些全身性或局部性因素的影响而出现的釉质结构异常。全身性因素包括维生素和钙磷的缺乏、代谢障碍、佝偻病、手足搐搦症、内分泌病和高热等。乳牙根尖感染是影响恒牙胚发育,是导致恒牙釉质发育不全的局部因素。此外,还可能与遗传学因素有关。

**(一)症状**

(1)发生在前牙影响美观,多数无自觉症状。

(2)并发龋齿时,可出现相应症状。

**(二)体征**

(1)出现在同一时期发育的牙齿,左右同名牙对称牙釉质颜色或结构发生改变。

(2)轻症:釉质形态正常,无实质缺损,牙面横纹明显,釉质呈白垩色且不透明,表面疏松粗糙,易于着色。

(3)重症:釉质有实质缺损,表面呈带状、窝状,严重者整个牙面呈蜂窝状,甚至无釉质覆盖(图 4-4)。

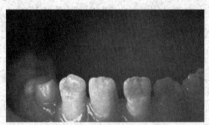

图 4-4　牙釉质发育不全

**(三)鉴别诊断**

(1)氟牙症:多见于恒牙,少见于乳牙,多数牙受累,有地区流行性。

(2)四环素着色牙:有妊娠妇女、婴幼儿期服用四环素类药物史,以牙齿变色为主,乳牙和恒牙均可受累。

**(四)治疗**

(1)轻症可不处理,主要注意保持口腔卫生。

（2）重症可做复合树脂修复、贴面或瓷冠修复。

（3）并发龋齿应及时充填治疗。

## 二、遗传性牙本质发育不全

遗传性牙本质发育不全是一种常染色体显性遗传疾病。可以在一个家族的几代人中连续出现，男女都可患病。

**（一）症状**

（1）牙齿萌出时即可发现颜色或结构异常，全口牙齿颜色异常影响美观，一般无自觉症状。

（2）全口牙齿磨损明显，影响咀嚼功能。

**（二）体征**

（1）乳牙和恒牙均可发生，乳牙的病损表现更为严重。

（2）主要表现为牙本质病损，牙釉质基本正常，全口牙齿呈半透明的灰蓝色、棕黄或棕红色、琥珀色。

（3）全口牙齿磨损明显，牙齿萌出不久，切缘或𬌗面釉质易因咀嚼而磨耗或剥离，牙冠变短，牙本质没有小管。

（4）临床可分为3个亚型。①Ⅰ型牙本质发育不全：伴有骨骼发育不全，身材矮小和骨质疏松，易发生骨折和骨关节畸形。部分患者巩膜蓝染，进行性听力丧失。②Ⅱ型牙本质发育不全：又称遗传性乳光牙本质，不伴有骨骼发育不全的表现。③Ⅲ型牙本质发育不全：牙齿空壳状和多发性露髓，牙本质很薄，极易磨损后露出髓腔而发生根尖周炎症。X片显示牙本质很薄，牙根发育不足，在釉质和牙骨质处有一层很薄的牙本质，宛如空壳。

**（三）X线检查**

（1）Ⅰ型和Ⅱ型的牙齿变化基本相同，X片显示牙髓腔狭小或完全没有髓腔，牙根短小。

（2）Ⅲ型牙本质发育不全：X片显示牙本质很薄，牙根发育不足，在釉质和牙骨质处有一层很薄的牙本质，宛如空壳。

**（四）鉴别诊断**

（1）氟牙症：多见于恒牙，少见于乳牙，多数牙受累，有地区流行性。

（2）四环素着色牙：有妊娠妇女、婴幼儿期服用四环素类药物史，以牙齿变色为主，乳牙和恒牙均可受累。

**（五）治疗**

（1）原则是防止牙齿过度磨耗，维持牙齿功能，改善美观。

（2）乳牙Ⅰ型和Ⅱ型牙本质发育不全，没有症状时可暂不治疗。

（3）牙冠外形明显异常时，后牙可以全冠修复，前牙可采用树脂贴面修复。

（4）出现牙髓炎及根尖周炎时，需做相应的根管治疗。

## 三、氟牙症

氟牙症又称斑釉或氟斑牙，是一种特殊类型的釉质发育不全，也是一种地方性的慢性氟中毒症状。氟是人体必要的元素之一，但摄入过多则会引起中毒。氟牙症主要原因是在牙齿发育期摄入过多的氟，损害了牙胚的成釉细胞，使釉质的形成和矿化发生障碍，导致釉质发育不全。氟主要来源于饮水和周围环境。氟牙症患者7岁前有在高氟地区生活史。

43

**（一）症状**

（1）多数牙呈白垩色，影响美观，一般无自觉症状。

（2）并发龋齿时，可出现相应症状。

**（二）体征**

（1）主要发生于恒牙，乳牙因有胎盘屏障很少受累。

（2）同一时期发育的牙齿，牙釉质表面呈现白垩色、黄褐色斑块或牙冠完全呈黄褐色或褐色。轻者釉质表面凹凸不平，严重者可伴有釉质发育不全、釉质剥落。

（3）临床根据牙齿受累程度分为3种类型。①轻度：牙齿表面1/2以下有白垩状斑块，可有少量散在的浅表凹陷，探诊坚硬。②中度：牙齿表面超过1/2有黄褐色或棕色斑块。③重度：全口牙的整个牙面出现白垩色或黄褐色斑块，同时伴有缺损，如蜂窝状，失去正常牙齿形态。

（4）重症患者可伴有氟骨症，即全身骨质变化、关节疼痛、背驼腰弯，甚至瘫痪。

**（三）鉴别诊断**

（1）釉质发育不全：个别人出现，无地区流行性。

（2）四环素着色牙：无地区流行性，有早期服用四环素类药物史。

**（四）治疗**

（1）仅有着色无缺损者，可以选择漂白脱色。

（2）有缺损者，可以采用釉质微量磨除，树脂修复。

（3）重度患者可以用贴面修复或全冠修复。

**（五）预防**

氟斑牙的治疗根本在于预防。主要措施是改换含氟低的饮用水源，提高饮用水的质量和改善高氟环境。

## 四、先天梅毒牙

先天梅毒牙是指在胚胎发育后期和出生后一年内牙胚受到梅毒螺旋体侵害而造成的牙釉质和牙本质发育不全。母亲感染梅毒后，梅毒螺旋体导致胎儿发生梅毒性炎症，引起牙齿发育障碍。

**（一）症状**

牙齿形状异常，一般无自觉症状。

**（二）体征**

（1）主要表现为上中切牙呈半圆状或桶状，切缘窄且中央有半月形凹陷。

（2）第1恒磨牙呈现桑葚状或花蕾状。

（3）可能伴有听力或视力障碍。

双亲之一有梅毒病史。检查患者梅毒血清康-瓦反应阳性。

**（三）治疗**

对形态异常的牙齿可采用复合树脂修复、嵌体修复或全冠修复。

**（四）预防**

治疗重点是预防。患有梅毒的母亲在妊娠4个月内用抗生素进行抗梅毒治疗，可以预防婴儿先天梅毒的发生。

## 五、萌出前牙冠内病损

萌出前牙冠内病损是指尚未萌出或部分萌出的恒牙牙冠缺陷,病因尚不清楚,可能与乳牙的根尖炎症、牙本质发育异常或吸收有关。

### (一)诊断

(1)通常为单发,偶有 2 颗以上牙齿发生病损,好发于第 1 和第 2 恒磨牙。

(2)一般无明显自觉症状。

(3)通常在 X 片上偶然发现尚未萌出或部分萌出的恒牙牙冠部牙本质内透影区,有时也可出现根尖病变。

(4)牙科切开后看见牙冠内有黄褐色软化组织。

### (二)治疗

(1)治疗原则与龋齿治疗基本相同。

(2)早期发现时要注意观察 X 片,确定病损是进展性,还是静止性。如果是进展性,早期牙科手术暴露充填,避免影响牙髓。

(3)静止性病损可以观察,定期复查,待患牙萌出再治疗。

(张玉民)

# 第五章

# 牙拔除术

## 第一节 概　述

普通牙拔除术是指采用常规拔牙器械对简单牙及牙根进行拔除的手术。本节主要介绍牙拔除术的适应证、禁忌证、术前评估及准备、患者及术者的体位、普通牙拔除术的原则与方法（包括常规拔牙器械的使用说明、各类简单牙及牙根的拔除方法）等。

### 一、拔牙适应证

牙拔除术的适应证是相对的。随着口腔医学的发展、口腔治疗技术的提高、口腔微生物学和药物学的进展、口腔材料和口腔修复手段的不断改进，拔牙适应证也在不断变化，过去很多认为应当拔除的患牙，现已可以治疗、修复并保留下来。由于种植技术的发展，对由各种原因导致的保守治疗效果不好的患牙，应尽早拔除以利于及时种植修复。因此，口腔医师的责任是尽量保存牙齿，最大限度地保持其功能和美观，要根据患者的具体情况决定是否拔除患牙。

#### (一)不能保留或没有保留价值的患牙

(1)严重龋坏：严重龋坏、无法修复是牙齿拔除最为常见的适应证。但如果牙根及牙根周围组织情况良好则可保留牙根，经根管治疗后桩冠修复。

(2)牙髓坏死：牙髓坏死的患牙因不可逆性牙髓炎、根管钙化等原因无法治疗，或经牙髓治疗后失败，或患者拒绝牙髓治疗。

(3)牙髓内吸收：患牙髓室壁吸收过多甚至穿通时，易发生病理性折断，应当拔除。

(4)根尖周病：根尖周病变已不能用根管治疗、根尖切除或牙再植术等方法保留者。

(5)严重牙周炎：重度牙周炎，牙槽骨破坏严重且牙齿松动Ⅲ度以上，应拔除患牙。

(6)错位牙：错位牙引起软组织损伤又不能用正畸方法矫正时应拔除。

(7)弓外牙：弓外牙有可能引起邻近组织损坏又不能用正畸方法矫正时应拔除。

(8)多生牙：影响正常牙齿的萌出，并有可能导致正常牙齿的吸收或移位者，需拔除。

(9)乳牙：乳牙滞留或发生于乳牙列的融合牙及双生牙，如延缓牙根生理性吸收、阻碍恒牙萌出时应拔除；乳牙根端刺破黏膜引起炎症或根尖周炎症不能控制时应拔除。但成人牙列中的乳牙，其对应恒牙阻生或先天缺失时可保留。

**（二）由于治疗需要而拔除的牙齿**

（1）正畸需要：牙列拥挤接受正畸治疗时，部分病例需要拔除牙齿提供间隙。

（2）修复治疗需要：修复缺失牙时，需拔除干扰修复治疗设计或修复体就位的牙。

（3）颌骨骨折累及的牙齿：颌骨骨折累及的牙齿影响骨折的治疗；或因损伤、脱位严重保守治疗效果不好；或具有明显的牙体、牙周病变有可能导致伤口感染均应考虑拔除。

（4）良性肿瘤累及的牙齿：在某些情况下，牙齿可以保留并进行治疗，但如果保留牙齿影响病变的切除时应拔除。

（5）放疗前：为预防放射性骨髓炎的发生，放疗前应拔除放射治疗区的残根、残冠。

（6）因治疗颞下颌关节紊乱病需要拔除的牙。

（7）因种植需要拔除的牙。

（8）病灶牙：导致颌周蜂窝织炎、骨髓炎、上颌窦炎的病灶牙；疑为引起如风湿、肾炎、虹膜睫状体炎等全身性疾病的病灶牙。

**（三）由于美学原因需要拔除的牙齿**

此种情况一般包括牙齿严重变色（如四环素牙）或者严重错位前突。尽管有其他办法来矫正，但有些患者可能会选择拔除患牙后修复重建。

**（四）由于经济学原因需要拔除的牙齿**

患者不愿意或无法承受保留牙齿治疗的费用，或没有时间接受保守治疗而要求拔除患牙。

## 二、拔牙禁忌证

与拔牙适应证一样，拔牙禁忌证也是相对的。一般来说，拔牙术属于择期手术，在禁忌证存在时，应延缓或暂停手术。如必须进行手术，除应做好周密的术前准备，必要时应请专科医师会诊外，还需具备相应的镇静、急救设备和技术。

**（一）全身性禁忌证**

（1）未控制的严重代谢性疾病：未控制的糖尿病患者及肾病晚期伴重度尿毒症患者应避免拔牙。

（2）急性传染病：各种传染病在急性期，特别是高热时不宜拔牙。

（3）白血病和淋巴瘤：患者只有在病情得到有效控制后才可拔牙，否则可能会导致伤口感染或大出血。

（4）有严重出血倾向的患者：如血友病或血小板异常的患者在凝血情况恢复前应尽量避免拔牙。

（5）严重心脑血管疾病患者：如重度心肌缺血、未控制的心律不齐、未控制的高血压或发生过心肌梗死患者，须在病情稳定后方可拔牙。

（6）妊娠：在妊娠期前 3 个月和后 3 个月应尽量避免拔牙。妊娠中间 3 个月可以接受简单牙的拔除。

（7）精神疾病及癫痫患者：应在镇静的条件下才能拔牙。

（8）长期服用某些药物的患者：长期服用肾上腺皮质激素、免疫抑制剂和化疗药物的患者在进行相应处理后，可接受简单牙的拔除。

**(二)局部禁忌证**

(1)放疗史:在放疗后3~5年应避免拔牙,否则易引起放射性骨坏死。必须拔牙时,要力求减少创伤,术前、术后给予大剂量抗生素控制感染。

(2)肿瘤:特别是恶性肿瘤侵犯区域内的牙齿应避免拔除,因为拔牙过程中可能会造成肿瘤细胞扩散。

(3)急性炎症期:急性炎症期是否可以拔牙,应根据炎症性质、炎症发展阶段、细菌毒性、手术难易程度(创伤大小)、全身健康状况等决定。如果患牙容易拔除,且拔牙有助于引流及炎症局限,则可以在抗生素控制下拔牙,否则应控制炎症后拔牙。

## 三、拔牙器械

### (一)拔牙钳

牙钳是用来夹持牙冠或牙根并通过楔入、摇动、扭转和牵引等作用方式使牙齿松动脱位的器械。由于人类牙齿形态各异,因而有多种不同设计形式和构造的牙钳,用于拔除不同部位、不同形态的牙齿。

1.基本组成

拔牙钳由钳柄、关节及钳喙三部分组成(图5-1)。

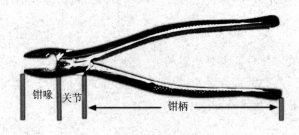

**图 5-1　拔牙钳**
由钳柄、关节及钳喙组成(上颌前牙钳)

钳柄的大小是以握持舒适、能传递足够的力量拔除患牙为宜,通常为直线型或曲线型以便术者使用。钳柄的表面通常呈锯齿状,以便操作时防止牙钳滑脱。由于欲拔除牙齿的位置不同,握持牙钳的方法也不同。拔除上颌牙时,手掌位于钳柄的下方;拔除下颌牙时,手掌可位于钳柄的上方或下方。

牙钳的关节连接钳柄及钳喙,将力量由钳柄传递至钳喙。关节的形式有水平和垂直两种:关节为垂直的,钳柄亦是垂直的;关节为水平的,钳柄亦是水平的(图5-2)。

牙钳之间主要差异是钳喙,其形态为外侧凸起而内侧凹陷,钳喙的设计形状与以下因素有关。①与牙冠形态有关:钳喙内侧的凹陷设计是为了使用时钳喙能够环抱牙冠并与牙齿呈面与面的接触,其外形应与牙冠表面形状相匹配。较窄的钳喙用于拔除牙冠较窄的牙齿(如切牙);较宽的钳喙用于拔除牙冠较宽的牙齿(如磨牙)。如果用拔除切牙的牙钳拔除磨牙,因钳喙太窄而影响拔牙效率;如果用磨牙钳拔除牙冠较窄的切牙时会导致邻牙损伤。②与牙根的形态和数目有关:钳喙尖端不同形状的设计是为了适应不同的牙根形态和数目,从而降低断根的风险。钳喙的形态与牙根越匹配,拔除效率越高,并发症发生率越低。③钳喙具有一定的角度:不同角度的钳喙便于牙钳放置,并可在拔牙时保持钳喙与牙长轴平行。因此,上颌前牙钳的钳喙与钳柄平行。上颌磨牙钳呈曲线型,便于术者舒适地将牙钳放置于口腔后部,且能使钳喙与牙齿长轴平行。下颌牙钳钳喙通常与钳柄垂直,便于术者舒适可控地将牙钳放置于下颌牙。

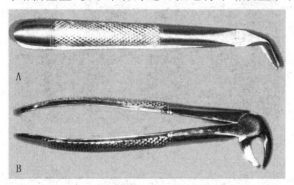

**图 5-2　牙钳关节的形式**

A.关节为水平的拔牙钳(下颌前牙钳);B.关节为垂直的拔牙钳(鹰嘴钳),都用于拔除下颌切牙及尖牙

2.牙钳的分类

(1)上颌牙钳:上颌切牙、尖牙和上颌第二前磨牙一般均为单根牙;上颌第一前磨牙常有 2 个根,根分叉常位于根尖 1/3 处;上颌磨牙常为 3 个根。上颌牙钳的形态就是根据此结构特征而设计的。

上颌牙钳分为以下几种。①上颌前牙钳(图 5-3):用于拔除上颌切牙及尖牙,属于直线型牙钳。②上颌前磨牙钳(图 5-4):用于拔除上颌前磨牙,从侧面看略为曲线型,从上面看为直线型,钳喙稍弯曲。③上颌磨牙钳(图 5-5):左右成对,用于拔除上颌磨牙。由于上颌磨牙为 3 根牙、1 个腭根、2 个颊根,因此上颌磨牙钳腭侧喙为平滑的凹面,而颊侧喙在与颊根分叉相对应的部分有凸起的嵴。④上颌第三磨牙钳(图 5-6):钳喙较宽且光滑,并与钳柄呈一定角度,用于拔除上颌第三磨牙。

(2)下颌牙钳:下颌切牙、尖牙和前磨牙一般为单根牙,下颌磨牙常为 2 个根。下颌牙钳的形态就是根据此结构特征而设计的。

下颌牙钳分为以下几种。①下颌前牙钳(图 5-7):用于拔除下颌切牙及尖牙,其钳柄与上颌前牙钳相似,但钳喙平滑较窄、方向朝下,钳喙尖部收窄,这使得拔牙钳可以放在牙齿的颈部并抓牢牙齿。②下颌前磨牙钳(图 5-8):用于拔除下颌前磨牙。从侧面看两头向下弯曲,钳喙稍弯曲。③鹰嘴钳(图 5-9):用于拔除下颌单根牙。④下颌磨牙钳(图 5-10):用于拔除下颌磨牙,直角钳柄,钳喙倾斜向下。为适应根分叉结构,双侧钳喙有喙尖。⑤下颌第三磨牙钳(图 5-11):与下颌磨牙钳相似,只是钳喙稍短,钳喙两侧没有嵴,用于拔除已经萌出的下颌第三磨牙。

(3)根钳。①上颌根钳(图 5-12):上颌根钳钳喙窄长,容易夹持牙槽窝深部的残根,用于拔除上颌牙根。临床上最常用的是刺枪式根钳,另外一种根钳的钳喙较长、呈弧形,其工作端位于钳喙尖端。②下颌根钳(图 5-13):下颌根钳钳喙窄长,可以伸入到牙槽窝内,用于拔除下颌牙根。有的下颌根钳钳喙的工作端距离关节较远,以便于拔除位置比较靠后的残根;有的上或下颌根钳钳喙设计成圆形,使牙钳在不伤害邻牙的情况下就位并与牙根呈最大面积的接触,便于牙根的拔除。

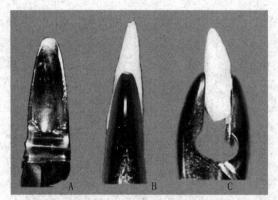

**图 5-3　上颌前牙钳喙**

A.内侧；B.外侧；C.侧面

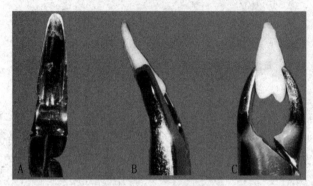

**图 5-4　上颌前磨牙钳喙**

A.内侧；B.外侧；C.侧面

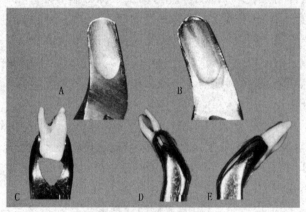

**图 5-5　上颌磨牙钳喙**

A.腭侧钳喙内侧；B.颊侧钳喙内侧，钳喙中间有一纵形嵴；C.钳喙
侧面；D.颊侧钳喙外侧；E.腭侧钳喙外侧

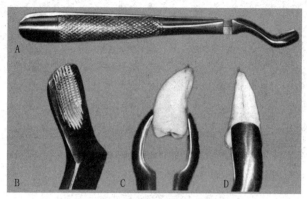

**图 5-6　上颌第三磨牙钳和钳喙**

A.牙钳；B.钳喙内侧；C.钳喙侧面；D.钳喙外侧

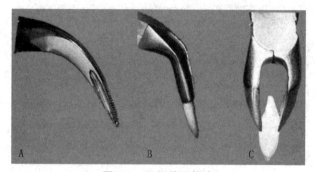

**图 5-7　下颌前牙钳喙**

A.内侧；B.外侧；C.正面

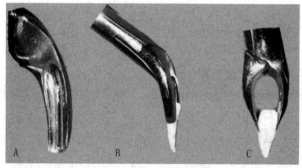

**图 5-8　下颌前磨牙钳喙**

A.内侧；B.外侧；C.正面

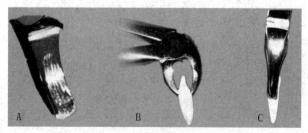

**图 5-9　鹰嘴钳喙**

A.内侧；B.侧面；C.外侧

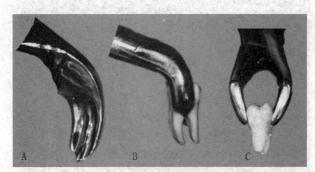

图 5-10　下颌磨牙钳喙
A.内侧;B.外侧;C.正面

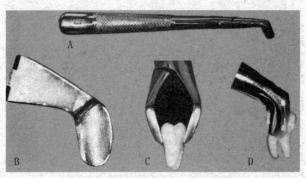

图 5-11　下颌第三磨牙钳和钳喙
A.牙钳;B.钳喙内侧;C.钳喙正面

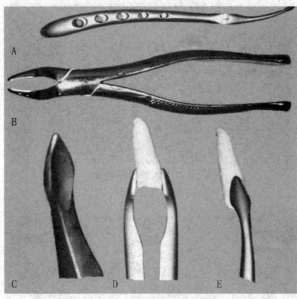

图 5-12　上颌根钳和钳喙
A.弧形根钳;B.刺枪式根钳;C.钳喙内侧;D.钳喙侧面;E.钳喙外侧

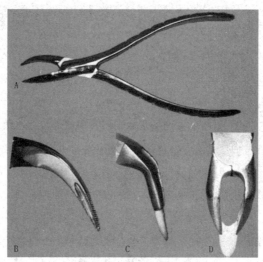

**图 5-13 下颌根钳和钳喙**

A.根钳；B.钳喙内侧；C.钳喙外侧；D.钳喙正面

（4）乳牙钳：与恒牙相比，乳牙牙冠短小，需要与之相适应的乳牙钳拔除患牙。

（5）其他牙钳。①上颌磨牙残冠钳（图 5-14）：左右成对，用于拔除牙冠严重龋坏的上颌磨牙。其形状与上颌磨牙钳相似，主要区别是钳喙。舌侧钳喙呈分叉状，颊侧钳喙长而弯曲呈点状，锐利的点状喙可以深入到根分叉，通过挤压的力量将牙齿挤出，避免了严重龋坏的牙冠因直接受力而发生碎裂。其主要的缺点是当用于拔除完整的牙齿时，如果不小心有可能造成牙齿颊侧骨板折裂。②牛角钳（图 5-15）：用于拔除下颌磨牙。牛角钳具有两个较尖的钳喙，可以深入到下颌磨牙的根分叉。使用时，在钳喙深入到根分叉后，紧紧挤压钳柄，钳喙则以颊舌侧皮质骨板为支点，将牙齿逐渐压出牙槽窝。但如使用不当，会增加支点处牙槽骨折裂的风险。③分根钳（图 5-16）：拔除下颌磨牙残冠时用于分根。该牙钳形状与下颌根钳相似，但其钳喙内侧锐利呈刃状，将分根钳钳喙深入到根分叉处，握紧钳柄即可将患牙分为近、远中两瓣。

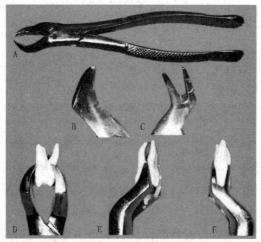

**图 5-14 上颌磨牙残冠钳和钳喙**

A.牙钳；B.腭侧钳喙内侧；C.颊侧钳喙内侧；D.钳喙侧面；E.颊侧钳喙外侧；F.腭侧钳喙外侧

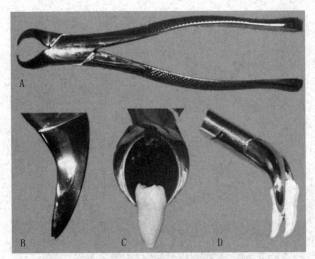

图 5-15　牛角钳和钳喙
A.牙钳;B.钳喙内面;C.钳喙正侧;D.钳喙外侧

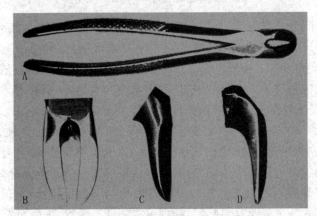

图 5-16　分根钳和钳喙
A.牙钳;B.钳喙正面;C.钳喙外侧;D.钳喙内侧

### (二)牙挺

拔牙术中最常用的器械是牙挺。牙挺用来挺松牙齿,使之与周围骨组织脱离。在使用拔牙钳之前将牙齿挺松可以简化拔牙过程,降低根折和牙折的概率,即使发生了根折,也会因断根已经松动,容易从牙槽窝中取出。此外,牙挺还可用于拔除残根或断根。

1.基本组成

牙挺由挺柄、挺杆和挺刃三部分组成。

(1)挺柄的大小和形状应达到抓握舒适、易于施加可控力量的目的,分直柄和横柄两种(图 5-17)。在使用牙挺时,合理使用并施加合适的力量是关键,特别是在使用横柄的牙挺时,由于牙挺产生的力量较大,使用时更应小心。

(2)挺杆连接挺柄和挺刃,应有足够的强度能够承受从挺柄传到挺刃的作用力。

(3)挺刃是牙挺的工作部分,作用于患牙和患牙周围的牙槽骨。

2.种类

牙挺根据形状的不同分为直挺、弯挺和三角挺(图 5-18)。

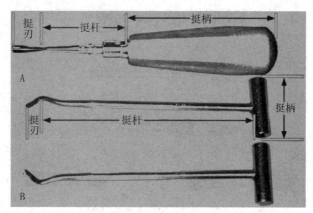

图 5-17 不同挺柄的牙挺
A.直柄牙挺;B.横柄牙挺

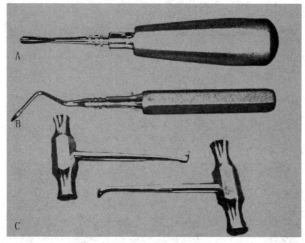

图 5-18 不同形状的牙挺
A.直挺;B.弯挺;C.三角挺

（1）直挺：常用于挺松牙齿。挺刃外凸内凹，使用时挺刃凹面应与患牙牙根长轴方向平行并紧贴牙根。

（2）弯挺：与直挺相似，但刃与杆成一定角度，且左右成对，用于挺松口腔较后部区域的牙齿。

（3）三角挺：左右成对，常用于相邻牙槽窝空虚时挺出牙槽窝中的断根。典型例子是下颌第一磨牙折断，远中根断在牙槽窝中，而近中根已随牙冠拔出，将牙挺的刃伸入到近中根的牙槽窝中，深入到远中根的牙骨质处，然后转动牙挺，远中根断即被拔出。

牙挺的最大的区别在于挺刃的形状和大小。牙挺挺刃较宽常用于挺松已经萌出的牙齿；根挺挺刃较窄用于从牙槽窝中挺出牙根；根尖挺主要用于去除牙槽窝内小的根尖，由于其挺刃更窄而且薄，操作时尽量不要使用撬动力，以免损坏器械（图 5-19）。

**（三）牙龈分离器**

牙龈分离器用于普通牙拔除前分离紧贴牙颈部的牙龈组织，以免拔牙时撕裂牙龈（图 5-20）。

**（四）牵拉软组织器械**

良好的视野和入路是手术成功的必要条件。为了使口腔手术视野清楚，需要专用器械用于牵拉颊、舌软组织，最常用的有口镜，有时还可用手指或棉签进行牵拉（图 5-21）。

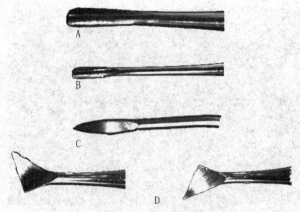

图 5-19　不同规格的挺刃
A.牙挺挺刃;B.根挺挺刃;C.根尖挺挺刃;D.三角挺挺刃

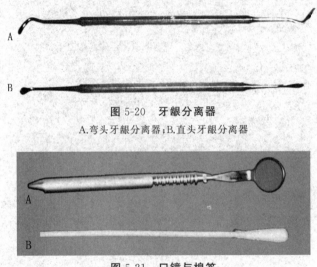

图 5-20　牙龈分离器
A.弯头牙龈分离器;B.直头牙龈分离器

图 5-21　口镜与棉签
A.口镜;B.棉签

**（五）开口器**

拔牙时开口器可以用来增大患者的开口度,避免因长时间张口而导致患者疲劳。当拔除下颌牙时,因能支撑住下颌骨而避免颞下颌关节受到过大的压力。常用的开口器有金属制作的鸭嘴式和旁开式开口器及橡胶制作的不同型号开口器(图 5-22)。

**（六）吸唾器**

在拔牙过程中,吸唾器可随时清净口腔内唾液、血液以及使用牙钻和骨钻时的冷却水,保持术野清楚和口腔干净,便于术者操作并使患者口腔感觉舒适。吸唾器由助手操作,它是重要的拔牙辅助器械(图 5-23)。

**（七）刮匙和镊子**

刮匙用在牙拔除后刮除牙槽窝内遗留的炎性肉芽组织、碎骨片和牙片等异物,并搔刮牙槽窝骨壁使新鲜血液充满牙槽窝,形成健康的血凝块,促进牙槽窝愈合。刮匙由刮匙柄和柄两端具有反向折角的两个匙状刮刃构成。使用刮匙时应从牙槽窝底部向牙槽嵴方向施力,避免向牙槽窝深部施加压力,否则可能刺穿上颌窦底或下颌管表面的骨壁,导致口腔上颌窦瘘或下牙槽神经损伤。

　　镊子用于夹持棉球、纱条等柔软的物体,应避免在口腔内夹持坚硬的物体(如取出已脱位的牙根),以免因夹持力导致牙根弹入咽腔而引起误咽或误吸(图 5-24)。

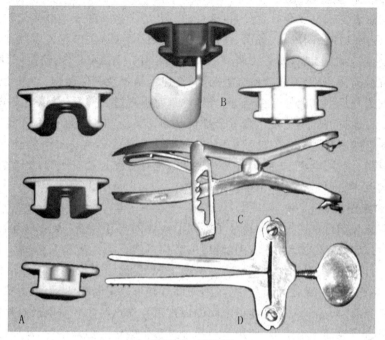

图 5-22　开口器

A.不同开口大小的橡胶开口器;B.具有牵拉舌体功能的橡胶开口器;C.旁开式开口器;D.鸭嘴式开口器

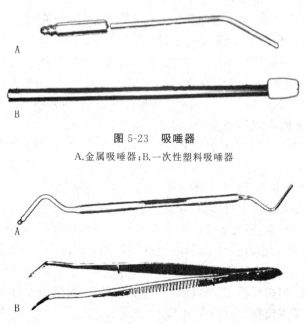

图 5-23　吸唾器

A.金属吸唾器;B.一次性塑料吸唾器

图 5-24　刮匙和镊子

A.刮匙;B.镊子

## 四、拔牙术前准备

### (一)询问病史和全身状况

应仔细询问患者的病史及全身状况,包括可能危及患者生命的一切健康问题。如:是否患有心脑血管疾病、肝炎、哮喘、糖尿病、肾病、性传播疾病、癫痫、人造关节置入以及过敏性疾病,其中应特别注意心脑血管系统疾病,如心绞痛、心肌梗死、心脏杂音、风湿热、脑梗死、脑出血等病史。是否长期使用抗凝药物、肾上腺皮质激素类药物、高血压药物及其他药物。对于女性患者需要了解是否在妊娠期或月经期。此外,还应询问曾经治疗时出现过的并发症,以便充分了解患者有关手术的具体问题。通过询问病史及对患者全身状况的了解应初步判断该患者能否接受手术;如果患者对药物或口腔材料过敏如何处理;患者的全身状况是否影响伤口的愈合;拟在术前、术中和术后使用的麻醉、镇静、消炎、止痛等药物对患者的全身状况是否有影响;患者长期服用药物的效果。对以上问题要全面考虑并提出解决措施。

### (二)疼痛和焦虑控制

由于患者在拔牙前可能通过不同途径了解到不愉快的拔牙经历,会先入为主地认为这个过程很痛苦,因而可能对拔牙治疗存在心理恐惧;患者亦可能认为牙齿是身体的一部分,认为拔牙是衰老的象征,对即将失去患牙产生伤感。在这些情况下,患者不愿接受拔牙治疗,但又无法避免,于是患者会焦虑不安。在拔牙过程中,虽然局部麻醉可以阻断痛觉,但压力感受还存在,另外还存在其他不良刺激(如敲击去骨及器械之间的撞击声),而这时患牙可能已经疼痛较长时间,引起患者身心疲惫造成疼痛阈值降低,使患者对拔牙过程中的疼痛更加敏感,从而加重患者的焦虑和恐惧。如果患者患有其他全身性疾病,可能会导致患者病情加重并可能诱发危及患者生命的并发症,因此在术前和术中控制患者焦虑非常重要。

对于绝大多数患者来说,医师通过给予患者关心与安慰,对操作过程进行细心地解释,使患者对医师产生信任感,即可达到控制焦虑的目的。

如果患者过于焦虑,则需要使用药物辅助治疗。术前口服地西泮可使患者于手术前夜得到良好的休息,可极大地减轻手术当天的焦虑。

对于中度焦虑患者可使用氧化亚氮镇静。对极度焦虑患者,则需要静脉镇静。

### (三)牙齿拔除难度的临床评估

患牙拔除前应对其拔除难度进行仔细评估,要认真考虑以下各种因素。

1.手术入路

(1)张口度:张口受限多为感染导致的牙关紧闭、TMJ 功能障碍或肌肉纤维化等。张口受限会妨碍拔牙操作,如果患者张口明显受限,则应考虑采用外科拔除法。

(2)患牙位于牙弓的位置:位置正常的牙齿易于安放牙挺或牙钳,而牙列拥挤或错位牙则给安放常规使用的牙钳带来困难,此时应选择合适的根钳或考虑使用外科拔除法。

2.牙齿动度

松动患牙易于拔除,但拔牙后需对软组织进行妥善处理,特别是重度牙周炎的患牙,要对牙槽窝进行仔细搔刮,避免遗留病理性肉芽组织。

对小于正常动度的患牙应仔细评估是否存在牙骨质增生或牙根粘连。牙根粘连常见于滞留的乳磨牙、曾行根管治疗的死髓牙。如果牙根发生粘连应考虑使用外科拔除法。

**3.牙冠情况**

如果牙冠大面积龋坏或有大面积的牙冠修复体,牙冠的脆性会增大,在拔除过程中很可能发生冠折,拔除时应将牙钳尽量向根方放置。

如果患牙表面有大量牙石,在拔除前应先用刮匙或超声洁牙机清洁牙面,因为牙石可能会妨碍牙钳就位,而且可能会脱落于牙槽窝中造成感染。

**4.邻牙情况**

当邻牙有大面积银汞合金、做过根管治疗或有冠修复时,在使用牙挺或牙钳拔除患牙过程中应特别小心,因为可能会造成修复体折断。术前应告知患者有损伤修复体的可能。

**(四)影像学检查**

术前拍摄牙片可以为术者提供准确、详细的关于患牙牙冠、牙根和周围组织的信息,阻生牙和埋伏多生牙可拍摄全口曲面断层片。

**1.患牙与邻牙的关系**

应注意患牙与邻牙及邻牙牙根的关系,拔乳牙时应注意患牙牙根与其下方恒牙的关系。

**2.患牙与重要解剖结构之间的关系**

拔除上颌磨牙时应注意牙根与上颌窦底之间的关系。如果中间只存在一薄层骨板,拔牙过程中上颌窦底穿通的可能性将增加,需使用外科法拔除患牙。

下颌磨牙的牙根与下牙槽神经管很近。在拔除下颌阻生磨牙前评估下牙槽神经管与下颌磨牙牙根之间的关系极其重要,否则可能会损伤下牙槽神经并导致术后下唇麻木。

**3.牙根的结构**

(1)牙根数目:首先要判断牙根的数目,牙根数目越多,牙齿拔除难度越大。通常每颗牙齿都有特定的牙根数,但有时会发生变异,如果术前可以明确牙根数,即可及时调整拔除方法以避免断根。

(2)牙根弯曲度及分叉程度:牙根的弯曲度与根分叉程度越大,牙齿拔除难度越大。如果牙根的弯曲度或根分叉程度过大时,需要采用外科法拔除患牙。

(3)牙根形状:牙根为短圆锥形则较容易拔除,如果牙根较长、弧度较大或根尖处弯曲成钩状则较难拔除。

(4)牙根大小:短根牙比长根牙容易拔除。如果牙根较长且有牙骨质增生则较难拔除,因为牙骨质增生常见于老年患者,对这些患者应仔细观察是否存在牙骨质增生。

(5)根面龋:根面龋会增加根折发生的可能性。

(6)牙根吸收:牙根吸收(内吸收或外吸收)会使根折的发生率增加,若牙根广泛吸收则应考虑外科拔除法。

(7)根管治疗史:接受过根管治疗的患牙会出现牙根粘连或变脆,应采用外科拔除法。

**4.周围骨组织情况**

(1)骨密度:牙片的透射性越高则骨密度越低,患牙拔除越容易;若阻射性增加则意味着骨密度增加,可能有致密性骨炎或骨质硬化,牙齿拔除的难度则增加。

(2)根尖病变:患牙周围骨质是否存在根尖病变,如果死髓牙根尖周围出现透射影,即说明患牙根尖周围发生肉芽肿或根尖周囊肿,拔牙后搔刮牙槽窝时应将这些病变组织彻底清除。

**(五)规范化的医师及患者体位**

术者站或坐在患者的右前或右后方,前臂与地面平行,肘部位于患牙水平,该种姿势比较舒适而且方便操作。助手站于患者左侧,即2~4点的位置,此位置便于传递器械及吸唾。麻醉时患者应采取仰卧位或半仰卧位。拔除上颌牙时,患者头部后仰,调节椅位使患者在大张口时上颌𬌗平面与地面呈45°角左右。拔除下颌牙时,患者稍直立,大张口时下颌𬌗平面与地平面平行。拔除上下颌前牙时,患者头部居中,双眼正视前方。拔除右侧上下颌后牙时,患者头部偏离术者。拔除左侧上下颌后牙时,患者头部略偏向术者。

**(六)器械准备**

最好将所有器械集中于托盘,包在一起消毒,在手术中打开,便于使用。普通牙拔除器械除局部麻醉注射器和局部麻醉药外,应包括牙龈分离器1把、刮匙1把、直挺1把、拔牙钳1把、口镜1把、镊子1把、金属吸唾器1支、棉条2个,也可用金属盒子来替代托盘。

## 五、普通牙拔除的基本步骤

**(一)麻醉**

选择适当的麻醉方法进行麻醉。

**(二)消毒**

1‰碘酊消毒患牙及周围牙龈或嘱患者用漱口水含漱。

**(三)分离牙龈**

将牙龈分离器插入龈沟内,以邻牙为支点,沿唇、腭侧牙颈部曲线从近中向远中滑动将牙龈完全分离。

**(四)用牙挺或牙钳拔除患牙**

1.牙挺拔牙的基本方法

将牙挺挺刃插入患牙近中颊侧牙槽骨与牙根之间,以牙槽突为支点,向根尖方向楔入后,再同时使用转动和撬动力量,使牙槽窝扩大,牙齿松动并向上浮动。

2.牙钳拔牙的基本步骤

(1)插:将钳喙尽量向牙根方向插入,钳喙长轴应与牙齿长轴一致,避免夹住牙龈。

(2)抱:钳喙牢固地环抱住牙颈部。

(3)摇:以根尖为轴心,向唇(颊)、舌(腭)侧逐渐摇动牙齿。

(4)转:部分单圆根牙齿可使用旋转力使牙齿松动。

(5)牵:当牙齿松动后一般从骨质较薄弱的一侧牵引拔除患牙。

3.牙挺与牙钳结合使用

亦可以先用牙挺挺松患牙后,再使用牙钳将其拔出。

**(五)处理拔牙创**

(1)查:牙齿拔出后,首先应检查牙齿的牙根数目是否相符,牙根外形是否完整;其次应检查牙槽窝,助手用吸唾器吸净唾液和血液,清楚显露牙槽窝后,根据拔出牙齿检查结果查找有无断根等遗留,有无炎性肉芽组织、折裂骨片、锐利的骨尖骨嵴,有无活跃出血等;最后检查牙龈等软组织有无撕裂、渗血,邻牙有无异常松动等。并根据以上检查结果给以对症处理。

(2)刮:用刮匙搔刮牙槽窝底的炎性肉芽组织、碎牙片及结石等异物。

(3)压:用示指和拇指(戴手套)压住棉条挤压牙槽骨,使扩张的牙槽骨壁复位。

(4)咬:用咬骨钳修整过高的牙槽中隔、骨嵴或牙槽骨壁。

(5)缝:一次拔除多个相邻牙齿时,应对连续的伤口进行缝合。

(6)盖:消毒棉卷覆盖拔牙创口并嘱患者咬紧加压止血。

**(六)交代拔牙术后注意事项**

(1)术后即可将用纱布包裹冰袋置于拔牙部位的相应面部间断冷敷术区6～8小时(冷敷3分钟,休息30分钟),以减轻术后肿胀。

(2)咬紧棉卷,拔牙后40分钟左右即可将棉卷轻轻吐出。注意棉卷不要咬压过久,以免造成伤口被唾液长久浸泡,引起感染或凝血不良。

(3)有出血倾向的患者,拔牙后最好暂时不要离开,待0.5小时后请医师再次查看伤口,如果仍出血,应作进一步的处理,如局部使用止血药、进行缝合止血、口服止血药物等。

(4)正常情况下,棉条吐出后就不会再出血,唾液中带一点血丝是正常的,如持续出血则应及时复诊。

(5)拔牙后2小时方可进食,当天应吃一些温凉、稀软的食物,如口含冰块或冷饮等,不要吃辛辣刺激性和硬、黏、不易嚼碎的食物,也要避免食用易碎、薄片状的食物(因为掉到牙槽窝内而导致突然的疼痛和影响伤口愈合)。

(6)吸烟、饮酒对伤口愈合有一定影响,拔牙后一两天内最好不要吸烟、饮酒。

(7)拔牙后要注意保护好血凝块,24小时内不刷牙、不漱口、不要用拔牙侧咀嚼食物、不要频繁舔伤口、切忌反复吸吮,以免破坏血凝块。术后第2天开始用漱口水或温盐水漱口。

**(七)拔牙后用药**

拔牙后一般不用药。但在急性炎症期拔牙,或创伤较大、全身情况较差时,应口服抗生素和止痛药。拔牙后24～48小时可能有轻到中度的不适,对疼痛耐受较差的患者可以给予止痛药,如有必要可补充使用麻醉镇痛药。口内缝线一般一周后拆除。

## 六、各类牙的拔除方法

**(一)上颌牙拔除**

1.上颌切牙拔除

通常使用上颌前牙钳拔除上颌切牙。上颌切牙通常是锥形根,唇侧骨板薄而腭侧骨板厚,所以拔除时主要向唇侧用力。开始为缓慢均匀地向唇侧加力扩大牙槽窝,然后向腭侧轻度用力,接着再施以轻度、缓慢的旋转力,最后以适度的牵引力将牙齿向下从唇侧脱位。但应注意:侧切牙牙根稍细长且牙根1/3常向远中弯曲,所以在拔除前必须进行影像学检查,对牙根弯曲者,拔除时尽量少用旋转力。

2.上颌尖牙拔除

上颌前牙钳是拔除上颌尖牙的最佳工具。全口牙中上颌尖牙通常是最长的,牙根呈椭圆形并在上颌骨前面形成一个称为尖牙突的突起,所以尖牙牙根唇侧的骨板特别薄,但由于牙根很长,拔除比较困难。在拔除过程中如不小心常造成唇侧牙槽骨骨板骨折。

在拔除时,牙钳钳喙应尽量向尖牙根方放置,先向唇颊侧用力再向腭侧摇动,当牙槽窝被扩大且牙齿有一定动度后,再将牙钳继续向根方放置。在扩大牙槽窝时,可以使用轻度的旋转力,当牙齿被充分松解后,使用唇向牵引力使牙齿向下从近中唇侧方向脱位。

3.上颌第一前磨牙拔除

常用上颌前磨牙钳拔除上颌第一前磨牙。上颌第一前磨牙颊侧骨板较腭侧薄,在根颈2/3常为单根,在根尖1/3～1/2常分为颊、舌侧两个根,两根细长很容易折断(特别是骨密度增加的老年患者),成年人(年龄>35岁)拔牙时最易发生断根的就是上颌第一前磨牙。

由于上颌第一前磨牙牙根有两个相对较细的根尖部分,当向颊侧用力时,容易折断颊根;当向腭侧用力时,容易折断腭根,所以拔除时必须控制力量。开始先向颊侧用力,向腭侧的力量应相对较小,以免腭根折断(因颊侧骨板较薄,即便是颊根折断也相对容易取出),最后以略偏颊侧的牵引力使牙齿脱位。拔牙过程中应避免使用旋转力。

由于给成人拔除该牙时极可能发生断根,所以应先使用直挺尽可能将该牙挺松后再用牙钳拔除,即便是发生断根,松动的根尖也容易被取出。

4.上颌第二前磨牙拔除

通常使用上颌前磨牙钳拔除上颌第二前磨牙。上颌第二前磨牙颊侧骨板较薄,腭侧骨板较厚,常为单根,牙根较粗且根尖较钝,因此,拔除该牙时很少发生断根。

牙钳应尽可能向根方放置以获得最大的机械效力。由于牙根相对强壮,拔除过程中可使用较大的颊、腭侧摇动力量和脱位的旋转力和牵引力。

5.上颌磨牙拔除

通常使用左、右成对的上颌磨牙钳拔除上颌磨牙,该拔牙钳的颊侧钳喙上有一个突起可以插入颊侧两根之间。当上颌磨牙牙冠大面积龋坏或有修复体时,建议使用上颌磨牙残冠钳。

上颌第一磨牙颊侧骨板薄而腭侧骨板较厚,有3个较粗壮的根,通常情况下两颊根之间分叉较小,颊根与腭根之间分叉较大。拔牙前需对该牙进行影像学检查,应注意3个牙根的大小、弯曲度、根分叉程度及牙根与上颌窦的关系。如果两颊根分叉也较大,则很难拔除;如果牙根接近上颌窦且根分叉较大,发生上颌窦瘘的可能性就大。此时应该考虑使用外科拔牙术。

拔牙时牙钳应尽量向根方放置,用较大而缓慢均匀的力量向颊腭侧摇动,向颊侧的力量略大于腭侧,不能使用旋转力。如果根分叉较大,预计会有一个牙根折断时,因为颊根更容易取出,应避免折断腭根,所以需控制向腭侧的力量和幅度。

上颌第二磨牙解剖与第一磨牙相似,但牙根较短,根分叉较小,两颊根常融合成单根。所以该牙较第一磨牙容易拔除。

已萌出的上颌第三磨牙通常是锥形根,一般情况下,只需使用牙挺即可拔除。有时也可以使用上颌第三磨牙钳拔除,该牙钳左右通用。因该牙解剖变异较多,经常会出现小而弯的根,而该牙断根后又非常难取,所以术前一定要进行影像学检查。

(二)下颌牙齿拔除

1.下颌前牙拔除

通常使用下颌前牙钳拔除下颌前牙,有时也可以使用鹰嘴钳。下颌切牙和尖牙唇舌侧骨板都较薄,仅尖牙舌侧骨板相对稍厚,切牙和尖牙形状相似,切牙牙根稍短、细,尖牙的牙根长而粗,所以切牙牙根更容易折断,在拔除前必须充分松解患牙。

牙钳钳喙应尽量向牙齿根方放置,通常先向唇舌侧摇动,摇动的力量和幅度基本相等,当牙齿有一定的松动度后再使用旋转力进一步扩大牙槽窝。最后通过牵引力使牙齿从牙槽窝内脱位。

2.下颌前磨牙拔除

通常使用下颌前磨牙钳拔除下颌前磨牙,有时也可以使用鹰嘴钳。下颌前磨牙舌侧骨板稍厚,颊侧骨板较薄,其牙根直且呈圆锥形,所以是最容易拔除的牙齿。

牙钳应尽量向根方放置,先向颊侧用力摇动,再向舌侧摇动,然后施以旋转力,最后通过牵引力使牙齿向上、颊的方向脱位。术前必须进行影像学检查以确定根尖 1/3 是否存在弯曲,如果存在弯曲,则应尽量减少或者不使用旋转力。

3.下颌磨牙拔除

通常使用下颌磨牙钳拔除下颌磨牙,该牙钳两侧钳喙都有与双根相适应尖形突起。下颌磨牙的颊舌侧骨板在全口牙中最厚,牙根通常比较粗大,常为双根,牙根有时会在根尖 1/3 与牙槽骨发生融合,拔除难度较大,第一磨牙根分叉常比第二磨牙大,更增加了操作难度,所以全口牙齿中最难拔除的是下颌第一磨牙。

钳喙尽可能向根方放置,用较大的力量向颊舌侧摇动扩大牙槽窝,再使牙齿向颊𬌗方向脱位。第二磨牙舌侧骨板较颊侧薄,所以用较大的舌侧力量可以比较容易拔除第二磨牙。

如果牙根明显为双根,可以使用牛角钳。此牙钳的设计使得钳喙可以伸入根分叉,这样可以产生以颊舌向牙槽嵴为支点的对抗力逐渐地将牙齿从牙槽窝中挤出。如果失败,则可以再施以颊舌侧力量来扩大牙槽窝,然后再加大挤压钳柄的力量。使用该牙钳时必须注意避免损伤上颌牙齿,因为下颌磨牙可能会从牙槽窝中蹦出,使得牙钳突然撞到上颌牙齿。

萌出的下颌第三磨牙通常为融合的锥形根或根分叉较小,舌侧骨板明显较颊侧骨板薄,常用下颌第三磨牙钳(喙短、直角)拔除,大多数情况下患牙经摇动而松动后向舌侧用力使患牙从舌侧𬌗面脱位。如果因根分叉较大等各种原因导致拔除困难时应先用直挺将牙齿挺至中度松动,然后使用牙钳并逐渐增加摇动力量,在牙齿完全松解后再使用牵引力使牙齿脱位。

## 七、牙根拔除术

牙根拔除术包括残根和断根的拔除,两者的情况不同。其中,残根是指牙齿由于龋坏等原因而致牙冠基本缺失,仅剩余牙根;而断根是指由于外伤或牙拔除术中造成的牙根折断。

造成术中断根的原因有:①钳喙安放时位置不正确,或未与牙长轴平行,或钳喙未深入到牙槽嵴而仅夹住了牙冠;②拔牙钳选择不当,钳喙不能紧贴于牙面而仅仅是点或线的接触;③牙冠有广泛破坏,或有较大的充填物;④牙的脆性增加(如老年人的牙、死髓牙);⑤牙根外形变异(如细弯根、肥大根、额外根);⑥牙根及周围骨质因各种原因发生增生(如牙骨质增生、牙槽骨过度致密、牙根与牙槽骨粘连、老年人牙槽骨失去弹性);⑦拔牙时用力不当或用力方向错误(如使用突然的暴力、向致密坚硬的方向用力过大、向逆牙根弯曲方向用力、误用不该使用的旋转力)。

### (一)难易度原因

残根和断根的类型很多,情况较为复杂,拔除的难易程度主要与牙根的以下几种状况有关。

(1)牙根断面与牙槽嵴边缘的关系:牙根断面高于或与牙槽窝边缘平齐则拔除相对容易;牙根断面低于牙槽窝边缘,特别是牙根断面表面部分或全部被牙龈覆盖时,由于不能沿着牙根表面探寻牙根与牙槽骨之间的间隙则拔除相对困难。

(2)牙根间隙的状况:残根由于受到长期的慢性炎症刺激,导致根周与牙槽骨壁之间产生不同程度的破坏和吸收使牙根间隙扩大则拔除相对容易;断根由于其牙根与牙槽骨之间正常间隙未被破坏则拔除相对困难;有的残根受到慢性炎症刺激后导致牙骨质与牙槽骨粘连,使牙根失去正常的牙根间隙则拔除难度最大。

(3)牙根牙髓的状况:死髓牙牙根由于失去牙髓营养供应会使牙根组织变得疏松而易碎,拔除时容易导致上段牙根碎裂,使根断面进一步向牙槽窝深入,增大拔除难度,因而死髓牙牙根较活髓牙牙根难以拔除。

（4）牙根的形态、数目和周围组织的关系：弯曲、膨大、细长等有变异的牙根比直立、短小、圆钝的牙根难以拔除；多根牙比单根牙难以拔除；牙根与周围重要组织（如上颌窦、下颌神经管）关系密切的难以拔除。

由于牙根拔除的难易程度变化很大，拔除前应做仔细的临床检查，拍摄 X 片，确定牙根的数目、大小、部位、深浅、阻力、根斜面情况及与周围组织的关系（如上颌窦、下颌管），对检查结果经仔细分析后制订手术方案并准备相应器械，对可能发生的情况向患者解释清楚。

术中折断的牙根拔除必须在清楚、直视下进行，要求有良好的照明及止血条件，切忌在未看见断根时盲目操作，原则上各种断根皆应在术中取出，但必须全面考虑，如患者体质较弱，而手术又很复杂时，亦可延期拔除；如牙根仅在根尖部折断（<3 mm），不松动且本身并无炎症存在（一般为阻生牙、埋伏牙、错位牙）时也可不拔除。

**（二）具体拔除方法**

牙根的具体状况不同，拔除方法也不一样，以下为较常使用的牙根拔除方法。

**1.根钳拔除法**

适用于牙根断面高于牙槽窝边缘的牙根和牙根断面虽平齐或低于牙槽窝边缘但在去除少许牙槽骨壁后能用根钳夹住的牙根（由于用去除牙槽骨壁的方法在术后存在牙槽嵴高度降低、外形凹陷的缺点，最好不要采用此法，可改用直挺拔除法）。安置根钳时，钳喙应尽量向根方插入，要尽量多地环抱牙根，然后尝试摇动并缓慢加力，随着牙槽窝的扩大，钳喙不断向根方深入。对扁平的牙根主要依靠楔入和摇动的力量拔除，对圆钝的牙根还可使用扭转力。

**2.直挺拔除法**

根的折断部位比较低，根钳无法夹住时，应使用牙挺将其挺出。尽量选用挺刃窄而薄的直挺，挺刃的大小、宽窄应与牙根表面相适应。高位牙根可用直牙挺，位于牙槽窝内的低位牙根应使用根挺，根尖 1/3 以下的牙根需用根尖挺。一般情况下，牙挺从牙根斜面较高的一侧插入，对于弯根则应从弯曲弧度凸出的一侧进入。挺刃凹面应紧贴牙根并沿着牙根表面用楔的原理尽量向牙根根方插入至牙根与牙槽骨壁之间，挺的凸面以牙槽骨骨壁或腭侧骨板为支点施以旋转力，使牙槽窝扩大，牙根与周围组织的附着断裂，即利用楔与轮轴的作用原理使牙根逐渐松动，牙根松动后，牙挺就可乘势插向牙槽窝深处，这样不断推进与旋转牙挺，最后再使用轻微的撬力便可使牙根脱位。多根牙或相邻的牙根需同时拔除时挺刃也可从多根牙或相邻牙根之间插入，以邻近的牙根为支点，这样，在拔除牙根的同时，也挺松了需要拔除的相邻牙根。

**3.三角挺拔除法**

最常用于拔除多根牙时已完整拔除患牙的一个根，利用该根空虚的牙槽窝挺出相邻牙槽窝中的断根。使用时将三角挺的挺喙插入已经空虚的牙槽窝底部，喙尖抵向牙槽中隔，以牙槽骨为支点，向残留断根的方向施加旋转力，将残留断根连同牙槽中隔一并挺出。

**4.牙钳分根后拔除**

下颌磨牙残冠拔除时，可以先使用牛角钳或分根钳夹持根分叉处，握紧钳柄将患牙分为近、远中两个牙根，而后根据具体情况，用下颌根钳或牙挺分别拔除。

**5.牙挺分根拔除法**

适用于磨牙残冠折断部位比较低，根钳无法夹住，且根分叉暴露者。此时可以将直挺挺刃插入近远中两根间的根分叉下，旋转挺柄即可将残冠分割成近、远两根，而后根据具体情况，用下颌根钳或牙挺分别拔除。

（黄玲玲）

# 第二节　阻生牙拔除术

阻生牙是指由于邻牙、骨或软组织的阻碍而只能部分萌出或完全不能萌出,且以后也不能萌出的牙。引起牙阻生的主要原因是随着人类的进化,颌骨退化与牙量退化不一致,导致骨量相对小于牙量(牙弓的长度短于所有牙的近远中径之和),颌骨缺乏足够的空间容纳全部恒牙。常见的阻生牙为上、下颌第三磨牙,其次是上颌尖牙和下颌第二前磨牙。由于第三磨牙是最后萌出的牙齿,因此最容易因萌出空间不足而导致阻生;因下颌第二前磨牙是在第一前磨牙和第一磨牙之后萌出,上颌尖牙是在侧切牙和第一前磨牙之后萌出,如果萌出空间不足,也会导致阻生。除上述因素外,引起尖牙阻生还有以下因素:①恒尖牙在发育过程中其牙冠位于乳尖牙牙根舌侧,故乳尖牙如果发生任何病变均可影响恒尖牙牙胚的生长发育;②尖牙在萌出过程中,牙根的发育较其他牙完成的早,因而其萌出力量减弱,并且尖牙从萌出到建立𬌗关系,萌出距离最长;③上颌尖牙从腭侧错位萌出比例较高,而腭侧软组织及骨组织均较致密,萌出阻力大。由于尖牙阻生因素较多,故上颌尖牙阻生是除下颌及上颌第三磨牙阻生之外最常见者。

阻生牙拔除难度是随着年龄的增长而增加,如果延迟拔除,不但可能会导致阻生牙局部组织发生病变、邻牙及邻近骨组织缺损(缺失),还会增加拔牙时损伤相邻重要结构的风险等许多问题。由于年轻患者能更好地耐受手术、术后恢复速度及牙周组织的愈合质量好于成年患者、操作相对简单、并发症少,还避免了因阻生牙导致的所有局部组织病变等问题,因此在没有拔牙禁忌证的情况下所有阻生牙均应早期、及时拔除。

## 一、适应证

对有症状和病变或可能引起邻近组织产生症状和病变的阻生牙均应拔除。

### (一)引起冠周炎的阻生牙

冠周炎是指部分萌出的阻生牙牙冠周围软组织的炎症,临床表现为不同程度的肿痛和张口受限,如果治疗不及时,感染会蔓延到相邻的面部间隙,导致严重的面部间隙感染。当冠周炎症状减轻或消失时应及早拔除阻生牙。

由于阻生牙或阻生牙在萌出过程中𬌗面被软组织覆盖形成的盲袋,成为细菌滋生的良好场所。当患者抵抗力降低时,就会引发冠周炎,为了预防冠周炎的发生,需对阻生牙进行预防性拔除。

### (二)阻生牙龋坏及导致邻牙龋坏

由于阻生牙常导致局部自洁能力下降,致龋细菌就会引起阻生牙及邻牙龋坏。应及时拔除龋坏阻生牙,以方便邻牙的牙体治疗并提高邻牙的自洁能力,龋坏的邻牙应尽量治疗保存。对于年轻患者,为防止邻牙发生龋坏,可预防性拔除阻生牙。

阻生牙通常无法建立正常咬合关系,若错𬌗或与邻牙邻接关系不良可导致食物嵌塞,进而发展为牙周病,调𬌗治疗效果往往不佳,需要及时拔除阻生牙。

### (三)阻生牙压迫导致邻牙牙根吸收

阻生牙的压力会引起邻牙牙根吸收,早期及时拔除阻生牙后,缺损的牙骨质可自行修复。

**(四)因阻生牙压迫导致邻牙牙周组织破坏**

由于阻生牙(特别是近中或水平阻生)与紧贴的邻牙之间不易保持清洁,易引起炎症,使上皮附着退缩,形成牙周炎,导致牙槽骨吸收。应及时拔除阻生牙,通过牙周治疗或牙周组织再生的方法恢复丧失的牙周组织(缺失的骨质由新生骨填充)。早期预防性拔除阻生牙可防止牙周病的发生。

**(五)阻生牙导致牙源性囊肿或肿瘤**

牙源性囊肿或肿瘤来自牙源性上皮或滤泡,埋藏在牙槽骨中的阻生牙与滤泡同时存在,滤泡如发生囊性变有可能发展成为牙源性囊肿或牙源性肿瘤。如发现滤泡发生囊性变需尽早拔除。

**(六)因正畸治疗需要拔除的阻生牙**

因正畸治疗需要后推第一、二磨牙时,阻生的第三磨牙会妨碍治疗,需在正畸治疗前拔除。为保证正畸治疗效果(因阻生第三磨牙可使磨牙和前磨牙向近中移动,导致牙列拥挤),在正畸治疗结束后拔除阻生第三磨牙(尤其是近中阻生)。

**(七)可能为颞下颌关节紊乱病诱因的阻生牙**

阻生第三磨牙持续的前移力量可使其他牙移位或阻生牙本身错位萌出,造成创伤𬌗,影响到颞下颌关节,应及时拔除阻生牙。

**(八)因完全骨阻生而被疑为原因不明的神经痛或病灶牙者**

完全骨阻生牙有时也会引起某些不明原因的疼痛。当排除了其他原因后,拔除阻生牙可能会解决疼痛问题。

**(九)正颌手术需要**

当准备行下颌升支矢状劈开术时,阻生第三磨牙会妨碍手术过程,术前6~9个月拔除阻生第三磨牙,待颌骨伤口完全愈合后再行正颌手术,新形成的骨有利于正颌术中预知下颌骨截开的状况,还可提供更多的骨量以利于内固定和术后𬌗关系的稳定。

**(十)预防下颌骨骨折**

牙槽骨是容纳牙齿的,但牙齿的存在会不同程度地减少牙槽骨的骨量。阻生下颌第三磨牙占据骨组织的空间,就使得此处下颌骨变得薄弱、更容易骨折。

## 二、禁忌证

阻生牙拔除的禁忌证与一般牙拔除术禁忌证相同。当阻生第三磨牙处于下列情况时可考虑保留。

(1)正位萌出达邻牙𬌗平面,经切除远中覆盖的龈瓣后,可暴露远中冠面,并可与对𬌗牙建立正常咬合关系者。

(2)当第二磨牙已缺失或因病损无法保留时,如阻生第三磨牙近中倾斜角度不超过45°角,可保留作为修复用基牙。

(3)虽邻牙龋坏可以治疗,但因骨质缺损过多,拔除阻生牙后可能导致邻牙严重松动,可同时保留邻牙和阻生牙。

(4)第二磨牙拔除后,如第三磨牙牙根未完全形成,可自行前移替代第二磨牙,与对𬌗牙建立正常咬合。

(5)完全埋藏于骨内无症状的阻生牙,与邻牙牙周无相通,可暂时保留观察。成年患者(通常超过35岁),如没有其他疾病的表征并且影像学可见到阻生牙周围有一层骨质覆盖,则不需拔除。

(6)阻生牙根尖未发育完成,其他牙齿因病损无法保留时,可将其拔出后移植于其他牙齿处。

(7)第一磨牙龋坏无法保留,如第三磨牙非颊舌位(最好是前倾位),拔除第一磨牙后,间隙可能因第二、三磨牙的自然调整而消失,配合正畸治疗,可获得更好的殆关系。

(8)如果阻生牙的拔除会造成其周围神经、牙齿或原有修复体的损伤,可将其留在原位观察。

## 三、阻生牙拔除术前准备

### (一)临床检查

阻生牙拔除术前必须进行病史询问、体格检查、实验室检查和口腔检查。

**1.病史询问**

具体内容包括年龄、有无系统性疾病史、手术史、服药史等。

**2.体格检查**

体格检查包括面型、面色、表情、颊部皮肤有无红肿或瘘管,颈部淋巴结是否肿大、有无压痛,关节区有无弹响、压痛,下唇感觉有无异常,张口型、张口度有无异常等。对患有全身性疾病的患者还需进行生命体征检查。

**3.实验室检查**

对患有全身性疾病的患者需根据具体情况进行心电图、血常规、肝肾功能、血糖、凝血功能、甲状腺功能等检查。

**4.口腔检查**

阻生牙在颌骨中的位置、方向、与邻牙的关系,远中龈瓣的韧性、覆盖牙冠的范围、有无红肿、压痛或糜烂、盲袋内是否有脓性分泌物,牙冠有无龋坏,邻牙的松动度、牙周状况,有无龋坏、折裂、充填体或修复体等,对检查结果要告知患者并详细记录在病历上。

### (二)影像学检查及难度评估

不同的阻生牙在拔除时难易程度也有所不同,为了在术前预测拔除难度,需制定阻生牙分类标准和拔除难度标准,通过这些标准预测手术难度及术中、术后可能发生的并发症,并可使手术井井有条地进行。现行主要的分类系统和难度评估都是基于对影像学分析得来的,因此拔除阻生牙前需要进行全面的影像学检查。

最常用的方法是拍摄全口曲面断层片,它可提供颌面部大部分信息,如下颌阻生牙与下牙槽神经的关系、上颌阻生牙与上颌窦的关系等,避免了因仅拍摄局部 X 片而发生漏诊的可能。另外,根据需要还可增加其他检查方法,如:根尖片可了解阻生牙局部更多的细节;咬合片可了解阻生牙颊舌向位置和结构的变化。

拍摄 X 片应注意投照角度差异造成的影像重叠和失真。例如:下颌管与牙根影像重叠时,易误认为根尖已突入管内,此时,应观察牙根的牙周膜和骨硬板是否连续,重叠部分的下颌管是否比牙根密度高、有无变窄等,以判断牙根是否已进入下颌管内。下颌阻生第三磨牙常位于下颌升支前缘内侧,在下颌骨侧位片和第三磨牙根尖片上,牙冠常不同程度地与下颌升支前缘重叠,形成骨质覆盖的假象,故判断冠部骨阻力时,主要应根据临床检查和探查,尤其是术中所见牙位的高低。

锥形束 CT 用于阻生牙的检查的优点:可避免平片因影像重叠和投照角度偏差而造成的假象;可直观并量化下颌管在不同层面和方位上与下颌第三磨牙的距离关系;通过调节窗将其他组

织图像去除,只留下密度较高的牙齿图像,辅以轴位和其他层面图像可以精确地了解埋伏牙的形态、位置、与邻牙的关系以及邻牙有无移位或根吸收等。但锥形束CT需专用设备,花费较大,临床应用受到限制。

1.阻生牙的分类与拔牙难度评估

(1)下颌阻生第三磨牙的分类:下颌阻生第三磨牙可通过以下三条标准进行分类。

角度:是指第三磨牙牙体长轴与第二磨牙牙体长轴所成的角度。根据阻生牙的长轴与第二磨牙长轴的关系分成七类:中阻生;水平阻生;倒置阻生;垂直阻生;远中阻生;颊向阻生;舌向阻生。

阻生牙除与第二磨牙长轴有成角关系外,牙冠还可能朝颊或舌向倾斜,如果阻生牙已萌出至牙弓,大多数牙冠是舌向倾斜的。如果阻生牙未萌出,可通过拍摄咬合片确定咬合面是朝向颊(舌)侧或颊(舌)向阻生,大多数牙冠位于牙弓偏颊处。

垂直阻生最常见,近中阻生多见,水平阻生较多见,其他阻生类型少见。近中和垂直阻生(除低位垂直)的拔除难度相对较低,水平和远中阻生的拔除难度较高,倒置阻生的拔除难度最大。

与下颌支前缘的关系:根据阻生牙和下颌升支前缘相对位置关系分为3类。①Ⅰ类:阻生牙牙冠的近远中径完全位于下颌升支前缘的前方。②Ⅱ类:一半以内的阻生牙牙冠的近远中径位于下颌升支内。③Ⅲ类:一半以上的阻生牙牙冠的近远中径位于下颌升支内。分类越高牙齿的拔除难度越大。

与𬌗平面的关系:根据阻生牙相对于第二磨牙𬌗平面的位置关系分为3种。①高位阻生:牙的𬌗平面到达或高于第二磨牙的𬌗平面。②中位阻生:牙的𬌗平面位于第二磨牙的𬌗平面和牙颈线之间。③低位阻生:牙的𬌗平面低于第二磨牙的牙颈线。牙拔除的难度随阻生牙埋藏的深度增加而增大。

(2)三分类法在上颌阻生第三磨牙的应用:三分类法在上颌阻生第三磨牙中的应用与下颌几乎一样,但需考虑以下因素。①角度:垂直阻生最常见,远中阻生常见,近中阻生少见,颊腭向及水平阻生比较罕见。角度分类对上颌阻生牙拔除难度的影响刚好相反,垂直和远中阻生相对简单,而近中阻生拔除困难。②阻生牙颊舌向的位置对拔除难度也有影响:偏颊向的阻生牙(占多数),因颊侧骨板薄而拔除容易;而偏向腭侧的阻生牙拔除难度大。③与𬌗平面的关系:上颌阻生牙同样随着埋藏深度的增加而拔除难度增加。

2.影响阻生牙拔除难度评估的其他因素

(1)牙根形态:牙根形态与阻生牙拔除难度之间有非常密切的关系。总体来说,拔除阻生牙最佳时机是牙根已形成1/3~2/3时,此时牙根形态是圆钝的,拔除时很少会断根,而且牙根距离重要解剖结构较远。如果牙根完全形成后,拔除难度就会增加(并且随着年龄的增大而增加)。如果在牙根尚未形成的牙胚期拔除,因术中牙胚在牙槽窝内旋转,难以找到合适支点将其挺出,拔除也较困难。另外,需注意牙根弯曲的方向,如果牙根弯曲的方向(向远中弯曲)与牙齿脱位的方向一致,拔除相对简单;如果牙根向近中弯曲,则发生断根概率很大,需分块拔除。

(2)牙周膜或牙周滤泡的宽度:阻生牙拔除的难度与牙周膜或牙周滤泡的宽度有关,越宽拔除越容易。由于牙周膜或牙周滤泡随年龄的增加而逐渐变窄,所以年轻患者的拔牙难度较年长患者低。尤其是40岁以上的患者,由于牙周膜间隙几乎消失,拔除更困难。

(3)周围骨密度:阻生牙拔除难度与周围骨密度有关。骨密度与患者年龄有关,年轻患者骨密度相对低,牙槽骨扩展性大,患牙易于拔除;35岁以上患者的骨密度高,柔性及扩展性下降,骨阻力增加,拔除难度增大,拔除上颌第三磨牙时可导致上颌结节骨折。

（4）与邻牙的关系:如果阻生牙与邻牙之间有间隙则拔除较容易,如果紧靠邻牙,需注意避免损伤邻牙,如果邻牙有龋坏或大面积修复体时更要格外小心。

（5）与周围重要解剖结构的关系:如果牙根离下牙槽神经、鼻腔或上颌窦很近,术者应注意避免损伤神经、鼻腔和上颌窦。

### （三）拔牙器械准备

拥有标准的器械可使操作顺利进行,并可减少并发症的发生。阻生牙拔除的常用器械包括15号刀片及刀柄、骨膜分离器、颊拉钩、牙挺、持针器、线剪、缝合针及缝线(可吸收或不可吸收)、外科专用气动式手机和外科专用切割钻。

### （四）知情同意

术前必须告知患者拔除阻生牙的风险以及可能出现的并发症,如:局麻可能发生药物过量或变态反应,可能会引起血肿或深部组织感染,针尖刺中下牙槽神经可导致暂时性下唇麻木,腭大神经麻醉可能会导致暂时性咽部异物感、恶心;术中可能需要切开牙龈、去骨、分牙、缝合切口,可能会出现不适感;如果邻牙有龋坏、填充体、修复体或有严重牙周病,术中可能会损害邻牙或修复体;术后疼痛也可能由邻牙牙髓炎引起;拔除上颌第三磨牙、尖牙或多生牙可能会引起上颌结节骨板折裂、患牙或牙根进入上颌窦,可能会损伤上颌窦或鼻腔,导致术后口腔上颌窦瘘或口鼻瘘;拔除下颌第三磨牙或尖牙有可能损伤下牙槽神经、颏神经和舌神经,导致一侧下唇或舌体暂时性或永久性麻木;术后可能会发生出血、肿痛、张口受限、"干槽症";术中、术后可能须使用抗菌及止痛药物等。

知情同意是医疗实践中的一个重要环节,尽量做到术前告知义务,医护人员有义务应用自己的知识给患者讲解、引导其对病情做出合理的治疗决定,这样可最大限度地保证医疗安全。当患者遭受到一个没有事先告知的意外并发症时,会引起患者和医护之间不必要的争执。

### （五）麻醉及体位

由于阻生牙拔除难度较大,耗时较长,所以长效、足量、完全的麻醉效果非常重要。医护和患者的手术体位同普通牙拔除。由于整个手术过程可能对部分焦虑和牙科畏惧症的患者存在不适的噪声和感觉,对这些患者可在术前控制焦虑、术中配合使用镇静方法等。

## 四、下颌阻生第三磨牙拔除

### （一）阻力分析与手术设计

下颌阻生第三磨牙位于下颌骨体后部与下颌升支交界处,由于阻生牙的阻生状况和形态不同,拔除难度也各不相同,但无论何种类型和形态的阻生牙,将其顺利拔除的关键是有效解除阻生牙的各种阻力,因此阻力分析是拔除下颌阻生第三磨牙的必要步骤之一。下颌阻生第三磨牙拔除阻力有以下几种。

1.冠部阻力

冠部阻力包括软组织和骨组织阻力。

(1)软组织阻力来自阻生牙上方覆盖的龈瓣,该龈瓣质韧并保持相当的张力包绕牙冠,对阻生牙𬌗向和远中向脱位形成阻力。该阻力通过切开、分离软组织即可解除。

(2)骨阻力来源于包裹牙冠的骨组织,主要是牙冠外形高点以上的骨质。冠部骨阻力单从X线判断常有误差,应结合临床检查进行判断。垂直阻生的冠部骨阻力多在远中,近中或水平阻生的冠部骨阻力多在远中和颊侧。该阻力可通过分切牙冠和/或去骨的方法解除。

2.根部阻力

根部阻力来自牙根周围的骨组织，是主要的拔牙阻力，其阻力大小与下列情况有关。

(1)阻生牙倾斜度：垂直阻生牙牙根与拔除脱位方向一致，根部阻力较小；近中阻生牙倾斜度较大，与拔除脱位方向不一致，需要转动角度，所以根部阻力较大；水平位阻生牙倾斜度约90°角，与拔除脱位方向更不一致，需更大的转动角度，所以根部阻力更大；倒置阻生牙牙根倾斜度超过90°角，冠、根部阻力均最大，拔除时需大量去骨后再将牙分割成多段才能拔除，所以拔除最困难。

(2)牙根形态：融合根、特短根、锥形根的根部阻力小，用挺出法即可拔除；双根且根分叉较高且二根间距较大者，根部阻力较大，需用分根法解除根部阻力；多根牙、根分叉较低且牙颈部有较大骨倒凹者、肥大根、U形根、特长根的根阻力大，常需去骨达根长 1/3 甚至 1/2 以上才能解除根部阻力。

(3)根尖形态：正常根尖、根尖弯向远中、根尖发育未完成者，根尖部阻力很小，拔除较容易；根尖弯向近中、颊舌侧或根尖弯曲方向不一致、根端肥大者，根尖阻力较大，拔除较困难。

(4)周围骨组织密度：年轻人根周骨密度疏松，牙周间隙明显，比中老年人容易拔除；根周骨组织因慢性炎症而出现明显骨吸收者，根阻力小，容易拔除；如因慢性炎症导致骨硬化或根周骨粘连，则根阻力变大，拔除较困难，该情况多见于年长患者。

去除根部骨阻力的方法有分根、去骨、增隙。单纯去骨创伤较大，应多采用分根、增隙等多种方法综合应用解除牙根阻力。

3.邻牙阻力

邻牙阻力是指第二磨牙产生的妨碍阻生牙拔除脱位的阻力。其阻力大小视阻生牙与第二磨牙的接触程度和阻生的位置而定，该阻力可通过分冠和去骨的方法解决。

要根据阻力分析、器械设备条件和术者经验设计合理的手术方案。手术方案包括麻醉方法和麻醉药物的选择、切口的设计、解除阻力的方法、去骨部位和去骨量、分割冠根的部位、牙脱位的方向。由于手术方案主要是根据影像结果制订的，如果术中出现与临床实际情况不相符时，应及时调整术前设计的方案。

**(二)拔除步骤**

下颌阻生第三磨牙拔除术是一项较为复杂的手术，手术本身包含对软组织和骨组织的处理，要严格遵守无菌原则。

1.麻醉

通常选择下牙槽神经、舌神经、颊长神经一次性阻滞麻醉。为减少术中出血、保证术野的清晰和方便操作，可在阻生牙颊侧及远中浸润注射含血管收缩剂(肾上腺素)的麻醉药物。

2.切口

因下颌阻生第三磨牙位于口腔最后部而导致操作视野有限，通常需切开、翻瓣以提供清晰的视野。高位阻生一般不需切开，或仅在远中切开、分离牙龈即可；中低位阻生最好选用袋型瓣切口，也可选用三角瓣切口。袋型瓣切口从阻生牙颊侧外斜嵴开始，向前切开至第二磨牙远中偏颊处，再沿第二磨牙颊侧牙龈沟向前切开至第二磨牙近中(短袋型切口)或继续沿牙龈沟向前扩展至第一磨牙近中(长袋型切口)，牙龈乳头保留在组织瓣上，切开时刀刃应直达骨面，全层切开黏骨膜。

如果阻生牙埋藏很深，也可选用三角瓣切口，该切口是在袋型切口的基础上，在第二磨牙近中或远中颊面轴角处附加一个向前下斜行与龈缘约成 45°角的减张切口,附加切口与牙龈沟内切口必须保持钝角以保证基部足够宽(提供足够的血供),长度不能超过移行沟底。

3.翻瓣

将骨膜剥离器刃缘朝向骨面插入到骨膜与牙槽骨之间,从切口前端开始,先旋转分离牙龈乳头,再沿牙槽嵴表面向后推进,要确保组织瓣全层分离,如遇因未完全切开而导致分离困难时,应再次切开,避免因强行剥离引起组织撕裂。分离、翻瓣的范围原则上以显露术区即可,颊侧不要超过外斜嵴,舌侧不要越过牙槽嵴,以免引起过重的术后肿胀,组织瓣翻开后将颊拉钩置于组织瓣与术区之间,使组织瓣得以保护并可充分显露术区。

4.去骨

翻瓣后应根据 X 片和临床实际的骨质覆盖状况决定去骨部位和量,选用外科专用切割手机和钻去骨。去骨的一般原则:显露牙冠的最大周径;尽量保持颊侧皮质骨高度;根据患牙拔除难度以及切割牙冠方式确定去骨量。

去骨的目的是暴露牙冠,包括去除全部殆面和部分颊侧、远中的牙槽骨,为保持牙槽骨高度,去除颊侧及远中牙槽骨时可仅磨除贴近患牙的部分牙槽骨,这样既显露了牙冠,又达到了增隙的目的。

舌侧及近中牙槽骨原则上不能去除,因为这样可能会伤及舌神经、第二磨牙及第二磨牙牙周骨质。由于舌神经位于舌侧软组织内,可能平行于牙槽嵴顶行走,为避免损伤神经,在远中去骨时不要超过中线,将分离器置于远中骨板周围进行保护,确保切割钻不伤及软组织。

5.增隙

增隙是在患牙的颊侧和远中骨壁磨出沟槽(在临床实际操作中,该步骤大多已在去骨时完成),将磨出的沟槽作为牙挺的支点。沟槽宽度约 2 mm,该宽度既可容纳牙挺又不会因太宽导致牙挺失去支点在沟槽内打转。增隙时,将牙钻与牙体长轴平行,在患牙表面去骨磨出一小沟,从小沟开始向近远中磨除患牙颊侧和/或远中表面骨质,将患牙和骨壁分离,沟的深度达牙颈部以下(通常与切割钻的长度相当,不会影响颌骨的机械强度),注意不要伤及下牙槽神经管。

6.分切患牙

分切患牙的方式包括截冠和分根。其目的是解除邻牙阻力、减小根部骨阻力。其优点是减小创伤、减少操作时间、降低并发症。最常用的方法是用钻从患牙牙冠颊侧正中向舌侧进行纵向切割,深度达根分叉以下,将牙分成近中和远中两部分(由于有的患牙舌侧面非常接近舌侧骨板,而且舌侧骨板较薄,为避免损伤舌侧软组织及舌神经,通常切割至余留患牙舌侧少部分牙体组织即可,不可将整个患牙颊舌向贯穿磨透,然后用直挺插入沟槽底部旋转将患牙折裂成理想比例的近中、远中两部分)。

有时,近中部分仍存在邻牙阻力时,可在近中部分釉牙骨质界处做一横断切割,将其分割为牙冠和牙根两部分,先取出牙冠,然后挺出牙根。如是多根牙,可将牙根分割成多个单根后再分别挺出。

7.拔出患牙

当完全解除邻牙阻力、基本解除骨阻力后,根据临床具体情况,选择合适的牙挺,分别将患牙分割后的各个部分挺松或挺出,挺松部分用牙钳将其拔除,以减少牙挺滑脱和牙体被误吸、误吞的可能。使用牙挺时切忌使用暴力,应注意保护邻牙及骨组织(用手指接触患牙及邻牙并抵压于舌侧,感知两牙的动度,控制舌侧骨板的扩张幅度),以免造成舌侧骨板、相邻第二磨牙、下颌骨的损伤或患牙移位。

对分割拔出的患牙,应将拔除的牙体组织进行拼对,检查其完整性,如有较大缺损,应仔细检查拔牙窝,避免遗留。

8.处理拔牙窝

用生理盐水对拔牙窝进行清洗和/或用强吸的方法彻底清理拔牙时产生的碎片或碎屑,对粘连在软组织上的碎片可用刮匙刮除,但不能过度搔刮牙槽窝,以免损伤残留牙槽骨壁上的牙周膜而影响伤口愈合。

在垂直阻生牙的远中部分、水平阻生或近中阻生牙冠部的下方常存在肉芽组织,X线显示为三角形的低密度区,如探查为脆弱松软、易出血的炎性肉芽组织,应予以刮除;如探查为韧性、致密的纤维结缔组织,则对愈合有利,不必刮除。低位阻生的牙冠常有牙囊包绕,多与牙龈相连,应将其去除,以免形成残余囊肿。

压迫复位扩大的牙槽窝,修整锐利的骨缘,取出游离的折断骨片。为预防出血,可在拔牙窝内放入吸收性明胶海绵1~2块。

9.缝合

缝合的目的是将组织瓣复位以利愈合、防止术后出血、缩小拔牙创、避免食物进入、保护血凝块。缝合不宜过于严密,通常第二磨牙远中处可以不缝,这样既可达到缝合目的,又可使伤口内的出血和反应性产物得以引流,从而减轻术后肿胀和血肿的形成。

缝合切口时,要先缝合组织瓣的解剖标志点,如切口的切角和牙龈乳头,因为拔牙后有些解剖结构发生了变化,这样可以避免缝合时组织瓣移位。缝合完成后用消毒棉卷覆盖拔牙创并嘱患者咬紧加压止血。

10.术后医嘱

同一般牙拔除术。由于下颌阻生牙拔除损伤较大,术后可适当使用抗生素和止痛药。

(三)各类阻生牙的拔除方法

1.垂直阻生

如果患牙已完全萌出,根部和骨阻力不大时,可分离牙龈后用牙挺直接拔除;如果患牙未完全萌出,存在较大软组织阻力时,可将患牙殆面及远中龈瓣切开、翻瓣,完全消除软组织阻力后再用牙挺拔除。将牙挺置于患牙近中,以牙槽突为支点,以楔力为主,逆时针向远中转动,使患牙获得向上后的脱位力。

如果患牙牙冠有较大的骨阻力时,需去除牙冠殆面全部骨质和远中部分骨质后再拔除患牙。如果患牙根分叉大而导致根部骨阻力较大时,应用钻将患牙垂直分割成近、远中两瓣后分别拔除。对于低位、骨阻力大者应采用去骨、增隙、分根等联合方法。

2.近中阻生

对邻牙和根部阻力不大的高位近中阻生牙(近中部分位于第二磨牙牙冠外形高点或以上),多可直接挺出。操作时应压紧邻牙进行保护,如患牙牙冠下方有新月形(非炎症性骨吸收)或三角形(炎症性骨吸收)间隙存在时,则更有利于牙挺的插入和施力。

大多数近中阻生牙的邻牙阻力较大,为保证患牙牙冠及牙根有足够的脱位空间,需用钻将患牙分割成几部分。如患牙牙根阻力不大,可使用近中分冠法解除邻牙阻力即可;如患牙牙根阻力较大,需在解除邻牙阻力的同时解除或减小患牙根部骨阻力,应使用正中分冠法,将患牙分成近中和远中两部分后再依次挺出。

3.水平阻生

高位水平阻生可采用正中分冠法拔除,先在患牙颊侧和远中增隙,用钻正中垂直切割牙冠至根分叉以下,将患牙分成近中和远中两部分,先挺出远中部分,再挺出近中部分,如果近中部分因邻牙阻挡不能被挺出,可在其釉牙骨质界处进行横断切割,将近中部分再切割成冠和根两部分,先取出冠部,再取出根部。

中、低位水平阻生通常邻牙阻力很大,首先需去除覆盖患牙牙冠的骨质,并在牙冠的颊侧及远中增隙以显露牙冠,再从牙冠最大周径处将其横断、分离,被分离的牙冠应上宽下窄,以利于取出。取出牙冠后再将其他部分挺出,如分离的牙冠无法整体取出,可再切割分块后取出,如牙根分叉较大时,需分根后依次拔除。

4.远中阻生

由于下颌升支对远中阻生患牙的阻力较大,必须通过去除患牙牙冠或远中部分牙冠,消除患牙远中阻力后,才能将患牙完全拔除;如果患牙牙根阻力较大时,可通过分根的方法解决。

5.倒置阻生

倒置阻生第三磨牙往往深埋在下颌骨及升支内,并与第二磨牙毗邻,拔除相当困难。首先去除覆盖患牙牙根上方的骨质,并在患牙牙根及牙冠周围增隙,然后沿患牙长轴方向分割患牙,最后将分割成块的患牙依次取出。如果患牙牙冠阻力较大时,可先分块取出牙根,再分块取出牙冠。

6.牙胚

因牙胚没有牙根,其周围均有大量的骨质,为减少创伤,可用钻仅去除牙胚𬌗面少量骨质,开窗显露牙胚,再将牙胚分切成几部分后分块取出即可。

## 五、上颌阻生第三磨牙拔除

上颌阻生第三磨牙与下颌阻生第三磨牙相比拔除难度低,拔除方法也有很多相同点,具体步骤如下。

**(一)切口**

由于上颌阻生第三磨牙的颊侧和远中没有重要解剖结构,而且无论是袋型切口或三角形切口(注意在缝合松弛切口时需要一定的手术技巧),其术后反应均较轻,因而除高位阻生患牙使用袋型切口外,为了获得良好的手术视野,低位或埋藏阻生患牙均可使用三角形切口。

切口起于上颌结节前面微偏颊侧,向前至第二磨牙的远中,再沿着第二和第一磨牙牙龈沟向前延伸,如选用三角形切口,可在第二磨牙近中或远中颊侧附加松弛切口。

**(二)翻瓣**

同下颌阻生牙拔除。但在分离腭侧瓣时要完全游离,范围要超过腭侧牙槽嵴,以免阻挡患牙的脱位。

**(三)去骨、增隙**

上颌骨质比较疏松,去骨时要注意尽量保存骨质,一般只需去除患牙颊侧和𬌗面的骨质,暴露牙冠即可。

**(四)分牙、挺松、拔除**

上颌第三磨牙垂直阻生约 63%,远中阻生约 25%,近中阻生约 12%,其他位置极少。

由于上颌牙槽骨较疏松,弹性较大,因而拔除垂直和远中患牙时一般不需分牙,将牙挺插入患牙近颊侧牙周膜间隙,以牙槽嵴间隔为支点将患牙向远颊殆或颊殆方向挺出即可。操作时要注意施力的大小和方向,避免向上和向后使用暴力,因为:如果患牙与周围骨质粘连严重或牙根阻力较大时,向后使用暴力可导致患牙远中牙槽骨或上颌结节折裂;如果向上用力插入牙挺时,挺刃未能进入患牙牙周间隙,而是直接作用于患牙,有可能将患牙推入上方的上颌窦或翼颌间隙。

当整体挺出患牙有困难时,需分析原因,如果是骨质粘连引起,可在患牙腭侧和远中去骨、增隙;如果是根阻力较大,可采用分根的方法解决;为避免将患牙推入上方,可将颊拉钩置于上颌结节后方,这既可感知作用力的方向,阻挡患牙向上方移位,还可通过抵挡产生的楔力使患牙向殆方脱位。

拔除近中阻生患牙时,由于第二磨牙限制了其向远中及殆方脱位,可采用磨冠法解除邻牙阻力后拔除;拔除水平阻生患牙时,需去除较多骨质后显露患牙,再将患牙分割成若干块后,分块拔除。

**(五)清理牙槽窝与缝合**

同下颌第三磨牙。因上颌第三磨牙根尖部贴近上颌窦,搔刮时要避免穿通上颌窦。

**(六)术后医嘱**

同下颌第三磨牙。由于上颌阻生牙拔除手术损伤小,术后恢复要比下颌阻生牙快,通常可以不用止痛药和抗生素。

## 六、阻生尖牙拔除

尖牙对牙殆系统的功能和美观甚为重要,故对其拔除应持慎重态度。术前应与口腔正畸医师商讨,如能通过手术助萌、正畸、移植等方法,则可不拔除。如决定拔除,术前要拍摄定位或CT 片,确定患牙在牙槽骨中的位置、邻牙阻力、牙根形态和弯曲度,并确定与鼻底及上颌窦的关系。尖牙阻生好发于上颌,由于阻生下颌尖牙的处理方法基本与上颌一致,故在此仅讨论上颌阻生尖牙。

**(一)切口及翻瓣**

根据患牙位于颌骨的位置确定手术入路。通常患牙牙冠位于唇侧较位于腭侧或中央容易拔除,牙冠位于唇侧,选择唇侧入路;位于腭侧,则选择腭侧入路;位于中央的话,可以选择唇、腭两侧入路翻瓣。切口可选择袋型、三角型或梯型。如阻生位置高可采用牙槽嵴弧形切口。翻瓣方法同前。

**(二)去骨**

用钻磨除覆盖患牙牙冠的骨组织,显露牙冠最大周径。

**(三)分割、拔除患牙**

如果埋藏尖牙有牙囊滤泡包裹,则用牙挺挺出即可;如果骨阻力较大或牙根弯曲,难以整体挺出,则用钻在患牙牙冠最大周径处将牙冠横断,分别挺出牙冠和牙根。

**(四)清理拔牙窝、缝合**

同下颌第三磨牙,注意要彻底清除牙囊。

(黄玲玲)

# 第六章

# 口腔正畸术

## 第一节　开𬌗的矫治

开𬌗是牙-牙槽或颌骨垂直向发育异常。临床上主要指表现为前牙-牙槽或颌骨高度发育不足，后牙-牙槽或颌骨高度发育过度，或两者皆有的前牙开𬌗；前牙开𬌗常伴有长度、宽度不调，神经肌功能异常。临床中表现为在正中𬌗位及下颌功能运动时前牙及部分后牙均无𬌗接触。此类畸形常伴有形态、功能及面容障碍，直接影响患者的心理状态，甚至影响未来的职业选择。因此，及时地预防、诊断及治疗开𬌗具有深远的社会意义。开𬌗在人群中的发病率约为 6%，是正畸临床中常见的一类复杂且治疗后易复发的一类畸形。

### 一、开𬌗的病因

#### (一)遗传

开𬌗病因为多因素综合作用的结果。目前对遗传导致开𬌗的畸形，学者们尚有争论，尚待进一步研究。但是在临床上，不能忽视遗传因素在开𬌗形成的作用，包括以下几方面。

1.遗传因素

常为多基因遗传。许多学者对开𬌗的遗传学研究发现，有的开𬌗患者有家族性开𬌗趋势，头影测量表明，其颅面结构相似。有的患者在生长发育过程中，上颌骨前部向上旋转，下颌向下后旋转的不利生长型，可能与遗传有关。

2.遗传病

(1)常染色体畸变：如先天愚型，先天性的卵巢发育不全综合征常伴有开𬌗畸形。

(2)基因突变：如锁骨颅骨发育不全症，抗维生素 D 性佝偻病患者常伴开𬌗畸形。

(3)多基因遗传病：如大多致唇腭裂患者的牙槽裂区呈开𬌗畸形。

#### (二)口腔不良习惯

长期口腔不良习惯造成开𬌗患者约占造成开𬌗总病因 68.7%。其中，吐舌习惯占 43.3%。舌的大小姿势和舌肌功能是形成前牙开𬌗的重要因素，其形成的前牙开𬌗间隙呈梭形，与舌的形态一致。此外，吮拇、吮指习惯占 10.1%，伸舌吞咽、咬唇、咬物、口呼吸等肌功能异常均可造成前牙开𬌗。开𬌗导致口唇闭合障碍，从而形成代偿性舌过大。

#### (三)末端区磨牙位置异常

常见末端区后牙萌出过度及后牙区牙槽骨垂直向发育过度。多见于下颌第三磨牙前倾或水平阻生,其萌出力推下颌第二磨牙向𬌗方,使其𬌗平面升高而将其余牙支开,若患者同时伴有舌习惯,则可形成广泛性开𬌗。

**(四)佝偻病**

严重佝偻病患儿由于骨质疏松,在下颌升降肌群的作用下使其下颌骨发育异常,形成仅少数后牙接触的广泛性开𬌗。

**(五)颞下颌关节疾病**

髁突良性肥大、外伤等所致的关节疾病改变正在生长发育的髁突及下颌骨生长的进程和方向,从而导致开𬌗。

**(六)医源性开𬌗**

临床中由于对畸形的诊断,矫治计划或矫治力的使用不当等,造成支抗丧失,后牙伸长前倾等造成开𬌗。

**(七)内分泌疾病**

甲状腺功能不全者常呈张口姿势,舌大而厚并伴伸舌习惯形成开𬌗。垂体疾病,儿童在骨骺未融合之前垂体分泌生长激素过多形成垂体性舌巨大畸形,因而造成开𬌗和牙间隙。在骨骺融和之后发生肢端肥大症。

## 二、开𬌗的诊断

开𬌗是一笼统的临床现象,此类畸形除开𬌗外,还有其他表现不一的临床特征,为了更好地分析畸形产生的原因和形成机制,制订出合理的矫治计划,进行有效的治疗,必须对开𬌗分类。前牙开𬌗有很多种分类法。

**(一)按开𬌗形成的病因和机制分类**

1.功能性开𬌗

由口腔不良习惯如舌习惯、吮指等造成的开𬌗。主要发生在乳牙列和混合牙列期。

2.牙-牙槽性开𬌗

牙-牙槽性开𬌗,在临床上较为常见,多因长期不良习惯产生的压力限制了前牙-牙槽正常生长发育,从而导致前牙开𬌗。一般面型,骨骼基本正常。

3.骨性开𬌗

骨性开𬌗可由于颌骨垂直发育异常,颌骨旋转等因素造成,开𬌗常导致唇舌肌功能异常以适应骨骼发育的异常,此时口腔不良习惯是这些发育异常的结果而并非病因。骨性开𬌗可分为如下。

(1)骨性Ⅰ类开𬌗:患者表现为开𬌗,颌骨在矢状向为正常的Ⅰ类关系。

(2)骨性Ⅱ类开𬌗:患者表现为开𬌗,颌骨在矢状向为Ⅱ类关系。

(3)骨性Ⅲ类开𬌗:患者表现为开𬌗,颌骨在矢状向为Ⅲ类关系。

**(二)Angle 分类**

1.Angle Ⅰ类开𬌗

上下颌第一磨牙为中性𬌗关系,前牙开𬌗。

2.Angle Ⅱ类开𬌗

上下第一磨牙远中𬌗关系,前牙开𬌗。

3.AngleⅢ类开𬌗

上下颌第一磨牙为近中𬌗关系,前牙开𬌗。

**(三)垂直向开𬌗分度**

正中𬌗位时,上、下前牙切缘之间在垂直向存在的间隙,分为三度。①Ⅰ度:间隙<3.0 mm,②Ⅱ度:间隙在3~5.0 mm,③Ⅲ度:间隙>5.0 mm。

**(四)诊断**

开𬌗的形态改变取决于后下面高的大小并反映在下颌支、下颌角及下颌高度的改变。

1.功能性开𬌗

主要与口腔不良习惯紧密相关,常见于乳牙列及混合牙列早期。

2.牙-牙槽性开𬌗

此型开𬌗是指牙-牙槽垂直关系异常,即前牙萌出不足,前牙槽高度发育不足和/或后牙萌出过度,后牙槽高度发育过度,颌骨发育基本正常,面部无明显畸形。

3.骨性开𬌗

主要表现为下颌骨发育异常,下颌支短,下颌角大,角前切迹明显,下颌平面角(FH-MP)大,PP、OP、MP三平面离散度大,Y轴角大,下颌呈顺时针旋转生长型,前上面高/前下面高<0.71,S-Go/-N-Me<62%,面下1/3过长,严重者呈长面综合征。上牙弓狭窄,后牙槽高大,可能伴有上下前牙及牙槽高度代偿性增长,常有升颌肌功能活动低下,甚至出现肌功能紊乱。侧貌可显示为正常面型、凹面型或长面型,这是骨骼近远中不调所致。

临床上将牙颌畸形垂直向异常指数(ODI)、前面高比等作为诊断有无前牙开𬌗及开𬌗趋势较好的指标。对国人而言,当ODI 72.8°时,表现为开𬌗或具有开𬌗趋势。ODI越小,骨性开𬌗的可能性越大。乳牙开𬌗的特征为:ODI、ANB角均小,下颌支(Ar-Go)短,其中ODI是一敏感的指征有助于诊断开𬌗趋势,以达到早期诊断,早期治疗的目的。临床中评价开𬌗患者的预后及对此类患者是选择正畸治疗或正颌外科非常重要。除考虑畸形的严重程度,年龄、生长发育状态和生长潜力,结合医师的水平及患者的要求外,可采用面高指数(ANS-Me/N-Me<0.57,指数愈小,预后越差)、下颌平面角(F H-MP在16°~18°时,正畸治疗效果很好,在28°~30°疗效欠佳,在32°~35°效果不肯定,>35°效果差);1-MP角≥89.5°时常常选择正畸治疗。对年龄较大,生长发育基本停止,下颌角前切迹较深,1-MP角较小,颏部前突的前牙骨性开𬌗病例多采用正颌外科矫治。

## 三、开𬌗的矫治

前牙开𬌗特别是骨性开𬌗的治疗和保持是最困难的正畸问题之一。因为许多患者不仅有牙-牙槽或颌骨异常,还伴有神经肌肉的异常。一般认为牙-牙槽型开𬌗比骨性开𬌗容易治疗,预后也好。矫治开𬌗的原则是找出病因,并尽可能抑制或消除,根据开𬌗形成的机制,对患者前牙及后牙-牙槽骨进行垂直向调控是成功治疗的关键。同时肌功能训练是非常重要的辅助手段,可达到消除或改善开𬌗,稳定疗效的目的。

**(一)功能性及牙性开𬌗的矫治**

这类开𬌗主要由不良习惯引起。特别是舌肌功能异常所致的伸舌吞咽、吐舌习惯及肌功能异常所导致开𬌗。首先判明和消除局部因素,7~9岁80%的儿童可自行关闭开𬌗,进行肌功能训练,关闭开𬌗间隙。

1.医疗教育

首先对患儿及家属说服教育,说明不良习惯的危害性,请家长、老师监督提醒儿童戒除不良习惯。

2.治疗与开𬌗发生有关的疾病

治疗扁桃体炎、鼻炎、腺样体增殖、舌系带异常、巨舌症、关节病等相关的疾病。

3.矫治器破除不良习惯

对舌习惯、舌位置异常、伸舌吞咽等不良习惯的儿童戴用带有舌刺(舌屏、腭网)的矫治器,咬唇习惯的儿童戴用唇挡,年幼患者一般在破除不良习惯后,上下切牙可自行生长萌出关闭开𬌗间隙。

4.肌功能训练

颜面形态受咀嚼肌大小、形态和功能的影响,提下颌肌影响面部的宽度和高度,被拉长的肌肉可辅助矫治开𬌗。因此,开𬌗儿童进行咀嚼肌训练,可导致颌骨形态发生改变,下颌明显自旋。所以肌功能训练是改善口腔周围肌肉异常功能,利用口腔周围的肌力来改善开𬌗,稳定效果十分重要的手段。

(1)口腔周围肌肉功能异常:在做肌功能训练时,必须判明患者在吞咽及姿势位时各肌肉异常状态。例如舌异常的患者,在吞咽时舌向前伸出,在安静时舌位于上下前牙之间。

(2)咀嚼肌异常:伸舌吞咽时舌位于上下前牙之间,所以,在吞咽时不能保证下颌在咬合位,因此,咀嚼肌力逐渐减弱,口不闭合,口轮匝肌肌力常常较弱。

(3)肌肉训练方法:异常的肌功能大多是无意识状态下发生的,并反复持久地存在,要去除很困难,若患者不合作,训练不会获得成功。所以,让患者充分了解训练的目的,认识到目前异常肌肉状态及其危害性,以激发患者产生改变这种异常功能的愿望后,再教患者肌肉处于何种状态才是正常的,而且必须开始正确的训练。①舌训练:教患者学会舌摆在正确的位置并能进行正确运动,例如正确吞咽及在语言、吞咽和休息时使其舌放在正确位置和正常运动并养成习惯。但有的病例,舌已适应了牙齿的位置并行使相应功能。此时,则首先矫治开𬌗后,再进行肌功能训练(如在腭盖处放置口香糖,然后用舌将其压贴压开,并保持舌在此位置进行吞咽的训练方法)以保持疗效。②咀嚼肌训练主要指颞肌、咬肌的强化训练。儿童学咬软糖,每天咬 5 次,每次 1 分钟。青少年及成人尽可能做紧咬牙,并做大张闭口运动或做正常吞咽动作时紧咬牙,使咀嚼肌伸长、强壮以达到治疗和防止开𬌗复发的目的。③口轮匝肌的训练、肌功能训练。

5.矫治器治疗

单纯采用上述方法已难以矫治已形成的开𬌗畸形,并且这种开𬌗间隙反过来可导致不良习惯的加重。所以,应尽早关闭开𬌗,阻断其开𬌗和不良习惯的恶性循环。在临床治疗中,牙性前牙开𬌗矫治比较容易,多采用固定矫治器治疗(特别是 MEAW 技术),在上下牙列黏着托槽,并上下协调弓丝。①一般上弓丝应作成反纵𬌗曲线,下弓丝作成过度的 Spee 曲线拴入,同时在开𬌗区的弓丝上形成颌间牵引钩。②多曲弓丝,在后牙区形成多个水平曲并加大后倾弯,前牙区采用颌间垂直橡皮圈牵引矫治。③或在 Ni-Ti 方丝或不锈钢方丝上形成"摇椅形"弓丝。加前牙垂直牵引矫治开𬌗,均可达到关闭前牙开𬌗间隙。

当开𬌗关闭后,应用咬合纸检查是否所有的牙都恢复了接触关系并进行调𬌗。固定矫治器一般保持到获得正常吞咽和唇舌功能后才更换为活动保持器。常用 Hawley 式保持器、前牙黏结式牵引唇弓及后牙𬌗垫等保持。

**(二)骨性开𬌗的矫治**

骨性开𬌗主要由于颌骨垂直向发育异常、颌骨旋转等因素造成,临床中骨性开𬌗常导致唇、舌肌、咀嚼肌功能异常以适应骨骼发育的异常,此时口腔不良习惯是这些发育异常的结果而不是病因。因此,尽早解除开𬌗病因,控制颌骨的异常生长发育和改变其生长方向,关闭开𬌗间隙非常重要。

在青春发育高峰期前改变生长治疗的关键是抑制上颌骨和上后牙的垂直生长,并辅以咀嚼肌训练。常采用的矫形装置包括:后牙𬌗垫颏兜垂直向牵引,𬌗垫式功能性矫治器(图6-1),腭托式垂直加力矫治器(图6-2),固定功能性矫治器(图6-3),种植支抗压入(图6-4),𬌗垫式功能性矫治器高位牵引,头帽(压后牙,改变𬌗平面)高位牵引,磁斥力𬌗垫式矫治器头颏牵引及固定矫治器高位牵引等(必要时辅以后牙颊侧骨皮质松解术),将后份牙-牙槽骨压入或限制其生长,使下颌前上旋转,以调整颌骨关系,但需保持到生长发育停止。此外,同时尽可能地利用前牙区牙-牙槽骨的代偿性伸长,以关闭开𬌗间隙(方法同牙-牙槽开𬌗,采用颌间牵引)。对生长发育停止的成人患者,轻、中度开𬌗采用增加牙代偿的掩饰骨骼的畸形及MEAW技术。严重者采用微种植体骨支抗压入磨牙的技术;对由于下颌向下后旋转和/或后牙萌出过度造成的成人严重骨性前牙开𬌗病例,可采用钛螺钉种植体(直径2.3 mm,长14 mm)植入上颌双侧颧突和下颌颊侧牙槽骨,3个月后用链状橡皮链或螺旋弹簧牵引,上下磨牙压入,下颌向前上旋转,后缩的颏前移,开𬌗关闭,面下1/3减少,达到类似正颌外科的疗效,且植入术的创伤很小,疗程短。

对特别严重的骨性开𬌗(例如长面综合征,Ⅲ类骨性开𬌗),则应在成人后采用外科-正畸的方法才能完全矫治畸形。

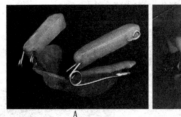
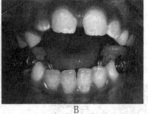

**图6-1　𬌗垫式功能性矫治器**

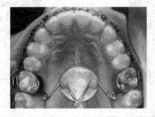

**图6-2　腭托式垂直加力矫治器(利用舌肌上抬)**

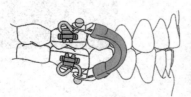
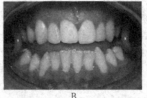

**图6-3　固定功能性矫治器**

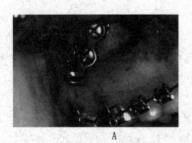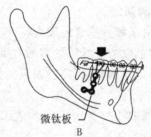

微钛板

A　　　　　　　　B

图 6-4　种植支抗压入

### (三)拔牙矫治

**1.拔除第三磨牙或第二磨牙**

拔除第三磨牙或第二磨牙(以第三磨牙替位)适用于面型较好无明显前牙拥挤或前突的病例。后牙前移引起"楔状效应",使咬合接触点前移,有助于前牙开𬌗的关闭。拔除第三磨牙有利于第二磨牙的萌出,有利于第一、第二磨牙向远中竖直;有些病例第三磨牙过度萌出或近中阻生升高,第三磨牙拔除后可降低后牙高度,消除病因。如果第三磨牙未萌,X 片牙冠形态基本正常可拔除第二磨牙以第三磨牙替位。采用 MEAW 技术,通过直立压低磨牙改变异常的𬌗平面达到关闭开𬌗的目的。

**2.拔除前磨牙**

对突面型,有明显前牙拥挤或伴双颌前突的病例拔除前磨牙,前牙内收的"钟摆效应"使上下切缘的距离减少,有助于关闭开𬌗。这一拔牙模式多采用滑动技术在整平和关闭间隙的过程中就可关闭开𬌗,同时也应常规使用前牙垂直牵引(图 6-5)。

**3.拔除第一恒磨牙**

常用于第一恒磨牙龋坏、釉质发育不良、错位、缺失,而后牙槽过长的病例。应注意治疗中后牙的垂直向控制及注意防止后牙前移而影响前牙的内收(图 6-6)。

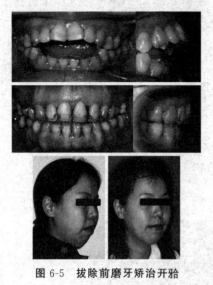

图 6-5　拔除前磨牙矫治开𬌗

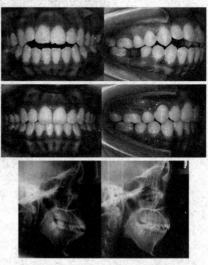

图 6-6　拔除第一恒磨牙矫治开𬌗

(刘　敏)

# 第二节 双颌前突的矫治

## 一、双颌前突的病因

病因尚不清楚,一般认为与遗传有关系。唇肌张力不足及口呼吸也是重要病因,此外,与饮食习惯有些联系,例如长期吮吸海螺等壳类、吮吸某些有核小水果,如桂圆、荔枝、杨梅等。南方沿海地区发病率较高。此类畸形还常伴有吮颊、异常吞咽等不良习惯。伸舌吞咽习惯对垂直生长型可致开𬌗,而对水平生长型则可致双牙弓前突。

双颌前突也是临床常见的牙颌畸形之一。双颌前突可为双颌骨(上、下颌骨)的前突或双牙-牙槽骨的前突,前者较少见,但在临床中,通常均将其统称为双颌前突。双颌前突畸形(双颌牙-牙槽的前突)可视为牙量-骨量不调,即前牙拥挤的一种代偿性前突排列形态,磨牙关系多为Ⅰ类关系,但也有Ⅱ类、Ⅲ类关系者。本文仅讨论磨牙为Ⅰ类关系的临床问题。

## 二、双颌前突的诊断

双颌前突患者表现为明显的凸面型,上下颌骨或牙槽骨前突,上下前牙唇倾,唇肌松弛,闭唇困难。头影测量显示:∠SNA与∠SNB均大于正常值(上、下颌前突者),上下前牙唇倾,上下切牙间角小于正常值。但是,上、下颌骨的正常前突具有明显种族差异,通常黑种人比黄种人显突,而黄种人又比白种人显突,我国广东一带的人具有典型的凸面型。因此,在进行双颌前突的诊断时,应根据国人的标准进行头测量分析,并充分考虑种族、年龄、面型及唇形的特征,不可盲目沿用西方人的标准。双颌牙-牙槽前突可单独存在,也可在骨性双颌前突中存在,诊断一般容易,X线头影测量分析可提供上、下牙倾斜前突的定量信息。

## 三、双颌前突的矫治

及时消除不良习惯,进行唇肌训练,必要时使用矫治器矫治。

### (一)双颌骨前突的治疗

对上、下颌骨前突患者的治疗,在恒牙列早期多采用牙代偿以掩饰骨前突的方法,通常在上下颌同时对称拔牙(多为第一前磨牙),缩短上下前段牙弓(内收上下前牙)以掩饰骨骼发育异常。治疗的手段是采用固定矫治器,因为它不仅能有效控制前牙的后退,牙根的平行,还能通过切牙转矩有效地改善牙槽骨的前突状态。通常对轻、中度患者,单独用固定正畸治疗多能获得较好的效果及满意的面型改善。对较严重病例,从牙的代偿上可获得很满意的咬合关系,但面容的改善常常不足,而对于更严重的患者及具有明显遗传倾向的病例,则应待成年后考虑外科-正畸的方法,例如局部截骨术等进行矫治,那时,正畸治疗的目的是改善牙齿美观及咬合,而外科则矫治其骨骼的畸形及改善侧貌,最终达到完美的效果(图6-7)。

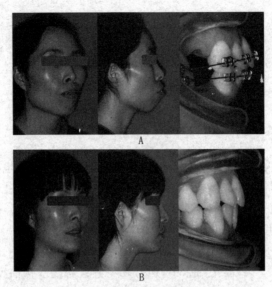

图 6-7　双颌前突的正颌治疗

A.术前；B.术后

**（二）双颌牙-牙槽前突的治疗**

恒牙列早期上下颌的牙-牙槽前突患者的治疗,除早期应消除不良习惯,训练唇肌外,主要采用固定矫治器矫治。此时,前牙舌向移动是治疗其病因而不是代偿,因此效果更佳。

1.扩大牙弓内收前牙

对轻度双颌牙-牙槽前突伴牙弓狭窄的患者采用扩大上下牙弓(必要时配合减径,或邻面去釉法),利用间隙内收前牙(详见扩弓矫治牙列拥挤的方法相关内容)。

2.拔牙矫治

对中、重度双颌前突采用拔 $\frac{4|4}{4|4}$,用固定矫治器治疗双颌牙前突,其常规步骤如下:

(1)拔除 $\frac{4|4}{4|4}$,以利前牙舌向内收。

(2)支抗设计应考虑中等及最大支抗设计,即在上颌采用口外支抗或口内支抗(如 Nance 腭托、腭杆以及弓丝支抗弯曲等),也可延迟拔除 $\underline{4|4}$,待下尖牙到位后再拔除,以利于在牵引中保持后牙Ⅰ类关系的稳定。

(3)下牙弓作后牙支抗弯曲,用颌内牵引先移动下尖牙向远中到位后,将其与下后牙连续结扎成一个支抗整体。

(4)待下尖牙到位后,再移动上尖牙向远中。尖牙到位后将其与上后牙连续结扎成一个支抗整体。

(5)关闭下前牙间隙,用Ⅲ类牵引切牙向后关闭切牙远中间隙。

(6)关闭上前牙间隙,用Ⅱ类牵引向后关闭上切牙远中间隙。

(7)调整上下牙弓关系及咬合、关闭剩余间隙,达到理想咬合关系。

(8)保持。

对双颌牙前突伴有拥挤或Ⅱ类畸形或Ⅲ类畸形病例的治疗。在矫治设计中除按上述方法消除前牙前突外,还要同时考虑拥挤及磨牙关系的矫治。此时,除注意拔牙部位的选择外,更应考虑支抗的设计及牵引力的使用,使其能充分利用拔牙间隙,达到同时矫治拥挤及牙齿颌骨前后关系不调等畸形的目的。矫治方法可参考牙列拥挤,Ⅱ类及Ⅲ类各种畸形矫治方法进行。

（刘　敏）

# 第三节　牙列拥挤的矫治

牙列拥挤主要是由于牙量、骨量不调,牙量大于骨量,即牙弓长度不足以容纳牙弓中全部牙齿而引起。拥挤不仅出现在Ⅰ类错𬌗畸形中,各类错𬌗畸形中都可出现拥挤,约占错𬌗畸形的60%～70%,表现出牙齿错位、低位、倾斜、扭转、埋伏、阻生或重叠等。而上下牙-牙槽前突则可视为牙列拥挤的一种前牙代偿性排列,本节讨论的重点为矢状向关系为Ⅰ类的牙列拥挤的矫治。

牙列拥挤除牙齿排列不齐,影响功能和美观外,还常常导致龋齿、牙周病及颞下颌关节异常的发生,并影响心理、精神健康。一般而言,临床上可以把牙列拥挤分为单纯拥挤和复杂拥挤两类,以便于在治疗中制订计划和估计预后。单纯拥挤是指由于牙体过大、乳牙早失、后牙前移、替牙障碍等原因造成牙量与骨量不调(牙量过大或牙槽弓量不足)所致的拥挤。单纯拥挤可视为牙性错𬌗,一般不伴有颌骨与牙弓关系不调,面型基本正常,也没有肌肉及咬合功能的异常和障碍。复杂拥挤除由于牙量、骨量不调造成的拥挤外,还存在牙弓及颌骨发育不平衡,有异常的口颌系统功能障碍失调,并影响患者的面型。

## 一、牙列拥挤的病因

造成牙列拥挤的原因是牙量、骨量不调,牙量(牙齿总宽度)相对大,骨量(牙槽弓总长度)相对小,牙弓长度不足以容纳牙弓中的全数牙齿。牙量、骨量不调主要受遗传和环境因素的影响。

### (一)进化因素

人类演化过程中咀嚼器官表现出退化减弱的趋势。咀嚼器官的减弱以肌肉最快,骨骼次之,牙齿最慢,这种不平衡的退化构成了人类牙齿拥挤的种族演化背景。

### (二)遗传及先天因素

颌骨的大小、形态和位置及相互关系在很大程度上受遗传因素的影响,这也是家族中有类似牙列拥挤的患者非拔牙矫治后易复发的原因。此外,先天因素在颌骨的生长发育过程中,对其形态的形成也产生十分重要的影响。凡是影响出生前胚胎期发育的因素,例如母体营养、药物、外伤和感染等都会影响后天颌骨、牙及牙槽骨的发育,导致牙列拥挤畸形。牙齿大小、形态异常,通常有遗传背景。过大牙、多生牙常造成牙列拥挤。

### (三)环境因素

乳恒牙替换障碍在牙列拥挤的发生中起着很重要的作用。

1.乳牙早失

乳牙因龋齿、外伤等原因过早丧失或拔除,后继恒牙尚未萌出,可造成邻牙移位,导致缺隙缩小,以致恒牙错位萌出或阻生埋伏,形成牙列拥挤。特别是第二乳磨牙早失造成第一恒磨牙前移,将导致牙弓长度减小,恒牙萌出因间隙不足而发生拥挤。

2.乳牙滞留

乳牙因牙髓或牙周组织炎症继发根尖周病变时,引起牙根吸收障碍(牙根部分吸收或完全不吸收,甚至与牙槽骨发生固着性粘连形成乳牙滞留)。乳牙滞留占据牙弓位置,使后继恒牙错位萌出发生拥挤。

3.牙萌出顺序异常

牙齿萌出顺序异常是导致牙列拥挤等错𬌗的常见原因。例如第二恒磨牙比前磨牙或尖牙早萌,第一恒磨牙近中移位,缩短了牙弓长度造成后萌的牙齿因间隙不足而发生拥挤错位。

4.咀嚼功能不足

食物结构也对牙量、骨量不调产生影响。长期食用精细柔软的食物引起咀嚼功能不足,导致牙槽、颌骨发育不足、牙齿磨耗不足而出现拥挤。

5.肌功能异常

口唇颊肌的肌功能异常,如吮唇、弄舌、下唇肌紧张等均可导致牙列拥挤,以及拥挤矫治后的复发。

## 二、牙列拥挤的诊断

### (一)牙列拥挤分度

即牙弓应有弧形长度与牙弓现有弧形长度之差,或必需间隙与可利用间隙之差可分为以下几种。

(1)轻度拥挤(Ⅰ度拥挤):牙弓中存在 2~4 mm 的拥挤。

(2)中度拥挤(Ⅱ度拥挤):牙弓拥挤在 4~8 mm。

(3)重度拥挤(Ⅲ度拥挤):牙弓拥挤超过 8 mm。

### (二)单纯性牙列拥挤的诊断

全面的口腔检查,并结合 X 线头影测量,模型分析及颜面美学(特别是面部软组织侧貌,即上下唇与审美平面的关系,鼻唇角的大小)是正确诊断的基础。通过 X 线头影测量,结合模型测量可排除骨性畸形的存在,从而区分单纯拥挤和复杂拥挤并计测出拥挤度。在模型计测中,除牙不调量(拥挤量)的计测外,还应加入 Spee 曲线曲度,切牙唇倾度等因素的评估,即:牙弓内所需间隙=拥挤度+整平 Spee 曲线所需间隙+矫治切牙倾斜度所需间隙等。

一般而言,牙弓整平 1 mm,需要 1 mm 间隙;切牙唇倾 1 mm,则可提供 2 mm 间隙。此外,Bolton 指数的计测可了解上下颌牙量比是否协调,明确牙量不调的部位;Howes 分析可以确定患者的根尖基骨是否能容纳所有牙齿;并以此全面预测其切牙及磨牙重新定位的可能位置及关系,预测牙弓形态改变及支抗设置时可能获得的间隙量。而头影测量结合颜面及肌功能运动分析,则可以判断肌肉及咬合功能是否异常,特别是唇的长短、形态、位置和肌张力是否能容纳牙排齐后的牙弓空间变化量,是否能达到较满意的面容,这对治疗预后是非常重要的。最后,综合分析决定是否用非拔牙或拔牙矫治。在临床中对拥挤的治疗,关键在于确定是否拔牙。

### (三)复杂拥挤的诊断

复杂牙列拥挤是指合并有牙弓及颌骨发育不平衡,唇舌功能异常或咬合功能障碍失调的牙列拥挤畸形。

在这类拥挤中,除由于牙量、骨量不调可造成牙列拥挤外,颌骨生长发育异常导致的牙齿代偿移位,更加重了拥挤程度。因此,在诊断中首先应确定治疗骨骼发育异常对拥挤的影响及预测生长可能导致的进一步拥挤。结合模型使用 X 线头测量分析,特别是 Tweed-Merrifield 的间隙总量分析法、Steiner 的臂章分析和综合计测评估表,以及 Ricketts 的治疗目标直观预测(VTO),对这类拥挤的诊断和治疗设计很有帮助。

## 三、牙列拥挤的矫治

### (一)单纯性牙列拥挤的矫治原则

牙列拥挤的病理机制是牙量、骨量(可利用牙弓长度)不调,一般表现为牙量相对较大,而骨量相对较小。因此,牙列拥挤的矫治原则是减少牙量或(及)增加骨量,使牙量与骨量基本达到平衡。

1.减少牙量的方法

(1)减少牙齿的宽度,即邻面去釉。

(2)拔牙。

(3)矫治扭转的后牙可获得一定量的间隙。

2.增加骨量的方法

(1)扩大牙弓宽度。

(2)扩展牙弓长度,如推磨牙远中。

(3)功能性矫治器如唇挡、颊屏等刺激颌骨及牙槽的生长。

(4)外科手术延长或刺激颌骨的生长,如下颌体 L 形延长术、牵张成骨术(DO)等可增加骨量。

在制订矫治计划时应对病例做出全面分析,决定采用减少牙量或增加牙弓长度或两者皆用的矫治方案。一般而言,单纯拥挤的病例,轻度拥挤采用扩大牙弓的方法,重度拥挤采用拔牙矫治,中度拥挤可拔可不拔牙的边缘病例应结合颌面部软硬组织的形态、特征及切牙最终位置的控制和家属的意见,严格掌握适应证,选择合适的方法,也可不拔牙矫治。

### (二)不拔牙矫治

对轻度拥挤或一些边缘病例,甚至中度拥挤者,通过扩大牙弓长度和宽度及邻面去釉等以提供间隙解除拥挤,恢复切牙唇倾度和改善面型。但扩弓是有限的,应注意扩弓的稳定性,其横向扩弓量一般最大不超过 3 mm(图 6-8),特别是原发性拥挤(指遗传因素所致)扩弓的预后不如继发性拥挤(环境因素引起的拥挤)的效果好。

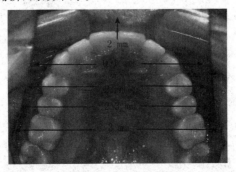

**图 6-8　牙弓的扩大量**

1.扩大牙弓弧形长度

(1)切牙唇向移动:适于切牙较舌倾,覆𬌗较深,上下颌骨与牙槽骨无前突、唇形平坦的病例。多采用固定矫治器,也可用活动矫治器及唇挡等。

固定矫治器:其方法是在牙齿上黏着托槽,用高弹性的标准弓丝(0.36 mm,0.4 mm,β-钛丝)或设计多曲弓丝,或加 Ω 曲使弓丝前部与切牙唇面部离开 1~2 mm 间隙,将弓丝结扎入托槽内;每次加力逐渐打开 Ω 曲;对内倾性深覆𬌗的病例,可用摇椅形弓丝,上颌加大 Spee 曲线,或多用途弓,将内倾的切牙长轴直立,同时增加了牙弓长度,达到矫治拥挤的目的。

活动矫治器:用活动矫治器时,在前牙放置双曲舌簧推切牙唇向移动排齐前牙。切牙切端唇向移动 1 mm,可获得 2 mm 间隙,较直立的下切牙唇向移动超过 2 mm,可导致拥挤的复发。这是因为唇向移动的切牙占据了唇的空间位置,唇肌压力直接作用在下切牙的唇面的结果。临床中,下切牙的拥挤是最常见的错𬌗畸形。据报道,对 15~50 岁(白种人)研究结果表明:下切牙无拥挤及拥挤度在 2 mm 以内者占 50%,中度拥挤(拥挤度在 4 mm 以上)者占 23%,严重拥挤为 17%。下切牙的拥挤随年龄增加而增加(有些正常𬌗也发生拥挤)且主要发生在成人早期,第三磨牙的萌出与拥挤增加是否相关尚有争议,有学者认为可能是由多因素(包括种族、年龄、性别以及第三磨牙的存在等)所致,但还应进一步研究。下前牙拥挤矫治后容易复发且很普遍,复发原因为多种混合因素作用的结果。尤其是下前牙区,嵴上纤维组织对矫治旋转的复发有重要作用。除口周肌肉作用外,还包括矫治计划、牙齿的生理性移动、牙周组织的健康、咬合、唇张力过大等,建议下前牙拥挤矫治后戴固位器至成年初期以保持治疗效果。

唇挡:传统常用于增强磨牙支抗,保持牙弓长度,矫治不良习惯等。现代正畸临床中对替牙期或恒牙列早期可用唇挡矫治轻到中度牙列拥挤,多用于下颌,也可用于上颌;既可单独作为矫治器使用,也可与固定矫治器联合使用。

唇挡常用直径为 1.14 mm(0.045 英寸)的不锈钢丝制成。两端延伸至第一恒磨牙并于带环颊面管近中形成停止曲,以便调整唇挡位置,末端插入颊面管。唇挡大致分为有屏唇挡和无屏唇挡。有屏唇挡于两侧尖牙间制作自凝塑胶屏,无屏唇挡则于不锈钢丝上套制的一塑料管,以及多曲唇挡(图 6-9)。多曲唇挡的制作方法为:用直径 1 mm 的不锈钢丝从上下颌两侧尖牙间形成前牙垂直曲和前磨牙区的调节曲,上颌前牙垂直曲高 7~8 mm,宽 4~5 mm 共 4 个或 6 个曲(避开唇系带);下颌前牙区在尖牙区形成高 5~6 mm,宽 3~4 mm 的垂直曲,前牙区可形成连续波浪状;前磨牙区的调节曲高、宽均为 3~4 mm。前牙垂直曲和调节曲的底部应在一个平面上,在紧靠颊面管前形成内收弯作为阻止点。唇挡及其延伸部分将唇颊肌与牙齿隔开,消除了唇颊部异常肌压力,而舌肌直接作用于牙齿和牙槽上,从而对切牙唇向扩展(每年切牙前移 1.4 mm,切牙不齐指数减少 2.2 mm),牙弓宽度的扩展(有屏唇挡磨牙间宽度每年增加 4.2 mm,特别是前磨牙间宽度增加最明显:扩展 3|3 2.5 mm,4|4 4.5 mm,5|5 5.5 mm),由于唇挡位于口腔前庭,迫使唇肌压力不再直接作用于前牙,而是通过唇挡传至磨牙。唇肌作用在唇挡上的压力为>300 g,测得唇挡作用在下磨牙的力在休息状态下为 85 g,下唇收缩时的最大力值为 575 g,一般自然状态下 1.68 g 的力即可使牙齿移动,因此,唇挡可产生推磨牙向远中、直立或整体移动(2 mm 左右)。同时唇挡伸至前庭沟牵张黏骨膜,刺激骨膜转折处骨细胞活跃,骨质增生。用唇挡矫治牙列拥挤可获得 4~8 mm 间隙,因此,唇挡是早期解除轻到中度拥挤的一种有效方法,为牙列拥挤的早期非拔牙治疗提供了一条新思路。

唇挡的形态、位置以及与唇部接触面积等因素对切牙的作用影响很大。一般唇挡置于切牙的龈 1/3 且离牙面和牙槽 2~3 mm;后牙为 4~5 mm。唇挡应全天戴用,必须提醒患者经常闭唇,以便发挥唇挡之功效,1 个月复诊 1 次,并进行必要的调节。对拥挤的病例建议用有屏或多曲唇挡更为妥当。因为,有屏唇挡与唇部接触面积大,唇挡受力也大,从而对牙的作用越大,疗效更好。

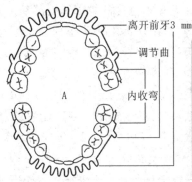
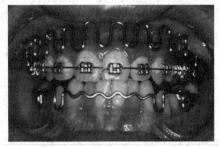

图 6-9 丝弓式唇挡

(2)局部开展:对个别牙错位拥挤的病例,可在拥挤牙部位相邻牙齿之间用螺旋推簧进行局部间隙开拓,排齐错位牙,注意增强支抗(图 6-10)。

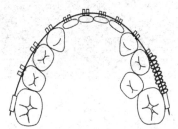

图 6-10 局部开拓间隙

(3)宽度的扩展:牙列拥挤的患者牙弓宽度比无拥挤者狭窄,采用扩大基骨和牙弓宽度的方法可获得一定间隙供拥挤错位的牙排齐并能保持效果的稳定。但是后牙宽度扩大超过 3 mm 效果不稳定,且可能导致牙根穿破牙槽骨侧壁的危险。牙弓宽度的扩大有以下方法:

功能性扩展:对轻度或中度牙列拥挤伴颌弓宽度不足者,可采用功能性扩展。多用功能调节器或下唇挡达到目的。牙弓外面的唇颊肌及其内面的舌体对牙弓-牙槽弓的生长发育及形态,牙齿的位置起着重要的调节和平衡作用。功能调节器(FR-Ⅰ)由于其颊屏消除了颊肌对牙弓的压力并在舌体的作用下牙弓的宽度增加。此外,唇挡、颊屏等对移行皱襞黏膜的牵张也可刺激牙槽骨的生长,建议采用此种方法通常需要从混合牙列中期开始治疗并持续到生长发育高峰期结束。

正畸扩展:扩弓矫治器加力使后牙颊向倾斜移动可导致牙弓宽度的增加。常用于牙弓狭窄的青少年及成人。扩弓治疗每侧可获 1~2 mm 间隙。常用唇侧固定矫治器为:增加弓丝宽度、以一字形镍钛丝或配合四眼圈簧(quad-helix,QH)(图 6-11)及其改良装置扩弓,同时排齐前牙;也可在主弓丝上配合直径 1.0 mm 不锈钢丝形成的扩大辅弓(如 Malligan 骑师弓);还可根据患者颌弓、牙弓大小、腭盖高度、需要扩大的部位及牙移动的数目选用不同形状、大小、数目的扩弓簧,放置在舌侧基托一定位置的活动矫治器,舌侧螺旋扩大器及附双曲舌簧扩大矫治器(图 6-12A~D)达到治疗目的。

矫形扩展:上颌骨狭窄,生长发育期儿童(8~15 岁)通过打开腭中缝,使中缝结缔组织被牵张产生新的骨组织,增加基骨和牙弓的宽度,后牙弓宽度最多可达 12 mm(牙骨效应各占 1/2),上牙弓周长增加 4 mm 以上,可保持 70%左右的效果。患者年龄越小,新骨沉积越明显,效果越稳定。成年患者必要时配合颊侧骨皮质松解术。在生长发育期儿童腭中缝开展时,产生下颌牙直立,牙弓宽度增加的适应性变化;而有些病例应同时正畸扩大下牙弓,才能与上牙弓相适应。

在腭开展治疗以后,停止加力,应保持 3～6 个月,让新骨在打开的腭中缝处沉积。去除开展器后更换成活动保持器,开展后复发倾向较明显,部分患者在未拆除扩展器时就会发生骨改变的复发,建议患者戴用保持器 4～6 年。腭中缝扩展分为:①快速腭中缝开展。每天将螺旋开大 0.5～1.0 mm,每天旋转 2 次,每次旋转 1/4 圈,连续 2～3 周,所施加的力最大可达 2 000～3 000 g,使腭中缝快速打开,可获得 10 mm 以上的开展量,其中骨变化 9 mm,牙变化 1 mm。快速腭中缝开展其矫形力的大小和施力速度超过了机体反应速度,学龄前儿童一般不能用重力开展,否则并发鼻变形(呈弓形隆起),影响美观。②慢速腭中缝开展。加力慢、小,每周将螺旋打开 1 mm,(每周旋转 1～2 次,每次旋转 1/4 圈),产生 1 000～2 000 g 的力,在 2～3 个月内逐渐打开腭中缝。可获及 10 mm 的开展量(骨、牙各 5 mm)。以较慢的速度打开腭中缝,腭中缝组织能较好地适应,近似于生理性反应,且效果两者基本相同,但慢速扩展较快速扩展更稳定。最常采用的方法是 Hyrax 扩弓矫治器(图 6-13)和 Hass 扩弓矫治器(图 6-14)。

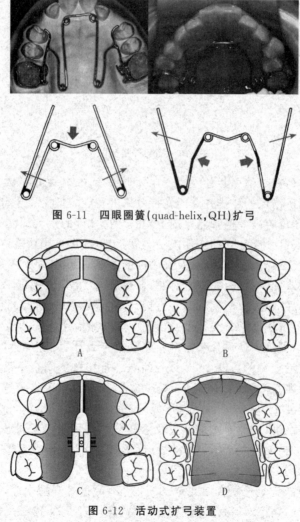

图 6-11　四眼圈簧(quad-helix,QH)扩弓

图 6-12　活动式扩弓装置
A、B.双菱形活动扩弓矫治器;C.螺簧式;D.舌簧扩弓矫治器

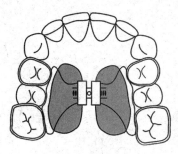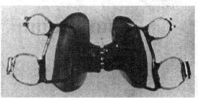

图 6-13　Hyrax 扩弓矫治器

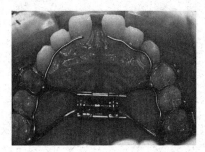

图 6-14　Hass 扩弓矫治器

(4)推磨牙向远中移动。适应证为:①上颌牙列轻、中度拥挤。②第二乳磨牙早失导致第一磨牙近中移动,磨牙呈轻远中关系。③上颌结节发育良好,第二恒磨牙未萌,且牙根已形成 1/2,无第三磨牙或拔除的患者。临床上多通过 X 片显示第三磨牙形态,当第三磨牙形态位置基本正常时,拔除第二磨牙,将来以第三磨牙替位。磨牙远中移动常用的方法有以下几种。

Pendulum 矫治器(Pendulum appliance):即钟摆式矫治器,基本设计为 Nance 腭托增加支抗,及插入远移磨牙舌侧的弹簧(图 6-15)。

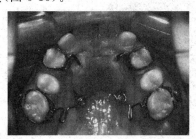

图 6-15　Pendulum 矫治器推磨牙向远中

Jones Jig 矫治器(Jones Jig appliance):Nance 腭托增强支抗,0.75 mm 颊侧活动臂钢丝,其远中附拉钩以及可自由滑动的近中拉钩,中间为镍钛螺旋弹簧。滑动拉钩在向后与第二前磨牙托槽结扎时压缩螺旋弹簧,产生 70～150 g 磨牙远移的推力,每月复诊一次(图 6-16)。

Distal Jet 矫治器:腭托管上安置滑动的固定锁,其内的滑动弓丝插入磨牙舌侧管,压缩弹簧产生磨牙远中整体移动的推力(图 6-17)。

Lupoli 矫治器:加力的螺钉焊接在前磨牙和磨牙带环上,压缩腭侧反折钢丝的螺旋产生推力并锁定。患者自行调节螺钉加力;方法为每天 2 次,每次 1/4 圈。优点:磨牙快速整体移动,能控制牙移动方向,基本无支抗丧失,效果稳定(图 6-18)。

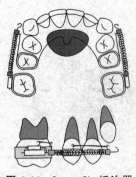

图 6-16　Jones Jig 矫治器

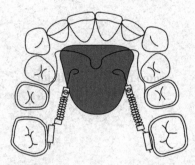

图 6-17　Distal Jet 矫治器

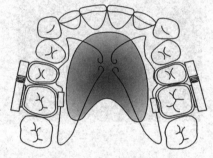

图 6-18　Lupoli 矫治器

磁斥力远移磨牙:用改良 Nance 腭托增加支抗,1.14 mm(0.045 英寸)不锈钢丝形成蛇形曲,曲的近中焊接在第一前磨牙带环唇侧,远中抵住磨牙带环颊面管近中,磁铁被分别用 0.014 英寸结扎丝紧扎固定在磨牙带环牵引钩近中和蛇形曲上,此时磁铁应相互接触产生 225 g 起始推力,形成蛇形曲的目的在于随着牙齿的移动,近中磁铁可在曲上向远中滑动,确保磁力的持续和恒定(图 6-19)。

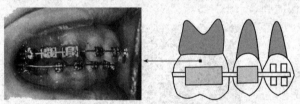

图 6-19　磁力矫治器及磁斥力远移磨牙

Ⅱ类牵引推磨牙向远中:上颌弓丝上的滑动钩,并用约 100 gⅡ类颌间牵引推上磨牙向远中移动,但下颌用与槽沟大小密合的方丝弓以防止下切牙唇倾并保持牙弓宽度(图 6-20)。

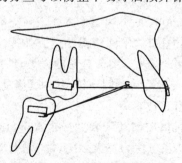

图 6-20　Ⅱ类牵引推磨牙向远中

螺旋弹簧推磨牙向远中：下颌磨牙因其解剖位置和下颌骨的结构特点，推磨牙向远中较难，其移动量取决于第二、第三磨牙是否存在。某些病例，可照 X 片，如果$\overline{8}$形态、位置基本正常或$\overline{7}$不能保留，此时可拔除$\overline{7}$以减少磨牙远移阻力，将来以$\overline{8}$替位$\overline{7}$。一般采用固定矫治器的磨牙后倾弯，螺旋弹簧(图 6-21)，下唇挡等配合Ⅲ类颌间牵引，远移或直立下磨牙，防止下切牙前倾；还可采用 MEAW 技术。

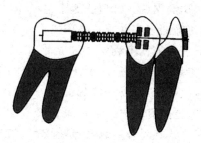

图 6-21 螺旋弹簧推磨牙向远中

活动矫治器：活动矫治器采用分裂簧或螺旋扩大器推磨牙向远中，其反作用力使切牙唇向移动(图 6-22A、B)。

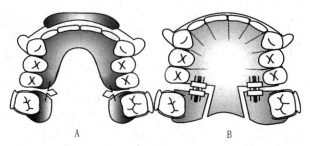

图 6-22 活动矫治器推磨牙向远中

A.分裂簧推磨牙向远中；B.扩大螺旋簧推磨牙向远中

口外弓推磨牙向远中：口外弓附螺旋弹簧配合口外牵引，12～14 小时/天，300 g 左右的力推磨牙向远中可获得较多的间隙，但应根据患者的面部垂直向发育调整牵引方向(图 6-23)。

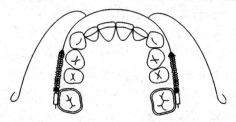

图 6-23 口外弓推磨牙

骨支抗推磨牙向远中：采用骨支抗力系移成人的下颌磨牙向远中，局麻下将微种植体植入下颌支前缘或下颌体(上颌颧牙槽嵴根部、腭部等)种植体与骨发生骨整合效应形成绝对骨支抗单位。如果第三磨牙存在应拔除，为磨牙远移提供间隙，采用固定矫治器平整，排齐牙齿后用硬的0.018"×0.025"或 0.019"×0.025"不锈钢丝和螺旋弹簧推磨牙向远中，第一前磨牙与种植体紧结扎增强支抗，下颌第一磨牙向远中移动平均约 3.5 mm，最大可达 7.1 mm。

（5）邻面去釉（IPR）：邻面去釉不同于传统的片磨或减径。此法一般是对第一恒磨牙之前的所有牙齿,而不是某一、两个或一组牙齿;邻面去除釉质的厚度仅为 0.25 mm,而不是 1 mm 或更多;此外,两者使用的器械和治疗的程序也有区别。牙齿邻面釉质的厚度为 0.75～1.25 mm,同时邻面釉质存在正常的生理磨耗,这是邻面去釉法的解剖生理基础。在两个第一恒磨牙之间邻面去釉最多可获得 5～6 mm 的牙弓间隙。

适应证:邻面去釉的适应证要严格掌握。主要针对:①轻中度拥挤,不宜拔牙的低角病例。②牙齿较大或上下牙弓牙齿大小比例失调。③口腔健康,少有龋坏。④成年患者。

治疗程序:邻面去釉须遵循正确的程序并规范临床操作。①固定矫治器排齐牙齿,使牙齿之间接触关系正确。②根据拥挤或前突的程度确定去釉的牙数,去釉顺序从后向前。③使用粗分牙铜丝或开大螺旋弹簧,使牙齿的接触点分开,便于去釉操作;最先分开的牙齿多为第一恒磨牙和第二前磨牙。④使用涡轮弯机头,用细钻去除邻面 0.2～0.3 mm 釉质,再做外形修整,同时对两个牙齿的相邻面去釉;操作时在龈乳头方颊舌向置直径 0.51 mm(0.020 英寸)的钢丝,保护牙龈和颊、舌软组织,去釉面涂氟。⑤在弓丝上移动螺旋弹簧,将近中牙齿向去釉获得的间隙移动。复诊时近中牙齿的近中接触被分开,重复去釉操作(图 6-24)。⑥随着去釉的进行,牙齿逐渐后移,并与支抗牙结扎为一体。整个过程中不用拆除弓丝,当获得足够间隙后前牙能够排齐。⑦整个治疗时间 6～12 个月。

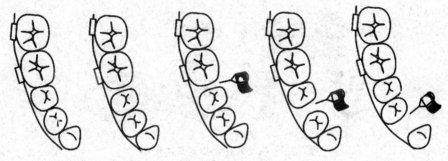

图 6-24  邻面去釉

(6)无托槽隐形矫治器:此种矫治器是 20 世纪开展的一种新的正牙技术,其基本原理是:牙齿移动时经过若干微小阶段才能达到最终位置。在牙移动的每个微小阶段精制一个新的透明塑胶托称排牙器,患者通过戴一系列排牙器,牙齿通过若干个微小移动,则可达到排齐的目的。

排牙器采用计算机辅助技术,通过扫描患者的研究模型,获得三维图像,通过 tooth shaper 软件、treat 等系列软件处理,得到操作程序化的有效治疗方案并提供有效治疗装置,必要时可进行修改得到最终治疗方案。正畸医师可给患者及家属演示治疗过程,进展和最终治疗结果对牙齿的移动进行直观的三维观察,医患之间进行交流,达到教育,激励增强患者信心的目的。一般而言,患者每 14 天或按医嘱更换一副矫治器,1 个月复诊一次,直到牙齿排齐并进行固位。该方法最适用于轻度拥挤或拥挤的边缘病例通过扩大牙弓排齐拥挤牙。此种矫治器美观、舒适、卫生,深受患者(特别是成人)的欢迎。但是,作为一种新的治疗方法,尚在进一步研究完善中。

**(三)拔牙矫治**

拔牙问题在诊断设计中是一个十分重要的问题,决定每一个患者是否拔牙,拔多少牙,拔哪些牙,即拔牙设计是否正确,将直接影响矫治效果,而拔牙设计取决于矫治设计的理念。由于早期 X 线头影测量技术尚未引入正畸,对生长发育的认识不足及正畸治疗的对象主要是生长期儿童患者。正畸之父 Angle 主张不拔牙(即保留全口牙齿),以确保矫治后牙齿排列整齐、美观和良好的口腔功能。后来，Tweed研究证明，矫治时过度扩大牙弓，追求保留全口牙齿，则矫治后导致复发。20世纪20年代Begg研究结果表明，原始人由于食物粗糙，牙齿在咬合面及邻面均发生磨耗，与现代人比较，原始成年人的牙列在近远中面磨耗量每侧大致相当一个前磨牙的宽度。而现代人由于食物精细，导致咀嚼功能降低，表现出咀嚼器官不平衡退化，表现出牙量相对大于骨量，所以拔牙矫治逐渐为人们接受，到20世纪70年代拔牙病例占的百分比很高。20世纪80年代对拔牙病例进行纵向回顾性研究发现，拔牙矫治并不能防止复发，特别是防止下前牙拥挤的复发，以及矫治技术的提高，检查诊断更加先进科学，设计更加严密；对一些有生长潜力的患者，即使有明显拥挤，也常采用不拔牙矫治达到理想的疗效。拔牙矫治还与医师的诊治水平、设计倾向及患者家属的意向有关。尽管如此，拔牙矫治应根据严谨的生理学基础：即咀嚼器官在颌骨、肌肉、牙齿等部位退化的不平衡因素，或口腔不良习惯作用下造成的骨量小于牙量以及不良习惯引起上下牙弓形态、大小或者牙弓与基骨形态、大小失调而造成上前牙前突，并且应严格遵循拔牙的普遍原则及方法。本节就相关问题叙述如下。

1.拔牙目的

牙列拥挤是最常见的错𬌗症状，正畸拔牙的主要目的是为解除拥挤和矫治牙弓前突提供足够的间隙，此外，上下牙弓的近远中关系不调，磨牙关系的调整通常也需要用拔牙的方法提供必要的间隙才可能达到目的。单纯牙列拥挤只涉及牙和牙槽，拔牙的主要目的是解除拥挤，是否拔牙主要根据拥挤的严重程度。一般而言，轻度拥挤采用扩大牙弓的方法；中度拥挤（多数）要拔牙，其中可拔牙可不拔牙的边缘病例结合面部软硬组织形态，选择合适的手段，能不拔牙的尽可能不拔牙，重度拥挤通常采用拔牙矫治。复杂拥挤拔牙的目的除消除牙列拥挤外，还要改善上下牙弓之间近远中关系不调和垂直不调，以掩饰颌骨畸形达到全面矫治牙颌畸形的目的。

2.考虑拔牙的因素

在诊断中通过模型和X线头颅侧位片进行全面分析。在决定拔牙方案时应考虑以下因素。

（1）牙齿拥挤度：每1 mm的拥挤，需要1 mm间隙消除。拥挤度越大，拔牙的可能性越大。

（2）牙弓突度：前突的切牙向舌（腭）侧移动，每内收1 mm，需要2 mm的牙弓间隙。

（3）Spee曲线的曲度：前牙深覆𬌗常伴有过大的Spee曲线，为了矫治前牙深覆𬌗，需使Spee曲线变小或整平需要额外间隙。

（4）支抗设计：是拔牙病例必须考虑的首要问题。在矫治时应根据前牙数量、牙列拥挤量及磨牙关系调整等情况，严格控制磨牙前移量，采用强支抗（即后牙前移应控制在拔牙间隙的1/4以内），中度支抗（即矫治中允许后牙前移的距离为拔牙间隙的1/4～1/2，弱支抗至少1/2）。

（5）牙弓间宽度不调：上下牙弓间骨量不调或Bolton指数不调。在决定拔牙矫治时，除了考虑上述牙-牙槽因素外，面部软硬组织结构，特别是上下颌骨的形态，相互关系及其与牙槽间的协调关系等重要因素也需考虑。因为拔牙矫治既影响牙槽结构，也通过牙槽、牙弓变化影响面颌部的形态及其相互关系。这包括垂直不调和前后不调的程度。

垂直不调：垂直发育过度即高角病例拔牙标准可适当放宽，而垂直发育不足即低角病例拔牙应从严。其原因有三点：①下颌平面与下切牙间的补偿关系。多数高角病例颏部显后缩，治疗时切牙宜直立，使鼻-唇-颏关系协调，轻直立的切牙还可代偿骨骼垂直不调，同时建立合适的切牙间形态和功能关系；反之，多数低角病例颏部前突，切牙应进行代偿性唇倾有利于面型和切牙功能。②拔牙间隙关闭的难易。高角病例咀嚼肌不发达，颌骨的骨密度低，咀嚼力弱；支抗磨牙易前移、伸长，关闭拔牙间隙较容易且磨牙的前移有利于高角病例伴有前牙开𬌗倾向患者的矫治。

相反低角病例咀嚼肌发达,咀嚼力强,骨致密,支抗磨牙不易前移、伸长。主要由前牙远中移动完成拔牙间隙的关闭,而前牙的过度内收不利于前牙深覆𬌗的矫治。③磨牙位置改变对下颌平面的影响:采用远移磨牙或扩大牙弓的方法排齐牙列时,可造成下颌平面角的开大,这对高角病例的面型和前牙覆𬌗均产生不利影响,但对低角病例有利。

前后不调:面颌部前后不调的程度,对上下颌骨基本正常时常采用对称性拔牙以保持上下颌骨关系的协调。但 Bolton 指数明显不调则可进行非对称性拔牙;当上颌前突或正常,下颌后缩恒牙列早期病例,首先采用功能性矫治器协调上下颌骨关系,然后根据上前牙前突程度,牙列拥挤度及磨牙关系的调整等决定上下颌对称性或非对称拔牙或只拔上颌牙齿;当上颌正常或发育不足(后缩),下颌前突治疗时,可轻度前倾上切牙和舌倾下切牙以代偿Ⅲ类骨骼不调,此时可考虑下颌拔牙,但上颌拔牙要慎重,必要时可拔除第二前磨牙有利于磨牙关系的调整。当上下颌及牙弓均前突可采用上下颌对称性拔除前磨牙以利于内收前牙。此外,拔牙矫治还要考虑上下唇的突度和中线的对称性等。

利用 Kim 拔牙指数即垂直向异常指数(ODI)与前后异常指数(APDI)之和结合上下中切牙间夹角及上下唇的突度的指标决定患者是否拔牙。

$$拔牙指数=ODI+APDI+\frac{|上下中切牙夹角-130|}{5}-(上下唇突度之和)$$

其中 |上下中切牙夹角-130|:表示上下中切牙夹角与 130 之差的绝对值。上唇突度:上唇突点位于审美平面之前为"+",之后为"-";下唇突度:下唇突点位于审美平面之前为"+",之后为"-",单位为 mm。当拔牙指数>155 时,不拔牙的可能性大(尽可能避免拔牙);当拔牙指数<155 时,拔牙的可能性较大。

3.拔牙部位的选择

对确定需要拔牙的患者,重要的是拔牙部位的选择。此选择主要是从牙齿的健康状况,拔牙后是否有利于牙齿的迅速排齐,间隙的关闭和侧貌观唇是否前突及错𬌗的类型等考虑。拔牙愈靠前,更有利于前牙拥挤、前突的矫治;拔牙越靠后、后牙前移越多,有利于后牙拥挤的解除和前牙开𬌗的矫治。一般而言,临床中常采用的拔牙部位首先拔除患牙,然后为第一前磨牙、第二前磨牙、第二磨牙以及第三磨牙等。

(1)拔除 $\frac{4|4}{4|4}$ 或 $\frac{4|4}{}$:最适于前牙拥挤或前突,鼻唇角小,唇前突的患者。当拔除第一前磨牙后可提供最大限度的可利用间隙,明显地简化前牙排齐的第一阶段的治疗过程,改善唇部美容效果。同时还能最小量地改变后牙咬合,从而有利于维持后牙弓形的稳定和后牙的正常关系。在矫治设计时,拔牙间隙的利用和预测估计,非常重要,应严格根据患者的牙弓形态,充分考虑选择不同的支抗设计才能达到理想的治疗目标。此外,在关闭拔牙间隙应注意保持牙弓宽度以及尖牙、第二前磨牙的接触和牙根平行,以获得永久稳定的效果。

(2)拔除 $\frac{5|5}{}$:对前牙区拥挤或牙弓前突较轻,颜面及唇形较好,不需要改变前牙倾斜度及唇位,但后牙拥挤或磨牙关系需要调整,特别是下颌平面角大的前牙开𬌗或开𬌗趋势的患者。此外,第二前磨牙常在形态表现出畸形及阻生错位等必须首先拔除。但是如果牙列拥挤主要表现在前牙区或分布较广泛时,会给治疗带来很大困难,延长疗程。此时必须十分谨慎地设计支抗以防止磨牙前移,间隙丧失。

(3)拔除 $\frac{4|4}{5|5}$ :适于上前牙拥挤或前突明显,下切牙轻度拥挤或前倾,磨牙呈远中关系,需要调整磨牙关系的患者。

(4)拔除 $\frac{5|5}{4|4}$ :适于上前牙区拥挤或前突较轻,不需改变上切牙倾斜度和唇倾度,下颌平面角较大的Ⅲ类患者。

(5)拔除第二恒磨牙:对单纯拥挤的患者很少选择拔除第二恒磨牙。但是,有时为了简化疗程和达到更好的治疗效果也可选择拔除该牙。如上牙唇倾前突,但侧貌正常或上颌及上牙弓前突,但下颌基本正常,或因第二乳磨牙早失,造成第一磨牙近中移位导致磨牙关系异常,而第二磨牙已经建𬌗,或前牙轻度拥挤伴开𬌗以及开𬌗趋势高角病例可以选择拔除该牙矫治开𬌗。但一般而言,由于拔除第二磨牙间隙远离需矫治的拥挤部位,同时,也使第三磨牙的萌出变得复杂,造成在第三磨牙萌出后还需进行再次矫治,因此使疗程延长。但对后牙弓发育差,第三磨牙严重阻生的患者,由于拔除第二磨牙后,有助于第三磨牙的替位萌出,因此可选择拔除第二磨牙。此时第三磨牙形态,位置正常,以便将来替位萌出。如果第三磨牙先天缺失,原则禁忌拔除第二恒磨牙。

(6)拔除下切牙:适于单纯下切牙拥挤,拔1个下切牙可达到迅速排齐和稳定的结果。也适于上下前牙 Bolton 指数不调,例如上颌侧切牙过小,下前牙量过大,拔除1个下切牙,有利于建立前牙覆𬌗覆盖关系并保持稳定结果。

(7)其他:在拔牙矫治的病例中,临床上大多采用对称性拔牙,但也可由于一些牙的畸形,严重错位、龋坏、牙周病、咬合障碍等必须首先拔除丧失功能的病牙。此外,在单纯拥挤治疗中除非第一恒磨牙严重龋坏外,通常严禁拔除第一恒磨牙,特别是决不能考虑对称性拔牙而拔除对侧第一恒磨牙,因为从生理功能、疗程和治疗难度、结果都不能这样选择。上颌中切牙严重弯根、骨内横位阻生压迫邻牙根或外伤折断线在龈下 1/3 以上无法保留者可拔除,上中切牙拔除后,可利用拔牙间隙解除拥挤,或以侧切牙近中移位并修复为中切牙外形,同时应以尖牙前移代替侧切牙并改形;对于侧切牙完全腭侧错位,尖牙与中切牙相邻已无间隙,或侧切牙呈锥形、严重错位,且上中线可接受者,可拔除锥形侧切牙,以尖牙近中移动代替侧切牙,可以简化疗程;第三磨牙与下切牙的拥挤有无关系尚存争议,所以第三磨牙的拔除与否,不应以它是否引起牙列拥挤而决定,而应以它是否成为"病原牙"为依据。

### (四)复杂拥挤的矫治

此时拔牙的目的除解除牙列拥挤外,还要改善上下牙弓之间前后向关系、横向关系和垂直关系不调,以掩饰颌骨畸形,因此正确选择拔牙部位特别重要,除上述单纯拥挤中拔牙考虑外,还必须结合对其他畸形的矫治设计。例如对伴Ⅱ类上颌前突的拥挤病例,当仅在下牙弓存在拥挤时,可拔除上颌第二磨牙和下颌第一前磨牙(但此时必须有形态及位置正常的上颌第三磨牙牙胚存在),这样既有利于推上颌牙列向远中,也有利于下颌拥挤的矫治;而当下颌无拥挤,仅上颌前突伴拥挤时,则考虑只拔除上颌第一前磨牙,可在矫治上颌拥挤的同时,则上切牙代偿后移,以解除上颌前突畸形。在伴有其他牙颌畸形的复杂拥挤中,牙列拥挤的矫治,应在治疗第一阶段进行。与常规正畸步骤一样,随着拥挤的解除,应进一步精确地控制间隙的关闭,平行牙根,转矩牙轴,建立稳定的咬合关系,最后达到全面矫治牙颌畸形的目的。

(刘　敏)

# 第四节 牙列间隙的矫治

牙列间隙是指牙与牙之间有空隙为特征的一类错𬌗畸形。由于除先天性多数牙缺失及一些先天综合征外,大多数牙列间隙患者多表现为后牙Ⅰ类磨牙关系,故归入本节讨论。牙列间隙的机制多为牙齿的大小与牙弓及颌骨大小不调,即牙齿的总宽度小于牙弓的总长度,牙排列稀疏、牙间形成间隙,间隙的位置、数目、大小,视形成因素而异。

## 一、牙列间隙的病因

### (一)遗传因素

遗传因素导致的牙间隙,常见于颌骨发育过大或牙体过小畸形,个别牙过小如上侧切牙锥形,形成局部间隙(多数牙过小形成全牙列间隙),个别患者造成骨量明显大于牙量,表现为全牙列间隙。此外,由于肢端肥大症等全身疾病所致的颌骨发育过度,也可形成散在性小间隙。

### (二)不良习惯

因舔牙、吮吸拇指、咬唇等所致的牙间隙多表现为前牙唇倾,前牙间散在间隙,前牙深覆𬌗、深覆盖。

### (三)舌体过大和功能异常

舌体过大(如巨舌症)和功能异常,作用于牙弓内侧的舌肌力大于牙弓外侧的口周肌的功能作用力,从而形成牙列间隙。

### (四)先天性缺牙

因缺牙部位不同,临床表现也不同。先天性缺牙部位以上颌侧切牙、下切牙、前磨牙多见。切牙先天缺失导致邻牙移位,可见中线偏斜。如果上切牙先天缺失,前牙可出现浅覆盖或对刃𬌗关系。下切牙先天缺失时,常见局部邻牙移位,出现局部较大间隙,前牙深覆𬌗、深覆盖。

### (五)拔牙后未及时修复

因龋齿、外伤、牙周病等原因拔除后,未及时修复,则出现邻牙移位,倾斜及对𬌗牙伸长,从而出现间隙及𬌗紊乱。

### (六)牙周组织疾病

因牙周病所致间隙表现为前牙唇倾,前牙散在间隙。此外,唇系带异常、多生牙拔除、恒牙阻生等也可出现间隙。牙列间隙影响美观,是造成食物嵌塞、损伤牙周组织引起牙周病。

## 二、牙列间隙的诊断

一般而言,临床上可以把牙列间隙分为中切牙间间隙和牙列间隙,以便于在矫治中制订正确矫治计划。

诊断时,首先要注意牙齿的数目,其次是牙齿的大小、形态、先天性缺牙、阻生牙、多生牙,颌骨发育过大,判断造成牙间隙的不良习惯等,计测出牙列间隙的总量对矫治的设计和预后估计是十分重要的。其方法如下。

**（一）直接测量法**

间隙较大或集中时,可用双脚规或游标卡尺直接测量各间隙的大小,并求其总和。

**（二）间接测量法**

间隙小或分散,例如 3|3 散在牙间隙,可用软铜丝,从尖牙的远中触点开始,沿尖牙尖及切牙切嵴,至对侧尖牙远中触点止,弯成一弧形,然后拉直此丝,测量其长度,即 3|3 牙弓的长度。再分别测量 3|3 各牙牙冠宽度总量,两者之差即牙间隙总量。

## 三、牙列间隙的矫治

矫治原则:去除病因,即破除不良习惯,舌体过大导致的间隙,必要时做舌部分切除术。增加牙量或减小骨量:增加牙量是指集中间隙修复,但应遵循美观、咬合接触好的原则;减少骨量是指减小牙弓长度关闭间隙。在临床矫治设计中究竟是采用集中间隙修复或关闭间隙,要根据缺牙数患者的年龄,形成间隙的原因,间隙所在部位与𬌗关系和患者及家属协商决定。

**（一）中切牙间间隙的关闭**

临床中,因中切牙间多生牙,唇系带纤维组织粗壮,附丽纤维过多嵌入切牙间而导致中切牙间隙的患者多见。一般在混合牙列进行治疗,但恒牙列早期就诊者也较多。对多生牙所致间隙的治疗原则及方法如后述(见多生牙)而对系带异常所致的中切牙间隙则必须适时结合外科系带矫治术。应当注意,仅通过手术使中切牙间隙自动关闭的观点是错误的。相反,由于手术后瘢痕的形成,将使中切牙间隙关闭更难。

最好的方法,是在系带矫治手术前(或手术后立即进行)排齐牙齿及关闭间隙治疗。常采用中切牙托槽间弹簧关闭法、局部弓丝加橡皮圈牵引滑动关闭法及磁力关闭法(图 6-25～图 6-26)。一般而言,若中切牙间隙小,在手术前就可以将间隙完全关闭;如果间隙大,而且系带粗壮附着位置低,间隙关闭困难,则应在正畸治疗中(剩小量间隙时)施行手术,术后立即继续进行正畸关闭间隙,这样完全关闭剩余间隙与伤口愈合同时完成,将能使不可避免的手术瘢痕稳定在牙齿的正确位置内,才不会产生关闭障碍和复发。

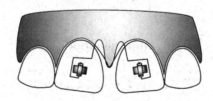

图 6-25　弹簧关闭中切牙间隙

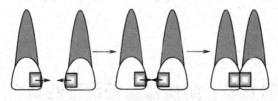

图 6-26　磁力关闭中切牙间隙

应当注意,系带矫治手术的关键是牙间纤维组织的切除,并不需要将系带本身组织大量切除,只需做一简单切口,并深入中切牙间隙区,仔细切除与骨连接的纤维,然后精细地缝合,就完全能达到预定的治疗目的。此外,中切牙间隙关闭后大多有复发趋势,因此建议用嵴上韧带环切术(circumferential supracrestal fibretomy,CSF),或嵴间韧带切断术,以及舌侧丝黏着固定进行长期的保持。

**(二)牙列间隙的矫治方法**

1.缩小牙弓关闭间隙

若前牙间隙,牙弓又需要缩短的患者,可内收前牙关闭间隙。若同时存在深覆𬌗,深覆盖应在内收前牙间隙时打开咬合。内收前牙可用活动矫治器的双曲唇弓加力,若存在深覆𬌗,可在活动矫治器舌侧加平面导板,先矫治深覆𬌗,然后再内收前牙关闭间隙。如需要矫治不良习惯,可在活动矫治器上附舌屏,舌刺或唇挡丝。若关闭间隙需要牙齿进行整体移动或需要调整磨牙关系,采用固定矫治器通过间隙关闭曲或牙齿沿弓丝滑动缩小牙弓,关闭间隙并配合颌间牵引矫治后牙关系。

对上下前牙散在间隙需关闭的病例,一般应先关闭下颌间隙后,再关闭上颌间隙,同时应充分估计间隙关闭后的覆𬌗、覆盖关系,必要时压低切牙。此处,还应随时注意保持磨牙的正常关系。当间隙关闭后,保持十分重要,应按保持器要求戴用,调改咬合,才能防止畸形的复发(图 6-27)。

2.集中间隙修复或自体牙移植

当牙弓长度正常牙齿总宽度不足(例如先天性缺牙、拔牙后及牙体过小)导致的牙间隙,则应集中间隙采用修复(例如义齿、冠桥、种植)或自体牙移植的方法。在进行矫治设计时,应根据间隙分布、牙体形状、咬合关系等决定修复或自体移植的部位和牙齿移动的方向,应尽可能不影响上牙弓中线,并保持对称关系。在下牙弓可不必考虑中线,主要考虑有利于咬合关系修复或自体移植。临床上集中间隙多采用固定矫治器,因为多数病例常见邻牙倾斜移位,对𬌗牙伸长,前牙深覆𬌗等问题。此外,邻牙应竖直,移动牙牙根应平行,正畸治疗中对缺失牙较多的病例,很难获得支抗,可采用微种植体支抗法,或者固定矫治器与活动矫治器联合应用的方法,即在活动矫治器上设计后牙义齿,使前牙深覆𬌗打开,以便在下前牙上黏着托槽。同时有义齿的活动矫治器可增加后牙支抗,防止关闭间隙时后牙近中倾斜移动,矫治结束尽快处理间隙。这样既可恢复功能和美观,又可保持矫治效果。

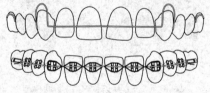

图 6-27　上颌用活动矫治器唇弓和下颌用固定矫治器橡皮圈关闭间隙

（刘　敏）

# 第五节　阻生牙与埋伏牙的矫治

牙齿因为骨、牙或纤维组织阻挡而不能萌出到正常位置称为阻生。轻微阻生时牙齿可能萌出延迟或错位萌出;严重时牙齿可能埋伏于骨内成为埋伏牙。阻生牙、埋伏牙在正畸临床较为常见,在安氏Ⅰ、Ⅱ、Ⅲ错𬌗中都有发生。阻生牙、埋伏牙常发生在上颌中切牙,上颌尖牙,下颌第二恒磨牙,下颌第三磨牙。阻生牙的存在,给正畸治疗增加了难度,有时甚至给治疗结果带来缺陷。

## 一、上颌中切牙

### (一)上颌中切牙的发育与萌出

上中切牙牙胚位于乳切牙的腭侧上方。出生前即开始增殖、分化,生后 3~4 个月牙冠开始矿化,4~5 岁时矿化完成,7~8 岁时开始萌出,但变异较大。大约在 10 岁时牙根发育完成。

中国儿童上颌中切牙萌出的时间,男性平均 8.1 岁,女性平均 7.8 岁。

### (二)上颌中切牙阻生的患病情况

据北京医科大学口腔医学院正畸科资料,在门诊错𬌗病例中,上颌中切牙阻生者约占2.3%,男性略多于女性。上颌中切牙阻生多发生于单侧,发生双侧者也可见到,还可见到合并侧切牙、尖牙同时阻生者。

### (三)病因

1.乳切牙外伤

乳切牙易于受外伤,并因此影响到恒中切牙的正常发育,使中切牙牙根弯曲,发育延迟,而引起埋伏。应当注意的是乳切牙的外伤不易确定,一些原因不明的中切牙阻生很可能属此。

2.乳牙因龋坏滞留或早失

乳牙因龋坏滞留或早失使恒牙间隙不足而阻生。

3.多生牙

切牙区是多生牙的好发部位。多生牙位于中切牙萌出路径时中切牙萌出将受阻。

### (四)上颌中切牙埋伏阻生的处理

(1)X 线检查可确定阻生中切牙牙齿的发育,包括牙冠、牙根的形态,有否弯根、短根,发育是否较正常侧中切牙延迟,是否有多生牙存在。阻生中切牙多位于唇侧,但应在 X 片上确定牙齿的位置、方向、与邻牙关系。

(2)多生牙引起的中切牙阻生,8~9 岁时拔除多生牙后,中切牙能自行萌出,但萌出后多有位置不正,需进一步正畸治疗。

(3)10 岁以上的患者,若中切牙埋伏阻生,应当先以正畸方法为阻生的中切牙开拓出足够的间隙,并且在弓丝更换至较粗方丝时,再进行开窗术。

(4)开窗多从唇侧进行,若中切牙表浅则可直接粘托槽,若中切牙位置较深,则宜做转移龈瓣开窗。即刻粘托槽之后在托槽上置一结扎丝做成的牵引钩,或置一链状弹力圈,缝合龈组织,使牵引钩(弹力圈)末端露在创口之外以便牵引,这样处理有利于中切牙龈沿形态。注意手术不要暴露过多的牙冠。

(5)弱而持久的矫治力牵引中切牙入牙列。

(6)对于冠根倾斜,唇舌向旋转,严重异常的埋伏阻生中切牙,可以手术暴露阻生牙牙冠的任何一部位,粘托槽并牵引出骨后再重新黏着托槽定位牙冠。

(7)牵引入列的中切牙宜过矫正使其与对𬌗牙覆𬌗偏深。有时中切牙唇向,牙冠较长,需要加转矩力使牙根舌向移入骨内。

(8)必要时行牙龈修整术。

(9)形态发育严重异常、严重异位或有可能伤及邻牙的埋伏阻生中切牙,确实无法保留时,可以拔除，并根据正畸的设计，近中移动侧切牙并修复成为中切牙外形；或者保留间隙，以义齿修复。

## 二、上颌尖牙

### （一）尖牙的发育与萌出

上颌恒尖牙牙胚位于乳尖牙腭侧的上方、下颌恒尖牙牙胚位于乳尖牙的舌侧下方。出生后尖牙牙胚即开始增殖、分化，4～5 个月时牙冠开始矿化，6～7 岁时矿化完成。上颌尖牙 11～13 岁时开始萌出，13～15 岁时牙根完成；下颌尖牙在 10～12 岁时开始萌出，12～14 岁时牙根完成。

我国儿童上颌尖牙萌出的时间，男性平均 11.3 岁，女性平均 10.8 岁；下颌尖牙男性平均10.6 岁，女性平均 10.3 岁。

### （二）上颌尖牙的萌出异常

1.原因

（1）上颌尖牙萌出路径较长，易于受阻而发生唇向或腭向错位。

（2）上颌尖牙是上前牙中最后萌出的牙齿，由于前拥挤的存在，上尖牙萌出受阻。唇向异位的尖牙中 83％的患者有间隙不足。

（3）腭向异位的上颌尖牙遗传因素起主导作用，而与局部因素无关，如乳牙滞留、拥挤等。安氏Ⅱ类患者尖牙阻生较多且有家族倾向。

2.患病率

根据瑞典的一项研究资料，上尖牙阻生错位萌出在自然人群中的患病率为 1.5％～2.2％，其中腭向错位占 85％，唇向错位占 15％；女孩比男孩上尖牙阻生的情况多见。

中国儿童上尖牙唇侧阻生错位的情况较多见，这是否与中国儿童牙列拥挤较为常见，或者为人种族差异所致，尚待进一步研究。

下颌尖牙阻生错位的情况比上颌少见，Dachi 等报道为 0.35％。

3.错位尖牙造成的问题

（1）相邻侧切牙发育异常：研究表明腭向错位的上颌尖牙患者中，约有 50％伴有相邻侧切牙小或呈钉状、甚至先天缺失。小或钉状侧切牙牙根不易被腭向异位的尖牙牙冠压迫吸收，而正常大小的侧切牙牙根常位于异位尖牙的萌出道上，因而牙根容易受压吸收。

（2）邻的根吸收：上尖牙阻生伤及相邻切牙牙根的发生率为 12.5％～40％，女性比男性常见。牙根的受损是无痛性且呈进行性发展，可以造成邻牙的松动甚至丢失。

（3）阻生尖牙囊性变，进而引起局部骨组织损失，且可能伤及相邻切牙牙根。

（4）尖牙阻生增加了正畸治疗的难度和疗程，严重阻生的尖牙可能需要拔除。

### （三）上颌尖牙阻生的早期诊断

萌出过程正常的上颌尖牙，在萌出前 1～1.5 年，可在唇侧前庭沟处摸到硬性隆起。有资料表明男孩 13.1 岁，女孩 12.3 岁时，80％的尖牙已萌出。因此在 8 岁或 9 岁时应开始注意尖牙的情况以便及早发现错位的尖牙，特别是对有家庭史、上侧切牙过小或先天缺失的患者。临床上如有以下情况应进行 X 线检查。①10～11 岁时在尖牙的正常位置上摸不到尖牙隆起。②左右侧尖牙隆起有明显差异。③上侧切牙迟萌，明显倾斜或形态异常。

X 片包括口内根尖片、全口曲面断层片、前部𬌗片，有条件者可拍摄前部齿槽断层片，以精确确定埋伏阻生牙的位置是唇向或者腭向、侧切牙牙根是否受累。侧切牙牙根受损在根尖片上常不能确诊。

**(四)上颌尖牙阻生的早期处理**

(1)如果早期诊断确定上颌恒尖牙阻生而牙弓不存在拥挤时,拔除乳尖牙后绝大多数阻生的恒尖牙可以正常萌出。有研究报道一组 10～13 岁上尖牙严重错位、牙弓不存在拥挤的病例,在拔除乳尖牙后,78%的腭侧阻生的恒尖牙能自行萌出到正常位置,但 12 个月后 X 片无明显改善者,恒尖牙将不能自行萌出。拔除上颌乳尖牙使恒尖牙自行萌出的适应证如下:①牙弓无拥挤。②尖牙腭向异位。③10～13 岁。

(2)对伴有牙列拥挤的病例,单纯拔除乳尖牙对恒尖牙的萌出并无帮助,必须同时扩展牙弓、解除拥挤,才能使恒尖牙正常萌出。

**(五)上颌尖牙埋伏阻生的处理**

患者年龄超过 14 岁而上颌尖牙仍未萌出者,应考虑到上颌尖牙埋伏阻生的可能性,并以 X 线检查确定尖牙的位置、发育和形态。

1.治疗方法

(1)外科开窗暴露尖牙冠,再用正畸方法使尖牙入牙列。

(2)拔除埋伏尖牙,然后再行下列处置。①正畸方法:用第一前磨牙代替尖牙。②修复尖牙或种植。③自体移植。其中以外科开窗后正畸牵引的使用最为广泛。

2.唇侧埋伏阻生上颌尖牙的处理

(1)如果间隙足够或经正畸开展后足够,唇侧埋伏阻生的尖牙有可能自行萌出。因此正畸治疗开始 6～9 个月内不考虑外科开窗,而只进行排齐、整平、更换弓丝至 0.45 mm×0.625 mm(0.018 英寸×0.025 英寸)方丝。

(2)若在方丝阶段尖牙仍未萌出则应外科暴露阻生尖牙冠。根据尖牙的位置有以下术式。①根尖部复位瓣。②侧方复位瓣。③游离龈移植。④闭合式助萌技术。

其中闭合式助萌术是最好的方法,即剥离升高龈瓣,暴露尖牙冠,粘合附件后缝合瓣,使之覆盖牙冠。此法能获得较好的龈缘形态,但若托槽脱落,则需再次手术和粘托槽。

应当注意的是当埋伏的尖牙冠与侧切牙根相邻时,会造成侧切牙牙冠倾斜。此种情况下,只有在外科术后将尖牙从侧切牙根区移开后才能排齐整平侧切牙,否则可能伤及侧切牙牙根。

3.腭侧埋伏阻生上颌尖牙的处理

(1)由于腭侧的骨板和黏膜较厚,腭侧阻生的尖牙很少能自行萌出而必需外科开窗助萌。

(2)腭侧阻生的上颌尖牙有粘连牙的可能。这在年龄较小的患者中少见,但在成人中却可见到。因此,对拥挤伴尖牙埋伏的患者特别是成年患者应当小心。若治疗需要拔除前磨牙,应当在先处理埋伏尖牙,待埋伏尖牙在正畸力作用下开始正常移动之后再拔除前磨牙。那种认为由外科医师"松解"粘连牙,然后再行正畸移动的观点并不可靠,因为外科医师很难做到"适当"的"松解",且牙齿"松解"之后可再度粘连。

(3)外科开窗后,腭侧阻生牙很少能自动萌出。开窗之后必需开始牵引,因为萌出过程太慢,组织可能愈合而需要第二次开窗。

(4)腭侧埋伏尖牙的开窗术,应检查尖牙的动度,特别是对成年患者,若尖牙为粘连牙,应更改矫治设计,拔除尖牙。

(5)以方形弓丝稳定牙弓,使用弱而持久的力牵引尖牙入牙列,防止牵引过程中邻牙的压低和唇舌向移位。为使尖牙顺利入列,为尖牙准备的间隙应比尖牙稍大。

(6)有研究表明,在成年患者腭侧阻生尖牙的治疗过程中,有 20% 出现死髓,75% 发生颜色的改变。因此,要告知患者这种风险,并要避免过分地移动牙齿。

(7)腭侧埋伏阻生的尖牙矫正后复发倾向明显,因此宜早期矫正旋转,进行足够的转矩控制使牙根充分向唇侧移动,必要时行嵴上牙周环形纤维切除术,并使用固定保持。

(8)上颌尖牙腭侧阻生是正畸临床中的疑难病例,疗程将延长 6 个月,并存在若干风险,对此应有估计并向患者说明。

### (六)下颌尖牙埋伏阻生

下颌尖牙埋伏阻生很少见。若出现埋伏阻生,多在侧切牙的舌侧。治疗程序为开拓间隙,方形弓丝稳定牙弓,外科开窗暴露埋伏尖牙冠、粘托槽、牵引。埋伏阻生的下颌尖牙偶有粘连而不能萌出。

### (七)尖牙异位萌出

1.尖牙-前磨牙异位

尖牙-前磨牙异位是最常见的牙齿异位。

2.尖牙-侧切牙异位

见于下颌。

已完全萌出的异位尖牙很难用正畸的方法将其矫正到正常位置。

### (八)尖牙拔除

正畸治疗很少拔除尖牙,唇向异位的上颌尖牙更禁忌拔除。尖牙拔除的适应证如下。

(1)尖牙位置极度异常,如高位且横置的埋伏上尖牙。

(2)尖牙位置造成移动的危险,如尖牙埋伏于中、侧切牙之间。

(3)尖牙粘连。

(4)尖牙牙根存在内吸性或外吸性,尖牙囊肿形成。

(5)患者不愿花更多的时间治疗。

## 三、下颌第二恒磨牙

### (一)下颌第二恒磨牙的发育与萌出

下颌第二恒磨牙牙胚位于第一恒磨牙远中牙槽突内,出生前即开始增殖,2.5~3 岁时牙冠开始矿化,7~8 岁时矿化完成,11~13 岁萌出,所以又称"12 岁磨牙",根形成在 14~16 岁。

中国儿童下颌第二恒磨牙的萌出时间男性平均年龄为 12.5 岁,女性为 12.0 岁。

### (二)下颌第二恒磨牙阻生的处理

下颌第二恒磨牙阻生在临床上随时可见,并有可能伴有囊性变。根据阻生的严重程度,处理方式不同。

1.下颌第二恒磨牙轻度阻生

(1)第二恒磨牙前倾,远中可能已露出牙龈,近中与第一恒磨牙牙冠相抵,第二恒磨牙的近中边沿嵴位于第一恒磨牙远中外形高点的下方。此时可以采用弹力分牙圈松解两牙的接触点,使第二恒磨牙自行萌出。

有时第一恒磨牙带环对第二恒磨牙的萌出起阻挡作用,应暂时去除带环,改为黏着式颊面管。

(2)因阻生造成下颌第二恒磨牙舌倾的情况较为常见,若同时存在上颌第二恒磨牙颊向或颊倾,两牙将形成正锁𬌗关系。

第二恒磨牙的锁𬌗在其萌出过程中,矫正比较容易。简单地黏着托槽或颊面管,以细丝纳入即可使其进入正常萌出位置。第二磨牙建𬌗后,锁𬌗的矫正相对困难,患者年龄越大,矫治难度越大。矫治的方法有两种:锁𬌗牙齿𬌗间交互牵引,或方形弓丝对第二恒磨牙加转矩(上颌冠舌向,下颌冠颊向)。交互牵引作用较强,但却有升高后牙的不利效果。应当注意的是锁𬌗牙的矫正需要间隙,当后段牙弓存在拥挤时,可能需要减数,如拔除第三磨牙。

2.下颌第二恒磨牙严重阻生

(1)当第三磨牙缺失或过小时,可行外科开窗暴露第二恒磨牙牙冠,然后用正畸方法使之直立。

(2)当第三磨牙发育正常时,可以拔除阻生的第二恒磨牙。若患者年龄较小(12～14岁),第三磨牙可自行萌出到第二恒磨牙的位置,若患者年龄较大,则往往需要正畸辅助治疗。

有关研究表明:下颌第三磨牙牙胚的近远中倾斜度对其最终位置并无影响,第二磨牙拔除之后,第三磨牙牙胚的倾斜度有减小的趋势;同样,舌倾的第三磨牙也不是拔除第二磨牙的禁忌证,在拔除第二磨牙后,许多舌倾的第三磨牙变得直立。在第三磨牙发育早期,牙胚与第二恒磨牙之间常存在间隙,此间隙将在发育中消失,因而此种情况也不是拔除第二恒磨牙的禁忌证。

在第三磨牙发育的哪一个阶段拔除下第二恒磨牙对第三磨牙萌出位置影响并不大。一般来说,第二磨牙越早拔除,等待第三磨牙萌出的时间越长,疗程也越长。但临床上为治疗牙列拥挤,常需要较早拔除。拔除下颌第二恒磨牙后,许多患者需要正畸辅助治疗,使第三恒磨牙达到正常位置,因此治疗要延至第三磨牙萌出后,对此医患双方应达成共识。

### (三)直立下颌第三磨牙的方法

下颌第二磨牙阻生而在正畸治疗中被拔除的病例,或者拔除前磨牙后,下颌第三磨牙已萌出、但位置不正的病例,需要用正畸方法直立。

1.一步法

一步法适用于轻中度近中倾斜阻生的病例。在部分萌出的下颌第三磨牙颊侧粘颊面管,其余牙齿全部粘托槽,或者仅第一磨牙粘托槽,两侧第一磨牙之间的舌弓相连加强支抗。以螺旋弹簧远中移动并直立第三磨牙。

2.二步法

二步法适用于近中倾斜较明显,不可能在颊侧粘颊面管的病例。治疗可延至18～19岁,下颌第三磨牙无法自行调整位置时进行。先在𬌗面黏着颊面管使以片段弓和螺旋弹簧对第三磨牙冠施加远中直立力,当第三磨牙位置改善之后,再在颊侧粘颊面管继续治疗。

## 四、下颌第三磨牙

### (一)第三磨牙的发育与萌出

第三磨牙的发育、矿化与萌出个体之间有很大的差异。开始发育可早至5岁或晚至16岁,一般多在8～9岁。有的儿童牙冠的矿化早至7岁,有的却晚至16岁,一般在12～18岁牙冠矿化完成,18～25岁间牙根发育完成。萌出时间也很不相同。Hellman报道为平均20.5岁。Haralabakis报道为24岁,Fanning报道女性平均19.8岁,男性平均20.4岁。

发育较早的第三磨牙并不总是萌出较早。许多调查显示70%以上的下第三磨牙变为阻生,也有报道 10％的第三磨牙不发育而先天缺失。

下颌第三磨牙矿化的早期,𬌗面稍向前并向舌侧倾斜,以后随着升支内侧骨的吸收、下颌长度的增加,牙胚变得较为直立。与此相反,上颌第三磨牙向下、向后并常常向外萌出,因此有造成深覆盖或正锁𬌗的可能。由于舌肌和颊肌对上、下颌第三磨牙牙冠作用,而将使其自行调整,但若间隙不足,则锁𬌗将发生。

**(二)下颌第三磨牙阻生的发生率**

由于样本不同,阻生的定义不同,下颌第三磨牙阻生率报道的结果差别很大。在许多人群中下颌第三磨牙的阻生率可能为 25％或更高。另外,在正畸临床"不拔牙矫治"的病例中,30％～70％者将可能发生下颌第三磨牙阻生。

**(三)病因**

由于人类进化中颌骨的退缩,使位于牙弓最后的第三磨牙常常因间隙不足而发生阻生。除了这一种族化的背景之外,以下局部因素可能与第三磨牙阻生有关。

(1)下颌骨较小,生长方向垂直。

(2)下颌宽度发育不足。

(3)第三磨牙发育延迟,将使阻生的可能性增加。

(4)第三磨牙萌出角度不利。

**(四)下颌第三磨牙阻生的类型**

根据 Richardson 研究,下颌第三磨牙阻生分为以下 5 种类型。

1.萌出角减小

第三磨牙𬌗面与下颌平面形成的夹角,即第三磨牙萌出角逐渐减小,第三磨牙逐渐直立,但仍不能完全萌出。此种类型占阻生下颌第三磨牙的 46％。

2.萌出角保持不变

此种类型占阻生下颌第三磨牙的 13％。

3.萌出角逐渐增大

牙齿生长时向近中更加倾斜,导致萌出角逐渐增大水平阻生。此种类型占阻生下第三磨牙的 41％,且无法预测。

4.萌出角发生有利改变

萌出角发生有利改变但因间隙缺乏,仍不能萌出形成垂直阻生。

5.萌出角过度减小

萌出角过度减小致第三磨牙向远中倾斜阻生,此种情况不多见。

Richardson 认为下颌第三磨牙萌出行为的不同是因其牙根发育的差异。当近中根发育超过远中根时萌出角减小,牙齿逐渐直立;而当远中根发育超过近中根时,萌出角增大,牙齿更向近中倾斜。

**(五)正畸治疗对下颌第三磨牙萌出的影响**

1.不拔牙矫治

不拔牙矫治增加了第三磨牙阻生的可能性,这是因为治疗中常需要将下颌第一磨牙和第二磨牙远中倾斜。同样的原因,口外弓推上颌磨牙向远中,减小了上第三磨牙的可利用间隙,使第三磨牙阻生的可能性增加。

2.第二磨牙拔除

拔除第二磨牙后,第三磨牙萌出空间明显增大,几乎所有病例的第三磨牙都可以萌出,但萌出的时间却相差很大,从 3～10 年不等,也很难预测。虽然上颌第三磨牙常可自然萌出到正常位置,但下颌第三磨牙位置常需正畸直立,将使治疗延长到 20 岁左右。

3.前磨牙拔除

一般认为,前磨牙的拔除能增加第三磨牙萌出的机会。Ricketts 发现前磨牙拔除能为下颌第三磨牙提供 25％以上的间隙,有 80％的第三磨牙能萌出,而不拔牙矫治的对照组中下第三磨牙萌出仅占 55％。Richardson 认为,从为下颌第三磨牙提供间隙的观点看,第二前磨牙拔除比第一前磨牙拔除更好。

大多数拔除前磨牙的病例磨牙前移 2～5 mm,然而增加的这一间隙并不总能使第三磨牙萌出。对前牙严重拥挤或明显前突的病例,拔牙间隙应尽可能用于前牙的矫正,第三磨牙增得的间隙更是有限。因此拔除 4 颗前磨牙的病例有时仍然需要拔除 4 颗阻生的第三磨牙,总共是 8 颗牙齿,应当将这种可能性事先向患者说明。

**(六)第三磨牙拔除的适应证**

(1)反复发作冠周炎。

(2)第二磨牙远中龋坏或第三磨牙不用于修复。

(3)根内或根外吸收。

(4)含牙囊肿。

(5)因第三磨牙造成的牙周问题波及第二磨牙。

(6)正畸治疗。

正畸临床为解除拥挤而拔除第三磨牙的情况并不多见,但 MEAW 矫治技术常设计拔除第三磨牙,直立后牙,矫治开𬌗。对于正畸治疗后为预防下前牙拥挤复发而拔除无症状的第三磨牙的做法目前仍存在分歧。一项对正畸治疗完成后未萌第三磨牙的追踪研究发现,某些患者出现第二磨牙牙根吸收,第二磨牙远中牙槽嵴降低,因此,这样的患者宜每 2 年对第三磨牙进行一次 X 线检查,必要时再行拔除。

(刘　敏)

# 第六节　现代方丝弓矫治技术

现代方丝弓矫治技术强调个体化的设计和施力,托槽黏结也可做灵活调整,但在矫治的步骤上存在着一些共同的可操作顺序。在所有的正畸矫治病例中,一般而言,可分为拔牙与不拔牙矫治两类,其矫治基本内容是相似的,只是拔牙矫治的病例中增加有关闭拔牙间隙的步骤,现仅以 Ⅱ类 1 分类(伴前牙拥挤),拔除 4 颗第一前磨牙,需做间隙关闭处置的典型矫治为例,概述方丝弓矫治技术的基本治疗步骤和方法。

## 一、第一阶段:预备治疗

预备治疗的目的不仅是为正式开始方丝弓固定矫治器治疗作好准备。同时,也是充分利用个体生长时机,借用自身的生长力、咬合力、肌力等进行颌骨、牙弓及牙错位畸形的早期调整,确定颌位(正常的 CR 位),以及减轻后期牙代偿治疗的难度。

### (一)早期功能矫形治疗

对确诊为轻、中度骨性发育畸形且尚有生长潜力的青少年患者,应根据患者的骨性畸形机制,早期设计适合的口外矫形力装置和口内功能及活动矫治器以引导上、下颌骨的协调生长、去除咬合干扰及协调上、下牙弓的发育、调整肌功能的平衡。由于男、女孩生长发育的骨成熟龄一般差异为 2 年左右。通常,男孩采用口外矫形力的较理想年龄是 12～14 岁(还应结合身高、手骨片、性征等资料),而女孩患者为10～12 岁。应特别强调的是:矫形治疗的时机不可失而复得。对患者而言,每过一天也许就要减少一天有益的生长反应可能性。因此,必须将此作为治疗设计时的第一考虑。

### (二)咬合板的运用

对某些有功能𬌗障碍的正畸患者,在固定矫治前可先应用咬合板 3～6 个月,其优点是:有利于正常的𬌗发育和建𬌗;如个别前牙反𬌗、扭转等,采用咬合板上的附簧做预矫治(阻断治疗)后,将为下一步托槽的粘贴及排齐整平牙列等治疗带来事半功倍之效。

### (三)扩弓治疗

很多Ⅱ类口呼吸患者、Ⅱ类下颌后缩患者及Ⅲ类上颌发育不良患者表现出上牙弓狭窄、上、下牙弓宽度不调,常需扩大狭窄的上牙弓,以适应矫治后牙弓前后及咬合关系的调整。扩大牙弓之后一般需保持 3 个月,快速扩弓后所需保持的时间更长。尽管如此,扩弓之后总会有一定程度的复发,所以适度的过矫治是必要的。应当明白,由于侧方的界限,企图通过扩展牙弓来获得间隙是非常有限的。

### (四)拔牙评估

是否拔牙和应拔除的牙数及牙位问题,在治疗前诊断设计中通过面型分析、模型计测、X 线头影测量分析等不难确定(边缘病例除外)。例如Ⅱ类患者,如果患者前牙过度唇倾、拥挤部位主要表现于前牙区者,一般考虑拔除上下 4 个第一前磨牙,这有利于面型和牙列畸形的改善,且功能影响较小并可缩短疗程;如果系下颌不足时,也可考虑拔上颌两个第一前磨牙和下颌的两个第二前磨牙,这更有利于磨牙关系的调整;如果系面下不足、下颌后缩,则可先前导下颌达正常关系后,再确定是否拔牙;如果为下颌体/牙槽基骨发育不足,前导改善有限,也可考虑代偿性只拔除上颌两颗前磨牙等。通常,拔牙后 1 周即可开始固定正畸治疗。此外,对一些仅需最小支抗的前牙拥挤患者,可在拔除第一前磨牙后,暂不上弓丝,随尖牙的向远中"自动漂移"调整,将缩短固定矫治时间。

### (五)支抗预备

方丝弓固定矫治器的支抗设计十分重要,这是因为宽翼托槽与方形弓丝间的摩擦力大以及它的牙移动主要方式是整体移动而不是仅需弱力的倾斜移动形式。例如:Ⅱ类错𬌗患者拔牙后,如果支抗控制不好,上颌后牙前移,前牙内收失控,必然造成上牙前突畸形不能矫治而治疗失败。因此,对一个有经验的医师而言,支抗设计是最为重要的问题。前已述及。临床上控制支抗的方法可通过弓丝的弯曲、弓丝粗细的选择、牙间的差动力牵引设计以及腭弓、腭杆、腭托、唇挡、舌弓、口外面弓、J 钩等来实现。近年来骨支抗技术越来越广泛地运用于临床,特别是微种植钉支抗的运用,为我们开拓了新的简易有效的口内支抗方法。但在不同年龄期使用中,应充分考虑其牙槽骨质及发育的特点,选择好适应证,才能起到有益的效果。

## 二、第二阶段：排齐和整平牙列

由于在不同的个体间，牙及牙弓的形态有着明显的差异，因而在考虑这期的治疗目标时，还应考虑到个体牙与牙弓形态及大小的变异特征。只有保持及调整好该患者个体正常时的牙位及牙弓形态，才可以获得更稳定的结果。因此，应根据每一个体的具体情况来考虑其牙弓的治疗目标（包括拔牙、不拔牙或拔哪颗牙等），以达到牙的排齐及殆曲线的整平。

### （一）排齐牙列

前已述及，多托槽固定矫治器中排齐牙齿的机械力源主要是钢丝的弹力。将设计好的个体标准弧形弓丝拴扎在与各牙冠粘连成一体的固定托槽上，借助于弧形弓丝的回弹力及附加一些牵引力，可以达到使错位牙移动入牙弓的目的。通常，大多数错位牙的牙根都比牙冠更接近其正常的位置。这是因为在替牙过程中，牙的错位大多是受到后天病因的影响而使牙冠偏离了正常萌出道的结果。因此，当需要排齐牙齿时，多数情况其根尖位置完全可能是正常的并不需要牙根移动，这就为第一阶段治疗中，通过牙冠的倾斜移动（唇舌或近远中移动）以达到牙齿排齐提供了理论根据。

1.装置的选择

以牙倾斜移动的理论为出发点，在这一阶段治疗中，对矫治装置（弓丝及托槽）的选择应当注意以下几方面的问题。

（1）弓丝的力量：用于第一阶段排齐牙齿治疗的弓丝应选用细而富于弹性的柔性弓丝，采用轻的、持续的力，产生有效的牙倾斜移动。应避免使用强力的弓丝。为利于牙齿沿弓丝滑动调整，对严重错位及扭转牙的牵引矫治，应做松结扎。对偏离牙弓较远错位的牙，第一次结扎不可将弓丝强迫拴入槽沟中。为防止牙受力过大，可采用分次加力逐渐就位的方法。推荐选用被动式自锁托槽、高弹性镍钛细圆丝及弹性结扎线结扎施力。

（2）弓丝的粗细：选择弓丝时，应使弓丝横径小于托槽沟的宽度，以便于弓丝能在托槽中自由地近远中滑动和适当的自由倾斜。在弓丝与托槽沟间至少需要 0.002 英寸（0.05 mm）的间隙，而 0.004 英寸（0.10 mm）间隙最为合适。例如，在方丝弓技术中，当使用 0.018″槽沟的托槽时，选用的弓丝粗径应为 0.016″，而用 0.014″最佳。如果用 0.022″规格的托槽时，弓丝应选择 0.018″直径者最为理想。

（3）弓丝的形态：最好使用圆丝，而不用长方形弓丝。此阶段特别应避免使用与托槽沟径密合一致的方形弓丝。因为此期的主要目的是移动牙冠的位置以达到排齐，而不是控根。市售的一些高弹性方丝弓，如 0.17″×0.25″镍钛方丝，虽然在使用说明中述及能在排齐牙齿时使用，但此阶段使用欠妥，因为如果控制不好，它将产生不必要的和不合意的牙根移动及前牙的过度唇倾，导致后牙支抗丧失。但初期排齐牙齿并不是绝对不用方丝，对于不拔牙及前牙整齐的病例，为了更早地获得对切牙倾斜度的控制，也可选用较细的弹性好的方形多股麻花丝或正方形镍钛丝（0.016″×0.016″）作为初始弓丝，以控制冠倾。

（4）托槽的选择：固定矫治器的托槽是将弓丝的矫治力传递到被矫治牙上的主要传力装置，它的不同大小、形态及宽度影响着托槽间的距离。在生物力学及矫治器节中已述及，当增加两承力点之间的距离（跨度）时，其钢丝的强度迅速减小，而弹性增加。因此，对宽的托槽而言，因相对减小了相邻两牙上托槽的间距（承力点间距离），这样将导致弓丝强度加大，而弹性减小，牙齿将承受不利的强力。此外，随着托槽宽度增加将增加弓丝与托槽间的接触面积，从而增加了滑动中的摩擦力而不利于牙移动。由此，仅从牙倾斜移动效果上看，横径小而槽沟宽的托槽最有利于牙的移动,并有利于弓丝发挥柔和的弹力。一般而言,单翼托槽横径窄,因而可提供较大的弓丝活动范围及点接触关系,有利于牙的倾斜移动。而双翼或三翼托槽横径较宽,需要通过弓丝性能的改良、弓丝粗细的选择,以及通过托槽间弓丝的曲增加弓丝在托槽间的长度等途径,以获得轻的持续矫治力。虽然常用双翼方丝弓托槽较宽,摩擦力增大,但其优点是对牙扭转的改正以及控制牙的整体移动十分有效。

目前,用于初期排齐牙齿的弓丝种类较多,如粗细不同的不锈钢丝、多股细丝、钛-镍合金丝、β-钛丝(TMA)、钴铬合金丝、复合弓丝及光纤丝等。而常用的托槽类型主要以 0.022″规格及 0.018″规格槽沟为主。

2.常用排齐牙齿的方法

(1)用高弹性弧形弓丝排齐:现代方丝弓技术对牙列的排齐,主要通过唇侧弧形弓丝的回弹力实现。排齐过程中牙的移动主要是唇舌向,近远中的倾斜移动和改扭转,要求所产生的矫治力应柔和而持久。所以:①多首选弹性力大而刚度小的细圆丝弓,主要有成品钛镍合金丝弓、光纤玻璃丝弓和辫状细丝弓等,以提供柔和持久的作用力。②弧弓形态应与患者个体牙弓形态及颜面形态相近似,以利于逐渐达成稳定的个体𬌗。③矫治加力:应由弱至强,逐渐增加。

临床中,当用弧形弓丝排齐拥挤牙列时,弹性弓丝的应力为向外扩张作用,由于旋转中心在根方,易导致前牙冠唇/颊向倾斜。对一些病例,会造成后期治疗调整的往返运动,对牙周不利,并加重第二阶段后牙支抗的负担。为防止排齐过程切牙过度唇倾失控及往返移动,为有利于拥挤切牙的调整,在采用细圆丝排齐牙列时,可考虑做"尖牙向后结扎",及设计末端后锁弯(cinch back bend)。即:①在尖牙托槽与磨牙颊面管间作 8 字结扎牵引;②将弓丝末端在颊面管远中处作末端回弯(镍钛丝末端需经退火处理后才能回弯),在引导尖牙远中移动的同时,控制前牙的唇向移动。这样后牙在排齐过程中虽然可能会有少量的前移,但减轻了第二阶段的支抗负担(图 6-28)。

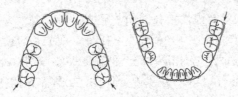

图 6-28 末端后锁弯

(2)用不锈钢丝弧弓排齐:如果采用刚度较硬的不锈钢丝作为此期治疗的弓丝,为获得牙间柔和的力值,可通过选用较细的弓丝及在弓丝上形成多曲来增大其弹性(图 6-29)。常用的弓丝曲有垂直开大曲、水平曲、T 形曲等。垂直曲适于水平及近远中方向的力调整。而水平曲及 T 形曲更兼有垂直向调整(适用于将高位牙/低位牙排入牙弓)的功能,但弯制更难。不锈钢丝的优点是价廉、易弯制成形,由于刚度更好,可用做拔牙后牙弓长度的维持、咬合打开、颌间牵引、局部开展间隙等,而且对弓形的保持、牙弓上局部牙的调整移动及支抗后牙的控制较好。所以,有的医师一开始就偏向于选用不锈钢丝弯制垂直开大曲排齐牙列。但不足之处为弓丝弯制较为费时,患者异物感较重,常刺激黏膜。

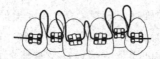

图 6-29 用带垂直开大曲的不锈钢弓丝排齐前牙

(二)整平殆曲线

1.目的

前牙深覆殆、深覆盖及过陡的纵殆曲线是Ⅱ类错殆的常规表现。整平牙弓殆曲线的目的如下。

(1)去除治疗中的咬合障碍。

(2)改善及矫治垂直向的错殆畸形。

(3)为方丝顺利入槽,调整颌间咬合关系创造条件。殆曲线异常的矫治常需要贯穿整个治疗过程,是方丝弓矫治技术中难度较大的问题。

2.原则

(1)不同的畸形机制、不同的生长型及发育阶段应采取不同的方法。

(2)在压低前牙时要使用持续的轻力,应在骨松质界限内,应防止前牙冠过度唇倾,避免根尖更靠近舌侧骨板而使压入受阻。

(3)严重深覆殆的整平应贯穿矫治过程的始终。

(4)一般而言,整平应在牙齿排齐后进行,以利于弓丝入槽施力。

3.方法

需要根据其机制及患者生长发育的阶段而定。对于前段牙-牙槽过长,下颌平面角较大而生长发育已基本停止的深覆殆患者,整平应以压低前牙为主;而对于后段牙-牙槽过低造成或下颌平面角较小的深覆殆病例,则要用升高后牙的方法。甚至有时采用下切牙微唇倾代偿的方法。因此,在深覆殆病例的"整平"治疗中,正确判断深覆殆机制及口唇形貌改善的需要,才能选择不同的治疗方法,即采用将切牙压入,还是让后牙伸长,或者两者同时进行的方法以达到矫治目标。

4.排齐、整平过程中的几个临床问题

(1)复诊处置:固定装置戴入后,一般应观察1周,复诊时注意检查有无弓丝滑动及末端刺伤,结扎丝或弓丝对黏膜割伤,溃疡、过敏等,并及时对因处置或采用保护蜡、胶导管等;应注意了解有无牙疼痛、牙松动、牙倾斜伸长等,及时给予托槽位置、弓丝力量的调整;应注意口腔卫生,检查刷牙方法、牙龈健康;应督促患者遵医嘱复诊,一般每月一次;对托槽难就位患者,必要可辅以咬合垫,或先避开咬合异位黏结,而通过弓丝形成阶梯调整,或延后黏结。

(2)埋伏阻生牙:排齐整平治疗中最常见到的埋伏阻生牙是尖牙和中切牙。对于阻生的牙齿,首先由X线片或CT确定位置和萌长方向。能牵引助萌者,应首先开拓出足够的间隙后,才进行翻瓣暴露。一般应在排齐整平后才进行,并应十分注意加强主弓丝的固位力及设计阻挡曲维持间隙,尽量减小牵引中邻牙的受力变位。通常,对唇侧埋伏阻生前牙采用翻瓣隧道式牵引比直接切开暴露牙冠的牵引对附着龈的保持更有利。若埋伏阻生牙有局部粘连,牵引效果不佳,则必须在局部轻轻松解后才能牵引到位。

(3)上中切牙间隙:中切牙间隙多由多生牙或唇系带粗壮、附丽过高引起。多生牙一般应尽早拔除。基于上唇系带可随牙槽生长而向上提升退移,过早进行上唇系带修整,术后其瘢痕反而阻碍上中切牙闭合,故唇系带异常者,应先在牙弓排齐整平关闭中缝后,或矫治开始时,行唇系带切除术并切断中缝处的纤维,立即矫治,以免复发。

(4)后牙正锁殆:单个磨牙锁殆,一般应在排齐整平前尽早矫治,并且应注意去除阻碍锁殆牙回位的阻力。常用方法为拔去阻碍的邻牙(如阻生第三磨牙),以及先使锁殆牙脱离锁结。然后,在上、下颌锁殆牙间进行交互牵引(根据情况可同时辅以Ⅱ、Ⅲ类牵引)。为此,成人患者常需同时用𬌗垫或平面导板抬高咬合,使锁𬌗牙在矫治过程中脱离接触(也可在磨牙𬌗面加塑增高)。青少年患者一般可不用𬌗垫或平导;多数后牙锁𬌗,可在扩/缩牙弓的同时,采用单个逐一移动锁𬌗牙,或辅以"骨皮质切开术"的方法解决。此外,锁𬌗牙矫治过程中,常应用弓丝或种植钉压低接触牙,使脱离接触,也可适当调磨未磨耗的功能尖,但应注意最后的调𬌗,一般应在牙列基本矫治后时再考虑,以免牙尖过多的调磨而有损功能。

综上可见,排齐牙齿,改善牙弓形态,使咬合曲线平直是本阶段的治疗目的。牙排齐整平后,每个牙冠都基本上位于牙弓内的正确位置,托槽沟基本平行,咬合平面基本平整无颌间移动干扰,此时,即可将4个上切牙及4个下切牙,分别用结扎丝"8"字连续法扎紧,进入下一矫治阶段。但不同的病例,牙颌畸形的程度有很大差异,对一些患者仅需单一的最初弓丝就能达到排齐和排平,甚至达到满意的治疗目的而结束治疗。而对另一些病例,仅排齐牙齿就需要数月时间,而排平牙弓𬌗曲线还需要更长的时间。但作为治疗的原则,重要的是一定要达到牙齿基本排齐及𬌗曲线基本整平后,才能转入下一阶段治疗。

### 三、第三阶段:调整中线、关闭拔牙间隙和矫治磨牙关系

当治疗第三阶段开始时,牙齿已经排列整齐,牙弓上过大或反向的𬌗曲线也得到基本矫治。此时治疗的目的,是矫治磨牙的咬合关系及前牙的中线关系,并在调整前、后牙关系的同时,关闭牙弓上的间隙(剩余间隙或拔牙间隙),并使软组织侧貌得到改善。这一阶段的关键是通过正确的支抗设计,控制牙齿前、后、左、右的牙移动的比例及牙移动后的最佳位置。

就支抗控制而分,临床上可采用一步法或两步法。①一步法:前牙(含切牙及尖牙)排齐后,整体后移,一步到位关闭剩余间隙。②二步法:先移动尖牙向远中到位后,再整体后移切牙,二步到位关闭剩余间隙。

就移动技术而分,可根据患者的条件,采用滑动法或关闭曲法。①滑动法:利用弓丝在托槽间的滑动(减轻摩擦力),用橡胶圈弹性力牵引关闭间隙。②关闭曲法:利用弓丝与托槽紧结扎(增大摩擦力),用弓丝垂直关闭曲的回弹力,关闭间隙。

#### (一)中线的矫治

中线的矫治是正畸治疗中较普遍的问题。因为这将涉及颜面的美学效果,并影响牙列咬合关系的稳定。中线关系的矫治时机应抓紧在治疗一开始即进行,在排齐牙列时,就应充分考虑中线的矫治。因为此时将中线矫治比较容易,特别是对称拔牙的病例,由于前牙列两侧均有间隙,可以利用这些间隙进行调整,如果拖延至拔牙间隙已经关闭,再矫治中线就十分困难了。

造成中线偏移的原因可以是牙性的,如替牙障碍、失牙、牙弓差异、咀嚼习惯,以及第一期排齐牙齿过程中用力不均衡等,也可以是骨性的,由于发育障碍、外伤等所致。对于骨性中线不正的病例,采用正畸方法治疗是有限的,常常需要配合外科正畸进行矫治。

在方丝弓矫治技术中,中线的改正多采用滑动法技术,除可以采用交叉橡皮圈牵引方法外,也可采用以下方法。

1.颌内非对称力法

对上颌中线的矫治,是正畸中特别重要的问题,这是因为上颌中线比下颌对美容的影响更明显。此时,可在增加上颌后牙支抗的基础上,在牙弓左右侧施以不同的力量,一侧用向前的推力(如用打开曲或开大螺簧等),另一侧用向后的拉力(关闭曲、关闭螺簧、橡皮牵引等),控制前牙的左右滑动,以调整中线关系。

2.颌间非平衡力牵引法

用不平衡的Ⅱ类或Ⅲ类力牵引,以调整中线关系,通常是在双侧牵引的同时,在单侧施以更大的力,这比仅在一侧进行牵引而另一侧不牵引的效果更好。但如果系一侧后牙已完全矫治,而另一侧还有间隙未矫治的病例,则完全可以采用单侧的橡皮牵引方法,但正常侧一般应有颌间垂直牵引固位。

3.单颌固定牵引法

对上颌中线正常,下颌中线不正的患者,可以在上颌用较粗的方丝弓紧结扎固定牙弓,下颌则选用较细的圆丝弓(以利于牙滑动),然后采用适当的颌间斜行牵引,通过下前牙的单侧滑动,改正下中线。

4.颌弓形态调整法

很多下颌中线不正的病例系因为牙弓形态不对称,单侧狭窄或侧方牙的倾斜所致。此时,应根据颌弓的形态,及时调整相应部位的弓丝,如系狭窄,则将该区弓丝微扩张,利用弓丝的弹力逐渐恢复其牙弓的正常形态,从而达到上、下牙弓协调、对称。对一些较严重的病例如单侧锁𬌗,必要时还应以上、下颌间交互支抗做唇舌向交叉牵引,以改正之。当颌弓形态协调后,通常中线也随之矫治。临床上,中线的矫治,常常不是一次即成。在临床中重要的是应随时注意中线的情况,在第二阶段排齐前牙的同时,及时调整中线关系,为第三期的治疗可以减少许多麻烦。

**(二)关闭拔牙间隙**

关闭拔牙间隙,实际上从治疗的第一阶段排齐牙齿时就开始进行。第二、第三阶段切牙中线的矫治过程,事实上也是关闭间隙的牙移动过程。因此,要获得最终合意的间隙关闭结果,从治疗一开始就应在切牙及中线关系的改正中,控制拔牙间隙两侧牙的相对移动量,要做到此点关键是支抗的设计。

Stoner根据拔牙后允许后牙前移的量,将支抗分为3类,即最小支抗、中度支抗及最大支抗。在方丝弓矫治技术中,临床常用的支抗方法及弓丝设计如下。

1.最小支抗的间隙关闭方法

最小支抗要求在间隙的关闭中允许后牙前移量超过间隙的1/2以上,即磨牙的前移量可超过前牙的后退量。由于临床中,更多的情况是控制后牙的前移,因而要实现允许后牙较多前移的最小支抗比较容易。一般仅在弓丝拔牙隙段上做一些简单的"Λ"形弯曲等设计,以控制磨牙做整体移动即可。但是要控制切牙的最小量后退,如临床上切牙冠舌倾的病例却比较复杂。

在方丝弓矫治技术中,控制前牙最小量后移的方法一般有以下五种。

(1)尽可能将更多的侧方牙归并入牙弓前段支抗中连成一个整体,以增大前牙区的支抗牙单位量。为此,常根据情况尽可能拔除牙弓后份的牙,如第二前磨牙、第一磨牙,使拔牙间隙后移,从而为增大牙弓前段支抗单位创造有利的条件。

(2)选择与槽沟尺寸相当的方丝,并在方丝弓的切牙段形成冠唇向转矩,使其保持切牙冠的唇倾斜位,同时将后段方丝用砂纸磨圆、细,这样,在牵引切牙竖直的过程中,增加了前牙的稳定性,并且减小了后牙弓丝与槽沟间的摩擦力,从而为前牙更大相对前移创造了条件。

(3)逐一移动法,即以前方牙列为整体支抗,每次单一移动一颗后牙向前,例如,拔除第一前磨牙后,将6颗前牙连接在一起,先单独移动第二前磨牙,继而将到位的前磨牙与前牙连接在一起,以8颗牙为支抗单位,再单独移动第一磨牙等。

(4)制动辅弓:在前牙区设计辅弓拴扎固定,加强前牙转矩力,以控制前牙冠舌倾或后移。

(5)使用口外力,如采用面框,并设计前牵引钩,牵引移动后牙向前,从而能获得尽可能不影响前牙位置的后牙向前移动。此法多用于一些先天性失牙或非正畸拔牙的病例,但此种方法,需戴用面框,而且应尽可能全天戴用,同时对牵引力的要求也较严格,因而在学龄少年中常难接受,故比较少用。

2.中度支抗的间隙关闭方法

多数正畸患者都可归入中度支抗的类型,即在拔牙间隙的关闭中,前牙后退与后牙前移的比率为1:1或3:2,也就是仅允许磨牙前移占去1/2～1/3的间隙量。在方丝弓矫治技术中,要控制中度支抗的前牙移动及关闭拔牙间隙,主要通过由方丝弓弯制的关闭曲及调整后牙的支抗单位来实现。

(1)关闭曲法(closed loop mechanics):关闭曲的设计是多种多样的,曲的力量又与弓丝的粗细、曲高、曲间距以及托槽间距等因素密切相关。但临床上,关闭曲的设计,主要应考虑到以下3个要求:①曲形简单易制,对患者刺激小。②能自动控制力的限度(fall safe),即当患者不能按期复诊时,此力在间隙关闭到一定限度即停止,保持每月约1 mm的牙移动,以防止难以挽回的非理想移动。③不仅能使牙冠移动,也能产生牙根移动(控根移动)。

根据上述条件,临床上常选用以下3种垂直形关闭曲,用以实现 edgewise 技术中中度支抗关闭拔牙间隙。关闭曲可用圆丝弯制,但更多用方丝弯制,以便控制转矩及加大被移动牙段与弓丝间的摩擦力。

匙形曲:常用0.016″×0.022″或0.019″×0.025″的不锈钢方丝弯制,前者用于0.018″规格的托槽,后者用于0.022″规格的托槽。该曲具有合适的硬度,利于转矩,曲高7 mm(下颌为6 mm),由于曲顶为椭圆形匙孔状,其实际曲长可达10～12 mm。曲脚密贴,力量柔和,并有利于调节及力的自控。

泪点曲:同样应选用与托槽沟宽相应的不锈钢方丝弯制,曲高7 mm(下颌为6 mm),曲顶至曲底呈一泪点形,底部密接。此曲弯制较匙形曲容易,但力量不如匙形曲柔和。应充分注意:①当采用弓丝末端向后牵拉回弯的方法调控关闭曲,或用弓丝牵引钩向后端结扎的方法调控关闭曲时,在上述两类垂直曲的曲底部,通常应形成每边15°～20°的"∧"形弯曲(gable bend),以产生控根的整体移动力。②在设计曲时,曲应放置于预计间隙关闭后的牙冠间中心位置,而不是现在间隙的中心位置,例如,在拔除第一前磨牙的情况下,曲应放于尖牙远中边缘部位置(距尖牙中轴5 mm左右)。③每次加力的方法为:夹持磨牙颊面管远中的弓丝末端向远中牵引,如果后段方丝与托槽间摩擦力太大,可用细砂纸微将后段方丝磨圆细,以利于牵引。④每次使曲打开后,应将各牙拴扎紧固定,使其摩擦力加大不滑动,以利于曲力回复时带动牙列关闭移动。通常,利用以上关闭曲的力量,每次打开曲1 mm,可以顺利完成中度支抗关闭间隙牙移动。

T形曲:曲高6～7 mm,水平臂长约11 mm,垂直臂间应密接,施力时打开。常用于尖牙近/远中及磨牙前移间隙的关闭,也可用片段弓技术中间隙的关闭。T形曲由于附加了水平曲,不仅可以近远中关闭间隙,而且可以进行牙移动中垂直方向的控制(压入、伸出)等。

临床上常用的关闭曲,还有各种设计较多,如 Bull 曲、垂直关闭曲、三角状关闭曲等,也多运用于不同的病例中。

(2)除设计出良好的关闭曲并严格控制加力大小外,为了实现中度支抗的间隙关闭,临床中常需要采用改变前后牙支抗单位的技术方法,以控制后牙的过量前移。此时拔牙间隙的关闭常分两步进行。

第一步:牵引尖牙向远中:采用0.016″的不锈钢硬圆丝,并在弓丝的磨牙颊面管近中处设计阻挡曲阻止磨牙前移,同时用橡皮筋、螺旋弹簧、J钩等牵引尖牙向远中滑动到位。

第二步:用关闭曲及牵引关闭间隙:当尖牙后移到位后,继而将后移的尖牙与后面的牙连成一个支抗单位,再换用适当的方丝,如前述在侧切牙远中设计匙形曲或泪点曲,利用关闭曲的力量(必要时加颌间牵引)内收4颗切牙,关闭间隙。

分两步进行间隙关闭,通常可以达到3:2的前后牙移动量,尽管治疗时间延长,但方法简单,效果稳定。在国内目前多使用0.022″规格的方丝弓托槽,所以,先用0.016″圆丝设计移动尖牙到位,然后再换0.019″×0.025″方丝关闭切牙远中间隙是目前临床中最常应用的方法。

一步法:在中度支抗的间隙关闭中,当拔除第一前磨牙并排齐前牙后,临床上也可不用先移动尖牙,而采用直接完成拔牙间隙的关闭,但此时必须加强后牙支抗。例如Burstone的局部弓技术,方法为首先分别将前牙及左、右后牙分段拴结,合并成单一部分,并用腭杠将左、右后牙稳定地相连在一起以加强后牙支抗,然后在前牙段与后牙段之间用0.018″β-钛丝(TMA)弯制的T形收缩弹簧关闭拔牙间隙。弹簧的一个臂垂直地插入尖牙托槽管中,另一臂与0.017″×0.025″的TMA弓丝焊接一起,并将此段弓丝放入磨牙辅助管中固定。通过牵引磨牙辅助管后方的弓丝末段张开收缩簧,可以起到收回前牙段并关闭拔牙间隙的效果。此法的缺点是自动控制力较差,由于前后段无固定连接,如果患者一旦发生单侧弹簧破坏,复诊又不准时,将造成难以挽回的结果,因此,在运用此技术时,必须缩短观察周期以避免发生意外。

3.最大支抗的间隙关闭方法

最大支抗的间隙关闭,意味着前牙后退与后牙前移间的比率为2:1～4:1,即后牙前移量最大不能超过拔牙间隙的1/3。这对一些前牙特别拥挤以及严重超𬌗的患者特别重要,否则难以达到满意的治疗效果。

最大支抗设计的临床方法,在edgewise技术中有很多发展,常用的方法有以下4种。

(1)在磨牙区增加舌弓、腭杠等装置:可以将前牙后缩与后牙前移的比率改变为2:1。舌弓一般用0.9～1.0 mm的不锈钢圆丝弯制,一般将其焊接在磨牙带环的舌侧,或采用活动式插入舌管固定。Burstone将舌弓改良为由后方水平插入的设计,以便于插取及调整。由于下舌弓系从磨牙管的远中而不是近中插入,并且应使下舌弓位于下切牙的舌隆突位置,避免影响切牙的后退。Ricketts改良了Nance腭托,将其由后向前弯曲后焊入磨牙带环舌侧近中部,以控制磨牙的旋转。通常,上颌支抗装置的弓丝应质硬、稳定。除非必要时,一般不主张在腭弓上制作扩大曲。舌弓、腭杠及腭托应根据患者的支抗要求在治疗的第一、第二阶段中使用,但拔牙间隙关闭后,在第三阶段治疗时应及时去除,以免影响其最终咬合位置的调整。

(2)尖牙、切牙分步后移:此法通常应在采用舌弓、舌杠、腭托的基础上,采用两步法,先将尖牙后移到位,然后将前后牙段各分别拴连成单一部分,再用关闭曲关闭间隙。此时可产生3:1的缩回比率。前已述及尖牙后移的方法很多,如橡皮圈或橡皮链牵引、弹性线结扎、螺旋弹簧、J钩牵引等向远中推移,一般临床中尖牙远中移动的理想力为70～110 g,即可获得较好的尖牙移动。

Ricketts在其生物渐进矫治技术中,用0.016″×0.016″方丝,设计了一种尖牙无摩擦后移的弹簧片段弓,也是一种移动尖牙的好方法。此法一般结合桥形多用途唇弓(utility arch)压低并后移切牙的同时将尖牙后移,可控制磨牙前移量在1/4以内。但此种技术需在磨牙上附辅助管,缺点是力的自动控制差,因此必须严密注意患者的定期检查调整。

此外,采用 J 钩先单独作用于尖牙,移动尖牙向远中,由于不涉及口内其他牙的牵引,故能得到最大支抗的尖牙移动效果,因此口外力支抗是比较好的一种方法。但力量不能太大,以免造成牙周膜组织坏死、粘连,反而使牙不移动。

(3)口外力加强后牙支抗:设计上颌口外唇弓、J 钩等以加强后牙支抗或直接移动前牙向远中。此法可将前牙后移与后牙前移比率增加为 3:1 或 4:1。

对上颌后段使用口外力支抗是临床中最有效的一种明显而直接的加强支抗设计,也可以对下颌磨牙采用口外力,但对下颌一般更实际的加强支抗方法是对上颌磨牙用口外力,下颌弓丝作预备支抗弯曲(第二系列弯曲),同时用Ⅲ类橡皮圈牵引达到加强下颌支抗的目的。

用口外唇弓(face bow)加颌间橡皮圈牵引的方法始于 Tweed。他在双颌前突的治疗中,最初用口外弓及完整的上颌牙弓为支抗,先用Ⅲ类牵引后退下前牙。而上前磨牙的拔除仅是在下切牙已经完全后移完成之后。最后以Ⅱ类牵引及上磨牙向后倾的预备支抗来关闭上牙间隙。但如前所述,颌间牵引的指征仅为后牙有生长潜力的病例,否则将造成不必要的下颌后旋,这一点必须注意。

口外支抗的方向决定着其对磨牙的施力方向,因此,在设计中必须严格按照生物力学及矫治器有关章节中已述的原则进行。口外支抗的最大缺点是患者有不适感,并在很大程度上取决于患者的合作,因此尽管方法有效,其应用范围是有限的。

(4)骨支抗:采用骨板或种植钉作为抗基的支抗方法,可获得最大的支抗效果,甚至有人称之为"绝对支抗"(absolute anchorage)。特别是微种植钉支抗方法,由于方法简单,效果稳定,可克服口外支抗不适感,依从性小,现已广泛应用于临床中。

**(三)矫治磨牙关系**

临床上矫治磨牙关系的主要方法有 3 种:①早期利用矫形力(口外支抗)促进或抑制颌骨的差异性生长。②利用拔牙间隙进行前后牙的移动以调整咬合。③Ⅱ类或Ⅲ类牵引,使牙及牙槽相对移动,从而达到磨牙的Ⅰ类关系。

1.利用口外矫形力促进颌骨的特异性生长

口外矫形力可影响早期颌骨的生长。青春发育期患者,由于尚有部分生长潜力,如能及时采用口外矫形力,多可收到较好的治疗效果。但使用此法时,对于男性与女性青春发育期时间的明显差异必须做到心中有数。通常,男性少年的青春期靠后,骨骼成熟期更慢,男女一般相差 2 岁左右,即 13 岁的女孩平均约与 15 岁的男孩发育阶段相同。因此,对女孩而言,15 岁时要从生长引导来改变颌骨及磨牙关系,已难实现。一般来说,临床中,使用口外力的理想年龄是 12～14 岁的男孩(当然还应结合身高、手骨片、性征等资料),而女性患者的矫形应在此之前抓紧时机进行。

此外,还应充分了解上颌及下颌骨的发育过程有一定差异:在生长发育过程中,上颌骨的生长是持续的渐进过程,而下颌生长在青春期前有一段缓慢期,至青春高峰期再迅速增长并持续至成年。因此,在青春期促进下颌生长以改善Ⅰ类磨牙关系的潜力较大,临床上利用上、下颌骨的这种生长时间差,用口外矫形力抑制上颌或促进下颌生长,以调整磨牙关系,是可行的。

应当说明,时机不会失而复得。本节将颌骨矫形引导的内容放入第二阶段进行讨论,主要是基于矫治磨牙关系是第二阶段治疗的主要目的,以便于分步叙述。临床中对一些需通过促进颌骨生长来矫治磨牙关系的患者,特别是女性患者,从治疗一开始就应当首先考虑应用口外力,而没有理由等到完成牙齿排齐及牙弓基本排平之后。因为,对患者而言,每过一天就要减少一天有益于生长反应的可能性。

对骨性错𬌗早期应用口外力的主要目的是促进或限制颌骨生长,通过调整颌骨前后关系来改善其磨牙关系。但控制口外力的强度也能直接作用于牙齿调整磨牙关系,特别是用较小的口外力施加于第一磨牙时,例如对一些伴有上磨牙前倾或前移的病例,此时适当的口外矫形力(每侧 200～400 g)可以直接竖直及后移上磨牙,改正磨牙关系。而对一些需前牵引上颌及抑制下颌生长,从而改善磨牙关系的患者,由于上颌弓代偿性狭窄,应同时注意上颌弓与下颌弓宽度的调整,常需适当扩大上颌弓(去代偿),以适应牵引上颌弓后部与下颌间咬合关系的对应协调。口外牵引的各种方法、力学设计以及使用要点。

2.利用拔牙间隙及差动力牙移动调整磨牙关系

前已述及,正畸拔牙有两种原因:①为排齐拥挤的前牙提供出必需间隙,同时避免造成过大的切牙前突。②当口外整形力已不能调整颌骨的Ⅱ类或Ⅲ类关系时,可为矫治切牙前突及尖牙和磨牙的咬合关系提供出间隙位置。临床中一般选择拔牙的部位为:第一前磨牙、第二前磨牙、第二磨牙及第一磨牙等。本节为讨论利用拔牙间隙的磨牙调整方法,以恒牙列早期常见Ⅱ类1分类患者的拔牙部位为例简述之。

(1)选择性拔除上、下颌前磨牙,用颌间差动力牵引改正磨牙关系:在 edgewise 技术中,通过选择性拔除不同部位的前磨牙,通过改变上、下牙弓前后段支抗单位的方法,再进行颌间牵引也可达到磨牙关系的差动力调整效果,从而简化其治疗设计及缩短疗程。临床中常用于矫治Ⅱ类错𬌗的拔牙措施是选择拔除上颌第一前磨牙,而下颌拔除第二前磨牙。此时,下磨牙近中已无阻力,支抗减小,故在Ⅱ类牵引下将容易向前调整移动达到Ⅰ类磨牙关系。同理,单纯Ⅲ类错𬌗的矫治,如果拔除上颌第二前磨牙及下颌第一前磨牙,在Ⅲ类颌间牵引下,由于上磨牙段支抗减小,磨牙前移容易,故有利于Ⅲ类磨牙关系的迅速调整。

选择性拔牙后,采用 Z 形牵引方法可用于改正磨牙关系,在进行颌内牵引的同时,增加颌间牵引,有利于牙列的相对移动及磨牙关系的调整。由于 edgewise 托槽摩擦力大,向远中移动相对困难,一般在进行Ⅱ类牵引时,为避免上后牙前移,通常应增加上后牙的支抗(口外弓或腭杠等)。

(2)拔除上颌第二恒磨牙,推上后牙远中移动改正磨牙关系:推上颌磨牙向远中以矫治Ⅱ类错𬌗伴拥挤的非拔牙治疗方法,在活动矫治器的应用中已不陌生。尽管通过向后移动上颌磨牙获得间隙并矫治了Ⅱ类磨牙关系。但头影测量研究显示,这是有条件的。现已清楚,上磨牙的远中定位只是对那些尚有大量垂直生长及上颌牙生长潜力的患者才能实现。否则,即使患者十分合作并能长期坚持使用面弓口外牵引,要达到使上磨牙后移 2 mm 也是非常困难的,除非拔除上第二恒磨牙。并且拔除上第二磨牙后,还必须很好地戴用口外唇弓才能向后移动上颌磨牙,矫治磨牙关系。

对Ⅱ类畸形患者,当 7 拔除后,要达到磨牙关系的调整,关键有两点:①使用中等强度的口外牵引力(每侧 200～400 g)。②进行长期持续时间的牵引(12～14 小时/天)。只有这样才能移动磨上牙向远中,但向远中移动速度较慢,必要时建议采用口内摆式矫治器。

应注意,拔除 7 后,一般不主张用颌间Ⅱ类牵引来远中定位上第一磨牙。因为,这种牵引所造成的下牙弓近中倾斜移动比上第一磨牙远中移动大得多,甚至可造成磨牙的Ⅲ类关系。如果一定要用Ⅱ类牵引,则必须退后至下第二磨牙上作牵引钩,同时将下牙弓用与托槽尺寸相近的较粗方丝扎紧固定并作支抗弯曲或口外支抗,阻止下颌牙弓向前倾斜,而在上颌则选用较细(比槽沟窄 0.004 英寸为好)的弓丝以利于被牵引牙在弓丝上向后滑动。并且应逐一牵引第一磨牙,继而前磨牙向远中。牵引力不应超过 100 g 以使差动力最适于保持下牙弓不动,而仅上牙逐一后移,最终达到全牙弓关系的矫治。

对缺少第三磨牙牙胚的患者,一般不主张拔除第二磨牙,因为这将减少后牙的咀嚼单位,严重影响其预后功能。

(3)拔除第一恒磨牙:拔除第一恒磨牙的病例,大多系第一恒磨牙因早期患龋病或釉质发育不良,而不得不拔除者。在恒牙列早期,如果拔除了第一磨牙,由于后牙支抗单位仅有第二磨牙,因此,在利用此拔牙间隙时,应充分注意矫治力的大小及支抗的设计,以防止第二磨牙前移而丧失间隙。必要时,可采取推迟拔除单颌第一恒磨牙(上颌或下颌)的方法,如下颌前牙拥挤病例先拔下颌第一磨牙,上颌暂不拔牙,以完整的上颌为支抗;上颌前牙拥挤病例先拔上颌第一磨牙,以整体下颌为支抗,以利于前牙向后调整移动。此时,正确地设计支抗,合理地控制磨牙前移量是治疗成败的关键。反之,对临床中需切牙最小后移的病例(见后最小支抗节)拔除第一恒磨牙显然是合理而有效的一种途径,但此时应注意第二磨牙的状态及第三磨牙是否存在,以避免造成后牙咀嚼功能减弱。

3.颌间橡皮圈牵引

不同的牵引钩设计及不同的牵引方式将对牙列及牙列中前后牙的移动产生不同的效果,治疗中应给予充分注意。

对非拔牙及无牙列间隙的早期错𬌗病例,直接用颌间橡皮圈牵引,通过牙弓的相对移动改正磨牙关系也是常用方法之一。使用Ⅱ类牵引时,下颌弓将向近中移动,而仅有少量的上颌弓远中移动,以此达到磨牙关系的矫治。青春高峰期少年,由于下颌骨的生长潜力仍大,故Ⅱ类牵引能起到明显效果。

Edgewise技术中,为了减小垂直分力使颌间牵引力更趋于水平向,一般可考虑先用适合的方丝弓固定上、下颌,同时将带环作至第二恒磨牙上,且在侧切牙远中翼(不是通常在尖牙近中)及第二恒磨牙近中设牵引钩。这将比在尖牙近中和下颌第一磨牙近中设牵引钩更为理想。因为其牵引的水平分力更大,而垂直分力更小,故更有益于磨牙前后关系的调整,同时也在一定程度上防止磨牙的伸长。同理,Ⅲ类颌间橡皮圈牵引时,可导致上磨牙伸长以及因上磨牙的过度伸长而导致下颌向后下旋转。防止的方法除与Ⅱ类牵引相似,设计增大水平分力外,还可设计上磨牙的口外力高位牵引(high-pull headgear)等。总之,颌间牵引对磨牙造成的垂直拉长问题及由此导致的下颌骨向后下旋转,临床上必须十分注意。因而采用长期颌间牵引矫治磨牙关系的方法必须十分谨慎和小心。

## 四、第四阶段:咬合关系的精细调整

第三阶段治疗结束后,牙齿(指牙冠)已经排齐,拔牙间隙关闭。上、下颌磨牙间也达到Ⅰ类咬合关系。但这些远未真正达到治疗目标中牙齿的生理咬合位置,更未达到牙列平衡和美学上的矫治要求。此时可能存在的问题有:①拔牙隙两侧牙齿由于倾斜移动,尽管牙冠已合拢,但牙根仍在原位改变不大,因而牙轴是倾斜的。②由于前牙舌向内收过度,切牙冠多呈不正常的舌倾。③上、下牙列垂直关系,由于牙冠的倾斜及颌间橡皮牵引力的使用可出现过度深覆𬌗及前牙或后牙区呈开𬌗关系。④中线可能仍未完全矫治。⑤由于牙冠大小变异造成的咬合问题,尚需妥善解决。因此,第四期治疗的宗旨,就是通过进一步的精细调整,最后矫治上述可能出现的问题,完善上、下牙列的咬合关系,尽可能使其达到理想、美观的治疗目标。

**(一)牙弓及牙列关系的理想化**

1.竖直牙根转正牙根

使牙根轴达生理平行,是维持矫治后牙齿的正常生理功能和咬合稳定的重要保证。方丝弓矫治技术在前期的牙冠移动中,常常也同时进行了控根移动,牙根的倾斜度一般不大,也比较容易竖直。通常,在此阶段采用的竖直牙根方法有如下3种。①利用方丝弓的第二系列弯曲,即在弓丝上设计与牙冠倾斜方向对抗的近远中力矩弯曲(如"∧"形弯曲、剌刀样弯曲)来逐步矫治根的倾斜;此法常用于一些轻度根倾的病例。并且,应选用弹性较好的 0.017″×0.025″β-钛丝(TMA)或直接用镍钛合金丝为好。②对于侧方牙齿的牙根竖直,如尖牙、第二前磨牙牙根的竖直可采用在弓丝上弯制附加曲的方法,常用有 T 形曲及箱形曲等可以辅助其牙根的转正,同时可关闭最后的少量间隙。此外,在主弓丝上附置弹性辅弓丝,将辅弓丝从颊面管一直延至尖牙部拴扎于全部侧方牙的托槽上,也可逐步达到竖直牙根的效果。③利用 edgewise 托槽的翼间垂直槽距设计各种正轴弹簧竖直牙根。此时主弓丝一般不能用太粗的钢丝(以免弹簧插入困难),而太细的弓丝又常易致弓丝变形影响牙弓形态,因此,对深槽沟的 edgewise 托槽使用正轴簧最为理想。

2.切牙冠根的转矩移动

在第二阶段关闭间隙的过程中,常易造成切牙冠过度内倾,对中国人来说,由于人种的特征,正常切牙前突度较大,这种内倾带来的后果尚不明显,但对于牙前突度小的白种人来说,矫治过度内倾的切牙,是常规的重要治疗步骤。

方丝弓矫治技术用于切牙根转矩的方法,主要通过在弓丝切牙段作转矩扭曲,然后插入槽沟内达到切牙根的舌向移动。一般来说,对 0.018″规格的 edgewise 托槽,采用 0.017″×0.025″的弓丝有较好的转矩效果;对 0.22″规格的 edgewise 托槽,最好使用具有良好弹性的 0.021″×0.025″β-钛方丝弓来完成切牙的转矩移动,至于弓丝对各牙的转矩角度,可参照正常𬌗中国人的参考标准。

在 edgewise 托槽上也可使用与 Begg 技术相似的转矩辅弓进行切牙根的转矩移动,国外有成品转矩辅弓出售,使用时主弓丝多采用圆丝而不是方丝。但也有将辅弓焊接于方形主弓丝上的第三阶段成品转矩弓出售。

值得提及的一种转矩辅弓是 Burstone 设计用于Ⅱ类2分类错𬌗患者的一种转矩弓,对上切牙需较长距离转矩移动,而侧切牙相对少量移动时使用最为有效。使用时,将辅弓末端伸入磨牙颊面辅助管中,弓前份置于中切牙锁槽沟内扎紧,即可达到中切牙转矩的目的。

3.垂直关系的矫治

在第三阶段治疗结束后,前后牙的垂直关系一般不会有太大的问题,但有时也可出现前牙或后牙开𬌗或前牙深覆𬌗等,因此需要在第四阶段进行调整改正。

(1)前牙深覆𬌗的改正:在矫治前牙深覆𬌗前,首先应当分析出现此问题的原因。除了第一阶段排平牙弓𬌗曲线不彻底以及治疗过程中牙弓𬌗曲线发生变化外,此时,最重要的应注意观察上唇与上切牙的关系并对比治疗前的变化。因为在此阶段,前牙深覆𬌗常因上颌切牙在长期Ⅱ类牵引下微拉长所致,对此,最好的解决办法是使用多曲方丝,但不加前牙牵引,或使用一个压入上切牙的辅弓。如果此时上牙弓用的是方丝弓,为达到切牙压入的效果,还可将主弓丝从尖牙远端剪断形成局部弓丝然后将切牙段弓丝与辅弓结扎,以达到最大压入切牙的目的。但如果用圆丝,则不能将弓丝从侧切牙远中剪断做片段性压入,因圆丝滑动,弹力改变可导致牙弓变形。

在此期使用辅弓时,还应特别注意保持牙弓的侧方形态,为此,可根据患者的需要设计腭杠或舌弓,以防止上磨牙向远中过度倾斜。对需要将切牙压入较多的患者,设计腭杠十分必要。但对切牙少量压入的病例,可不必考虑再用腭杠。

对𬌗曲线尚未彻底改正的深覆𬌗,且仍有生长潜力的患者,此期改深覆𬌗的最好办法是重换一圆形弓丝(0.016″或 0.018″)作成加大的补偿曲线(上颌)或反 Spee 曲线(下颌),放入牙弓内再次排平。此外,也可设计辅弓与切牙间的结扎加力以达到满意的压入效果。

(2)前牙开𬌗的改正:同深覆𬌗的处理方法一样,首先应当辨明形成开𬌗的原因,对症施治,才能正确调整颌间关系和改正前牙反𬌗。最常见的开𬌗原因多系下弓丝太平直或反曲线导致下切牙过度压入所致,此时最好的办法是调整下颌弓丝,赋予其正常𬌗曲度,让下切牙适当伸长(注意不是拉长上颌切牙),以恢复固有的下颌曲线,从而改正开𬌗。此间采用的下弓丝最好换用较细的圆丝。

如果前牙开𬌗系托槽黏结位置不当(太靠近𬌗方)所致,则可以重新调整托槽位置,或在弓丝上相应部位形成垂直阶梯状补偿弯曲来矫治。此外,临床上多在下颌弓丝上改放一细圆丝(0.016″或 0.018″),并形成微小的𬌗曲线和必需的垂直阶梯弯曲,而上弓丝一般用保留的整体方丝弓固定上颌牙列。然后,在上、下切牙间应用颌间轻力牵引上下切牙区,以关闭开𬌗隙。

如果开𬌗系后牙过多伸出所致,则矫治的方法比较困难,必要时应采用头帽及口外弓做高位牵引,而且如果系过多生长所致者,此牵引应继续到生长基本完成为止,并且应有较长的保持。

(3)后牙区开𬌗的改正:后牙区的开𬌗,常可因恒牙早期前磨牙牙冠萌出不足,造成托槽黏结时位置太近𬌗方,或因治疗中托槽脱落或重粘位置不正,导致后牙牙冠倾斜、错位及矫治不充分、𬌗曲线未排平等因素所致。如果后牙区无咬合接触是由于托槽位置的差异,应重新调整托槽位置或在相应的弓丝位置做阶梯曲调整;如果系牙齿倾斜、扭转所致,则应改正牙轴,进一步竖直牙齿;如果系𬌗曲线及上、下牙弓关系不理想,则应再次用弓丝排平𬌗曲线,最好用镍钛方丝并用后牙颌间垂直牵引的方法改正。后牙区颌间牵引的方法可因不同的目的进行不同的颌间牵引设计如箱形、三角线、平行四边形牵引等,必要时在后期可剪断上颌方丝(当上颌补偿曲线不足时,将方丝从上尖牙远中处剪断)或剪断下颌方丝(下颌 Spee 曲线过度时,从下尖牙远中剪断方丝),然后再进行垂直颌间牵引,注意通常仅剪断单颌方丝即可,不需同时将上、下方丝都从侧方剪断;如果后牙开𬌗系磨牙后倾(因治疗中弓丝过度后倾弯)或前倾(因牵引所致磨牙牙冠前倾),则可在磨牙区用橡皮圈垂直牵引改正。

4.继续改正中线及调整牙齿大小的差异

有关中线矫治的各种方法,已在第三阶段治疗中做了详细介绍。矫治中线可一直持续至第四阶段,由于中线关系能局部反映出牙弓间的平衡协调和后牙关系的对应性,同时也与面部的美观、协调密切相关,因此,在第四阶段治疗中应继续作相应的矫治。第四阶段存在的中线不正有以下几种类型。

(1)牙性:由牙齿位置引起的上颌牙弓或下颌牙弓中线的偏斜所引起。临床上应鉴别中线的不正是由于上颌牙弓还是下牙弓的偏斜所致,上颌牙弓的中线对美观影响较大,矫治时以上颌牙弓的中线为基准,一般不应该让上颌牙弓去对偏斜的下牙弓中线。对下牙弓中线偏斜者,上牙弓用粗的方丝控制其位置,下牙弓用 0.018″(0.46 mm)或 0.020″(0.51 mm)的不锈钢圆丝,在两侧分别进行Ⅱ类和Ⅲ类牵引,必要时再在前牙区做斜行牵引。对上牙弓中线偏斜者,则在下颌用粗方丝,上颌用 0.018″(0.46 mm)或 0.020″(0.51 mm)的圆丝,进行相应的牵引。中线不正常需要一定程度的过矫治。

(2)功能性：个别牙齿的倾斜干扰或上、下牙弓横向位置的轻度不调，可以引起下颌位置的偏斜。对个别牙干扰者通过调整个别牙的位置或调𬌗，此后下颌的位置及中线可自动得以调整；单侧上颌牙弓狭窄者可调整弓丝形态，必要时使用颌间交互牵引；若上、下牙弓中线在主动改变下颌位时虽能对齐，但在下颌姿势位(息止颌位)时下颌偏向一侧，可最后通过单翼式活动保持器调整。

(3)骨性：对轻度的下颌骨性偏斜可通过调整牙齿的位置及牙轴倾斜来补偿。重度的骨性偏斜则只能通过外科(如颏成形)手术矫治。

(4)在影响中线关系以及上、下牙弓的正常对应关系的因素中，值得重视的问题是上、下牙大小的差异和不调，特别是在治疗完成阶段，为达到最好正常𬌗的治疗目标精细地处理这种不调十分重要。为此，对上、下牙弓 Bolton 指数不调的个体，在治疗一开始就可采用邻面去釉(inter proximal enamel stripping)即片切较大牙齿的邻面釉质部来逐步达到上、下牙量一致，此过程可延续至治疗的保持阶段。在最终治疗结束时，片切减径的方法，不仅能协调上、下颌牙量，同时由于片切加大了邻间接触面，也增大了牙弓后期疗效的保持和巩固。但应注意，考虑到牙邻面釉质厚度一般为 0.75~1.25 mm，故每侧去釉厚度一般应不超过0.25 mm为度。

对临床中较常见的上颌侧切牙变异(圆锥牙、过小牙)所致牙量不调的病例，在第四阶段治疗中通常应保留出侧切牙的正常大小间隙位置，用螺旋弹簧开大，或弓丝上形成阻挡曲保持间隙。一直到保持期后，再采用塑料或烤瓷冠面修复其外形，以达到满意稳定的咬合及美学效果，同样对个别牙冠缺损(外伤或龋坏)致中线不正病例的治疗，按保留其原牙位置间隙及后期修复的办法，同样能取得很好的效果。

此外，对上、下牙量轻度不调者，根据病例情况一般还可采用牙代偿的办法处理。例如利用转矩力，使上切牙微前倾来掩饰过大的上切牙，或用上切牙微内倾来掩饰过小的下切牙，以及加大或减小尖牙的倾斜角等，通过轻微增大覆𬌗或覆盖，完全可以掩饰上、下牙量的不调关系。

**(二)牙弓的最后调整——美学弓**

当完成上述治疗后，为达到牙弓的理想和美学目的，还应进行上、下牙弓最后的精细调整和定位。标准 edgewise 技术，在治疗的最后阶段，对牙及牙弓的最后精细调整设计有常规化的理想弓、美学弓完成步骤，即利用方丝弓托槽，在方丝弓上按个体牙弓的大小、牙轴倾斜度、转矩度完成理想弓的第一、第二和第三系列弯曲(直丝技术可不作弯曲)，同时，协调上、下弓丝。并在弓丝上形成上下和谐的 Spee 弯曲。然后将弓丝拴紧入各牙托槽，一般即可达到理想弓的目标。

然而，即使将每个患者的牙都精确按标准定位，也难以完全达到上、下牙弓的咬合关系。由于弓丝与托槽相适越精确，需要的弯曲也越多，而用直丝托槽尽管预成角度、转矩及厚度，但对个体而言也难免无差异，因而简单的标准弯曲或直丝托槽必然造成其牙位不完全位于咬合位上。所以，在实践中，大多数情况还需要用颌间橡皮牵引进行辅助调整才能最终达到治疗所要求的牙位。

此外，edgewise 技术中大多使用了Ⅱ类或Ⅲ类牵引，并且为防止复发常以过矫治为治疗目标(常规方法是超矫治1~2 mm)，这种过度矫治是否适当，最后常需经受咬合考验。为此，在进行 edgewise 标准完成弓的精细调整之后，即在最后结束治疗进入保持期前可采用以下两个步骤进行自我调整考察：①在正畸矫治器撤除前4~8周应终止颌间橡皮牵引，允许其弹回以观察变化。②在治疗最后阶段，观察牙齿在没有粗弓丝存在时是否也能进入牢固的咬合关系。

后者多换入较细的直径为 0.016″或 0.018″的不锈钢硬圆丝以提供牙移动的自由度,同时弓丝上也必须形成必要的生理第一及第二系列弯曲。自我调整过程中一般多不必采用颌间橡皮牵引。但临床实践中如果需要,也可以适当使用一些牵引并进行适当的调𬌗,常能促进自我调整的牙尽快进入最终的咬合。

如果上述两种最后检验结果满意,第四阶段的主动治疗即告结束。此时牙齿在生理位置上已完全排齐,上、下牙弓形态协调,覆𬌗、覆盖正常,中线无偏斜,尖牙及磨牙均为Ⅰ类咬合关系,咬合稳定。

## 五、第五阶段:保持

当第四阶段治疗结束后,即可拆除牙上的带环及托槽。对患者来说,或许认为矫治已经完成。但作为正畸治疗全过程,则意味着另一个重要阶段"被动治疗阶段"才刚刚开始,因为被矫治的牙和牙列常处于极不稳定的状态,仍有回复到矫治前的趋势。由于下述原因的存在,常导致正畸治疗结果的不稳定和复发:①牙周膜及牙槽改建未恢复平衡;②咬合平衡尚未建立,牙齿处于不稳定的位置;③肌动力平衡尚未建立;④口腔不良习惯的继续存在;⑤不利生长型的继续存在。因此,必须再持续相当一段时间,控制牙位和咬合矫治状态,逐步地(而不是突然地)撤去正畸力装置或设计新的维持装置、调整咬合、促进组织改建、防止畸形复发。这就是保持阶段的治疗目标。

矫治后是否复发或需要长期(甚至终生)保持,也取决于矫治的设计、时间过程、技术措施,取决于患者的畸形程度、生理条件、发育年龄以及遗传影响等。由于大多数的正畸治疗属"代偿性"治疗,在新的牙𬌗颌面平衡代偿尚未完全达成稳定前,复发的可能性永远存在。但可以在方丝弓矫治器矫治中,采取以下措施防止复发。①诊断设计时:应充分考虑牙颌面的生长发育,扩弓治疗要严格选择适应证,且不超过一定的限度,确定矫治目标时要注意牙代偿的限度,应建立其与骨面的正确关系。②正畸矫治中:要注意建立下切牙与基骨的直立关系以及合适的上下切牙角,应注意使拔牙隙两侧牙齿的牙根相互平行,对错位牙齿、异常覆𬌗覆盖及颌间关系做适度的过矫治。③矫治完成后,通常需要根据具体情况采用不同的方法进行维持。

### (一)与生长有关咬合改变的保持问题

相对而言,青春期患者局部牙周和牙龈因素所导致的牙移位复发是较短时间能解决的问题。而颌骨的生长差异在此期疗效的保持中由于时间更长显得更为重要。前已述及,青春期仍存在一定的生长潜力,这种生长力所导致颌骨的改变完全可能影响已经矫治完成的效果。临床上这种由于生长力所造成的变化多体现在颌骨生长的前后方向及垂直方向上(横向方向比较少)。因此对尚有生长潜力患者的Ⅱ类、Ⅲ类深覆𬌗、开𬌗等错𬌗畸形矫治后的保持问题应予特别仔细和留心。

(1)Ⅱ类错𬌗矫治后的保持:青春期患者过度矫治是控制Ⅱ类畸形牙位复发的重要方法,在矫治第五阶段中就应充分给予注意。因为即使采用良好的保持器,在治疗后牙位调整引起 1～2 mm 的前后向变化是完全可能的,特别是施用Ⅱ类牵引的患者,一旦停止牵引,此种回复性牙移动常很快发生。而过度矫治,将为这种回复提供一定的补偿。

控制Ⅱ类畸形矫治后颌骨生长所致复发的方法一般有两种:第一种是采用较长期的晚间口外牵引(面弓等),以抑制上颌向前生长。第二种是使用功能性矫治器,如 activator、bionator 型功能性矫治器,以保持牙齿原位置及原咬合关系。对有严重骨骼问题的患者,保持时间应长于

12～14 个月,最好能持续到生长已基本停滞为止。

(2)Ⅲ类错殆矫治后的保持:对恒牙初期患者,由于下颌相对于上颌仍有较大的生长潜力,随着下颌的生长,Ⅲ类畸形复发的可能性较大。同Ⅱ类畸形一样,保持器选择口外力装置(如颏兜)及功能性矫治器均可。但如使用口外力时,必须正确判断下颌生长的方向。临床上盲目的颏兜牵引常造成下颌后下旋转的后果,对此须十分小心。一般来说,中度Ⅲ类问题,用功能性矫治器或定位器完全能保持治疗后的咬合关系。如果正畸治疗后,复发系由下颌过量生长所致,则应成人后选择外科正畸的方法,此时保持常是无效的。

(3)深覆殆矫治后的保持:大多数错殆畸形的矫治都包括深覆殆矫治的内容。对深覆殆矫治后的保持方法,一般多采用可摘式小殆平面板保持器,此时保持器上的基底板同时也起到咬合平面板的作用,可限制下切牙的伸长。垂直生长多继续到青少年后期,因此深覆殆矫治后的保持,多需持续数年的时间,但后期不必全天戴用,仅晚上戴入即可。

(4)前牙开殆矫治后的保持:应注意开殆患者矫治完成后,不宜采用压膜式塑胶膜保持器,建议采用 Hawley 式保持器并应注意使高位唇弓置于切牙近龈方,即最大周径线近龈侧,从而阻止其退缩复发。此外,也可在切牙部唇面暂时黏固附牵引钩的局部弓丝,并维持颌间轻力牵引,以保持其已达成的覆殆接触关系。开殆矫治后复发的原因除可能系磨牙继续生长、已矫治切牙的回缩,以及下颌向下后旋转生长外,一些不良吞咽及舌习惯也可能是复发的原因。临床上,磨牙过长常是开殆复发的重要原因,因而,控制开殆患者上磨牙过萌是保持的重要途径。常采用的方法是高位牵引,用口外力控制磨牙生长或者采用后牙高殆垫的可摘式保持器。如采用后牙区高殆垫的 activator 或 bionator 等功能性矫治器装置,以过度牵张的肌力对抗后牙萌长。应注意此种后牙萌长及过度垂直生长常持续至青春后期,故此期间,患者充分合作,长期坚持戴用保持器是保持成败的关键。

### (二)保持期牙周组织的改建

一般来说,当恒牙列初期的错殆畸形通过正畸力移动牙齿到位后,在新位置咬合力作用下,牙周韧带的重建还需要 3～4 个月的时间。而牙龈中的胶原纤维和弹性纤维的改建过程比牙周韧带慢。胶原纤维的改建需 4～6 个月。弹性嵴上纤维的改建更慢,在去除矫治器后,还需 1 年以上的时间。鉴于正畸治疗复发的重要原因之一是弹性纤维特别是嵴上纤维的回弹,有学者推荐用外科辅助的方法克服牙周纤维的回弹,这样能节省不必要的过度矫治操作及保持的时间。

牙周外科手术的辅助治疗方法,一般应在牙矫治到位,并使其在新位置保持 3 个月后才能进行,常用的方法有以下两种。

第一种方法是由 Ed wards 改进的嵴上纤维环切术(CSF)。即在局麻下用细刀尖插入牙龈沟直达牙槽骨嵴,沿唇及舌龈缘环切断牙周纤维。术后不需要包扎牙周,患者仅有轻微的不适感。

第二种方法是在每一牙龈乳头中心作一垂直切口,避开龈缘,在龈缘下 1～2 mm 处伸入颊、舌骨嵴处切断牙周纤维。

上述手术通常在矫治器最后拆除前几周进行。如果选择在撤除时进行,则应立即戴入保持器。显然第一种手术在撤去矫治器时进行比较容易,可避免矫治器弓丝的干扰。而后一种方法不受矫治器的干扰,故可提前进行手术。但由于创伤在龈内部,手术不宜推延到撤除时才做,以免戴入保持器时产生伤口压痛。据报道此两种方法所起的保持效果都是相同的。

### (三)下切牙拥挤矫治后的保持

骨的继续生长不仅影响咬合,还可改变牙位,特别是下切牙拥挤患者在排齐下切牙后的复发问题,在临床中比较突出。

(1)下颌向前下旋转生长:将使唇肌压力作用于切牙,导致切牙舌向倾斜。目前认为这种下颌继续生长是正常或Ⅲ类患者形成下切牙拥挤的主要原因之一。因此,青春期患者下切牙区的保持多应持续至生长停滞,直到成年为止。

(2)第三磨牙的萌长:有关第三磨牙萌长是否造成前牙拥挤复发的问题,尚有不同争论。但由于第三磨牙的萌出,通常将持续至青少年后期才能确立。一般而言。对恒牙列早期患者,延长保持时间直到第三磨牙萌出(牙列完全稳定)的观点,对保持疗效较好。

(3)下切牙磨耗不足:H.Peck 和 S.Peck 发现,整齐排列的正常人下切牙,其牙宽度(MD)与牙厚度(FL)之比率约等于 1(MD∶FL≥1)。通常,不超过 0.92,侧切牙不超过 0.95 时,才能保持稳定。如果此比率增大,则拥挤易复发,故提出对大多数患者应减小其下切牙近远中宽度以增大其稳定性。这与 Begg 有关澳大利亚土著人的牙齿因为生理磨耗大而减少了畸形发生的理论基本一致。而在临床中,使切牙邻面由点接触变成面接触时,也确能起到有效的稳定作用。因此,在保持期采用片磨下切牙间邻面的方法,不仅能为重新排齐拥挤切牙开拓间隙,同时也增大了邻间接触面,缩小了 MD/FL 比率。从而起到下切牙保持稳定的目的。

邻面去釉(strippin)的方法,建议采用金刚砂条片锯(tooth separator)进行片切。主要片切触点处,且釉质的片磨不能太多,一般每面不能超过 0.5 mm,并应同时采用 Hawley 式活动保持器的唇弓重新调整和排齐下切牙。此外,设计一个在模型上预先将牙片切排齐的尖牙至尖牙间局部活动保持器,对复发切牙拥挤病例的重新矫治和保持也可起到较好的效果。

### (四)保持器(retainers)的设计和选用

常用的保持器一般有可摘式保持器、固定保持器及功能性保持器三大类。

(1)Hawley 式活动保持器:最常用的一种可摘式保持器。由于设计简单、可靠,故使用最广。但此保持器的缺点是患者常取摘,易丢失折断;此外,由于其唇弓刚好通过尖牙远中的拔牙隙,如果设计制作时固位贴合不良,常易造成尖牙远中间隙复发。

(2)Begg 式活动保持器:适于矫治后牙间尚有少量余隙尚未完全关闭者。可通过连续长臂上的双曲加力,达到牙冠紧密接触的目标。但该矫治器不适于矫治后切牙轴较唇倾的病例,因为长臂易向龈方滑动而影响固位。

(3)夹板式活动保持器:适用于牙周病矫治后的患者及口唇形态缩的患者。牙周患者的保持器应在进食时戴用,而进食后取下清洗后再戴入,以保护牙列健康及稳定。

(4)舌侧弓丝式固定保持器:目前,为很多人提倡使用,特别是下前牙区。一般采用 0.017 5″多股瓣状丝在前牙舌(腭)侧,第一前磨牙之间,沿舌隆突嵴形成一连续弓丝,再用黏结剂将其与前牙舌面分别黏固在一起固定。该保持装置不影响美观,对口腔功能妨碍小,不必取摘是最大优点,其缺点是一定程度影响口腔卫生。

采用舌丝或固定保持器时,舌侧丝的口内黏结多在拆除固定矫治器唇弓丝前进行,为便于固位丝的口内黏固,可先将已在模型上弯制适合好的舌侧固位丝放入口内就位,立即用结扎丝穿过牙间隙,暂时与唇弓丝拴扎定位,然后进行常规隔湿、吹干、黏固。黏固剂不能全部糊满弓丝,应点状黏结,留出牙间缝隙处,以保持生理牙动度。待舌固定丝黏固后,再撤去唇侧全部固定装置及结扎丝。

随着材料的进步和更新,目前更推广采用一种高强度玻璃纤维复合树脂(fiber reinforced composite,FRC)代替舌侧金属丝作为舌侧固定保持器材料。该材料和方法较金属丝黏固法更为快捷、方便,但其疗效尚待评价。

(5)功能性保持器:也是一种活动矫治器装置,将功能矫治器作为保持装置完全不同于在青春高峰期时促进骨生长的目的,相反是为了一定程度限制骨的继续生长以及调整和保持牙位置的矫治后状态。因此,应根据矫治后的咬合关系进行改良设计。常用的功能性保持器有斜面导板、验平面板、肌激动器(activator)等。其作用是限制前牙或磨牙生长、在一定范围内调整咬合差异;此外,在功能矫治器上,适当调整上切牙的舌侧边缘嵴,常能起到进一步调整覆验、覆盖关系的效果。

(6)正位器(positioner):该矫治器的制作一般是在撤去固定装置前4~6周进行,先制作牙模型,并留取蜡记录,在技工室修整去除模型上的带环、托槽及间隙等,重新排列调整石膏牙的位置关系达理想位。然后,在理想位制作全塑胶定位器。戴入口腔后,由于正位器的塑料是一种软树脂,故能逐渐改正最后一些小范围的牙不齐达理想位置。正位器戴入后,最初每天白天应做4~6小时轻咬压训练,并全天戴用,以利于牙的最后精确调整。正位器对控制恒牙列初期仍有少量生长潜力患者的矫治后保持也有效果。正位器的缺点是体积太大、比较不适,同时对咬合道的要求十分严格,因此制作上必须十分精确。该装置国外也有各型成品出售。

(7)压膜式保持器:是目前已广泛应用的一种膜套型保持器。该保持装置类似定位器,制作简单,直接取模压制而成,因为透明,不影响美观,较受患者欢迎。但干扰咬合运动、易脆损是其缺点,为此,目前有各种改进。

### (五)保持器的戴入和调整

通常,用固定矫治器进行各类错验畸形矫治后,几乎所有的患者都需要保持。保持器的戴入和固定装置的撤除一般同时进行,为减小带环去除后牙间余隙的影响,可在1~2周前,先撤去带环(特别是压膜式保持器)。在固定装置撤除后,应立即做洁牙治疗,充分去除牙面及颈缘残留的黏结物和牙石、垢积物等,并立即戴入保持器,教给患者清洗方法。一般戴入保持器1周后,应做复诊检查调整。

保持器在前3~6个月内必须全天戴用,吃饭时可以摘下(除永久夹板固位的患者外)。以后保持器可部分(晚间)戴用,连续时间应至少12个月,以允许牙龈组织完成重建过程。非生长型患者此时即可停止保持。但对仍有生长潜力的患者,应延长保持器的部分戴用时间到生长完成为止。对有特殊需要的患者则应增加部分戴用时间,并辅以片切(邻面去釉)、口外力和功能性矫治器的使用等。对超限矫治后,牙弓及牙列仍处于不稳定位置的病例,如过度扩弓排齐牙列等患者,复发是难免的,除非进行长期保持。因此,在治疗计划前就应充分注意,并制订出必要的预后措施,才能获得稳定的治疗结果。

(赵　佳)

# 第七章

# 口腔修复术

## 第一节　前牙的部分冠美学修复

前牙的部分冠美学修复是指使用全瓷材料,联合借助固位形固位和黏结固位两种固位形式,对前牙较大面积缺损进行美学修复。按照传统的定义,部分冠往往是由金属制作,主要是应用于牙齿唇颊面完整,而其他轴面或咬合面需要修复治疗的病例。但是,随着瓷材料的发展,尤其是瓷与牙体组织之间的黏结技术的不断成熟,越来越多的前牙大面积牙体缺损可以使用部分冠进行修复。部分冠可以看成是瓷贴面的变体,或者是不完整的全冠,是介乎两者之间的修复形式。多使用长石类光线通透性好的瓷材料,使用铸造或 CAD/CAM 加工的手段制作。其特点是设计灵活,其宗旨是在最大限度地保护余留牙体组织与获得固位之间达到平衡,并满足美观的需求。

### 一、适应证

如果牙体的缺损通过瓷贴面修复无法获得足够的强度,而使用全冠修复又要磨除过多健康牙体组织时,可采用部分冠修复。例如,前牙的缺损涉及切缘和切角以及大部分牙体,有较大的缺损间隙需要使用修复手段恢复与邻牙的接触关系时。

### 二、牙体预备

部分冠的使用是为了在进行牙体预备时使用合理的最小预备量,在获得修复体的固位和抗力的同时,尽量多地保留健康牙体组织,并留有充足的黏结面积。瓷贴面的固位力完全依靠黏结力,冠的固位力来自固位形。部分冠的固位力不仅要来自牙体预备产生的固位形,还要利用黏结剂所获得的黏结力,两者缺一不可。

在进行牙体预备时,应考虑四方面因素。

(1)保护牙髓牙本质复合体,尽量少磨除健康的牙体组织。

(2)尽量增大黏结面积:黏结剂能与釉质形成稳定持久的黏结,而与牙本质的黏结受多方面因素限制,因此,应尽量多地保留釉质黏结面积。在牙齿上能利用的黏结面积越大,所获得的黏结力就越大。

(3)单纯依赖黏结尚不能提供部分冠足够的固位,需要用固位形辅助固位。因此,在不占用黏结面积的前提下设置辅助固位,如增加侧壁固位、固位沟槽等。

(4)需要保留足够的修复体的厚度,以满足修复体自身强度的要求:全瓷修复材料尤其是长石类瓷,虽然有较为理想的透光性,但强度较低。瓷材料的断裂起始于材料表面的微裂纹在外界应力的作用下发生扩展,最终导致材料整体的失效断裂。导致材料断裂的最小应力与材料本身的厚度呈反比。因此,在部分冠承受力的区域保留足够的瓷材料厚度才能使部分冠在咬合时不致发生断裂。

### 三、部分冠的美学处理

#### (一)部分冠设计时的美学考虑

修复体的边缘与牙体组织的结合区是美学处理的薄弱环节,因为修复体需要通过黏结剂与牙齿黏固,修复体和黏结剂的折光率和遮光率与天然牙齿有差异。因此,应尽量将修复体与牙齿的结合区放置在肉眼难以辨别的区域,如邻面和唇面的颈缘处。利用修复体的折光性,在设计修复体的外形和边缘线时,可适当制作成一定厚度的斜面,既扩大了釉质的黏结面积,同时也使颜色过渡得更自然。

#### (二)部分冠黏结时的美学处理

当制作完成的部分冠修复体在口内试戴时,需要使用与黏结树脂颜色一致的试色糊剂模拟黏固后的色彩学效果。如果发现最终的混色效果未达到整体美学要求,可从两方面作出调整。

1.修复体本身的染色处理

部分冠的修复体一般是由长石类材料制作,有与之相配套的瓷外染色金属氧化物材料,以低于材料软化温度的烧结温度和程序,对修复体进行染色处理。

2.调节黏结树脂的颜色

部分冠的黏结类似于瓷贴面,因此可以使用瓷贴面的树脂黏结系统,使用不同颜色的黏结树脂混色调配出适合的颜色,也可以在黏结树脂中加入着色树脂调配混色效果。

(卓　锋)

# 第二节　后牙牙体缺损的嵌体修复

### 一、非金属嵌体修复的临床应用

非金属嵌体是指用复合树脂和全瓷等非金属材料制作的嵌体,用于恢复牙体缺损患牙的形态和功能的修复体。传统用于后牙牙体缺损嵌体修复的材料主要是各类金属,但金属材料存在美观不足、磨耗对天然牙、金属离子析出、牙体着色等问题。近年来随着复合树脂和全瓷材料性能的不断改善,非金属嵌体正以其美观和良好的修复性能越来越多地被医师和患者选择。

#### (一)直接修复与间接修复的比较

后牙牙体缺损的修复方法包括直接修复和间接修复两种方法。

1.直接修复

直接充填修复以其简便、快速的特点长期以来在临床普遍应用。常用的非金属充填材料是各类复合树脂,由于复合树脂光固化时存在聚合收缩和固化不全的问题,初步固化后的树脂会继续发生聚合反应,使其体积继续收缩。树脂固化产生的聚合收缩力为 $40\sim50$ MPa,树脂与牙釉质的黏结力为 $15\sim20$ MPa。当聚合收缩力超过树脂与牙本质、牙釉质的黏结力时,树脂与牙体组织界面就产生裂隙,这是充填修复后产生微渗漏的根源。微渗漏会造成充填体边缘着色、继发龋、牙髓炎,以及充填体松动脱落等问题。目前尚未发现一种直接充填技术能完全消除微渗漏。另外对于牙体缺损涉及牙尖的患牙,直接充填修复因为不能恢复理想的面形态,因此也无法恢复良好的咬合功能。对于有邻面缺损的患牙,直接充填也很难恢复良好的邻接关系,而导致食物嵌塞的问题。

2.间接修复

间接修复是指修复体在洞形外完成后,用黏结剂将修复体黏固在缺损的牙体上恢复牙体的形态与功能。由于间接修复体是在口腔外完成的,树脂固化时的收缩也是在口腔外完成的,这样就消除了直接充填修复时固化收缩对黏结的影响。间接修复树脂固化产生的体积收缩,在嵌体黏固时,黏结剂填补了收缩的体积,提高了修复体的边缘密合性,这意味着嵌体修复技术是一种能够减小微渗漏的有效方法。有研究报道,多功能黏结剂能在牙本质黏结界面形成混合层,它与树脂嵌体的单体成分相似,因此提高了树脂嵌体修复在洞壁的密合性。另外,树脂嵌体在二期处理过程中,单体转化率明显提高,这不仅使修复体的抗张强度、耐磨性和抗溶解性等物理机械性能大幅度增强,也减少了游离单体对牙髓的刺激。

**(二)间接修复技术和材料的选择**

1.复合树脂嵌体的间接修复技术

复合树脂嵌体与复合树脂直接充填相比较,由于树脂嵌体是在体外光照加热、加压固化之后再进行黏结,所以树脂在聚合收缩、微渗漏等方面的问题明显减少,因此继发龋和边缘染色发生的可能性也降低,术后敏感减轻,同时也避免了复合树脂附加固位钉充填后因固位钉腐蚀、氧化所致的固位钉周围牙本质和复合树脂染色的问题,有利于维持远期美观效果。与全瓷嵌体相比较,树脂嵌体制作工艺简单,费用较低,能满足多数人的美观需求,容易被医师和患者选择和接受。但复合树脂的抗压强度与瓷嵌体有较大的差距,远期修复效果不如瓷嵌体。

复合树脂嵌体材料的特点:复合树脂修复材料是一类由有机树脂基质和经过表面处理的无机填料以及引发体系组合而成的牙体修复材料。复合树脂嵌体是近十年兴起的一种新型嵌体材料。嵌体复合树脂与充填用复合树脂是有差别的,嵌体用复合树脂材料的激活剂与催化剂大多需要在高温高压下才能发挥作用,所以嵌体复合树脂在操作时都需进行二期处理,材料的各种性能才能达到设计要求,否则树脂材料的诸多缺点就会影响修复效果。为了减轻树脂材料的缺陷,通常需要改变树脂组成的无机填料或改良聚合方法,使其物理性能得到改进。近年来,随着高强度复合树脂材料的应用和嵌体制作时二期处理技术的应用,以及树脂黏结剂的使用,后牙嵌体修复的临床效果有了大幅度的提高,加之树脂嵌体良好的美观效果,简单的制作工艺,较低的成本,使其具有良好的临床应用前景。

2.瓷嵌体修复技术

瓷嵌体修复技术按照加工工艺划分,有机械加工的瓷嵌体、热压铸造陶瓷嵌体、玻璃渗透尖晶石陶瓷嵌体和金沉积基底烤瓷嵌体。

(1)机械加工的瓷嵌体:机械加工的瓷嵌体是通过 CAD/CAM 技术完成的。CAD/CAM 技术是近 20 年迅速发展起来的一种综合计算机应用系统技术。其主要特点是加工精度高(加工精度 0.005～0.1 mm),不受被加工对象形状复杂程度的影响,制作完成的嵌体准确度高,与基牙密合。可减少就诊次数,节约制作所需要的大量时间,有效提高了临床与技术室的工作效率和工作质量,但需要专门的仪器设备,费用较高。CAD/CAM 技术包括两种类型:第 1 种是利用机械加工的方法切削瓷块,使其一次成形为修复体的形状,再经染色完成最终的修复体;第 2 种是先用机械加工的方法切削预烧结的低密度瓷块为修复体的形状,再经二次烧结成致密的高强度修复体,之后经染色完成最终修复体的制作。

(2)铸造陶瓷嵌体:常用的有铸造玻璃陶瓷嵌体和热压铸造陶瓷嵌体。①热压铸造陶瓷嵌体:热压铸造陶瓷技术是采用失蜡法的工作原理通过热压铸造工艺成形的一种铸瓷修复技术。此类修复技术已商品化的材料代表是 IPS-Empress 陶瓷材料。②铸造玻璃陶瓷:又称微晶玻璃。铸造玻璃陶瓷技术也是采用失蜡法的工作原理通过铸造工艺成形的一种铸瓷修复技术。

(3)粉浆涂塑玻璃渗透尖晶石陶瓷嵌体:这种技术是采用粉浆涂塑技术成形,即将高纯度细颗粒的氧化镁制成注浆,涂塑在耐火石膏代型上,经过熔融法烧烤和渗透烧烤,其代表是 In-Ceram Spinell陶瓷材料。

(4)金沉积基底烤瓷嵌体:这种技术是应用金沉积技术制作金基底层,再在其上烤瓷完成嵌体的制作。

**(三)间接修复技术临床应用注意事项**

与传统的直接充填修复相比,嵌体可以在模型上制作完成,恢复原有的牙体形态,恢复良好的咬合功能和邻接关系,修复体能高度抛光,容易清洁等,是一种比较理想的牙体缺损修复方式。但嵌体只能修复缺损部位的牙体,不能保护存留部分的牙体组织。因此,嵌体有严格的适应证和禁忌证。

1.适应证与禁忌证

适用金属嵌体修复的牙体缺损,原则上也适用于非金属嵌体修复。与金属嵌体修复相比较,非金属嵌体还适用于以下情况:①因金属嵌体修复不能满足美观需求者,可设计非金属嵌体修复。②患牙缺损较多牙体预备固位形不足,需要增加辅助固位形时,可设计树脂黏结的瓷嵌体或树脂嵌体修复,利用树脂黏结剂与瓷和树脂良好的黏结性能,弥补固位形不足可能导致的固位不良的隐患。③当患牙缺损较多,存留的牙体组织为薄壁弱尖时,可设计树脂黏结的瓷嵌体或树脂嵌体修复,利用树脂黏结剂将患牙与嵌体连结成一个整体,有利于保护薄弱的存留壁和牙尖组织。④有金属过敏史的患者。

金属嵌体修复的禁忌证原则上也适用于非金属嵌体修复。与金属嵌体修复相比较,非金属嵌体在以下情况时应慎用:①患牙需要保守性嵌体修复时,应慎用费用较高的瓷嵌体,可选用费用较低且黏固性较好的树脂嵌体。②患有夜磨牙或紧咬牙等咬合性疾病患者,因其过度的咬合负荷应慎用耐磨性不足的树脂嵌体和脆性较大的瓷嵌体。

2.修复设计

(1)原则:牙体预备前应首先去除腐质并检查患牙缺损的部位、大小和缺损部分的形状,同时要仔细检查存留牙体组织的咬合接触位置,在此基础上按照牙体缺损的大致形态设计嵌体的窝洞形状,不需要作预防性扩展,不需要预备特殊的辅助固位形。这些要求符合牙体预备要求中最小损伤原则,可以使牙体组织得到最大限度的保留,使牙体的抗力和强度丧失最少,从而达到减少牙齿折裂发生的目的。金属嵌体牙体预备的基本原则多数也适用于非金属嵌体的牙体预备。

(2)洞形设计要求(图 7-1):与金属嵌体相比较,非金属嵌体牙体预备的一些特殊要求如下。

①与金属嵌体要求洞壁向面外展 3°～5°角不同,非金属嵌体洞形的轴壁向面外展要增加到 6°～8°角,以利于嵌体顺利就位。因洞壁外展增加而减小的摩擦固位力可通过高强度的树脂黏结剂弥补。②瓷嵌体要求咬合面洞的深度≥1.5 mm,轴面预备≥1.5 mm,以满足瓷材料的使用要求。③非金属嵌体洞形预备要求表面光滑、圆钝,不强求洞壁点、线、角清晰,洞壁可留存倒凹,洞壁上的倒凹可用树脂充填的方法处理平整即可。④非金属嵌体不能预备洞斜面,这是与金属嵌体在牙体预备要求中最重要的区别。洞斜面在金属嵌体中有防止边缘牙体组织折裂和增加边缘密合度的作用,在非金属嵌体修复中这两个问题是通过树脂黏结剂良好的黏结强度来解决的。⑤嵌体的边缘设计要避开咬合接触区,面的边缘设计位置应与正中接触点保持 1 mm 的距离,以免出现黏结剂磨损或黏结面开裂。⑥洞底平面不作底平的严格要求,以去净龋坏牙体组织为准,也可用垫底材料修平底面。

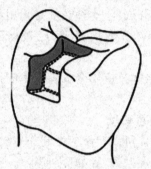

**图 7-1 嵌体邻补面牙体预备外形**

(3)有关嵌体洞形设计的力学研究:有研究提示,嵌体洞形的宽度越大,越容易使孤立牙尖成为应力集中区。当洞形的颊舌径宽度大于牙体颊舌径宽度的 1/3 时,牙尖的折裂概率明显提高。因此建议洞形的颊舌径宽度以小于牙体颊舌径宽度的 1/3 为宜。有研究报道,嵌体洞形的深度对患牙的抗折强度有明显的影响。洞形加深,牙体的抗折强度减弱。因此对于过深的洞形应在牙本质薄弱处和髓室底用树脂垫底材料作垫底处理。树脂垫底能显著减少全瓷嵌体和基牙牙尖折裂的危险。浅而宽的洞形若使用弹性模量高的材料修复,可以较好地保护薄弱牙尖;当洞形较深时,洞底通常比较薄弱,使用与牙体组织弹性模量接近的材料修复,在改善洞底部应力集中方面具有一定的优越性。对瓷嵌体不同洞壁锥度的研究提示:洞壁锥度不超过 7°角应力分布较好。对洞形龈壁的研究显示:增加龈壁高度,尽量减小龈壁宽度有利于减小修复后牙体的应力。龈壁角度的有无对牙体应力无影响。高嵌体修复时,牙本质应力集中现象有所改善,应力分布趋平缓。提示临床修复时,当嵌体窝洞宽度较大时可以考虑高嵌体修复。

3.树脂嵌体间接修复技术直接法

(1)树脂材料的选择:从材料的理化性能方面考虑,应选择硬质树脂材料;从美观方面考虑,要选择与邻牙近似的树脂色型。

(2)制作方法:按照非金属嵌体牙体预备原则完成牙体预备,隔湿,吹干预备体,洞壁涂布一薄层硅油,将选择好的树脂材料按照洞的深浅分 1～3 层充填,分层固化。为方便将嵌体取出,可在嵌体表面黏固一个小塑料棒。

(3)二次固化:将初步固化的树脂嵌体放入专用的热固化箱内光照加热固化。

4.树脂嵌体间接修复技术间接法

(1)树脂材料的选择:同直接法。

（2）制作方法。①牙体预备:按照非金属嵌体牙体预备原则完成牙体预备,要求各轴壁相互平行,洞形所有线角均需光滑圆钝,以防应力集中导致嵌体折裂。②排龈:常规排龈线退缩牙龈组织,减少龈沟液分泌,以便精细印模的制取。③制取印模:硅橡胶制取印模,要求印模清晰、完整。④灌注模型:用硬质石膏灌注模型,要求模型完整、工作区清晰,无气泡。⑤临时嵌体的制作:在原始印模即牙体预备之前制取的印模相应的牙位区域注入临时嵌体材料,注入量以注满预备牙的牙冠阴模为宜,快速将印模放入口内就位,在材料要求的时间内保持不动并在弹性期内将印模和临时嵌体从口内取出,待其完全凝固后常规打磨、抛光。隔湿,吹干预备牙体,将临时树脂嵌体就位于洞形内,修整外形,调整咬合,选用无丁香油的氧化锌临时黏结。

5.非金属嵌体的试戴与黏结

（1）黏结材料的选择:目前临床多采用树脂黏结剂。因为瓷嵌体在制作过程中不可避免地会出现气孔和裂纹等缺陷,严重影响修复体的强度等机械性能,树脂黏结剂可渗入其中的裂纹,限制裂纹进一步扩展和延伸,封闭裂纹形成屏蔽,防止水等液体对瓷的侵蚀作用,增强修复体的抗疲劳性能。同时能将瓷嵌体与牙齿通过黏结连结成一个整体,显著提高患牙和修复体的强度。有研究表明,树脂黏结剂使瓷与牙体之间的黏结层起到了一个缓冲带的作用,吸收了力,从而提高了瓷与牙体组织的黏结强度,保证了修复体具有良好的固位,增强了瓷嵌体和基牙的抗折强度,使全瓷嵌体的临床效果和保存率均有明显提高。树脂黏结剂的种类较多,临床操作方法也略有差别,使用时应严格按照产品说明书要求操作,以确保黏结效果。

（2）牙体洞形的清洁与嵌体的处理:黏结前应仔细去除洞壁上残存的临时性黏结材料,并彻底清洁洞壁。树脂嵌体在黏结前可以用笔式喷砂机轻轻喷砂处理黏结面。

（3）排龈:在患牙的龈沟内放入牙龈收缩线将牙龈排开,一方面将预备体的龈向预备边缘充分暴露出来,防止黏结剂进入龈沟内刺激牙龈,另一方面也可预防龈沟液和血液对黏结剂的污染。

（4）黏结:按照产品说明书要求规范操作,黏结界面需按要求处理,有条件者要使用橡皮障隔离唾液。多余的黏结剂应彻底清除,否则可对牙龈造成刺激,出现牙龈炎、牙周炎。对于透明度高的全瓷修复体,应事先用试色糊剂选择不同颜色的黏结剂,以期达到黏结后的美观效果。

6.垫底材料的选择与使用

（1）垫底材料的选择:嵌体修复时经常会使用垫底材料,垫底材料对嵌体修复的远期效果有影响。从生物安全性能考虑,垫底材料应该是对牙髓无毒、无刺激。从力学性能考虑,如果材料的弹性模量存在差异,功能状态时修复体和基牙的应力分布与集中也会不同。大量研究表明:选择弹性模量接近牙本质的垫底材料,有助于改善修复体和基牙的抗力性能。从黏结效果考虑,垫底材料与嵌体黏结剂的结合方式最好为化学结合。目前常用的垫底材料有玻璃离子水门汀、氢氧化钙、流动型复合体和复合树脂垫底材料。

（2）垫底材料的使用。①玻璃离子水门汀:有酸碱反应固化型和光固化与酸碱反应固化双固化型。其材料性能在色泽上具有半透明性,颜色与牙齿相近似,不会出现因垫底材料的颜色而影响嵌体的色泽美观。玻璃离子水门汀与牙本质形成化学性结合,黏结强度可达到 55 MPa,抗压强度可达到 200 MPa。对牙髓刺激性小,当牙本质厚度≥0.1 mm 时,对牙髓无刺激作用。另外,由于材料中添加了缓释氟化物,具有一定的防龋能力。但近期的研究发现,玻璃离子在很多方面存在不足:如物理性能相对较差,生物相容性不理想,与嵌体材料的黏结性不足等。②氢氧化钙:是一种盖髓垫底材料,易操作,抗压强度高。但因其弹性模量与牙本质和嵌体材料相差很大,容易产生应力集中,所以临床要求其垫底厚度不能超过1 mm,并且需要根据垫底材料的性能,在其上再垫一层与嵌体黏结剂结合力强的垫底材料,以保证获得良好的黏结效果。③流动型复合体:属于单糊剂型光固化玻璃离子水门汀,临床易操作。具有良好的边缘密合性;与牙本质形成化学性结合;对牙髓刺激性小,可用于间接盖髓;具有放射线阻射性,方便X线检查;含氟具有抑菌性和抗龋能力。④复合树脂:近年来,复合树脂也被用作瓷嵌体的垫底材料。随着牙本质黏结剂的不断改进,新一代的自酸蚀黏结剂可以与牙本质形成混合层,封闭牙本质小管,有效地防止了术后牙髓敏感,为树脂垫底技术的广泛应用提供了条件。

(3)垫底材料在嵌体修复中的力学研究:从力学性能方面考虑,在垫底材料的选择中以弹性模量为主要参考指标。因为材料之间弹性模量的差异,会使修复体产生不同的应力分布。弹性模量越接近牙本质和修复材料,越有利于修复体和牙体的抗力性能。有学者对不同垫底材料对嵌体修复的影响作了力学分析。研究结果是:树脂基底的垫底材料比玻璃离子垫底材料能显著减小全瓷嵌体和基牙牙尖折断的危险。对不同光固化玻璃离子垫底材料的研究结果是:推荐使用高弹性模量的材料作为全瓷嵌体的垫底材料。很多研究发现,垫底材料的厚度影响全瓷嵌体的抗折性能。实验结果是:树脂基底较厚的瓷块比基底薄的瓷块抗折性更好。

7.非金属嵌体修复设计的固位与抗力

与牙体缺损全冠、桩冠、部分冠等其他修复设计不同,嵌体修复设计的难点包括了固位与抗力两个方面。如何在设计和牙体预备时做到既能少磨牙最大限度地保存牙体组织,又能满足嵌体修复的固位与抗力要求,了解嵌体设计的力学特点和嵌体材料的力学性能,有助于找到这两方面的平衡点。

(1)非金属嵌体修复的固位:与金属嵌体的固位一样,非金属嵌体也是通过嵌体与牙体组织之间形成的静态机械摩擦力、动态约束力和化学黏结力的共同作用形成的。固位形的设计和洞形轴壁的预备决定着嵌体静态机械摩擦力和动态约束力的大小,其中洞轴壁向面外展的角度与固位力成反比,非金属嵌体为了达到顺利就位,嵌体洞形的轴壁向面外展从标准要求的5°角增加到8°角,但这个角度的要求在临床牙体预备时很难准确做到,且此向聚合角度不利于机械固位。另外,在金属嵌体修复设计时,可利用钉洞等辅助固位形增加固位,但这对非金属嵌体不适用。因此,在非金属嵌体修复的固位方面,黏结剂的黏结固位作用在很大程度上起到了补充和加强作用。此外,树脂黏结剂与瓷和树脂嵌体材料之间良好的结合,不仅保证了修复体的黏结效果,同时还提高了修复体的强度。树脂黏结剂的使用为嵌体固位中黏结固位作用的重要性提供了良好的基础和保证,但应注意严格按照树脂黏结剂的产品使用要求操作。

(2)非金属嵌体修复的抗力:包括嵌体的抗力和牙体组织的抗力两部分。①嵌体:脆性材料的瓷嵌体,由于其材料的力学特点是抗压不抗拉,在相同载荷的情况下较金属嵌体更容易受应力集中的不利影响,出现瓷崩裂的问题。实验研究提示:瓷嵌体的厚度不少于2 mm就可保证它的强度。树脂嵌体材料的弹性模量与牙体组织接近,受力时的应力分布比较均匀,抗力性能较好。②牙体组织:影响牙体组织抗力的因素有牙体组织的存留量,预备体洞形的深度和点、线、角的形态特点,以及嵌体材料和垫底材料的弹性模量。牙体预备时磨除的牙体组织越多,存留牙体组织的抗力性能就下降越大。在这方面,非金属嵌体在设计和牙体预备的要求中,更多地考虑了对存留牙体组织的保护,优于金属嵌体的设计要求。在洞形深度方面,洞形越深,存留牙体组织的抗折能力越差。因此,在保证嵌体厚度的前提下,对于过深的洞形应作垫底处理。应力分布的特点是容易在直线的点、角处形成应力集中,非金属嵌体牙体预备要求的洞形表面光滑、线、角圆钝有利于避免应力集中,形成均匀应力分布。高弹性模量的嵌体材料受力时产生的变形小,牙体组织的应力分布比较均匀;低弹性模量的嵌体材料受力时产生的变形大,牙体组织的应力分布容易出现集中的情况。嵌体材料与牙体的弹性模量越接近,越有利于力的传导与分布。树脂嵌体受力时对牙体组织和自身的应力影响都比较小,就是因为树脂嵌体材料的弹性模量与牙体组织接近。

8.非金属嵌体修复后容易出现的问题与处理

(1)嵌体修复后疼痛:嵌体在完成黏结后立即出现疼痛,这种情况多为牙髓受到刺激引起的过敏性疼痛,一般黏结后一段时间疼痛可逐渐减缓消失。如黏结后出现咬合疼,多为咬合创伤引起,应检查咬合,作调处理。如果使用一段时间后出现疼痛,多为嵌体松动产生继发龋所致。这种情况需要拆除嵌体,重新治疗修复。如果使用一段时间后出现咬合疼,多为根尖周问题引起,应作相应的检查和处理。

(2)嵌体修复后牙齿折裂和嵌体折裂:牙齿折裂是因为咬合力过大或存留的牙体组织抗力不足引起的。适应证选择不合适、修复后咬合不平衡造成局部应力过大等都是造成牙齿折裂的原因,应根据折裂的具体情况作相应的处理,例如牙髓治疗后行全冠或桩冠再修复。瓷嵌体容易出现折裂的问题,这主要是因为瓷嵌体厚度不足、洞形设计不合理或咬合力过大所致。

(3)嵌体修复后松动脱落:这种情况多为嵌体制作的精确度不够,嵌体与牙体不密合;黏结剂选择不合适或操作不当;洞形过浅固位力差等原因引起的,应认真查找原因并作相应的处理。

(4)嵌体边缘微渗漏:这种情况多为嵌体制作的精确度不够,嵌体与牙体不密合或黏结剂质量问题引起的。早期无症状,随着问题的发展可出现牙齿敏感、嵌体与牙体黏结边缘出现色素沉着等问题。早期可采用窝沟封闭的方法治疗,如果范围大或出现继发龋,就应该拆除修复体,治疗后重新修复。

## 二、嵌体的特殊形式——嵌体冠

### (一)嵌体冠的概念

嵌体冠虽然是由嵌体和冠两部分组成,但它们是一个统一的整体。嵌体冠中的嵌体部分起主要固位作用,冠用于恢复牙体的外形,建立良好的咬合关系,保护薄弱的存留牙体组织。

### (二)嵌体冠的分类

(1)根据制作材料的不同,嵌体冠可分为金属嵌体冠、全瓷嵌体冠和树脂嵌体冠。①金属嵌体冠:是利用失蜡铸造法的原理制作完成的。这种方法制作简单,是临床最常用的一种传统制作方法。制作嵌体冠的合金有金合金、金银钯合金、镍铬合金等。金合金化学性能稳定,铸造收缩小,机械性能和生物学性能较其他金属材料更适合用于制作后牙嵌体冠。②全瓷嵌体冠:多采用CAD/CAM技术制作完成。这种制作方法技术要求高,费用较高。但由于全瓷嵌体冠具有与天然牙相近似的颜色和半透明性,具有良好的美观性能,目前正在被越来越多的医师和患者所接受。例如,用可切削的二氧化锆瓷块制作的无饰瓷二氧化锆嵌体冠。③树脂嵌体冠:是使用硬质复合树脂光固加热加压完成的。这种方法制作简单,价格较低,适合儿童乳磨牙嵌体冠的修复。

(2)根据固位方式的不同,嵌体冠可分为髓室固位嵌体冠和髓室-根管联合固位嵌体冠。①髓室固位嵌体冠:利用髓室固位的嵌体冠。适用于髓腔比较深大,深度在 2.0 mm 以上,缺损位于龈上 1.0 mm 以上,轴壁厚度不少于 1.0 mm,经过完善根管治疗的磨牙残冠。②髓室-根管联合固位嵌体冠:这类嵌体冠除了利用髓室固位之外,还需要利用部分根管的固位来保证修复体具有足够的固位力。适用于髓室深度不足,如髓室深度不足 2 mm,为获得足够深度固位,通过根管口向下扩展,获得可靠的固位深度以保证修复体的固位。

**(三)嵌体冠的适应证**

(1)严重磨耗,咬合紧;牙体组织大面积缺损,同时伴有龈距离小;经完善根管治疗的磨牙。

(2)牙体组织大面积缺损,但缺损位于龈上,存留壁的高度和厚度不少于1.0 mm,髓腔深大,利用髓腔可获得足够的固位力,经完善根管治疗的磨牙。

(3)根管钙化、髓石、断针、塑化致根管无法扩通等原因,部分根管不能进行完善根管治疗的磨牙。

(4)牙体大面积缺损,经完善根管治疗后可利用髓腔固位的乳磨牙。

(5)若固定桥基牙临床牙冠短,可设计嵌体冠修复的基牙。

**(四)嵌体冠的优缺点**

(1)嵌体冠与桩核冠相比,嵌体冠简化了临床操作过程,只需将髓腔形态进行磨改使之符合嵌体洞形即可;免除了根管预备的操作程序,避免了根管侧穿的危险性;减少了制取根桩蜡型的操作;节省了医师的临床操作时间;减少了患者的就诊次数;也减少了牙根折裂的危险,但其适应证范围比桩核冠窄。

(2)嵌体冠与嵌体相比,嵌体冠覆盖了牙齿的整个咬合面,避免了嵌体修复时单个牙尖承受的过大应力,避免了牙尖折裂的风险;起到了保护薄壁弱尖的作用。适应证范围比嵌体宽,但磨除牙体组织比嵌体多。

**(五)嵌体冠的牙体预备**

1.髓室洞形预备

要求按照髓室形态预备出嵌体洞形,洞轴壁外展2°~5°角,并应与预备后轴面取得共同就位道。不要求绝对的底平,轴壁无倒凹,轴壁上的倒凹可用树脂修平整,髓室底可用垫底材料修平整(图7-2,图7-3)。金属嵌体冠应按照金属嵌体洞形预备要求预备出洞斜面;瓷嵌体冠和树脂嵌体冠要按照非金属嵌体要求各轴壁相互平行,洞形所有线角均需光滑圆钝,不预备洞斜面。

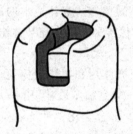 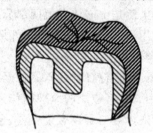

图7-2 嵌体冠牙体预备外形       图7-3 嵌体冠剖面

2.冠预备

按照全冠要求预备各轴面,向聚合度2°~5°角。

3.髓室固位嵌体冠的牙体预备

除了遵循以上髓室洞形预备和冠预备的要求之外,如果髓腔底部直径大于口部直径,为了尽量保存剩余牙体组织,可利用充填填补倒凹方法,获得底平壁直的髓室箱状固位形。

4.髓室-根管联合固位嵌体冠的牙体预备

除了遵循以上髓室洞形预备和冠预备的要求之外,还需要作部分根管的预备。如果髓室洞形深度<4 mm,需要向下预备部分根管以增加固位力,预备深度3~4 mm。

### (六)排龈、制取印模和灌注模型

**1.排龈**

常规排龈线退缩牙龈组织,减少龈沟液分泌,以便精细印模的制取。如邻颈部缺损齐龈或龈下1.0 mm以内,必要时进行局部牙龈切除术,以确保嵌体与颈部缺损面的密合。

**2.制取印模**

硅橡胶制取印模,要求印模清晰、完整。

**3.用硬质石膏灌注模型**

要求模型完整、工作区清晰,无气泡。

### (七)嵌体冠的制作

通常是在口外模型上制作完成嵌体冠。

**1.金属嵌体冠**

失蜡铸造法完成。具体操作要求参照金属嵌体和铸造全冠的制作。

**2.全瓷嵌体冠**

多采用CAD/CAM技术制作完成。具体操作要求参照全瓷嵌体的制作。

**3.树脂嵌体冠**

多用硬质复合树脂光固加热加压完成。具体操作要求参照树脂嵌体的制作。

### (八)嵌体冠设计的力学合理性

**1.嵌体冠设计的特点**

对于存留牙体组织少,同时伴有龈距离小的患牙,如果单纯设计环抱固位的冠修复,难以获得良好的固位力,容易出现牙冠脱落的问题。如果设计桩冠修复,修复体的固位虽然得到了解决,但不能使存留牙体组织的抗力强度增加,反而会增加牙根折裂的概率,因为桩只有增加固位的作用,没有增加存留牙体组织强度的作用,而对于这种缺损类型,嵌体冠的设计是基于将髓室洞形的固位,合理地用于弥补单纯轴壁环抱固位形的不足。既解决了修复体固位的要求,又不影响存留牙体组织的抗力强度,是一种理想的修复设计。

**2.嵌体冠固位的特点**

嵌体冠的固位是通过嵌体的冠内固位和全冠的冠外固位相结合的结果。嵌体和基牙轴壁间可形成很强的机械嵌合力,能够为修复体提供大部分的固位力,加之冠边缘形成的环抱固位力以及黏结剂提供的黏结力,可以为修复体提供足够的固位。

**3.嵌体冠抗力的特点**

嵌体冠嵌入髓室内,同时覆盖牙体外部,内外形成一个整体,大大提高了患牙在行使功能时的抗力,使患牙具有更强的抗折裂能力,良好的黏结剂不仅能增强固位力,更能紧密连结修复体和基牙,使其成为一个整体有效分散缓冲咬合力,提高修复体的抗折裂强度。

**4.嵌体冠的特殊应用**

儿童乳磨牙龋坏导致牙体大面积缺损是儿童牙体的常见病和多发病。由于牙体缺损多,临床常规的充填方法难以获得良好的固位,充填物反复脱落的问题成为儿童牙体治疗的难题。充填治疗也不能恢复牙冠的形态、咬合关系和邻接关系,影响咀嚼功能。乳磨牙由于其特殊的解剖结构和生理发育特征,临床牙冠较短,牙根也会逐渐吸收,全冠修复效果差,也不宜设计利用根管固位的桩冠修复。儿童乳磨牙嵌体冠的修复设计,合理地利用了位于髓室内的嵌体部分固位,为修复体获得良好的固位提供了有效的保证。

(卓 锋)

## 第三节 全瓷冠的应用

经过多年的使用和临床观察,金瓷修复暴露出它的缺点,比如颈缘泛青,口腔软组织对金属过敏,修复体的色泽失真,无法满足一些对美观要求较高的患者的需求。全瓷材料的理化和生物学性能稳定,修复效果逼真,正日益受到临床医师和患者的青睐。随着全瓷材料机械强度的不断提高,全瓷修复体的应用,由过去单纯制作嵌体、贴面发展到全冠、固定桥,乃至种植义齿的上部结构。全瓷冠是以陶瓷材料制成的覆盖整个牙冠表面的修复体,它具有色泽稳定自然、导热低、不导电、耐磨损、且生物相容性好无需金属结构,不透金属色等优点,是较为理想的修复体。但是,由于其脆性大,限制了它的应用。近年来,随着陶瓷材料性能的改进及义齿加工工艺的发展,增韧陶瓷被用于前后牙全瓷冠及少数牙缺失的全瓷固定桥的制作。

### 一、常用的全瓷系统

现在的全瓷修复系统种类繁多,根据材料的不同可以分为非氧化硅基的氧化铝陶瓷和氧化镁陶瓷(如 In-Ceram 系统)、氧化锆陶瓷(如 Cercon 系统)以及氧化硅基的氧化硅陶瓷等,根据材料的加工工艺可分为渗透陶瓷、切削陶瓷、铸造陶瓷、电沉积陶瓷、堆塑致密烧结等。

#### (一)热压铸造陶瓷系统

IPS-Empress 全瓷是热压铸造陶瓷系统的代表,该系统首先由瑞士苏黎世大学和仪获嘉公司 1990 年推出,主要成分为白榴石晶体,经热压铸造后瓷块的致密度和晶体的含量可以得到提高。制作修复体的基本原理是采用失蜡注塑法,先制作底冠蜡型,包埋,然后按临床比色选瓷块铸造,利用白榴石晶体来增强,在高温高压条件下将白榴石增强的玻璃陶瓷软化注入型腔,形成雏冠,最后按全瓷修复体方式堆塑面瓷,表面再上釉着色而成。IPS-Empress Ⅱ 铸瓷以硅酸锂为增强剂,热压铸提高了密度和强度,着色和饰面瓷为陶瓷的表面强化,增加修复体的强度。具有美观、良好的半透明性、与牙釉质近似的折光性、良好的边缘密合性、抗折断性能及耐磨性能。

Empress Ⅱ 铸瓷的内冠材料的主要组成为占 60% 的二硅酸锂晶体,外层涂层材料为单一的氟磷灰石晶体。玻璃基质中的二硅酸锂晶体长度为 $0.5 \sim 4.0~\mu m$,经过热压铸后,晶体的体积比可达到 $75\% \pm 5\%$。二硅酸锂属正立方体结构,对网络结构进行修饰。玻璃基质中还有一部分为正磷酸锂,分布在二硅酸锂内,使其抗折性能及耐磨性能得以提高,其挠曲强度可以达到约 400 MPa。

Empress Ⅰ 型主要用于制作单冠、嵌体、贴面;Empress Ⅱ 可用于 3 个单位前牙桥的制作。在用于三单位桥方面,Empress Ⅱ 铸瓷只适用于单个前牙及单个前磨牙缺失的双端固定桥修复,且要求前牙缺失区的宽度≤11 mm,后牙缺失区的宽度≤9 mm,有夜磨牙病史的患者禁用。临床使用时应有足够的牙体预备,这是取得修复体成败的关键因素,修复体瓷层的厚度不应低于 0.8 mm。该系统制作的全冠透光性强,美观,操作时间较短,热稳定性好,强度较高。但是,由于该系统没有提供特殊的颜色瓷块,对选择四环素牙及氟斑牙颜色的患者修复不适合。另外,常用陶瓷材料的实际强度值较实验理想条件下的低,在临床应用过程中,有出现瓷裂的现象。由于 Empress Ⅱ 铸瓷制作的全瓷修复体密合性很高,试戴时如有高点,不能完全就位,应小心寻找高点,逐步磨除,避免强行就位,导致修复体折裂。

### (二)玻璃渗透全瓷系统

1988 年法国的 Sadoun 提出了一种名为粉浆涂塑的全瓷冠桥修复技术,后由德国 Vita 公司改进,以商品名 In-Ceram 推出。至今已推出 In-Ceram A lumina(ICA)、In-Ceram Zirconia(ICZ)、In-Ceram Spinell(ICS)系列。ICA 全瓷系统的瓷粉为含 99.56% $Al_2O_3$ 的氧化铝微粒,平均大小为 2.25 $\mu m$,有 35%粒子直径不到 1 $\mu m$。ICZ 的陶瓷粉末为 67%的氧化铝和 33%的氧化锆,粒子直径在 1~5 $\mu m$,而 ICS 的粉末组成为直径在 1~5 $\mu m$ 的尖晶石粉末。厂家报道 ICZ、ICA 和 ICS 3 种系统的抗弯强度,其中 ICZ 为 603 MPa,ICA 为 446 MPa,而 ICS 为 378 MPa。粉浆涂塑铝瓷冠是将纯氧化铝粉浆涂布在复制的专用的耐高温代型上形成核冠雏形,在熔点以下温度烧成多孔结构,再用玻璃熔融渗透后消除孔隙,致密化,形成玻璃渗透氧化铝的复合体,再涂塑饰面瓷,完成全冠。

这里以 ICA 为主,介绍 In-Ceram 系统。该渗透陶瓷系统是采用工业上相互渗透相复合体理论,即形成玻璃氧化铝的相互渗透相复合体。由于烧结温度 1 200 ℃低于正常铝离子的反应温度,1 $\mu m$ 以上的大粒子很少熔结,而 0.5 $\mu m$ 以下的小粒子由于表面能增高,反应温度下降,大部分熔合,因此在预烧结后形成了以大粒子紧密相连而小粒子相互交融的三维多孔网状结构。该微结构在三维层次上互相缠绕但又密实,相互锁结的氧化铝本身连续连接,其周围的孔隙也可相互连通。由于孔隙的大量存在,ICA 核冠雏形的强度很差。为了弥补这一缺陷,还需在核冠表面涂上特殊的玻璃进行渗透,得到氧化铝核。玻璃料熔化后渗入氧化铝孔隙内,减少了孔隙,弥补了基底制备过程中产生的裂纹,并与氧化铝基体呈三维网络相互锁结的关系,同时由于玻璃的热膨胀系数略低于氧化铝基底的热膨胀系数,在玻璃中引入了有利的微观压应力,增强了材料的抗折强度。氧化铝核成形后,表面用 Vitadur-ALPHA 面瓷堆砌即可。面瓷早先为 Vitadur N,后来又推出了 Vitadur-ALPHA,目前采用 VM 7,与全瓷底层匹配。

ICZ 的核冠底层在 1 000 ℃时进行烧结,在 1 140 ℃时进行玻璃渗透。为了提高 In-Ceram 冠的美观特性,另一种核材料 ICS 近年被推出,它同铝核比较,增加了透明度,但抗弯强度下降约 46%。In-Ceram 制作的修复体的边缘密合性良好,厂家报道 In-Ceram 嵌体的边缘适合性 35~50 $\mu m$,ICA 单冠边缘适合性 18.6~45 $\mu m$,桥的适合性为 58 $\mu m$,远低于 100~120 $\mu m$ 的临床要求。In-Ceram 在临床上可用于制作嵌体、贴面、全冠以及固定桥。由于 ICS 具有较高的美观性能,但强度较弱,因此适用于制作嵌体和前牙冠;ICA 则适用于前后牙冠和前牙三单位的固定桥;ICZ 具有较高的机械强度,但透明度较差,因此可用于制作后牙三单位固定桥。另外,渗透陶瓷制作全冠具有烧结烧烤和渗透烧烤的时间较长费时,对操作技术有较高难度要求的缺点。

### (三)切削陶瓷全瓷系统

切削陶瓷全瓷系统是由瓷块和计算机辅助切铣系统共同组成。目前,所用的瓷块多以氧化锆为多。有代表性的系统包括 Cercon 系统、Procera All Ceramic 系统、Cerec/In-Ceram Alumina 系统、Cerec/In-Ceram AL 系统、Cerec/In-Ceram ZR 系统等。因氧化锆底冠出色的强韧性,极大地扩展了以往全瓷冠修复的范围。Cercon 系统制作修复体的基本原理是先在石膏模型上制作蜡型,将其固定在专用蜡型支架上,在其上均匀涂撒光扫描粉,然后将蜡型安放在扫描切铣机上,并按程序安装预成氧化锆瓷块,机器自动扫描蜡型,切铣瓷块,最后将切铣完成的底胚在专用烤炉中焙烧制成底冠,按程序堆塑饰面瓷,烧烤完成修复体。氧化锆增韧陶瓷全冠抗折强度令人满意,并且制作工序较金瓷修复体简单省时。但昂贵的整套专用设备及专用瓷块,使制作成本很高,限制了其应用。

Cercon 全瓷系统的瓷块组成为氧化锆,属于氧化锆增韧陶瓷(zirconia toughened ceramic,ZTC),还有少量氧化钇、氧化铪、氧化铝及氧化硅。瓷块经高温烧结后,形成含二氧化钇的部分稳定氧化锆(Y-ZTP)。该氧化锆具有特有的应力诱导相变增韧效应,所以具有极佳的机械性能,是所有陶瓷材料中最高的,抗弯强度超过 900 MPa;极限负载能力强,在三单位桥上的承受力大约为 2 000 N;抗断裂韧性值可达 7 MPa·m$^{1/2}$。Cercon 瓷块结合 CAD/CAM 技术用于制备高强度氧化锆冠桥。制作时首先利用该系统的计算机辅助设计程序对修复体的底冠蜡型通过激光逐行依次扫描记忆。切铣系统先将预烧结的氧化锆瓷块粗加工形成雏形,然后细铣磨形成底胚形。切铣完成的底冠或支架放入专用烧结炉中烧结,该过程大约持续 6 小时,最终形成氧化锆底冠、支架。Cercon 瓷块具有优越的机械性能,临床上可用于制作嵌体、贴面、全冠及固定桥,可制作 6 个单位前牙桥和 4 个单位后牙桥。由于磨牙区的最大咬合力为 216～847 N,ZTP 在三单位桥上的负载极限为 2 000 N。Filser 等的实验显示当加载力为 500 N 时,ZTP 后牙三单位桥支架的失败率为 0,在加载力为 880 N 时,其失败率为 4%,远低于 IE2 和 ICA。Reiss 等从 1987—2006 年间对 1 101 例用 Cercon 瓷块制作的瓷嵌体进行了观察,报道其成功率为 84.4%±1.4%,临床显示修复效果良好。另外,ZTP 桥支架的连接面积仅需 6.9 mm$^2$ 就可以满足后牙区的咬合负载,显著小于 IE2 连接体所需的面积,因此,Cercon 全瓷系统在制作后牙固定桥方面具有显著的优势。但是,由于 Cercon 全瓷系统的器械设备价格十分昂贵,因此在临床上的使用受到了限制。

Procera All Ceram 全瓷系统是经计算机辅助设计与制作系统加工形成的纯氧化铝高强度冠核基底,经干法高温加压烧结后在氧化铝底层上塑饰面瓷,完成修复体。具体程序是:首先技师将代型接触扫描后,数据传输至中心工作站进行 CAD/CAM 加工,计算机先切削形成相应放大的代型以补偿烧结收缩,然后在放大代型上采用纯度高达 99.9% 以上的氧化铝粉末,以极高的压力将氧化铝粉末压结,然后按设计切削形成冠核基底,再在高于 1 550 ℃的温度下烧结,烧结收缩后即形成尺寸合适的冠核基底,其相当于烤瓷熔附金属冠的金属内冠,最后在氧化铝冠核基底上烧结热膨胀系数匹配的专用饰面瓷即可形成最终修复体。该系统的挠曲强度为 472～687 MPa。CAD/CAM 机加工陶瓷为预成瓷块,可在椅旁直接加工完成修复体。

Cerec/In-Ceram 系统是德国 Sinora 公司与 Vita 公司将 Cerec CAD/CAM 机械加工技术与 In-Ceram 技术结合起来的新型修复系统。Cerec/In-Ceram Alumina 系统是机加工玻璃渗透氧化铝;Cerec/In-Ceram AL 和 Cerec/In-Ceram ZR 系统分别为致密氧化铝、氧化锆全瓷。在 CAD/CAM 全瓷系统中,该系统较为先进,自动化程度高,临床应用数量较多。其基本原理是先获取数据,通过计算机三维形态设计(CAD),利用计算机自动控制加工(CAM)制作全冠。瓷块具有很强的毛细管作用,玻璃渗透只需 30～40 分钟,但是 CerecⅠ和 CerecⅡ只能制作单冠和嵌体,最新的 CerecⅢ型技术可以进行三单位固定桥修复。由于 CAD/CAM 设备昂贵,普及有困难。

Celay/In-Ceram 系统是苏黎世大学与 Vita 公司将 Celay 机械加工技术与 In-Ceram 技术结合起来的新技术,是用 Celay 技术加工渗透前的多孔陶瓷块。制作方法是:先在代型上做暂时修复体,然后以暂时修复体为母板,在 Celay 切削机器上切削出瓷修复体。由于瓷块是用工业方法制成的成品,不需烧结烧烤,临床上可在 1 天内做出修复体。

## 二、全瓷冠的特点

目前,金瓷冠的应用很广泛,但它仍存在许多缺点,针对其缺点,全瓷冠应运而生。与金瓷冠相比,全瓷冠在以下几方面有其优缺点。

### (一)美观

全瓷冠由于无金属结构,不透金属色,具有以下优点:①光泽自然、层次感强、透明效果理想,可重现与天然牙更接近的颜色效果;②无金属离子释放所引起的牙龈变色,减少"灰线"形成的可能性;③在霓虹灯下自然而无金瓷冠显出的底层颜色。

### (二)生物学性能

全瓷冠具有生物陶瓷良好的生物相容性,在口腔环境中具有良好的耐腐蚀性能。另外,全瓷冠没有金瓷冠由于金属离子释放渗入牙龈而引起的牙龈慢性炎症及变色或过敏的缺点。

### (三)机械性能

关于全瓷修复材料的研究,多集中在提高材料的强度和韧性上。某些氧化铝陶瓷系统的3点弯曲强度可达到 $400\sim700$ MPa,可用于单冠或 3 个单位桥的制作,但其断裂强度和韧性不够理想,不能用于长桥的制作。氧化锆增韧陶瓷有更高的断裂强度和韧性,弯曲强度可达到 $900\sim1\,200$ MPa,断裂韧性是氧化铝陶瓷的两倍。

金瓷冠的瓷裂问题一直是临床上出现较多的并发症,其原因是金-瓷界面的结合仍不够理想。全瓷冠底层与饰面层均为陶瓷,其瓷-瓷界面的结合强度较金-瓷界面者高,因此其瓷裂一般不发生在瓷-瓷界面。但是,由于全瓷冠材料有一定的脆性,在某些部位会出现饰面瓷或底层瓷的折裂。例如,在前牙舌侧由于牙体预备的空间不够,底层就较薄,底层会出现折裂。再如,由于切缘的底层不够厚或需要恢复的切缘长度过大,在切缘堆塑的饰面瓷过厚,会造成饰面瓷的折裂(图7-4)。因此,在制作过程中,既要保证底层瓷足够的厚度,又要设计好不同层材料所占的空间。

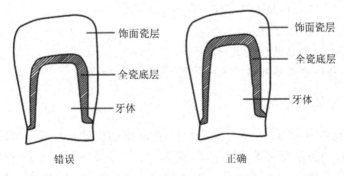

错误　　　　　　　　　正确

**图 7-4 切缘饰面瓷与底瓷的厚度**

### (四)牙体磨除量

由于陶瓷的脆性,全瓷冠的各面厚度较金瓷冠大,磨除的牙体组织也就多。全瓷冠的牙体磨除厚度一般是 $0.8\sim2$ mm,切缘(面)为 $1.5\sim2$ mm,唇面(颊面)为 $1.2\sim1.5$ mm,邻面为 $1.0\sim1.2$ mm,舌面为 $1.2\sim1.5$ mm,颈部肩台处磨除 $0.8\sim1$ mm。

### (五)制作技术要求

全瓷冠的种类较多,其制作技术也不同。渗透玻璃陶瓷全瓷冠制作是采用多层堆塑成形,其设备、条件较简单,但制作技术要求高。热压铸瓷全瓷冠的底层是采用热压铸瓷的方法获得,需要专用铸瓷炉。CAD/CAM 全瓷冠的设备价昂,操作技术相对简单。

### (六)费用

由于目前全瓷冠的设备条件要求高,成本高,又未形成大规模量的加工,其修复、制作的价格高于金瓷冠。

### (七)X 线透射性

陶瓷全冠对 X 线部分阻射,在 X 片上既清楚地观察到冠的边缘,又可以观察到冠内牙体影像,将树脂、汞合金等影像区别开来。另外,陶瓷全冠可避免因金瓷修复体给磁共振检查带来的不必要麻烦。

## 三、全瓷冠的适应证和禁忌证

### (一)适应证

原则上所有需要金瓷冠修复的患者,只要在经济条件允许的情况下,都可考虑全瓷冠修复,尤其更适合下列情况。

(1)前牙切角、切缘缺损,不宜充填治疗或不宜选用金属烤瓷冠修复者。

(2)死髓牙、氟斑牙、四环素牙等变色牙,患者对美观要求较高者。

(3)牙冠缺损需要修复而对金属过敏者。

(4)牙缺损要求修复,同时不希望口内有金属材料存在者。

由于全瓷冠材料种类较多,性能上相互差异较大,因而选择全瓷冠修复时,还要根据牙位、咬合力的大小,适当选择强度、美观性满足要求的全瓷修复类型,而不能千篇一律。

### (二)禁忌证

由于瓷材料本身的特性,目前全瓷冠仍然存在着一定的缺点,并有一些禁忌证。

(1)牙体组织的切割量大,年轻恒牙髓角高易露髓者。

(2)临床冠过短,无法获得足够的固位形和抗力形者。

(3)对刃未矫正或夜磨牙症者。

(4)牙周疾病需要用全冠进行夹板固定者。

(5)心理、生理、精神因素不能接受或不愿意磨切牙组织者。

## 四、全瓷冠的牙体预备特点

不同类型的修复体对聚合度、轴面预备形式、边缘线的位置及形式和宽度等都有特定的要求。全瓷修复的基牙预备应兼顾牙齿健康、功能、美观三方面的要求。维护牙齿的健康是指去净腐质,防治感染、防止修复折裂等;满足修复功能的要求是去除倒凹,做出共同就位道,设计好边缘的位置形态,做出良好的抗力形与固位形,恢复过低的垂直距离等;增进美观是指改善牙齿的排列、颜色、形状和质感等。全瓷冠的牙体预备应按照全冠的牙体预备的一般要求进行,如龋坏组织需去尽,预备的各轴面无倒凹,有一定锥度,冠的最大周径降至颈缘,在各面磨出足够的间隙等(表 7-1)。除此之外,全瓷冠的牙体预备还有其特殊之处。

表 7-1  全瓷冠的各面磨除量(mm)

| | 热压铸造陶瓷 | 玻璃渗透氧化铝 | 高强度纯氧化铝 | 氧化锆 |
|---|---|---|---|---|
| 唇颊面 | 1～1.5 | ≥1.0 | 0.8～1.5 | ≥1.5 |
| 舌面 | 1～1.5 | ≥1.0 | 0.8～1.5 | 1.0～1.5 |
| 切𬌗 | 2.0 | 1.5～2.0 | 1.5～2 | 1.5～2 |
| 邻面 | ≥1.0 | ≥1.0 | ≥0.8 | ≥1.0 |
| 颈缘 | ≥1.0(无角肩台) | 1.0 | 0.8～1.0 | ≥1.0 |

**(一)唇颊面预备**

在唇颊面预备出 1.0～1.5 mm 的间隙。用一粒度较粗的金刚砂柱形针先在唇颊面切 2/3 处磨出深1.2 mm的纵行引导沟,再逐渐向近远中扩展,然后在唇颊面龈 1/3 处以同样方法磨除 1.0 mm的厚度,颈缘处先终止于龈上。

**(二)舌面预备**

前牙舌面分舌窝与隆突下轴壁两个面预备。在舌窝处,用火焰状金刚砂针均匀磨除的间隙,外形基本与舌窝的外形一致。在舌隆突下,需要做出与唇面颈 1/3 平行的轴壁,以磨除舌隆突至龈缘的倒凹。后牙舌面预备与颊面预备相似。

**(三)切端预备(𬌗面预备)**

以轮形针或柱状粗粒度金刚砂针在切缘磨出 1.5 mm 深的沟 2～3 个,然后向近远中向扩展。上前牙切缘预备时,形成向舌侧倾斜 45°角的斜面,下前牙的切缘预备则相反。后牙的预备与金瓷冠相似。预备过程中和预备后,应检查对刃位的磨除量,或侧方时功能尖与对颌牙的间隙。检查的方法包括以引导沟估计、直观法、咬蜡片测量法和咬合纸测量法。咬合纸测量法是将咬合纸折叠成牙齿近远中径的宽度的一定厚度,放在患牙面,嘱患者咬紧,若可将咬合纸拉出,说明间隙足够。

**(四)邻面预备**

用金刚砂针从已预备好的磨面紧贴唇邻轴面角向邻面切磨,将邻面的倒凹磨除,并控制两邻面轴壁向聚合度约为 6°角,保证邻面肩台 1.0 mm,最后将邻面预备扩展至舌邻轴面角处。活髓牙时注意观察髓角位置,要避免活髓牙穿髓。

**(五)颈缘预备**

颈缘处是全瓷冠与牙体对接的部位,易致龋,要求越密合越好,对全瓷冠的强度至关重要,因此颈缘预备是牙体预备最关键的内容。肩台的颈缘位置根据轴面而不同,唇面一般在龈缘下,其他的与龈缘平齐或在龈缘以上。预备出的肩台在轴面角处应与各轴面相连续,厚度均匀,表面平整(图 7-5)。全瓷冠基牙肩台的基本形态为直角圆肩台或深凹形,这类肩台能够增加瓷冠在边缘部位的厚度并与应力的方向垂直,可增进瓷冠的抗折裂性和表面固位。

**(六)精修完成**

全瓷冠牙体预备的精修要求较金瓷冠高。精修时用金刚砂颗粒较小、直径较粗的金刚砂车针,预备完成的牙体表面应无任何倒凹和棱角,牙体外形光滑流畅,以防止瓷冠因应力集中而折裂。牙体预备应使瓷冠的厚度尽可能均匀一致。

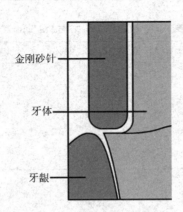

图 7-5　颈部肩台预备

### (七)注意事项

(1)由于全瓷冠的牙体预备切割牙体组织多,活髓牙预备应在局麻下,采取间歇切磨、随时冷水喷雾降温的方法保护牙髓,特别是在髓角高的部位,应仔细操作。

(2)牙体预备完成终印模后,应在牙体表面涂布牙髓保护剂,并及时制作暂时冠,黏固保护牙髓。

(3)为得到最大的表面积和牙体支持,预备体的聚合度越小越好,但会对就位有影响。建议唇(颊)舌面的聚合度为 6°～8°角,邻面的聚合度<6°角。

(4)预备牙应达到一定轴向高度,其中磨牙的预备高度至少为 4 mm,其他牙齿不低于 3 mm。如果高度不足,可考虑在轴壁上预备固位沟或箱体结构以加强固位。

## 五、全瓷冠的制作

按照材料和加工工艺的不同,全瓷冠的制作可分为多层制全瓷冠的制作、热压铸全瓷冠的制作、机加工全瓷冠的制作,现分述如下。

### (一)多层制全瓷冠的制作

多层制全瓷冠是在代型上多层堆塑和烧结底层,然后进行饰面陶瓷堆塑烧结完成的,该方法制作的全瓷冠主要包括铝瓷全瓷冠和渗透玻璃陶瓷全瓷冠两类。由于铝瓷全瓷冠制作时需用一层铂金箔,不易推广,而且其烧结收缩性能差和抗折强度不理想,现已基本不用。目前用于临床的 In-Ceram Alumina 和 In-Ceram Spinell 渗透玻璃陶瓷全瓷系统分别是以氧化铝和镁铝类晶石为主晶相的渗透陶瓷,其抗弯强度高,达 370～600 MPa,烧结收缩仅为 0.21%～0.24%,与饰面瓷结合强度高。下面以渗透玻璃陶瓷全瓷冠为例介绍多层制全瓷冠的修复制作原理和技术(图 7-6)。

1.牙体预备

其方法和程序如前述,所不同的是因在舌面不需堆塑饰面瓷,仅需预备 0.7～1.0 mm 的间隙。

2.印模、代型的制作

取印模预备工作模及代型与金属烤瓷全冠相同。

3.底层瓷冠的制作

按制作金瓷冠代型修整的原则修整代型后,用专用耐火材料复制专用耐火代型,涂布 45 μm

的隙料。然而用超声振荡器将铝瓷粉和调和液混成均匀粉浆,堆塑完成瓷冠底层坯体,送入专用烤瓷炉内,从常温升温 6 小时至 120 ℃,再用 2 小时升温至 1 120 ℃,并保持 2 小时。

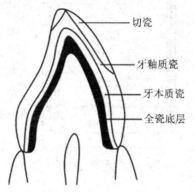

切瓷
牙釉质瓷
牙本质瓷
全瓷底层

图 7-6　全瓷冠多层制烧结

4.底层瓷冠的玻璃渗透

瓷冠底层烧制完成后,进行玻璃渗透程序。在其底表面涂一层以专用玻璃料和蒸馏水混合的糊剂,先在 600 ℃条件下预热数分钟,再以 30 分钟将温度升至 1 100 ℃保温 4 小时,冷却后,将多余玻璃磨除和修形。如果磨不干净的底层冠要喷砂、再烧结后再喷砂,去除表面多余的玻璃。

5.饰面瓷的堆塑

按常规在底层冠表面堆塑烧结饰面瓷层,烧结完成后,修形,在代型上试戴,上釉。

**(二)热压铸全瓷冠的制作**

热压铸全瓷冠是用失蜡-熔瓷铸造-烤瓷技术完成的全瓷冠。该技术是 1986 年由 Wohlwend 提出,采用增强的白石榴石陶瓷为材料制作的全瓷冠,比可铸玻璃陶瓷的各方面性能有了较大改进,如收缩率大大降低,韧性、耐冲击强度提高。用于底层瓷冠的制作,有不同色别的预成瓷块供选色,因而色泽逼真自然。热压铸全瓷冠修复、制作过程如下。

1.牙体预备

其方法和程序如前述。

2.取印模、代型制作

同金属烤瓷全冠。

3.蜡型、熔模腔预备

在可卸代型上涂布隙料,以补偿瓷层烧结的体积收缩,用铸造蜡按牙冠应有外形的 1.1 倍完成蜡型。然后分别在面用直径 4～5 mm 的蜡条安插铸道,直接竖在专用的铸造底座上,以配套的包埋料和型圈包埋蜡型(图 7-7)。包埋型圈放置 1 小时后,置于除蜡烤箱内,升温至 850 ℃并保持 30 分钟完成除蜡。

4.铸造

根据患者的比色结果选择合适的瓷块,放于专用铸瓷炉内,固定压磁棒,启动铸瓷程序,瓷块和铸圈在 1 180 ℃温度下自动完成瓷块熔化,在 0.5 MPa 压力下铸造成形。然后取出铸圈,自然冷却,以笔式压力喷砂机用 50～100 μm 粒度的玻璃珠去除包埋料,金刚砂片切割铸道棒,修整面后,在以牙本质色树脂复制的代型上试戴,检查冠边缘密合度。

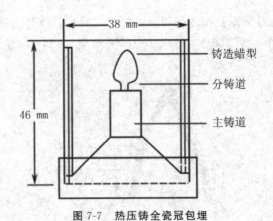

图 7-7　热压铸全瓷冠包埋

5.堆塑饰面瓷

为了色泽更加美观自然,可采取加饰面瓷完成全瓷冠。先将已完成的瓷冠切端的透明瓷磨出瓷层间隙及数条纵行指状沟,研磨外形后喷砂、清洁干燥,表面涂布专用结合瓷粉,然后选用合适的常用金属烤瓷粉中的切瓷、透明瓷等调成瓷浆,常规堆塑瓷,必要时采用内插法染色,形成特征色,置于烤瓷炉内,在920 ℃温度下完成饰面瓷烧结。

6.上釉

如在完成全瓷冠铸造后,其色泽、透明度及外形能够满足美观要求,可直接上釉。铸造全瓷冠或经过筑饰瓷的瓷冠在患者口内试戴,进一步调整咬合、外形,如有必要,可用表面染色法提高色泽和透明度。常规上釉,完成热压铸全瓷冠制作。

**(三)机加工全瓷冠的制作**

机加工全瓷的制作由计算机辅助设计与计算机辅助制作共同完成。该技术是将诸多工序简化为数据获取、修复体的计算机设计、数控加工 3 个主要工序,其三部分组成分别为三维测量装置部分、计算机辅助设计部分和修复数控加工部分。1985 年法国学者 Duret 推出了第一台牙科 CAD/CAM 系统样机,目前已有 10 余种牙科 CAD/CAM 系统问世,相继出现了 Duret 系统(法国)、Cerec 系统(德国)、Denticad 系统(德国)、Rekow 系统(美国)、Caudill 系统(美国)、Celay 系统(瑞士)、Procera 系统(瑞典)、DCS Pre-cident 系统(瑞典)、Digident 系统(德国)、Cercon 系统(美国)、Lava 系统(美国)等。

CAD/CAM 全瓷修复技术主要包括两个不同的方面:用于全瓷材料修复加工的 CAD/CAM 系统和适用于 CAD/CAM 系统的陶瓷材料。用于全瓷材料修复加工的 CAD/CAM 系统中包括扫描仪、修复体设计软件、高精度数控加工设备等。通过扫描仪将所修复牙齿的预备体及相关组织的形态形成数字模型,通过修复体设计软件设计出最终修复体或全瓷修复体的冠核基底形态,最后通过高精度数控加工设备加工成形。牙科 CAD/CAM 系统可以在较短时间内为患者制作全瓷修复体,加工过程标准、规范,人为误差小,减少了繁杂的技工加工步骤,省时省力,制作修复体精度高。目前,其在牙科中的应用越来越广泛,特别是高强度的氧化锆冠核基底的制作大多采用 CAD/CAM 技术。现以 Cerec Ⅱ 系统为例,介绍机加工全瓷冠的制作技术及步骤。

1.牙体预备

牙体预备步骤与要求基本同其他全瓷冠修复常规。但需注意:在患牙的龈端应有明显的90°角圆肩台,宽度＞1 mm,以便计算机识别和保证全瓷冠有一定的强度。

2.摄像

在牙体隔湿、喷反光增强粉后,用口内摄像头对预备好的牙冠作口内摄像,获取牙冠三维形态数据,同时由计算机自动进行三维重建。上述摄像反复进行,直到取得满意影像为止。为操作方便,也可按临床常规取印模、翻制石膏模型后,在口外进行牙冠摄像。

3.自动设计和人工修改

Cerec 系统带有自己的修复体智能设计专家系统,操作者只需用轨迹球描出牙体上全瓷冠的边缘线和邻接线,就能根据牙冠和邻牙外形,参照正常牙的外形数据和全瓷冠设计原则,给出所要制作的修复体的设计图像,并在显示器上呈现出来。操作者还可根据实际情况,通过人机对话形式,对全瓷冠的设计进行修改,直到满意为止。

4.全自动数控加工

当全瓷冠的设计图像确定后,系统会根据其大小提示操作者放入全瓷冠尺寸的瓷块,然后自动进行刀具校对,铣切出所需全瓷冠。

5.全瓷冠的上色

为达到颜色逼真的美观效果,应对全瓷冠进行个别上色。用专用着色剂涂布全瓷冠表面,在烤瓷炉内 780 ℃条件下保温 2 分钟,缓慢降温即完成上色。

## 六、全瓷冠的试戴和黏固

### (一)试戴

(1)在模型上试戴全瓷冠,检查其颈缘密合和邻面接触情况,精细调磨其形态,达到与邻面及同名牙的高度协调。在架上调咬合,使各个咬合状态下无早接触。

(2)在口内试戴时,除进行常规的试戴检查和调磨外,要特别注意消除全瓷冠邻面边缘与牙冠邻面肩台之间的支点。调磨时,应用冷水喷雾降温,并选用合适的磨切工具,尽量减少磨改时的产热和振动。

### (二)黏固

1.黏固材料的选择

由于各类全瓷修复体的成分不同,对其黏固的方法也不同。以白榴石、二硅酸锂等晶体为增强相的陶瓷,如 IPS-Empress 等,其基质中存在大量的长石玻璃相,属于硅酸盐类陶瓷。该类陶瓷的强度一般不高,因此需要采用树脂黏结来增加强度。对于高强度的氧化铝和氧化锆陶瓷,也可使用普通的磷酸锌类黏结剂黏结。

2.内表面处理

以白榴石、二硅酸锂等晶体为增强相的陶瓷,由于经氢氟酸酸蚀后,晶体结构暴露而获得粗糙表面,增大黏结面积,有利于形成机械锁结,因此酸蚀是该类陶瓷黏结的基础。由于硅酸盐类陶瓷的强度不高,喷砂很可能破坏其表面的黏结层,反而降低黏结强度,因此喷砂并不是该类陶瓷黏结的必要步骤,而将黏结表面硅烷化,则是此类陶瓷黏结的重要步骤。硅烷偶联剂易与二氧化硅等以硅为主要成分的玻璃相结合,形成稳定的硅氧烷,其另一端的有机功能团则与树脂中的有机物结合,从而提高黏结能力。一般认为,酸蚀与偶联剂同时处理可显著提高瓷与树脂的黏结强度,并且减少微渗漏。

以氧化铝、氧化锆为主要成分的非硅酸盐类陶瓷材料,不但不易被氢氟酸酸蚀,而且其瓷黏结面也不易与单纯涂布的硅烷偶联剂形成化学结合。由于这类陶瓷的强度较高,喷砂处理一般不会破坏其表面的黏结层,因此喷砂有利于形成粗糙的黏结面。高纯度氧化铝全瓷在内冠烧结过程中,其内表面可形成类似酸蚀的粗糙表面,可利于黏结。

(卓　锋)

# 第四节　桩核冠的应用

## 一、概论

### (一)牙体缺损的修复原则

牙体缺损修复包括直接充填和间接修复,经根管治疗后的缺损牙通常都需要间接修复。而桩核冠常用于经根管治疗后的缺损牙修复。因此临床上根管治疗后的缺损牙修复往往需要明确三个问题:①需不需要冠;②需不需要桩;③何种桩。而修复体的选择通常是根据牙冠破坏的程度以及牙位来决定。

传统概念中牙体缺损经根管治疗后需要冠保护,同时需要桩来增加强度。近年来的一些回顾性研究认为根管治疗后的前牙有时不一定都需要冠修复,而经根管治疗后的磨牙和前磨牙以及大面积缺损的前牙则通常需要全冠或桩核冠修复。修复前应对剩余牙体结构的力学性能作充分评估,以便确定修复体的设计。缺损牙经全冠预备后轴壁的量会明显减少再加上原有开髓孔预备,剩余的牙本质变得薄弱,难以单独支持冠,通常需要核成形甚至桩的支持和固位。因此在牙冠大面积缺损时需要冠修复,同时也可能需要桩核修复。

应该明确,桩、核、冠为三个不同层次的修复体(图7-8),其中桩的作用是为核提供固位,同时将应力传导到牙根部而不至集中在牙颈部,对于颈部牙体组织薄弱的缺损牙可以减少牙颈部横折的风险;核的作用是为冠提供足够的固位,同时加强冠部牙体组织的抗力,为全冠提供支持;而冠的作用则是保护冠部牙体结构,同时恢复牙冠外形和功能。目前所采用的修复体包括:①桩、核、冠三体结构,如成品桩-核-冠。②核、冠二体结构,如银汞核-冠。③冠、桩核二体结构,如铸造金属桩核-冠、陶瓷桩核-冠。④核冠一体结构,如髓腔固位冠。⑤桩核冠一体结构等。同时桩、核、冠材料的选择也多种多样。因此究竟采用何种桩、核、冠设计和材料,需要对剩余牙体组织的固位形和抗力形进行充分评估,以便制订适合患者、适合患牙的治疗计划并成功实施。

### (二)牙体缺损范围评估

由于牙体本身的形态复杂,牙体缺损范围和形态具有多样性,因此目前未见统一标准加以描述。有人将牙体缺损按缺损程度大体分为轻度、中度和重度缺损,或按缺损范围分为缺损1/3、1/2、2/3,等等。但这样的描述未体现缺损部位,各型之间也难以严格的分界。临床上常规认为缺损1个轴壁以内为轻度缺损,2~3个轴壁算中度缺损,3个以上轴壁缺损属重度缺损。由于根管治疗水平的提高,各种类型的缺损牙均得以保存,如何描述缺损范围并用于桩核冠修复设计的参考,同时便于交流,尚需要进一步规范和统一。

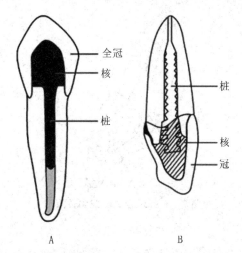

**图 7-8　桩、核、冠为三个不同层次的修复体**
A.铸造桩核-冠；B.成品桩-树脂核-冠

**(三)修复体种类**

**1.按修复体设计**

(1)桩、核、冠三体结构：桩、核、冠为不同材料的分体结构，如成品纤维桩-树脂核-全瓷冠、成品螺纹金属桩-银汞核-金属烤瓷冠等。

(2)核、冠二体结构：核和冠为不同材料，如树脂核-全瓷冠、银汞合金核-金属冠等。

(3)桩核、冠二体结构：桩核为同种材料的整体结构，但与冠分体，如铸造金属桩核-金属烤瓷冠、陶瓷桩核-全瓷冠、整体纤维桩核-全瓷冠等。

(4)核冠一体结构：核冠为同种材料的整体结构，如陶瓷髓腔固位冠、金属嵌体冠。

(5)桩核冠一体结构：桩核冠为一整体结构，如金属桩核冠、金属桩核烤瓷冠。

**2.按修复材料**

(1)桩：金属桩的铸造金属桩和成品金属桩；非金属桩的纤维桩和陶瓷桩。

(2)核：金属核的铸造金属核和银汞合金核；非金属核的复合树脂核和陶瓷核。

(3)冠：包括铸造金属冠、陶瓷冠、金属烤瓷冠和金属树脂冠。

## 二、前牙桩核冠的修复

**(一)全瓷髓腔固位冠**

髓腔固位冠是利用髓腔固位，属于核冠一体结构。全瓷髓腔固位冠常用热压铸瓷(如 IPS-Empress Ⅱ、E.max)，固位原理为髓腔和根管口下 2～3 mm 机械固位和树脂黏结固位。适用于前牙轻度或轻中度缺损，临床牙冠短者(图 7-9)。

**1.优点**

(1)核冠一体结构，避免修复体与牙体间的多个界面。

(2)所需修复间隙小，适合咬合紧、修复间隙不足的情况。

(3)采用黏结修复，无金属基色，可尽显全瓷修复的美学效果。

(4)不置桩，减少桩道预备过程及桩所致的根折风险。

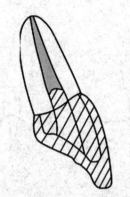

图 7-9　前牙全瓷髓腔固位冠

2.缺点

(1)在冠部牙体组织过少的情况下无法获得足够的黏结面积,固位效果不良。

(2)修复体进入根管较浅应力不能传导至根部牙槽骨,在过大应力作用下易发生冠方1/3根折。

**(二)前牙纤维桩-树脂核**

1.纤维桩的组成

纤维桩由各种连续的、无定向的纤维包埋于树脂基质之中,即环氧树脂聚合基质,加无机或有机纤维,经高压拉挤成形而制成。纤维沿着桩的长轴呈单一方向紧密排列,直径为 $6\sim8~\mu m$,约占桩体积的 60%。其中环氧树脂聚合基质具有高度的转化性和高度交联的结构,通过其赋予纤维相同的张力,使纤维桩具有高强度。

2.纤维桩的分类

(1)按纤维类型分类:分为碳纤维桩、玻璃纤维桩、石英纤维桩和硅纤维桩等。①碳纤维桩:最早用于临床。由沿同一方向排列的碳纤维黏附于环氧树脂基质中而成;外观呈现黑色,具有不透光性,美观性欠佳,因此最先被玻璃纤维桩取代。②玻璃纤维桩最常用的是 E-glass 纤维,即电绝缘玻璃纤维,是由 $SiO_2$、$Al_2O_3$ 及其他的碱金属氧化物组成的无定形相混合物。具有热膨胀低、软化温度高、强耐腐蚀和高电阻等特性。玻璃纤维含量的增加会使弹性模量随之升高。③石英纤维桩:石英纤维主要成分是 $SiO_2$,以晶体状态存在。石英是一种具有较低热膨胀系数的惰性材料,具有优良的机械性能、化学稳定性。弹性模量在 $15\sim17~GPa$,与玻璃纤维桩相似。透光性好,美观性好,有利于光固化。④聚乙烯纤维树脂桩在树脂聚合基质中加入聚乙烯纤维。在根管内注入流动性好的光固化树脂,然后预先浸渍好的聚乙烯纤维放入根管内,光固化。其弹性模量与牙本质接近,弯曲强度较其他种类纤维桩差;因是在口内固化,密合性较好。

相比较而言,玻璃、石英纤维桩与自然牙颜色相近,更适用于前牙和全瓷修复(图 7-10)。这两类纤维桩有不透明和透明两种,不透明的可以阻挡 X 射线,便于临床检查;透明的具有光传导的功能,可以促进光固化及双固化型树脂水门汀在深部桩道内的充分聚合并提高黏结性能。

(2)按制作方式分类:分为预成形纤维桩和口内成形半成品纤维桩两类。预成形纤维桩在修复因严重龋损及各种牙髓病导致根管空大的牙齿或者根管是椭圆形的尖牙、下颌前磨牙时,需去除大量的根管内牙本质以获得桩与根管内壁间较好的适合性。此时水门汀的厚度会增加,如果水门汀的机械强度不高则可能在受力时成为整个修复体的薄弱点而导致修复失败。一些学者推荐修复这种类型的无髓牙时,可以根据根管的大小和形态,选择不同型号的纤维桩结合高强度流动复合树脂制备成与根管形态匹配的解剖型纤维桩,这种纤维桩具有良好的塑形性和根管适合性,在桩道预备过程中无需过多修整根管内壁的形态,可以保存更多正常的根管壁牙体组织;同时因为降低了树脂水门汀的厚度,可以消除材料聚合收缩可能造成的不利影响。

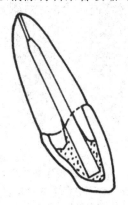

**图 7-10  上前牙纤维桩-树脂核-瓷全冠**

(3)按形状分类:根据纤维桩的形状可分为锥形、柱形及双锥度三种。柱形桩的固位效果较好且患牙牙根所受的应力分布比较均匀,但是预备桩道时在根深部需去除较多的牙体组织,会使根管壁变薄。锥形桩去除的牙体组织少,但是固位力较差且易于在根尖处形成应力集中点导致根折。目前使用最多的是解剖型平行锥状或者尖端为锥形的柱形纤维桩,既可以满足固位要求又可以避免去除较多的牙本质。有学者研制了一种带弯曲角度的纤维桩,形状更符合前牙的解剖形态,使得修复后的前牙行使咀嚼功能时沿纤维桩传向患牙的应力分散更为均匀。

3.纤维桩的生物机械性能

(1)弯曲强度:指材料在弯曲负荷作用下破裂或达到规定挠度时能承受的最大应力值。成品纤维桩的弯曲强度达 400 MPa 以上。Drummond 的研究表明,纤维桩弯曲强度显著高于氧化锆瓷桩。在动态负荷下纤维桩强度会显著下降。热循环应力会造成纤维桩的弯曲强度明显下降(7～63 ℃,6 000 次循环,纤维桩弯曲强度下降 11％～24％,而氧化锆瓷桩下降 2％)。Lassila 研究发现热循环应力使纤维桩的弯曲强度下降了大约 18％,弹性模量下降了 10％。在一定范围内,纤维桩直径越大,弯曲强度越大。Mannocci 比较了纤维桩在水中存放与室温下干放后的弯曲强度,发现两种情况下纤维桩的弯曲强度有显著差异。提示在操作时应避免纤维桩与唾液接触,注意隔湿。

(2)弹性模量:与金属桩比较,纤维桩最大的优点是其弹性模量与根部牙本质接近(图 7-11),从而桩与牙根形成同质性的结构,能有效传递和分散应力,防止桩与根管牙本质界面间应力集中造成根折。玻璃纤维桩弹性模量为 28.7 GPa,介于牙釉质和牙本质的弹性模量(分别为 83 GPa 和 18.6 GPa)之间。Akkayan B 比较了玻璃纤维桩、石英纤维桩、氧化锆瓷桩、玻璃纤维桩联合氧化锆 4 种桩核系统的抗折性能,结果发现石英纤维桩的抗折性能最好。石英纤维的弹性模量最接近牙本质,其抗折载荷最高,同时又防止了根内牙本质的应力集中。而金属桩核的弹性模量(145～203 GPa)较牙本质过高,容易产生应力集中,导致金属桩核与牙体组织界面的微裂纹,进而裂纹扩展导致根折。Newman 对 3 种纤维桩和不锈钢桩修复的牙齿进行了抗折性和折裂模式的比较,发现 3 种纤维桩之间抗折性无差别,但都低于不锈钢桩;纤维桩修复患牙后的折裂模式多为可修复性,有利于剩余牙体的保存。

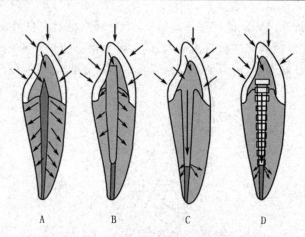

**图 7-11  不同弹性模量桩的受力情况**
A.天然牙应力均匀分布；B.低弹性模量桩(纤维桩)；C.高弹
性模量桩,铸造金属桩；D.成品金属桩

Fokkinga 发现,纤维桩修复后牙齿的抗折负荷值低于传统金属桩,但高于瓷桩,能满足临床要求。纤维桩修复后牙根发生的根折多可重新修复,而金属桩根折则多需拔除。但 Hu、Raygo、Mitsui 等多人研究显示,碳纤维桩、玻璃纤维桩修复患牙的抗折性与传统金属铸造桩相比并无统计学差异。Otil 采用了弹性模量为 16 400 MPa 的树脂人工牙,显示碳纤维桩核修复系统比金属桩系统显示更高的抗折性能。他们认为可能是在单一持续压力下,弹性模量高的金属桩不能与人工牙发生同等程度的形变,桩与根管壁的接触面由面变为点接触,在根管壁局部形成压力高峰,导致失败,而碳纤维桩一直与根管壁保持面接触。Akkayan 在比较了成品钛桩、石英纤维桩、玻璃纤维桩和氧化锆瓷桩修复根充牙的抗折性和折裂模式后发现:石英纤维桩的抗折性显著高于其他 3 种；玻璃纤维与氧化锆瓷桩无差别；石英和玻璃纤维桩修复牙的折裂模式多为可再修复性根折,而不可修复性根折则见于钛桩和氧化锆瓷桩。

(3)抗折性:主要用单一持续应力下桩核系统所能承受的最大应力值来表示。与牙长轴成130°角加载。Heydecke 和 Peter 发现金属桩的牙折大多位于牙根中部或根尖 1/3,而与牙本质弹性模量相近的碳纤维桩多为牙根颈 1/3 的可修复性牙折,并且桩折断后容易取出。

4.纤维桩的黏结

纤维桩的化学构成使其可以和黏结性的水门汀材料形成微机械和化学的结合,这在很大程度上可以提高桩在根管内的固位能力,因而,对桩钉直径和长度的要求也有所降低,可以保存更多的剩余牙体组织。树脂黏结剂除了黏结作用,还能封闭纤维桩与牙本质间的缝隙,减少微渗漏的发生。Usume 用液体渗透法测试了不锈钢桩、玻璃纤维桩、氧化锆瓷桩和聚乙烯纤维桩的冠向微渗漏情况。结果表明,在 6 个月内的任何时间段,聚乙烯和玻璃纤维桩的渗漏量显著低于其余两种桩。Balbosh 对玻璃纤维桩进行了 4 种表面处理:酒精清洗、酒精清洗加底涂剂处理、喷砂、喷砂加底涂剂处理。结果表明,底涂剂处理对增强固位并无效果,而喷砂可显著增强纤维桩的固位力。他们的研究还发现,对两种纤维桩进行热循环加载 5～55 ℃ 3 000 次,其固位力与对照组相比并无显著差异。因此,对树脂黏结的纤维桩的热应力不必要过于担心。但 Purto 却认为,热应力会造成纤维桩的固位显著下降。

**(三)陶瓷桩核**

随着全瓷修复的广泛开展,陶瓷桩核越来越多地应用于临床(图 7-12)。根据陶瓷材料与制作工艺的不同,目前常用的陶瓷桩核包括:①铸造陶瓷桩核,如二硅酸锂陶瓷(IPS-EmpressⅡ、E.max)。②切削陶瓷桩核,如氧化锆陶瓷(Cercon、Lava、Procera)。③复合陶瓷桩核,如成品陶瓷桩+铸造陶瓷核。陶瓷桩核所共有的优点为:颜色美观性好,可配合透光性良好的全瓷冠修复;桩核一体化,避免多个弱界面的产生。

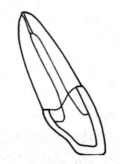

图 7-12　前牙陶瓷桩核-冠

1.铸造陶瓷桩核

采用失蜡铸造的方法完成。即桩核蜡型制作、包埋、失蜡,再热压铸完成陶瓷桩核。

(1)优点:①透光性好,美观性佳;②具有黏结性能,与根管壁形成牢固结合;③X线透射,不影响日后磁共振等影像检查。

(2)缺点:强度偏低,需要足够的桩道预备量,X线透射,对根管壁病变诊断不利,还有折断不易取出。

2.切削陶瓷桩核

采用计算机辅助制作完成。但由于桩道很深,不能直接通过桩道扫描获得数字化模型,通常预先制作桩核蜡型,进行蜡型扫描形成桩核的数字化模型,最后经过切削加工完成陶瓷桩核。但由于患牙根管直径有限,临床桩道预备要求高,切削过程中细长形态的桩成形较困难,因此加工过程尚需逐步完善,目前尚未广泛应用。

3.成品陶瓷桩+铸造陶瓷核

采用预成氧化锆陶瓷棒,作为核桩蜡型的核心,包埋、铸瓷。氧化锆桩有较高的抗弯强度,与特制的铸造陶瓷能相互匹配结合成为陶瓷桩核。

优点:①既具有铸瓷核的透光性,又具有氧化锆的高强度。②操作性好,由于成品瓷桩有配套根管预备钻,桩道形态容易控制,精度可靠。因此这类桩核临床应用较多。

**(四)金属桩核**

1.铸造金属桩核

铸造金属桩核材料包括金合金、镍铬合金、钛合金等。具有良好的机械性能,但美观性较差。前牙铸造金属桩核多配合金属烤瓷冠及透光性低的全陶瓷冠,如氧化铝渗透陶瓷冠和氧化锆全瓷冠。但制作过程中需注意尽量保证冠的修复空间足够,以保证足够的瓷层厚度,以便达到良好半透明性(图7-13)。

2.预成金属桩树脂核

由于核为树脂,因此美观性能较铸造金属桩核佳,但由于存在多个修复界面,即金属桩与根管壁、金属桩与树脂核、树脂核与牙本质、核与冠等,且金属与树脂难以形成良好的黏结界面,因此,对于前牙修复来说,此类修复体有逐渐被纤维桩树脂核取代的趋势(图7-14)。

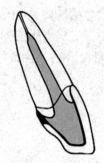
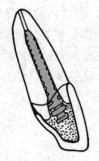

图 7-13 前牙铸造金属桩核-金属烤瓷冠　　　图 7-14 前牙成品金属桩-树脂核-金属烤瓷冠

**（五）各种前牙桩核冠的适应证甄别**

前牙修复首先强调美学性，其次是恢复功能。而对于已行牙髓治疗的前牙来说，如何能在保存牙体抗折性能的基础上尽量兼顾美观和功能，是修复医师面临的挑战。根据牙体缺损范围、美学效果及抗折性综合考虑，前牙区各类桩核冠的选择顺序为全瓷髓腔固位冠、纤维桩-树脂核冠、陶瓷桩核冠、金属桩核冠。

1.全瓷髓腔固位冠

适用于年轻恒牙、根尖发育未完成的患牙、修复间隙不足的患牙等，同时冠部牙体组织缺损轻度或轻中度，黏结面积足够，牙体变色不明显者，经良好根管治疗后，可首选全瓷髓腔固位冠。

2.纤维桩-树脂核冠

适用于单个牙的修复，如错位、扭转牙而非正畸适应证者；畸形牙直接预备固位形不良者；或邻面龋范围局限于龈上者。冠方剩余牙体组织可形成足够的牙本质肩领，特别是需作全瓷冠修复的患牙。

3.陶瓷桩核冠

适用于全瓷冠桥修复，或邻牙需行瓷贴面或全瓷冠修复的病例，选择陶瓷桩核冠可达到良好的美学效果。其中铸瓷桩核适用于单个牙修复；氧化锆桩核可用于桥基牙。如冠方剩余牙体组织不能形成完整的牙本质肩领，需要加强牙颈部抗力形，则最好选择氧化锆桩核。

4.金属桩核冠

适用于临床冠大面积缺损，或断面达龈下，但牙根有足够长度经临床牙冠延长术或牵引术后可暴露出断面以下最少 1.5 mm 的根面高度等情况。一般选择铸造金属桩核，配合金属烤瓷全冠设计，也可选择氧化锆全瓷冠。

**（六）前牙残冠和残根保存修复的特点**

1.前牙桩核冠的设计

牙体缺损修复体类型的选择主要取决于牙体缺损量的多少。当冠部牙体组织大部缺损时，只能采用桩核冠修复。前牙残冠和残根修复设计应注意：①剩余的牙体组织难以为全冠提供良好的固位；②根管治疗后的剩余牙体硬组织的减少导致牙齿强度的显著下降，修复后容易发生冠折根折。因此提高固位力和抗力的设计是桩核冠修复成功的关键，剩余牙体硬组织的设计要点如下。

（1）尽量保存剩余牙体组织：患牙的强度主要取决剩余牙体组织的量，尽量保存剩余牙体硬组织是桩核冠修复中的基本原则。根据所选择的最终全冠修复体的要求对剩余牙体组织进行预备，然后去除龋坏、薄壁等，其余的则为要求保存的部分。这部分剩余牙体将与核一起形成全冠预备体。

（2）牙本质肩领：牙本质肩领是大面积牙体缺损桩核冠修复中的一个非常重要的概念，要求最终全冠修复体的边缘要包绕剩余牙体组织断面 1.5～2.0 mm（图 7-15）。影响桩核冠修复后远期效果的因素中，剩余健康牙体组织的量和牙本质肩领的意义远远大于桩、核或全冠材料的选择。牙本质肩领可以提高牙齿完整性，增强患牙的抗折强度，防止冠根折裂。

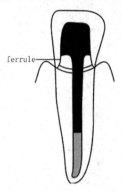

图 7-15　前牙修复中的牙本质肩领

（3）生物学宽度：当冠部牙体组织全部缺损或者缺损位于龈下时，剩余的牙体不能达到理想的牙本质肩领要求。为了获得牙本质肩领可以采用两种方法：一是牙冠延长术，去除一定的牙龈或牙槽骨，暴露根方牙体组织；二是牙根牵引术，通过正畸力将牙根向方牵引。牙冠延长术和牙根牵引术一定要遵从生物学宽度的要求。生物学宽度是指牙周组织的龈沟底至牙槽嵴顶之间至少保留 2 mm 的距离。这 2 mm 的生物学宽度包含 0.97 mm 左右的结合上皮和 1.07 mm 左右的牙周纤维结缔组织。生物学宽度是与修复学密切相关。

生物学宽度的临床意义：2 mm 的生物学宽度是保证牙周组织健康的基本条件。修复体龈缘位置不能过于向龈方伸展而造成结合上皮的损伤，从而破坏生物学宽度。在修复前的牙周治疗，如冠延长术、龈修整术等中，生物学宽度是决定其适应证选择及手术方案设计的重要依据。为了达到牙本质肩领和生物学宽度的要求，牙槽嵴顶以上至少要保留 4 mm 的牙体组织。包括 2 mm 的生物学宽度，1.5～2 mm 的牙本质肩领和 0.5 mm 的全冠边缘与龈沟底之间的距离。

2.桩的设计

（1）桩的功能：桩的主要功能是为核提供固位，当剩余的牙体不足以为核提供足够的固位时，则需要在根管内插入桩。因此并非所有的缺损牙都需要在根管内置桩。桩的另一个功能是可以改变牙根的应力分布，弹性模量是影响桩材料在牙根中应力分布的重要参数之一。理想的桩应具有和牙本质相同的弹性模量，使作用力可以沿整个桩长均匀分布，并有利于应力向牙根表面传导，减小应力集中。铸造金属桩弹性模量高，应力往往直接传导到桩与牙本质的界面而无吸收，使该处及桩根部应力集中，常导致不可修复性的牙折。纤维桩与常规铸造桩相比，除具有美观等优点外，更值得关注的特性就是具有与天然牙本质接近的弹性模量，有利于应力向牙根表面传导从而减少根内应力集中，降低根折发生风险。因此，医师应根据患牙修复后牙体抗折强度的预后来判断是否使用桩和使用什么材料的桩。

（2）桩的长度：桩的长度与固位和所修复的残根残冠的抗力都密切相关。适当增加桩的长度可以提高固位力和均匀分布应力。但过分增加桩的长度会导致过多地磨除根管壁牙本质，降低牙根的强度,破坏根尖的封闭。桩的长度取决于牙根的长度、牙根的锥度、牙根的弯曲度和牙根的横截面形态。对桩的长度有以下要求(图 7-16):①桩的长度至少应与冠长相等;②桩的长度应达到根长的 2/3~3/4;③位于牙槽骨内的桩长度应大于牙槽骨内根长度的 1/2,达不到这一要求会导致根管壁在牙槽嵴顶区应力过度集中,易发生根折;④桩的末端与根尖孔之间应保留 3~5 mm 的根尖封闭区。由于根尖区侧枝根管多,因此根管充填难以完全封闭,而桩进入根尖封闭区容易引起根尖周病变。

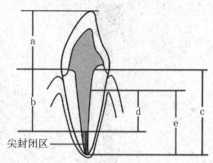

a.冠长度;b.桩长度;c.根长度,b≥a,b=2/3~3/4c;d.牙槽骨
内桩长度;e.牙槽骨内根长度,d≥1/2E

**图 7-16　桩的长度要求**

(3)桩的直径:桩的直径与桩的固位和牙根的抗力有关。增加桩的直径可以增加桩的固位和桩自身的强度,但是过分增加桩的直径必然要磨出过多的根管壁组织,造成根管壁薄弱,容易发生根折。桩周围的根管壁要求至少有 1 mm 的厚度。所以桩的直径取决于根横径的大小,理想的桩直径为根横径的1/3。

(4)桩的形态:桩的形态主要有柱形和锥形。根据桩的表面形态又可分为光滑柱形、槽柱形、锥形、螺纹形等。柱形桩的固位优于锥形桩,但由于牙根形态一般为锥形,所以理想的桩形态应与根的形态一致。桩的末端不应为平行柱状,以避免磨除过多的根管壁,导致根管侧穿或根折。螺纹形桩可以旋转嵌入根管内壁产生主动固位,在几种形态的桩中固位最好。但由于在桩的旋入过程中会在根管壁产生应力,增加了根折的风险,因此在根管壁较薄弱时应避免使用。

(5)桩核材料的选择:桩材料选择一是根据最终全冠的美观要求,二是要考虑桩对牙根抗折力的影响。全瓷冠有一定半透明性,金属桩核容易透出金属色,影响全瓷冠的美学效果。而核材料选择则需要考虑与牙本质颜色尽量相似者,如全瓷桩核、玻璃纤维桩-树脂核、石英纤维桩-树脂核等。不同材料的桩其机械性能差异很大,镍铬合金桩和全瓷桩的弹性模量远远大于牙本质,而纤维增强树脂桩的弹性模量与牙本质近似。为了防止根折,可选用弹性模量与牙本质近似的纤维桩。但这类桩在受力时变形较大,当牙冠剩余牙体组织不足时容易引起全冠边缘封闭的破坏。

## 三、后牙残冠残根的修复

### (一)髓腔固位冠

修复体嵌入髓腔,𬌗面全覆盖,轴面部分覆盖或全覆盖,属于核冠一体结构。优点:核冠为一个整体结构,简化了修复步骤,减少了修复体之间的界面;由于不置桩,避免了根折风险;修复体所需龈距离小,适用于临床牙冠短,不宜行常规核桩冠修复的患牙(图 7-17)。

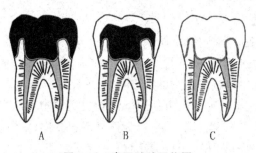

图 7-17　磨牙髓腔固位冠

A.金属嵌体冠；B.金属烤瓷嵌体冠；C.全瓷 Endocrown

1.金属嵌体冠

固位力主要来自髓室壁的固位形,要求髓腔壁有足够的固位形。可以尽量保存剩余牙体组织。

因金属颜色显露而不美观;金属用量大,如为贵金属则成本高;去除倒凹过程会去除正常牙体组织;边缘线长,易患继发龋。

2.金属烤瓷嵌体冠

与金属嵌体冠不同的是修复体口腔面上瓷,遮盖金属颜色,改善了美观。

3.全瓷 endocrown

修复体用全瓷材料制成,与常规嵌体冠不同的是,全瓷 endocrown 固位力除来自髓腔壁的固位形外,还增加了树脂黏结固位,因此髓腔固位形要求不如嵌体冠高。修复体覆盖面及轴面,边缘可置于龈缘或龈上,对接型肩台;美观性佳。

### (二)髓腔固位核冠

1.髓腔固位树脂充填核冠

目前复合树脂核越来越多地用于牙体修复。优点是操作很容易,在数分钟内就可以聚合,可以马上进行核的牙体预备,减少患者就诊次数;另外树脂与牙体组织间有黏结作用;固位形要求不高,可最大限度地保存剩余牙体组织;树脂的弹性模量接近牙本质;可用于牙根条件不良的患牙作姑息修复(图 7-18)。

2.髓腔固位银汞充填核冠

银汞的抗折强度优于复合树脂。Kovarik 等在一项微观的研究中发现,在 100 万 r 34 kg 的载荷条件下,67％的银汞核仍保存完好,而复合树脂核只有 17％保存完好。在同一研究中,玻璃离子核在最初 22 万 r 的载荷下就无法承受了。因此银汞合金是良好的成核材料。髓腔固位银汞充填核与复合树脂核不同的是,患者需要多一次就诊次数。另外,固位形要求更高,有时可配合使用辅助固位装置,如牙本质钉(图 7-19)。

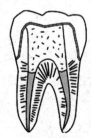

图 7-18　髓腔固位树脂充填核冠

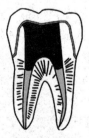

图 7-19　髓腔固位银汞充填核冠

### (三)铸造金属桩核冠

由于根管治疗水平的提高和成熟,大量缺损后牙得以保存,当牙体缺损后剩余牙体组织难以维持充填体固位时,就必须使用桩来固位。而铸造金属桩核在后牙的残根残冠修复中应用最为广泛。有人研究,置桩后能使冠抗侧向力的能力从 15% 增加到 48%。桩可由含镍、铬、铜、钛、金或铂等金属合金制成。在流电及腐蚀性方面,含钛、铂较高的合金和钴铬钼合金的性能较佳,而铜、镍铬合金较差。与前牙单根管不同的是,后牙根管形态多样,方向各异,多个桩如何取得共同就位道是后牙桩核冠修复中的难题。根据铸造桩核是否分体可分为整体铸造桩核和分体铸造桩核(图 7-20)。

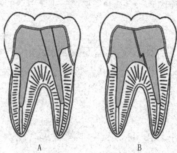

A                    B

图 7-20　分体铸造金属桩核冠

A.插销式;B.分瓣式分体铸造金属桩核

1.整体铸造金属桩核

用于单桩桩核或双桩桩核能取得共同就位道者,桩核为整体铸造,戴入时整体就位。适用于单根或双根平行的前磨牙及中度缺损的磨牙。

2.分体铸造金属桩核

用于双根管或三根管后牙,各桩道不能取得共同就位道者。桩核分段铸造,戴入时分别就位。由于不同方向的就位道形成制锁结构,分体桩核具有优良的固位和抗力特性,适用于重度缺损的后牙。在后牙残根残冠的保存修复中,占据日趋重要的地位。但需要注意的是,分体桩一旦黏固,通常难以取出,不利于根管再处理,因此应保证完善的根管治疗后再行修复,否则不宜设计此类桩核。分体铸造金属桩核按桩分体设计形式的不同,可分为插销式分体铸造桩核和分瓣式铸造桩核。

(1)插销式分体铸造金属桩核:由主桩核和插销两部分组成,核与其中一个或两个相互平行的桩为整体铸造,其他与之不能取得共同就位道的桩以插销的形式与之连接,两部分分别制作铸型,分开铸造。就位时先将整体铸造的核桩就位,再将插销通过核桩上的孔道插入与核桩成一定角度的另一个或两个根管内,试戴、黏固完成,常规牙体预备,全冠修复。

(2)分瓣式分体铸造金属桩核:将与髓腔内壁方向较为一致的根管作主根管,将与髓腔内壁方向不一致的根管作次根管,各根管分别形成桩核,可按一定就位道进行拼接,成为完整的核预备体外形。与插销式分体桩核相比较,分瓣式桩核制作更难控制就位道,因此目前临床上应用渐少。

3.改良分体桩核冠

(1)插销固位一体式金属桩核烤瓷冠:为插销式分体铸造金属桩核-冠的改良,不同的是核上直接烤瓷。用于临床牙冠短,间修复间隙不足的病例(图 7-21)。

（2）纤维桩插销-金属铸造桩核-冠：将铸造金属插销换为成品纤维桩，由于插销为统一规格，临床桩道预备时放插销的根管采用统一根管钻预备，技工室仅需铸造其他部分的桩核即可，制作过程可以简化。但不适用于根管过细，无法放置特定直径纤维桩的磨牙（图 7-22）。

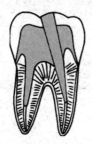
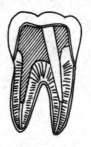

图 7-21　插销固位一体式金属桩核烤瓷冠　　　　图 7-22　纤维桩插销-金属铸造桩核-冠

### （四）成品金属桩固位核冠

成品金属桩或预成桩。厂家一般都会制作出不同直径大小的一套预成桩供医师选择，其外形有平行桩，有平行加末端锥形桩（根尖 1/2 或者 1/3 为锥形）；最初均采用金属材质，有镍铬合金的，有钛合金的；表面有螺纹、十字纹等为增加固位力或水门汀排溢而设计的构造。桩核系统可按机械固位方式分为被动桩（黏固）或主动桩（螺纹）。螺纹桩比黏固桩固位好，但对牙齿产生较大的应力。除了各系统根管预备的配套钻针不同，这些系统的技术很类似。此类桩核冠为三体结构，即成品桩＋树脂/银汞核＋全冠，适用于根管治疗后的中度缺损后牙修复（图 7-23）。

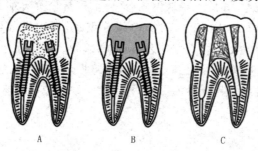

图 7-23　成品桩核冠
A.金属螺纹桩-树脂核-全冠；B.金属螺纹桩-银汞核-全冠；C.纤维桩-树脂核-全冠

（卓　锋）

# 第八章

# 口腔种植术

## 第一节　口腔种植的适应证与禁忌证

### 一、适应证

口腔种植学的发展已为各类牙齿和牙列缺失患者的修复提供了可能,且具有舒适美观及咀嚼效率高的优势。牙种植修复不仅彻底更新了传统口腔修复学的内容与概念,解决了传统修复学领域里长期难以解决的难题,如游离端缺失的修复、重度牙槽突萎缩无牙颌的牙列修复,而且成功地用于肿瘤手术上下颌骨切除后的功能性颌骨重建,用于面部器官缺失后的赝复体修复……牙种植修复几乎可以满足所有类型的牙列缺损、缺失。但当患有以下疾病,未接受适当治疗前不宜做口腔种植,如糖尿病、高血压、心脏病、骨质疏松症、传染病、癌症接受头颈部放射治疗及凝血功能障碍等。口腔种植并无年龄的上限,相反对于缺牙较多的老年人是一大福音。

### 二、禁忌证

#### (一)全身禁忌证

(1)高龄及全身营养过差。

(2)代谢性疾病,如软骨病、变形性骨炎等。

(3)血液病,如白血病及其他出血性疾病。

(4)结缔组织疾病,如病理性免疫功能缺陷及胶原组织的炎性变、硬皮病、舍格伦综合征、类风湿性关节炎等。

(5)种植义齿可能成为感染病灶者,如有细菌性心内膜炎病史者、心脏等器官移植者不宜种植。

(6)急性炎症感染期患者,如流感、气管炎、胃肠炎、泌尿系统感染,在感染未彻底控制期间不宜种植。

(7)妇女怀孕期及服用某些药物期间,如服用抗凝血制剂等。

(8)智力障碍患者。

(9)神经及精神疾病患者。

(10)严重心理障碍患者,精神、情绪极不稳定者。

(11)过度嗜烟、酒者及吸毒者。

**(二)局部禁忌证**

(1)牙槽骨存在病理性改变,如局部的残根、异物、肉芽肿、囊肿及炎症反应,应在消除上述病理性改变后再行种植。

(2)经过放射治疗的颌骨:由于此类颌骨内的骨细胞及血管经过放疗后都已损伤,易导致种植失败。

(3)口腔黏膜病变:如白斑、红斑、扁平苔藓及各类口炎。

(4)口干综合征:因年龄、自身免疫疾病或长期服用药物所引起的口干、唾液流量减少等,不利于种植义齿的自洁,易导致种植体周围炎的发生。

(5)口腔卫生太差者。

(6)咬合关系异常:上下颌骨位置关系异常者,在行种植外科手术时或手术前,应先通过正颌外科手术矫正异常的咬合关系及颌骨位置关系。

(李　亮)

# 第二节　口腔种植的外科步骤

口腔种植成功的重要因素是口腔外科医师正确地施行口腔种植手术,为口腔修复医师与技工后期的义齿修复创造好的条件。因此口腔外科医师的重要职责:①选择好种植手术的适应证;②选用适合于不同患者、不同缺失部位的高质量的种植体;③保证种植体植入的位置与方向正确,为后期合理的修复提供保障;④对各类骨量不足难以进行常规种植的患者,通过各类植骨技术、上颌窦底提升技术、下牙槽神经游离技术、生物膜技术等创造良好的种植条件;⑤确保种植体植入后的初期稳定性,为良好骨结合创造条件。口腔外科医师必须清醒地认识到,种植外科只是口腔种植修复治疗中的一个重要环节,而不是其全部工作。

## 一、种植体的选择

目前,国际上应用于临床的种植体系统达数百种之多。为患者选择一个设计合理,加工精度符合要求,有较长期临床应用良好记录,适合患者牙齿缺失部位的高质量种植体是成功种植的基本保证。

早期应用于临床的种植体可因其放置部位、所用材料、形状、表面形态的不同,分成不同类型。进入 20 世纪 90 年代以来,随着一系列基础研究和大量样本临床应用研究成果的出现,上述争论渐趋一致。目前,国际上已公认以纯钛金属制成的骨内种植体是能够产生良好骨结合的种植体,其形状可为圆柱形、锥形,可带螺纹,也可不带螺纹。目前,国际上主流的种植体表面为非喷涂粗糙表面,因为这样的表面处理为种植体与骨组织之间最大面积的骨结合创造了条件,不仅提高了近期种植成功率,而且可延长种植体的使用寿命(图 8-1,图 8-2)。

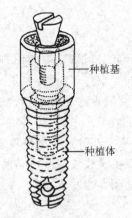

图 8-1　有螺纹柱状种植体

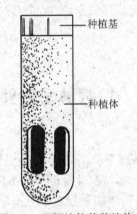

图 8-2　无螺纹柱状种植体

## 二、种植外科手术的基本程序

种植外科需在严格的无菌条件下进行,操作需轻柔、准确与精细,手术应避免损伤鼻底、上颌窦黏膜及下牙槽神经管等重要结构,而且必须保证种植体安放的位置与方向正确。

为此,手术前要在排除 X 线放大率的前提下对颌骨的高度、宽度进行精确的测量。目前国际上已有专为种植修复设计的头颅 CT 软件,可精确测量上、下颌骨每一部位的颌骨高度与宽度,可以用于复杂牙列缺损、缺失的诊断测量。临床上大多采用全口牙位曲面体层 X 片来测量,但需排除 X 片的放大率。具体做法是在每一需作种植的缺失牙部位用蜡片黏固一直径大小确定的钢球然后拍片,再测量 X 片上钢球的垂直向、水平向高度与宽度,以及该部位颌骨X 片上的高度与宽度,使用计算公式,计算颌骨该部位的实际高度与宽度,其计算公式如下。

$$颌骨实际高度(宽度)=\frac{X 片上颌骨测量高度(宽度)}{X 片上钢球测量高度(宽度)}\times 钢球实际直径$$

这一测量对在靠近鼻底、上颌窦及可能累及下牙槽神经管的部位十分重要。精确测量一方面可精确选用适当长度的种植体,合理利用颌骨高度,另一方面可为避免这些重要结构损伤提供精确数据。

在多个牙缺失的情况下,特别是上前牙缺失需行种植修复的情况下,为保证种植体植入的位置与方向准确,应事先由修复医师设计制作种植引导模板。手术时,外科医师严格按照模板确定的位置与方向植入种植体。此类模板可分为用透明塑料压制的简单模板,用原可摘式义齿改制的模板,或用专用金属套筒制作的精确模板。

种植外科采用两期手术完成。Ⅰ期手术为植入种植体后,用黏骨膜瓣完全覆盖种植创面,并使种植体在无负重条件下于颌骨内顺利产生骨结合(上颌一般需5~6个月,下颌需3~4个月),然后行Ⅱ期手术,暴露种植体顶端,并安装愈合基台(图8-3)。

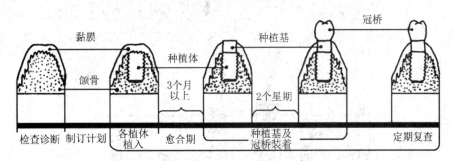

**图 8-3  二次手术种植系统的治疗过程示意图**

种植手术的基本操作程序因不同种植体系统而不同,大体上可因冷却系统设计的不同分为内冷却系统和外冷却系统,冷却的目的是保证种植外科手术操作中的钻孔、扩洞、预备螺纹、旋入种植钉等过程中局部温度不超过 42 ℃,从而保证骨细胞的活性不受损伤,有利于骨结合。内冷却系统即喷水装置与各种种植床预备钻头中心部位相通,操作过程中冷却水流可从钻头中心喷出,冷却效果好,可提高钻速,节省时间。目前的种植系统多采用内冷却系统。现将常规种植外科的基本程序介绍如下。

**(一)第一次手术(种植体植入术)**

1.手术步骤与方法(图8-4)

(1)切口:局麻下,于两侧尖牙区剩余牙槽嵴高度一半处唇侧做一横切口,切开黏骨膜。

(2)翻瓣:用骨膜剥离子紧贴骨面,小心翻起黏骨膜瓣,注意避免损伤黏骨膜造成穿孔,充分暴露牙槽嵴顶,外侧达颏孔(或上颌窦前部),用咬骨钳修整骨面,去除锐利的骨嵴,注意不要过多暴露牙槽骨,以免因过分剥离黏骨膜而破坏血运,同时要保护颏神经血管束。

(3)预备种植窝:按预先设计(一般下颌双侧颏孔之间、上颌双侧上颌窦前壁之间的牙槽突可种植4~6个种植体),根据牙槽骨的骨量选择适宜的种植体及相应的系列钻头。使用种植用的高速钻(最大转速3 000 r/min)及用大量生理盐水冲洗,先用圆钻定位钻孔,再用导航钻、裂钻逐步扩孔,而后预备洞口处肩台。

(4)预备螺纹:改用慢速钻(15~20 r/min),同样用大量生理盐水冲洗,用丝锥预备螺纹。

(5)植入种植体:将种植体缓缓植入并小心加力旋紧,避免用力过度造成骨折或破坏螺纹。用金属剥离子叩击种植体,发出清脆声响,表示种植体与其周围骨床紧密相连。确认种植体就位良好后,拧入顶部的覆盖螺帽,彻底冲洗术区,间断缝合黏骨膜,缝合时务必使骨膜层包括在内,并在无张力情况下,将种植体顶部完全覆盖。

2.术中注意事项

(1)种植体之间要尽量保持相互平行,尽量避免向唇、舌侧偏斜,可用方向指示器置入已备好的种植窝内,作为定向标志杆。

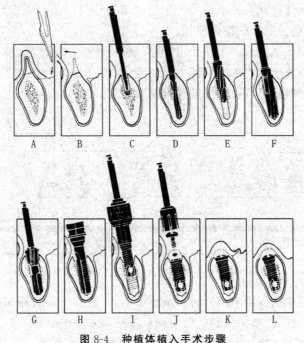

图 8-4　种植体植入手术步骤

A.切口;B.翻瓣;C~G.预备种植窝(用系列钻逐步扩大种植窝并扩大上口);

H.制备螺纹;I.植入种植体;J.旋入覆盖螺帽;K.缝合;L.黏膜创愈合后状况

(2)减少组织损伤至关重要。根据有关研究,骨组织在 47 ℃时仅 1 分钟即可造成坏死,因此,术中要用大量生理盐水冲洗降温。在预备种植窝时,应使用专用系列钻,不要过度用力下压钻头,以减少骨组织的热损伤。术中要注意保护颏神经血管束,勿穿入上颌窦、鼻底。分离黏骨膜时要适度,以免破坏血运。

(3)预备好螺纹后,种植窝底的血块不要去除,待植入种植体后再用生理盐水冲洗手术区域,以免生理盐水被压入骨髓腔内。

3.术后处理

术后嘱患者咬纱布卷至少 1 小时,使用抗生素 10 天,给予漱口水含漱,保持口腔卫生,2 周内暂不戴义齿,术后 7 天拆除缝线,定期复查。2 周后重新戴入义齿,相应种植骨床部位应作适当磨改缓冲,以免使种植体过早负重。

**(二)第二次手术(种植基台连接术)**

手术步骤与方法见图 8-5。

(1)根据第一次手术记录、X 片及触诊,用探针探得覆盖螺丝帽的部位。

(2)局麻下,在螺帽上方近远中向切开牙龈,切口应尽可能位于螺帽中心。切口要小,长度不要超过螺帽区。

(3)用旋转切孔刀多次旋转,环形切除螺帽表面的软硬组织。

(4)用螺丝刀小心旋拧,卸下覆盖螺帽,在覆盖螺丝与种植体之间常有薄层结缔组织长入,应予以彻底清除,以免影响种植基台固位。

(5)依黏骨膜的厚度,选择适宜长度的种植基台,在固位钳的配合下,拧入种植基台,种植基台顶部应高出其周围牙龈 1~2 mm,以利于保持口腔卫生。旋紧种植基台,以金属剥离子叩击种植基台,听到清脆的声响,表示种植体与其周围骨床已紧密结合为一体。

（6）严密缝合种植基台之间的切口。

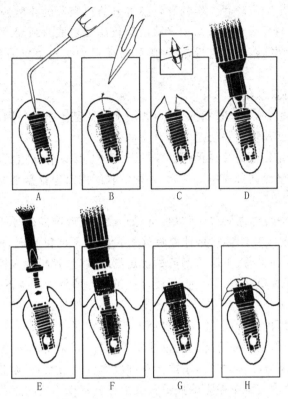

**图 8-5　种植基台连接术手术步骤**

A.用探针探得覆盖螺帽的位置；B、C.切开黏膜暴露覆盖螺帽；D.环形切除覆盖螺帽表面的龈组织；E.旋下覆盖螺帽；F.旋入种植基；G.种植基与种植体连为一体；H.缝合创口、使用愈合帽

## 三、种植外科的植骨技术

实际上,在种植临床中大约 50% 的患者需采用多种植骨技术,进行骨增量术同期或二期种植手术。

在许多上颌后牙区牙齿缺失的患者中,因上颌窦的存在加之牙槽骨的吸收,使牙槽嵴顶距上颌窦底的距离小于 10 mm,加之上颌后区骨质较疏松,更为种植带来不利,远期的成功率一直较低。近年来,上颌窦底提升技术的成功应用解决了这一临床难题,使这一部位种植修复的成功率大大提高。

### (一)植骨类型

种植骨可分为 3 种不同类型,即外置法植骨、夹心面包式植骨和碎骨块植骨。外置法植骨用于较大骨缺损部位；碎骨块植骨则用于范围较小的骨缺损区,或种植过程中种植体穿出等情况；而夹心面包式植骨常与骨劈开技术同时应用。根据大量临床研究,种植骨床的基本要求：牙槽嵴顶的宽度至少要大于 5 mm,种植体唇腭（舌）侧至少要保留 1.5 mm 的骨壁厚度,才能保证种植体长期的成功率。当牙槽嵴顶的宽度小于 5 mm、大于 3 mm 时,可采用骨劈开技术在牙槽嵴顶中央将其裂开(保证唇侧骨板不完全断裂),然后于中央裂隙处植入种植体,并在种植体周围间隙内植入碎骨块。无论是碎骨块移植还是夹心面包式植骨,移植骨表面都应覆盖固定防止结缔组织长入移植骨块之间的生物屏障膜。生物屏障膜可分为可吸收性生物膜和不可吸收性生物膜,其作用是阻止快速生成的纤维结缔组织长入移植骨块从而对成骨质量产生不良影响,因为骨细胞的生成速度远较纤维结缔组织细胞慢,生物膜的覆盖可为缓慢生成的骨细胞的生长提供良好条件。

**(二)骨移植成功的基本条件**

移植骨块的稳定与植骨床密切贴合是移植骨块愈合的基本条件。因此,外置法植骨,必须使用螺钉坚固内固定以保证其稳定并与植骨床密切贴合。

软组织黏骨膜瓣的充分覆盖并在无张力条件下缝合是保证骨移植成功的另一重要条件。因此,在植骨病例中,合理设计黏骨膜切口、缝合时松解软组织瓣等都是必要的。

**(三)供骨源的选择**

大的骨缺损常需切取自体髂骨以供移植。例如,严重吸收萎缩的牙槽嵴的重建等。

大多数情况下,自体下颌骨常常是种植骨移植最为方便的供骨区,即使是双侧上颌窦底提升、多个牙缺失的局部块状植骨、下颌骨都可提供足量的供骨,且膜内成骨的下颌骨易成活、不易吸收、骨密度高等都利于种植修复。因此,种植骨移植最好的供骨区是下颌骨。

下颌骨供骨区通常为颏部及升支外斜线部位。颏部因预备方便,视野好,为大多数学者所首选。切取颏部骨块可使用微型骨锯、骨钻或直径 1 cm 左右的空心钻。一般仅切取骨皮质及部分骨松质。但应注意:①保留正中联合部的完整性不被破坏,否则将影响患者的颏部外形;②保证取骨部位位于下前牙根下方 5 mm 之下,不损伤颏神经血管;③遗留骨缺损部位于植入 HA 或其他人工骨,以避免术后愈合过程中粗大的局部瘢痕给患者带来不适的感觉。

**(四)上颌窦底提升植骨技术**

在上颌后部牙槽嵴顶与上颌窦底距离小于 10 mm 的情况下,需行上颌窦底提升植骨技术,也就是使用一系列特殊手术器械,遵照上颌窦底提升植骨技术手术操作程序。首先用圆钻在上颌窦外侧骨壁开窗,暴露其深面的黏骨膜,然后将上颌窦底的黏骨膜连同开窗面上的骨壁完整地向上颌窦顶方向掀起,以开窗面上的骨壁作为新的上颌窦底,新的上颌窦底与原窦底之间的间隙内植骨,从而增加上颌后区牙槽骨高度。

上颌窦底植骨材料最好选用自体骨。如果混合人工骨移植,人工骨的比例也不宜过大(一般不超过 50%),以免影响成骨质量。

在上颌后部骨高度大于 5 mm、小于 10 mm 的情况下,可同期行种植体植入,在其高度不足 5 mm 时,可先期行上颌窦底提升,Ⅱ期行种植手术。

上颌窦底提升植骨手术成功的保证是不损伤上颌窦黏膜。任何上颌窦黏膜小的破损都将导致这一手术的失败,因此,操作需精确仔细,术者应具有较多经验及良好外科操作技巧。如果出现上颌窦黏膜破损或撕裂,应采用生物胶粘堵或停止植骨。植骨后的创面最好覆盖生物屏障膜,以保证成骨质量。

植骨的高度取决于在完成种植后,种植体的根端至少有 2 mm 的骨组织,切不可使种植体紧贴于上颌窦底,以免种植体负重后向上颌窦内移位。

#### 四、种植外科技术的新进展

##### (一)骨劈开及骨挤压

针对种植骨床局部骨量不足或骨密度较低影响种植体初期稳定性的情况,学者们开发研制了骨劈开及骨挤压技术,以及相配套的专用工具。骨劈开技术主要应用于上颌前牙区,骨挤压技术主要应用于上颌后牙区。它们共同的优点是保留了种植骨床的骨组织,又改善了种植骨床的骨质量,减少了植骨量,保证种植体良好的初期稳定性。

##### (二)即刻种植技术

种植修复周期较长,即刻种植大大缩短了疗程。即刻种植也就是在拔除无法保留的牙齿的同时即行种植外科手术,于拔牙窝内植入种植体。在患牙有慢性炎症或无法保证其拔牙窝处于无菌状况的情况下,也可先拔除患牙,然后翻瓣,封闭牙槽窝,1～2个月待牙槽窝骨壁尚未吸收,而牙槽窝已成为无菌环境时,再植入种植体。这一技术被称为延期即刻种植。

成功的即刻种植,一方面要求拔牙操作务必不破坏牙槽骨壁,另一方面还需选择形状类似于自然牙根的锥体状种植体。此外,在种植体与牙槽窝之间的间隙内植骨,表面覆盖生物屏障膜。

即刻种植的优点:①缩短疗程;②减少了植骨;③种植体的位置方向更接近于自然牙列;④牙龈形态自然、逼真、美学效果更佳。

##### (三)正颌外科与种植修复

利用正颌外科技术可为那些错殆、颌骨位置关系不良者提供种植修复的必要条件,而且在正颌外科手术的同时,可以同期进行种植体植入手术。

##### (四)功能性颌骨重建修复

因外伤、肿瘤切除等诸多原因造成的颌骨缺损与缺失,已往的重建与修复无法恢复患者良好的咀嚼功能,种植修复为这类患者提供了功能性重建的可能。也就是说,不仅恢复其颌骨的连续性,改善其容貌,而且从恢复咀嚼功能的意义上完成其重建,从而极大地提高了这类患者的生活质量。

##### (五)种植体固位的颌面器官赝复体修复

颌面部器官如眼、耳、鼻、唇、颊缺损缺失,传统的修复方法,一是整形外科手术,二是依靠眼镜架携带的赝复体修复。前者疗程长,最终效果并不理想,后者则容易脱落,常难以被患者接受。

近年来,使用种植体固位的赝复体修复为这类临床难题的解决提供了新的途径,它具有疗程短、手术简单、固位效果好、形态色泽逼真等优点,越来越多地受到患者的欢迎。

##### (六)牙槽骨垂直牵引技术

骨牵引成骨技术最早被用于骨科的矫治长管骨长度不足的畸形。尽管该项技术是一项正在发展中的技术,其牵引器的设计、临床应用技术都在不断地改进,但初步的临床效果显示,牙槽骨垂直牵引技术对于矫治重度牙槽骨骨缺损、增加颌骨重建后牙槽突的垂直高度提供了一种新的有效的手段,且具有以下优点:①在短期内形成自体新生骨;②避免取骨手术;③软组织包括神经亦随骨组织延长而延长;④减小植骨手术的创伤;⑤新生骨的高度可达20 mm以上;⑥并发症发生率低。

目前,牙槽骨垂直骨牵引术的不足:①牵引器成本较高;②牵引器需二次手术取出。

##### (七)即刻负重技术

经典的当代种植学理论:骨结合理论、微创的种植外科技术、根形种植体(相对叶片状种植体而言)及一个不受干扰的愈合期(4～6个月)。由于现代医学模式的发展,为满足患者的需求,缩短患者的缺牙时间,长期以来,众多学者都在探讨能否在植入种植体之后立即进行修复这一热点课题。然而,效果均不理想,导致高失败率的结果。直至 20 世纪 90 年代末期,即刻修复技术趋于成熟,其基本时间定义为在种植手术后 1 个月内完成上部结构的修复。即刻修复技术的原则亦臻于成熟:①非吸烟患者;②微量植骨或不植骨患者;③螺纹粗糙面种植体;④改良的外科技术;⑤极好的初期稳定性;⑥专用于即刻修复的上部结构;⑦功能性殆接触。

现就即刻修复的几个关键技术介绍如下。

改良的外科技术,即级差技术。它不同于传统的逐级备洞技术,而是备洞较植入的种植体小一个级别,然后利用特殊设计的螺纹种植体的自攻性,将种植体植入受植床,以取得良好的初期稳定性。这就要求选择即刻修复的种植体从设计上要有良好的自攻性能。否则,植入时就会产热过大,造成骨结合失败。目前,欧洲已有多个适用于即刻修复的种植系统,如 Camlog 系统、Frialit-2 系统。

其次,即刻修复需要专用的上部基台,其既要有一定的强度,又要有可调磨性,欧洲 Camlog 系统和Frialit-2系统均有专用基台提供。

(李 亮)

# 第三节 种植义齿的修复

## 一、种植手术后的过渡义齿

目前,二段式种植技术已占据主流地位。实践表明,在种植体被植入骨内的初期,避免承受负荷对提高远期成功率有重要意义。这样,在 2 次种植手术之间有一段长达 3～6 个月的愈合期,在愈合期中完全停用义齿将影响患者口腔功能及外观,有必要为他们提供过渡义齿。其作用:保护手术创面、使种植体避免承受过度外力、恢复外观及发音功能。此外,患者对过渡义齿的主观感觉、自洁清洗效果及菌斑附着等情况,可作为永久性种植义齿上部结构设计的参考。

过渡义齿多为可摘修复体,因其短期使用和需作多次调改的特点,一般采用胶连法制作。患者以往曾戴用的可摘义齿,经检查仍可正常使用可改作过渡义齿。过渡义齿的设计制作与常规义齿无异,但卡环、支托的连接体等金属构件应避开将来预计植入种植体的部位,以免磨修调改时发生困难。在手术前即应将过渡义齿试戴调整合适,这样可避免手术后创口未完全愈合情况下戴义齿时的反复调修。

首次种植体植入术后,2 周内不应戴用任何修复体,以使黏膜创口顺利痊愈。2 周后可将患者原有的常规义齿修改成暂时覆盖义齿。具体方法:将义齿唇颊侧基托边缘适当磨短,以适应术后变浅的龈颊沟,并在种植体相应部位作较多磨除,以弹性软衬材料重衬,最后再在种植体相应处基托上适量磨除弹性软衬材料。在全部愈合期中,这样的缓冲重衬需反复进行 2～3 次,以适应术后牙槽嵴的改建变化(图 8-6)。

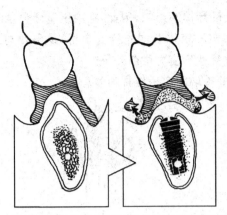

**图 8-6 利用原有常规义齿重衬弹性塑胶改制暂时覆盖义齿**

在种植基台连接手术后,过渡义齿经过大量磨改(有时需将部分基托磨穿或磨除)后,往往仍可使用,直至永久性种植义齿戴入。

## 二、单个缺牙的种植义齿修复

### (一)种植义齿的𬌗面形态

由于种植体的支持能力和感觉能力都比真牙差,在种植义齿建立𬌗关系时,应根据种植体的直径、长度,患者的骨质情况、对颌牙的情况确定种植修复体的𬌗面形态。

需考虑:①𬌗面为多点接触;②不需要减径;③形成正常的沟窝形态。

### (二)种植义齿的龈缘组织面

种植体颈部与龈组织间的附着是一个薄弱环节,龈组织的种植体周围炎会进一步导致种植体周围骨组织破坏吸收,因此,种植义齿龈缘组织面的处理是否得当,是修复成败的关键之一。在设计龈缘组织面时,需要考虑如下问题:①自洁和便于清扫;②恢复美观和发音功能;③感觉舒适。

### (三)种植义齿牙冠与种植体长轴不一致的处理

由于颌骨条件及手术原因,种植体的长轴(植入方向)可能与有待恢复的牙冠长轴不一致。采用二次手术方式的种植系统在解决这个问题上表现出优越性,通过装配一个倾斜一定角度的种植基台,即可方便地实施冠修复(图 8-7)。

上述对单个缺牙作种植义齿修复时所遵循的原则和方法,也适用于以种植义齿修复多个牙缺失及全牙列缺失的情况。

## 三、种植固定桥修复

骨内种植可以扩大固定修复的适应证范围。而当固定桥涉及种植体基牙时,除传统的固定修复原则外,还应有以下一些特殊的考虑。

### (一)种植固定桥基牙的负荷分配时要考虑以下问题

国际上大量研究表明,过度负荷是导致种植体周围边缘骨吸收的主要因素之一,因此,使种植基牙合理负担𬌗力才能保证种植修复的长期效果。

(1)以牙周膜面积决定基牙数量的原则在种植固定桥情况下仍然适用。种植体骨内部分的表面积可根据其外形尺寸计算,一般认为种植体约相当于前磨牙的支持能力。但考虑到种植体与骨组织间界面结构弱于真牙的牙周膜组织,因此,在决定基牙数量时,应留更多余地。

(2)真牙具有生理动度,如与种植体共同支持固定桥,易导致与之相连的种植体发生松动。应通过冠桥间的栓道附着体连接达到应力中断效果。

(3)以单个种植体为基牙的单端固定桥应视为禁忌证。

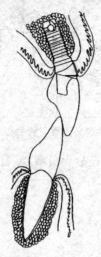

**图 8-7　利用倾斜的基台调整种植体与牙冠长轴的不一致**

**(二)种植体长轴不平行问题**

常规种植种 3 个以上种植体可以通过采用平行切削仪研磨基台使其获得共同就位道,如仍不能获得共同就位道,则解决方法如下:①带角度的基台可补偿种植体长轴差异,形成共同就位道;②如角度基台不能纠正则需制作个别基台进行纠正。

**(三)基牙冠长度不足问题**

当患者的临床牙冠偏短时,除造成固位力不足外,还迫使有关的种植基台作相应修改,又使桥体龈间隙不足而难以在龈面形成充分的清扫空间。对此可根据具体情况,采取以下解决方法。

(1)手术修整松软肥厚的龈组织。

(2)手术修整薄锐的牙槽嵴顶骨组织。

(3)对过长的对𬌗牙首选正畸的方法,即局部植入种植支抗钉,将过长的牙齿纠正错颌畸形,如患者拒绝正畸治疗可调𬌗后修复。

(4)结合颅颌结构的整体情况,以全牙列重建,升高垂直距离。

**(四)种植固定桥的龈面问题**

除在前面"单个缺牙的种植义齿修复"中叙述的原则外,还应进行以下考虑。

(1)桥体龈面是无法达到完全自洁的,因此,清扫的便利性应予以首先考虑。桥体龈面应避免接触黏膜,以防止黏膜发生炎症。

(2)桥体龈面外形可分为 3 种类型(图 8-8)。①凹形龈面:四周均呈凹面,以提供充分的龈外展隙。②锥形龈面:四周向根方直线伸展成一圆锥状。③凸形龈面:四周均呈圆凸面,类似一般固定桥桥体的龈面。

从患者主观感觉看,凸形龈面最为舒适,但比较研究表明,采用这种龈面形态的病例局部软组织炎症较多见,种植体周围龈沟液渗出量也较多。

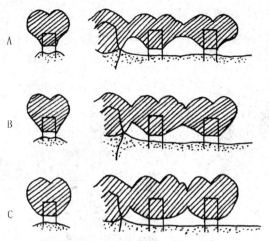

图 8-8　种植固定桥桥体龈面形态

A.凹形龈面；B.锥形龈面；C.凸形龈面

如果患者戴有固定的过渡义齿，其食物残渣沉积、菌斑附着及龈缘状况可作为永久义齿桥体形态设计的参考依据。

## 四、种植可摘局部义齿修复

当真牙基牙和种植体的数量不足时，必须由基托承担一部分力量，即成为种植可摘局部义齿，是覆盖义齿的一种特殊类型。在这种情况下，仍需着重考虑种植体的合理负荷，以及种植体颈部周围龈组织健康的维护。

## 五、种植总义齿修复

以种植义齿修复牙列缺失，可采取全口固定支架总义齿和覆盖式总义齿 2 种方式。

### (一)全口固定支架式总义齿

此种总义齿通过金属支架用螺钉紧固在数个种植基台上，患者不能自行摘戴。由于能提供良好的固位力和稳定性，同时又大大减小了基托面积，使患者的咀嚼效率和舒适感都有明显改善，因而很受欢迎。下面以 Branemark 种植系统为例，介绍固定支架式总义齿设计制作中的一些关键环节。

### 1.种植体的数量

通常需要 4～6 个达到良好骨结合的种植体，来支持上颌或下颌的总义齿。受颌骨解剖条件与手术操作的条件限制，这些种植体往往是均匀地分布在上、下颌骨前半部，即上颌窦和颏孔的近中(图 8-9)。

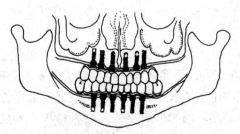

图 8-9　以固定支架式总义齿修复

2.牙列缺失时种植体的分布情况

种植基台转移印模时,将钢制的种植基台代型转移到工作模型上,是保证支架与种植基台吻合精度的关键环节(图 8-10)。

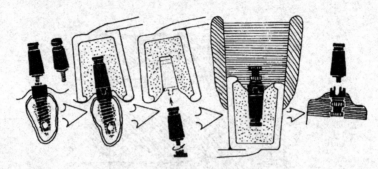

图 8-10　种植基台转移步骤

(1)试将转移导杆旋入种植基台代型,确认其吻合后,取下配对备用。

(2)将转移导杆旋入患者口中的种植基台上端。

(3)制取印模。

(4)从口腔中取出印模后,将转移导杆从种植基台上旋下,然后将种植基台代型旋紧到导杆上取而代之。

(5)将转移导杆按原位塞回到印模中。

(6)灌注石膏模型。

(7)将转移导杆从种植基台代型上旋下。这样,在石膏工作模型上埋入一系列种植基台代型,其形状和位置都是从患者口腔中转移而来的。金属制作的基台代型不易碰损,可保证种植义齿制作的精度。

3.支架设计制作

由于种植体布局偏在颌弓前半部,支架的远中部分形成悬臂梁结构,悬臂向远中延伸约达第一磨牙近中半之处为止。铸成的支架磨光后在患者口中试戴,要求达到"消极吻合"状态,即在不加外力时,支架就能均匀吻合于各个种植基台上。检查支架与种植基台的吻合情况,除依靠手的触感外,还需用肉眼(戴放大眼镜)和用硅橡胶印模材料观察是否有间隙存在。考虑到支架铸造时易发生变形影响吻合精度,常采用分段铸造,在口内试戴后黏固,再取下进行包埋、焊接的制造工艺。当支架在试戴时发现吻合度不理想,也可切割再重新拼对、焊接。

支架的龈面与牙槽嵴黏膜应保持 1～2 mm 距离并形成圆凸面,高度抛光,以利自洁和清扫。

4.平衡

固定支架的总义齿虽然无需顾虑固位问题,一般仍认为应形成平衡𬌗,以利𬌗力的均匀分布。

5.戴牙

固定支架总义齿戴牙的最后一步是由医师用螺钉将义齿紧固到种植基台上。螺钉的旋入也有一定的顺序,以 6 个种植体的情况为例。如将它们从左至右编号为 1、2、3、4、5、6,则旋入的顺序应为 2、5、3、4、1、6,这是为了尽量减少螺钉旋入后在种植体上形成的应力。这与前述试支架时达到"消极吻合"的用意一样,也是为了保护种植体周围的支持组织免受创伤。

螺钉旋紧后,可试戴义齿若干天以检查、消除各种问题。复查时需将螺钉进一步旋紧,在孔洞内置一小棉球以保护螺钉,再用自凝或光敏树脂填补基托及牙列上螺钉所穿过的孔。

### (二)覆盖式总义齿

虽然固定支架式总义齿能充分发挥种植义齿的优越性,取得较满意的疗效,仍有一部分无牙颌患者更适合以覆盖义齿方式修复,其适应证如下。

(1)颌骨解剖条件很差,不能容纳足够数量的骨内种植体。

(2)患者因年龄和全身健康条件所限,不能承受固定支架式总义齿所需的较长时间的外科手术和多次复诊。

(3)患者掌握口腔卫生保健专用工具和方法的能力较差。

(4)患者在经济上不能担负固定支架式总义齿较昂贵的费用。

(5)患者对传统总义齿舒适感尚满意,仅希望改善其固位力和稳定性。

在上述情况下,可在颌骨双侧相当于尖牙隆突处至少各植入一个种植体,并以此为基础结合带各种附着体(球形,杆卡式和磁性附着体等)的上部结构做覆盖义齿修复,所需手术时间、复诊次数和费用都较少。

(岳 娜)

# 第四节 种植义齿的预后

## 一、种植成功的评价标准

尽管种植义齿有着悠久的发展历史,然而它真正被人们所认识、接受,并在临床上较大量地开展起来,却是近几十年,特别是近 20 年的事情。目前国际上公认的种植修复的成功标准有以下几点。

(1)临床检查:单个的种植体无动度。

(2)放射学检查:X 片上种植体周围无透影区。

(3)种植体承受负荷 1 年后:在垂直方向上的骨吸收每年小于 0.2 mm。

(4)种植后:无持续性和/或不可逆的症状及体征,如疼痛、感染、神经疾病、麻木或下颌管的损伤等。

(5)按上述标准,5 年的成功率要达到 85%,10 年成功率要达到 80%。

## 二、种植成功的要素

种植义齿长期功能的维持,有赖于种植体坚实可靠的支持。这就要求种植体不仅能被人体组织所接受,而且要与其周围的软硬组织结合为一个整体。为保证种植成功,要注意如下几个方面的问题。

### (一)种植材料的选择及种植体的表面形态

种植材料应具有良好的生物相容性及生物力学适应性,材料本身应无毒、无刺激性、非抗原、不致癌;在体内稳定,不发生物理、化学变化,而且有良好的物理性能。种植体要有合理的几何形状,其表面要有合理的微观结构,以利于与其周围组织产生生物性结合。

**（二）选择好适应证和制订好术前修复计划**

通过种植前对患者局部及全身情况的细致检查，对患者做出综合评定，选择适宜的病例进行种植。

手术前应根据具体情况制订未来的修复方案。种植体的数量，植入部位，植入方向、角度等，均取决于修复体支持方式、人工牙排列位置等修复方案的内容。为方便手术操作，多将修复方案体现为立体直观的手术模板，使外科医师在术中能方便地观察到未来种植义齿的占位，从而将种植体植入在正确的位置上。

**（三）精细的外科手术操作**

种植手术直接关系到种植的成败，术者应经过严格训练，把手术所造成的创伤减小到最低。研究表明，骨组织对热损伤敏感性很高，造成骨坏死的临界温度为 42 ℃；种植体与种植窝之间易形成纤维组织，从而使种植体不能处于长期稳定的功能状态。手术操作的失误，是种植早期失败最常见的原因。

**（四）要给予足够的愈合时间**

研究表明，任何使种植体不稳定的因素，均会影响种植体与其周围组织的直接结合。因此，在愈合期内（上颌 5～6 个月，下颌 3～4 个月），应避免种植体承受负荷。

**（五）高质量的修复体设计制作**

修复体的设计与制作都应注意与种植体达到"消极吻合"的要求，并做到使其所承受的殆力均匀分布。

**（六）保持口腔卫生**

为避免炎症和感染的发生，要在医师的指导下，强化口腔卫生，特别是注意保持种植基台周围的清洁。

**（七）多学科密切协作**

口腔外科、修复科、牙周科、放射科等多学科医师的密切合作，是保证种植成功的重要因素。此外，还应注意定期随访检查，发现问题及早处理。

（罗春霞）

# 第九章

# 牙 体 疾 病

## 第一节 龋 病

### 一、概述

龋病是一种以细菌为主要病原,在多因素作用下,发生在牙齿硬组织的慢性、进行性、破坏性疾病。龋的疾病过程涉及多种因素。根据近代对龋病病因学的研究成果,一般将龋病定义为一种与饮食有关的细菌感染性疾病。然而,从发病机制和机体的反应过程来看,龋病又不完全等同于发生在身体内部的其他类型感染性疾病。

龋病是一种常见病、多发病,广泛存在于世界各地,任何年龄、性别、种族、地区、职业的人群均可受到龋病的侵袭。我国的龋病流行病学调查显示,患龋率略有上升,其中青少年上升幅度较显著。值得注意的是,农村青少年的龋患率上升情况超过城市。这些趋势应引起我们的重视。

龋病不仅局限在受损牙齿本身,治疗不及时或不恰当还可导致一系列继发病证。由龋齿所引发的一系列口腔和全身问题,以及由此对人类社会和经济生活的长远影响是无论如何都不应该忽略的。

龋病不仅是一个严重影响人类健康的卫生问题,还可能是一个重要的经济问题,甚至引起严重的社会问题。或许这就是世界卫生组织曾将龋病列在肿瘤和心血管疾病之后,作为影响人类健康的第三大疾病的理由之一。

### 二、病因

龋病是多因素疾病,主要是细菌、宿主、饮食及一定的作用时间等因素相互作用致病,即龋病发生的四联因素。

#### (一)细菌因素

细菌因素主要为变形链球菌和乳酸杆菌,借助唾液糖蛋白牢固地黏附在牙齿表面,形成稠密的、不定形的、非钙化的团块,即牙菌斑。细菌在菌斑上迅速生长繁殖,同时又吸附更多的细菌,经过一系列复杂的组织、生物化学的变化,菌斑下方的釉质表面脱钙、分解,造成牙体组织的破坏、缺损。

#### (二)食物因素

蔗糖等糖类食物在口腔中可作为细菌代谢的底物,在代谢过程中为细菌提供营养,其终末产物乳酸(pH<4.5)可以对牙体造成破坏。糖的致龋性是通过局部作用产生的,不经口腔摄入不会致龋。而具有甜味作用的糖代用品,如木糖醇,经过细菌代谢时不产酸也不合成多糖,所以是不致龋的。

### (三)宿主因素

宿主因素主要是指牙齿和唾液。牙齿的窝沟、间隙及排列拥挤、错位,易积存和滞留食物,从而使菌斑聚集,有利于龋病发生。唾液量或质的变化、缓冲能力大小、唾液中抗体含量高低与龋病的发生有密切关系。唾液流量大、流速快有助于冲洗食物残渣,稀释牙面上的酸性物质。全身营养状态差、某些矿物盐缺乏(如氟缺乏)、维生素缺乏等均为致龋因素。某些系统性疾病,如内分泌障碍、遗传因素等与龋病发生也有一定关系。

### (四)时间因素

从牙面上清除所有附着物到获得性膜开始产生,从获得性膜附着到菌斑形成,从致龋菌代谢糖类(碳水化合物)产酸到釉质脱矿等过程均需要一定时间。同时,还包括牙齿萌出之后的时间和糖类滞留于牙面的时间。不论哪种情况,时间因素都与其他三大因素有联系。

## 三、发病过程和发病机制

龋齿的发病过程要经过牙菌斑形成、致龋菌在牙菌斑环境内代谢糖产酸形成多聚糖、酸使牙齿硬组织溶解成洞几个重要环节。

### (一)牙菌斑形成

牙菌斑指附着在牙表面的膜样物质,即牙表面生物膜,含有微生物(菌斑容量的 60%～70%)、基质和水。细菌是牙菌斑微生物中的主体,基质主要由细菌分泌的多糖组成。其他成分包括细菌代谢生成的有机酸、来自唾液或龈沟液的成分等。现代研究证明,龋齿只在菌斑聚集的部位才可以发生,甚至可以说没有菌斑,就不会得龋。

### (二)牙菌斑中的糖代谢

人进食时摄入的糖尤其是小分子的蔗糖、葡萄糖、果糖,可直接进入菌斑,为致龋细菌代谢利用。细菌在菌斑内的糖代谢包括分解代谢和合成代谢,还包括代谢生成的物质在菌斑内外的储运。

#### 1.分解代谢

对于龋病有意义的是菌斑的无氧酵解过程。由于菌斑深层缺氧,细菌代谢糖主要通过无氧酵解生成有机酸。菌斑和菌斑液中可以检测到甲酸、乙酸、乳酸、丙酸、琥珀酸、丙酮酸和丁酸等多种短链有机酸,但若干临床漱糖试验表明,糖代谢后增加最明显的是乳酸。菌斑中存在的其他有机酸很可能是乳酸进一步代谢的中间产物。乳酸的生成可以改变菌斑的 pH,增加菌斑液的脱矿能力。静止的状态下,菌斑中的 pH 在 6.0 左右,进食糖后可以在极短的时间内达到 5.0 以下。牙齿脱矿的临界 pH 为 5.5,是根据唾液中的平均钙磷水平确定的,即在此水平时,菌斑液保持过饱和状态的 pH。在正常情况下,漱糖后菌斑的 pH 在 3 分钟即可达到临界 pH 以下的最低点,然后逐渐提高,并可以在 30 分钟左右恢复正常。但在特殊情况下,如唾液不能够及时进入菌斑,或唾液量整体减少时,漱糖后的菌斑 pH 可以较长时间保持在较低水平,即在临界 pH 以下。

#### 2.合成代谢

合成代谢的多糖包括细菌利用糖合成细胞内多糖和细胞外多糖两类。细胞内多糖的合成是将细胞外的糖转化为细胞内多糖储存的过程,在外源性糖源缺乏时,细胞内多糖可以作为细菌生存和获取能量的来源。细胞外多糖的合成是细菌通过糖基转移酶的作用合成多聚糖的过程,形成的多聚糖有葡聚糖、果聚糖和杂聚糖,是菌斑基质的主要成分。

细菌合成多糖的能力靠其内在的酶系统,与致龋能力密切相关。

### (三)牙齿硬组织的脱矿机制

牙齿硬组织在口腔环境中的脱矿实际上是固态物质在不饱和的液态介质中的溶解过程。牙菌斑中的液态环境即牙菌斑液,是决定牙齿硬组织溶解的介质。在菌斑的饥饿情况下,菌斑液对牙齿矿物来说基本是过饱和的。而在糖代谢后,菌斑液可以呈现对牙齿硬组织高度不饱和的状态。这种状态是牙齿溶解脱矿形成龋的基础。

#### 1.基本化学条件

无论是在体内,还是在体外,矿物溶解或沉积的基本物理化学条件是环境溶液中对于该种矿物的饱和状态。牙釉质、牙本质和牙骨质中的主要无机矿物成分为羟磷灰石,其基本分子成分是 $Ca_{10}(PO_4)_6(OH)_2$,在局部的环境溶液中必须满足下列条件:$(Ca^{2+})_{10}(PO_4^{3-})_6(OH^-)_2 < Ksp$,即溶液中的总活度积小于羟磷灰石的溶度积才可能发生矿物晶体的溶解;反之,则可能出现沉淀。上式左侧表示溶液中组成羟磷灰石成分各种离子的总活度积,$Ksp$ 是羟磷灰石的溶度积常数,即在达到化学平衡条件下的溶液中各种离子的总活度积。根据试验的结果,牙釉质的溶度积常数在 $10^{-55}$ 左右。在牙齿硬组织发育矿化时,基质蛋白除作为晶体成核的中心或模板外,还起着调节局部环境化学成分的作用,使之有利于晶体的沉积或溶解。

#### 2.脱矿和再矿化

龋齿在形成过程中,要经过牙菌斑形成、细菌聚集、利用底物产酸及酸使牙齿脱矿等过程。在这一系列过程中,最重要最具实际意义的步骤是牙齿矿物成分的脱矿或溶解。由于口腔菌斑环境的不断变化,牙齿早期龋的过程不是一个连续的脱矿过程,而是一个动态的脱矿与再矿化交替出现的过程。

(1)物理化学机制:我们可以将牙齿看作简单的由羟磷灰石[化学式为 $Ca_{10}(PO_4)_6(OH)_2$]组成的固态物质。作为固体的牙齿,在正常的口腔环境下是不会发生溶解或脱矿的。这一方面是由于组成牙齿的矿物在化学上是十分稳定的,另一方面是由于牙齿周围的液态环境(唾液)含有足够量的与牙齿矿物有关的钙、磷成分,对于牙齿矿物来说是过饱和的。

然而在龋的情况下,牙面上首先必须存在足够量的菌斑。牙菌斑由于其独特的结构和成分,其液体环境(菌斑液)是相对独立的,在唾液无法达到的区域尤其明显。牙菌斑含致龋细菌在糖代谢时可以产生大量有机酸,改变菌斑液中钙、磷的活度(有效离子浓度)的比例,使牙齿处于一种极度不饱和的液态环境中。这样,由于与牙表面接触的液态环境发生变化,即由正常对矿物过饱和的唾液变成了对矿物不饱和的菌斑液,牙齿矿物溶解开始。这一过程的决定因素,或者说诱发这一过程的动力是菌斑液对牙齿矿物的饱和度降低,即由饱和状态变为不饱和状态。

关于菌斑液中对牙釉质矿物饱和度(DS)的概念,为简单起见,可以用下式表示。

$$DS = (Ca^{2+})_5(PO_4^{3-})_3(OH)/Ksp$$

$Ksp$ 代表牙釉质中磷灰石的溶度积常数。$DS=1$,意味着固—液处于一种平衡状态,既不会有脱矿也不会有再矿化;$DS<1$,表明液体环境中对牙齿矿物是不饱和的,可能诱发脱矿;$DS>1$,表明液体环境中对牙齿矿物是过饱和的,可能促进再矿化。无论是唾液,还是牙菌斑液,在没有接触任何糖类物质并产酸时,都处于一种过饱和的状态。

(2)化学动力学:无论脱矿,还是再矿化过程都可以是简单的热动力学现象,涉及晶体表面反应和物质转运 2 个过程。

控制晶体表面反应速率的因素是矿物饱和度。对于脱矿过程来说,饱和度越低,则脱矿速率越大;但对于再矿化来说则比较复杂。首先,再矿化形成羟磷灰石所需要的饱和度范围很窄。过度的饱和状态常常会诱发自发性沉淀,形成其他类型的不定型的非晶体状态的磷酸钙盐。有机物在脱矿晶体表面的附着也会限制矿物的再沉积。另外,唾液中一些固有的蛋白成分也有抑制晶体形成的作用。

反应物质在牙齿组织中的转运又称为扩散过程,扩散的动力来自界面两侧的浓度梯度。脱矿时,一方面氢离子或其他酸性物质需扩散进入牙齿内部的晶体表面,另一方面溶解的物质需要从牙齿内部晶体表面的反应部位扩散出来。这样,扩散的速率在一定程度上控制着脱矿速率。而再矿化时,反应物质扩散进入脱矿组织之后,常先在接近表面的组织中沉积,从而限制了反应物质向深部组织的扩散。因此,再矿化很难,是一个完全的脱矿过程的逆反应过程。

## 四、病理学表现

龋的病理学过程起源于细菌代谢糖产生的酸在牙表面集聚滞留。由于浓度梯度差,菌斑中的酸可以沿牙齿组织中结构薄弱、孔隙较多的部位扩散,在牙齿组织内部的微环境形成对矿物不饱和的状态,使无机矿物盐溶解。牙齿内部溶解的矿物盐,如钙和磷,依浓度梯度向牙齿外扩散,到达表层时可有矿物盐的再沉积,形成表层下脱矿的早期病理学现象。之后,随着脱矿的加重,细菌或细菌产生的蛋白溶解酶可以侵入脱矿的组织中,导致牙齿组织中的有机支架破坏,组织崩解,形成龋洞。

龋是一个缓慢的过程。在这个过程中,口腔微环境经历脱矿(局部矿物不饱和的情况下产生,如吃糖产酸时)和再矿化(局部矿物过饱和时,如使用氟化物)的多个动力学循环,形成脱矿-再矿化的动态平衡过程,从而形成龋的特殊组织病理学特征。

### (一)釉质龋

#### 1.平滑面龋

龋到了成洞的阶段,由于组织完全溶解,局部空洞,组织学上所能观察到的东西很少。临床上,利用离体牙,通过组织病理学手段所能观察到的实际上是早期釉质龋的情况。所谓早期釉质龋,临床表现为白垩斑,肉眼见釉质表面是完整的,呈白垩色,不透明,无光泽,表面完好;用探针检查,感觉表面略粗糙。如果病变发展缓慢,由于口腔内的色素沉着,病变区可呈黄褐色或棕褐色。这种改变可长期保持不变,也可继续发展,形成龋洞。龋洞呈倒锥体形,口大底小。

观察研究牙釉质龋的镜下形态,一般采用牙磨片。早期牙釉质龋无明显缺损,病损呈三角形,淡棕黄色。三角形的顶朝向釉牙本质界,三角形的底位于牙釉质表面。典型的病变由里及表可分为 4 层。

(1)表层:将发生在牙平滑面釉质上的白垩斑纵向制成的牙磨片平铺在载玻片上,浸水观察,可以清楚地分辨出发生病损的部位,呈外大内小的倒锥形。位于最表面可见一层 $10 \sim 30 \ \mu m$ 的窄带,矿化程度高于其下的部分,形成表层下脱矿重于表层的龋病脱矿的独特现象,称为表层下脱矿。表层的存在,一方面可能是这一部分的釉质溶解度比较低,另一方面可能与深层溶解物质在此处的再沉积有关。一些学者习惯于说"早期龋的时候釉质表层是完好的。"这是不准确的。近代的矿物学研究表明,表层本身是有矿物丧失的。即使从临床上看,早期龋的表面也有很多实质性的改变。如较正常组织粗糙、色泽暗淡。在自然龋过程中所观察到的表层,矿物丧失量一般都大于 5%。所以,对早期龋表面的描述,用表面大体完整似乎接近实际。

(2)病损体部:这是釉质早期脱矿的主体,矿物丧失量可在 50% 以上。由于大量矿物的丧失,釉质的内在折射率发生变化,从而形成临床上可见的白垩状改变。

若用显微放射照相法观察早期龋病变,只能区别上述两层。

(3)暗层:这一层是只有在偏光显微镜才可能观察到的一种病理学现象。将磨片浸在喹啉中,由于喹啉折射率接近釉质,其分子大于暗层的微隙而不能进入,从而使此层的折射率区别于釉质和浸透喹啉的损伤体部,得以显示和区别。暗层的宽窄不一,并且不是所有的病损都能够观察到暗层。

(4)透明层:之所以称为透明层,是因为这一区域在光镜下观察,其透光性甚至高于正常的釉质组织。但实际上,这一部分组织也是有矿物丧失的,可以看作是脱矿的最前沿。

2.点隙窝沟龋

有人将窝沟龋的病理学变化等同于 2 个侧壁的平滑面龋。但实际上,窝沟的两壁无论从组织学上,还是从局部环境上都无法等同于 2 个平滑面。尤其是在疾病的发展模式上,窝沟龋有其独特性。窝沟龋的进展常在侧壁尚未破坏的情况下,早期即可到达釉牙本质界,沿釉牙本质界潜行发展,形成临床上早期难以发现的隐匿龋。临床上,在诊断窝沟龋的时候要充分了解窝沟龋的这一特征。

**(二)牙本质龋**

牙本质的矿物含量与组织结构均有别于牙釉质。因此,牙本质龋的临床病理学过程和病理学表现也有别于牙釉质龋。首先,牙本质中的有机质含量达 20%,无机矿物是围绕或包绕有机基质而沉积的。龋损过程中首先必须有无机矿物的溶解,然后可以有细菌侵入到脱矿的牙本质中,分解蛋白溶解酶,使胶原酶解。仅有矿物的破坏而无胶原酶解,常常还可恢复。另外,牙本质存在小管样结构和小管液,有利于有机酸和细菌毒素的渗透。有时在病变早期,当病变的前沿离牙髓还有相当距离的时候就已经对牙髓产生了刺激。病理学上所观察到的龋损牙本质存在 4 个区域,反映了牙本质的龋损过程。

1.坏死崩解层

坏死崩解层位于窝洞底部病损的最外层。此处的牙本质结构完全崩解,镜下可见残留的组织和细菌等。质地松软,品红染色阳性,用一般的手用器械即可去除。

2.细菌侵入层

牙本质重度脱矿,细菌侵入牙本质小管并在其中繁殖。牙本质小管表现为扩张,胶原纤维变性、酶解,形成大的坏死灶。临床上,这一层质地软、色泽暗、品红染色阳性,容易辨认。多数可以通过手用器械去除。

3.脱矿层

脱矿层小管结构完整,但有明显的脱矿表现,无细菌侵入、色泽较正常牙本质暗、品红染色阴性,一些学者认为此层应予保留。但临床医师主要根据对硬度的感觉和色泽的观察,判断去腐的标准,很难准确掌握这一层的去留。若有意保留这一层,常常造成去腐不足,无法阻止龋的进展,易造成日后的继发龋。

4.透明层

透明层又称硬化层,多见于龋损发展比较缓慢时,为牙本质最深层的改变。光镜下观察,此层呈均质透明状,小管结构稍显模糊,为矿物沉积所致。对于慢性龋损,这层的硬度有时较正常牙本质硬,故又称之为硬化层或小管硬化。形成硬化牙本质是机体的重要防御功能。这一层有时可以着色,临床上可根据其硬度的情况决定去留。如果较正常组织软,一般应予去除;如果较正常组织硬,并且表面有光泽,则可予保留。

龋损可以诱发相应髓腔一侧形成修复性牙本质,又称三期牙本质或反应性牙本质,是机体的一种防御性反应。修复性牙本质一般小管结构较少、结构致密,有利于抵御病原因素对牙髓的直接侵害。

### (三)牙骨质龋

牙骨质龋见于根面龋。牙骨质龋脱矿模式也具有表层下脱矿的特征。镜下可见早期的牙骨质龋出现矿化较高的表层。但由于牙骨质很薄,临床上常见的牙骨质龋表现多为表面破损、凹陷,聚集较多细菌,病变会很快到达牙本质,形成位于根面的牙本质龋。

牙釉质、牙本质和牙骨质龋的共同特征是先有无机物的溶解,后有有机基质的破坏(酶解)。临床龋病过程是脱矿与再矿化的动态学发展过程。在有机基质破坏之前,去除病原体,人为加强再矿化措施,有可能使脱矿病损修复。但一旦有机基质崩解破坏,则只能靠手术的办法予以修复。

## 五、临床表现

### (一)临床症状

本节龋齿的概念作为疾病的诊断名词,指牙齿硬组织因龋出现缺损,病变局限在牙齿硬组织,没有引起牙髓的炎症或变性反应。临床检查中,如温度测试和电活力测试,牙髓反应均正常。

龋的临床表现可以概括为患者牙齿色、形、质的变化和患者感觉的变化。正常的牙釉质呈半透明状,牙本质的颜色为淡黄色。正常牙齿的颜色主要是透过牙釉质显现出来的牙本质色。牙釉质表面应该光滑、无色素沉着,牙釉质的硬度高于牙本质和牙骨质,但任何正常的牙齿硬组织都不可能通过手用器械去除,如挖匙。

1.颜色的改变

牙齿表面色泽改变是临床上最早可以注意到的龋的变化。当龋发生在牙的平滑面时,擦去表面的菌斑或软垢,吹干后可见病变部位表面粗糙、光泽消失,早期呈白垩色,进一步着色还可以呈棕黄色或黑褐色。当龋发生在窝沟的部位,清洗吹干后可见沟口呈白垩色,进一步发展可见墨浸样的改变,提示龋已经位于牙本质深层。这是由于其下的牙本质严重脱矿着色,并透过正常的半透明的釉质反映出的特有颜色。发现窝沟墨浸样变,一般病变范围已经在牙本质层,病变的范围甚至超过色泽改变的范围。

2.外形缺损

龋最显著的临床特征是形成了不可为自体修复的牙体组织的实质性缺损。临床上可以看到、探到或检查到龋洞。

临床上,所看到的龋洞大小不一定反映病变的大小。如发生在窝沟的龋,有时即使沟内脱矿严重,甚至病变到达了牙本质的深层,临床所见的龋洞也不是很大。遇到这种情况,可以通过墨浸样颜色的改变判断龋洞的大小。位于牙邻面、根面的龋洞常无法通过肉眼见到,要使用探针仔细探查。龋洞如果发生在光滑面或邻面,临床上可以看到或用牙用探针探到。探诊时,要从正常牙面开始,遇到龋洞时会感到牙面的连续性消失,探针可以被洞壁卡住。有时候,有必要摄 X 线片,如咬合翼片,可以发现病变部位的密度较周围正常组织明显降低。

3.质地的改变

龋造成的牙体组织的实质性缺损,称为龋洞。龋洞中充满感染脱矿的牙体组织和食物碎屑,质地松软,容易与正常组织区别。对于发生在窝沟的小龋洞,当用探针探入洞底时,会感到洞底较正常牙组织软。

4.患者感觉的变化

波及牙釉质浅层的早期龋损,患者可以完全没有临床症状。一般是当龋损发展到牙本质层并出现龋洞时,患者才有冷、热刺激或食物嵌塞时的敏感症状,但都是一过性的,刺激消失,症状随之消失。当龋发展至牙本质深层时,症状会明显一些,患者一般也是在这个时候就诊。

### (二)好发部位和好发牙齿

了解龋的好发部位和好发牙齿,有助于早期发现、诊断和及时治疗。

1.好发部位

龋的好发部位与菌斑聚集部位和发育薄弱部位有关。如牙的沟裂部位、两牙相邻不易清洁的部位。常见的不易清洁的部位,如牙列不齐、修复体和正畸装置边缘,都是龋的好发部位。

好发部位还与患者的年龄有关。3岁以前的幼儿多为前牙的邻面龋,这与饮食有关;3~5岁则多见乳磨牙的窝沟龋,与牙齿初萌有关;而到了8岁左右,乳磨牙的邻面龋开始多起来,与颌骨生长后牙间隙增大有关。青少年多发恒牙窝沟龋和上前牙的邻面龋,而中老年人则多见根面龋。

2.好发牙齿

上前牙邻面、磨牙窝沟、义齿基牙、排列不齐的牙齿,都是常见的易患龋的牙齿。乳磨牙和第1恒磨牙是窝沟龋的好发牙齿,这是因为乳磨牙和第1恒磨牙一般在出生前开始发育,并有部分矿化,出生后继续发育和矿化。由于经历新生儿环境的变化,这些牙更容易出现发育和矿化上的缺陷,因此患龋率较其他牙高。下颌前牙由于接近唾液导管口,表面光滑、易于自洁,因而很少发生龋。如果龋波及下颌前牙,该患者一般可被认作高危个体。

临床检查龋齿时,要注意对好发部位和好发牙齿的检查,同时要加强对患者的防龋指导。

## 六、临床分类与诊断

### (一)按病变侵入深度的分类与诊断

根据龋坏的深度分类是最常用的临床分类方法,简单及可操作性强,有利于临床治疗方法的选择。这里,龋作为诊断名词,特指已经形成龋洞,但又无牙髓临床病变的状况。临床上分为浅龋、中龋及深龋,但是浅、中、深三级之间临床上并没有一个十分清楚的界限。

1.浅龋

龋蚀只限于牙齿的表层,即牙釉质或牙骨质。初期在牙表面可因脱钙而失去固有色泽,呈白垩色点或斑;继之呈黄褐色或黑色,患者无自觉症状,探诊有粗糙感或有浅层龋洞形成。

2.中龋

龋蚀已进展到牙本质浅层,形成龋洞,洞内除了病变的牙本质外,还有食物残渣、细菌等。患者对冷、热、酸及甜等刺激较为敏感,尤其是对冷的刺激更为明显,但外界刺激去除后,症状即可消失。

3.深龋

龋蚀已进展到牙本质深层,形成较深的龋洞。由于深龋病变接近牙髓,所以对温度及化学刺激敏感,食物嵌入洞内可引起疼痛,探查龋洞时酸痛明显,说明龋蚀已接近牙髓组织,但无自发性疼痛。

**(二)按病变速度分类与诊断**

这种分类方法有利于对患者的整体情况进行综合考虑,有利于及时采取措施。

**1.急性龋**

龋的发展速度可以很快,从发现到出现牙髓病变的时间可以短至数周。病变如发生在窝沟,可在窝沟底部沿釉牙本质界向两侧和牙本质深部发展,则形成临床上不易发现的隐匿性龋。病变部的牙本质质地较湿软,范围较广,容易以手用器械去除。由于进展速度快,早期可侵犯牙髓,就诊时可能已有牙髓病变。检查和诊断时要特别注意。由于发展速度快,病理学上很难见到在牙髓腔一侧的修复性牙本质形成。

多发生在儿童和易感个体。儿童新萌出的牙结构比较疏松,尤其是牙本质中小管数目多,矿物成分少,有利于酸和细菌代谢物质的扩散。而另一方面,儿童期食糖不容易得到控制,口腔卫生的良好习惯没有养成,使局部的致龋力增强。窝沟发育的缺陷,如矿化不全、沟隙深、牙釉质缺如,都使病变发展迅速。成年人当患有唾液分泌方面的问题,如分泌量过少时,则影响唾液的清洁缓冲功能,使局部菌斑的 pH 较长时间保持在一个低水平,致龋力相对加大,也可出现急性龋的情况。

**2.猖獗龋**

猖獗龋是特殊类型的急性龋,表现为口腔在短期内(6～12 个月)有多个牙齿、牙面,尤其在一般不发生龋的下颌前牙甚至是切端的部位发生龋。可见于儿童初萌牙列,多与牙齿的发育和钙化不良有关;也可见于患者唾液腺功能被破坏或障碍时,如头颈部放疗后出现的龋损增加或患口干症时。有学者将头颈部放疗导致的猖獗龋称为放射性龋。

**3.慢性龋**

一般情况下,龋呈现慢性过程、病变组织着色深、病变部位质地稍硬、不易用手或用器械去除。多数情况下,成年人发生的龋是这种龋。由于病程缓慢,在牙髓腔一侧可有较多的修复性牙本质形成。

**4.静止龋**

由于致龋因素消失,已有的病变停止进展并再矿化。可见于发生在邻面的早期龋。如果相邻的患牙已拔除,患龋部位可以在口腔咀嚼时达到自洁,病变脱矿部位由于唾液的作用而再矿化。也见于磨牙患急性龋潜行发展时,使釉质失去支持,在咀嚼力的作用下破坏、崩溃、脱落,暴露的牙本质呈浅碟状,菌斑不能聚集,病变牙本质在唾液和氟化物的作用下再矿化,病变静止。临床检查时,病变部位可以有轻度着色,但质地同正常组织或更硬,表面光亮。

**(三)按病变发生的组织和部位分类与诊断**

**1.釉质龋**

釉质龋是发生在牙釉质的龋。由于牙釉质的主要成分是无机矿物磷灰石,脱矿是釉质龋的主要病理学表现。正常釉质是半透明的,早期脱矿可以使釉质内部的结晶体光学性质发生变化,也可以使矿物含量降低,微孔增多,使早期釉质龋的光折射率发生变化,病变区呈白垩样色泽变化或呈位于釉质的浅洞。

**2.牙本质龋**

牙本质龋是指病变发展到牙本质的龋。由于牙本质成分中含有较多的有机质,因而致龋过程不同于牙釉质,既有矿物的溶解,还应有胶原蛋白的溶解。有时候,牙本质的脱矿现象可以很严重,但只要胶原蛋白的基本结构存在,一旦致龋因素和受细菌感染的牙本质去除后,仅为少量脱矿的部分仍可修复或再矿化。再矿化的牙本质有时可能较正常组织矿化程度要高,如在静止龋时的牙本质。

3.牙骨质龋

牙骨质龋是指发生在牙骨质的龋,多见于中老年患者因牙周病暴露的牙骨质表面。由于牙骨质是一种类骨的组织,对于牙骨质在龋的状态的破坏机制,至今没有明确的答案。但可以肯定的是,矿物溶解总应是先于有机质的破坏的。

4.根龋

根龋是指发生在暴露的牙根表面的龋。多见于中老年人。一部分是由于患者患牙周病而导致牙根较早暴露;另一部分是由于牙周组织的生理性退缩。临床上,常可见到有一部分患者,牙冠的部分很少有龋,但到了老年牙根暴露则多龋,提示根面龋的发病机制有可能不同于冠部的釉质龋。

5.窝沟龋

窝沟龋是指发生在牙的点隙沟裂处的龋。这种情况多与该处的发育和解剖有关,常见于牙齿初萌的头几年。

6.平滑面龋

平滑面龋是指发生在颊舌平滑面的龋,常见于唇颊牙颈部,由于菌斑聚集并得不到及时清洁而致。

7.邻面龋

邻面龋是指发生在牙的近远中面的龋。两个相邻的部位是最不易清洁的位置,因而更易患龋。

**(四)按发病特点的分类与诊断**

1.继发龋

继发龋是指在已有修复体边缘或底部发生的龋。临床可见修复体边缘牙组织着色变软,X线片显示修复体周围牙组织密度降低。

2.再发龋

再发龋是指原发龋病灶修复后在同一牙齿其他部位发生的龋损。用以与继发龋区别。

另外,在临床上有根据致病因素命名龋的,如放射性龋、喂养龋、奶瓶龋及青少年龋,在此不一一列举。

## 七、鉴别诊断

**(一)龋病与牙齿发育和矿化不良的鉴别**

局部的或全身的疾病可导致牙齿的发育和矿化不良,表现为牙表面有实质性的缺损和色泽变化。如釉质发育不全时,牙表面可出现陷窝状的缺陷,应与龋齿鉴别。一般这种缺陷呈不规则形、表面有光泽、质地坚硬。发生在咬合面常累及牙尖,而龋则主要累及窝沟。发育不全的缺陷还常发生在前牙的唇面和切缘,容易与龋鉴别。但是,釉质的这种缺陷也可能继发龋,表现为缺陷部位菌斑聚集,牙体组织脱矿变软。导致牙齿发育和矿化不良的非龋疾病还有氟牙症、四环素牙等多种疾病,多有矿化不良和色泽改变。多数情况下,牙表面组织有光泽、质地硬,容易与龋鉴别。有表面发育缺陷的牙,菌斑不易被清除,也可能成为龋的好发部位。

### (二)龋病与其他非龋疾病的鉴别

楔状缺损是发生在牙颈部的牙体组织缺损,但病变部位质地同正常组织,表面有光泽、无菌斑积累。酸蚀症和其他非龋性牙体组织缺损致牙本质暴露可出现牙本质敏感症,表现为对过冷和过热的敏感,但用暂封性材料覆盖敏感部位后,敏感症状消失。楔状缺损的部位有时也是菌斑易积聚的部位,有时可同时发生龋。

### (三)深龋与可逆性牙髓炎的鉴别

龋深达牙本质深层,去腐干净后也未露髓,但进行常规温度测试检查时,出现较正常对照牙敏感的反应,如刺激时的一过性敏感症状。询问病史中从未出现自发痛症状,则应考虑牙髓充血的可能,可诊断为可逆性牙髓炎。治疗应为间接盖髓观察,暂时充填,待充血症状消失后,再行永久充填。部分可逆性牙髓炎也可能进展为不可逆的牙髓炎。

### (四)深龋与死髓牙的鉴别

有些情况下,尤其是在急性龋的时候,深龋时的毒素可以在龋还没有到达牙髓的情况下感染牙髓,致牙髓坏死,而患者可以没有临床症状。应通过温度测试、探诊和电活力测试予以鉴别。有时龋的过程缓慢,形成修复牙本质层后,可能降低牙对温度的反应性。遇到这种情况可以将测温度的部位放在窝洞内进行测试。必要时,应拍 X 片,观察根尖周组织的情况。

### (五)深龋与慢性牙髓炎的鉴别

龋可以到达牙本质深层但未露髓,但龋坏过程产生的毒素可以穿过部分脱矿的牙本质刺激牙髓,引起牙髓的慢性炎症。慢性牙髓炎一般会有相应的自发痛症状,但也因人而异。对于临床症状不明显的病例,可通过仔细询问病史、温度测试和电活力测试仔细鉴别。如临床有自发痛的经历,温度测试时较正常牙敏感或有延迟性疼痛,则应诊断为慢性牙髓炎。拍 X 片有助于诊断。深龋时根尖周膜应该是正常的,而慢性牙髓炎时,有时可见根周膜的轻度增宽。

对于诊断不清或无法确定的病例,可先行间接盖髓治疗,随访观察,确诊后再行永久充填。

## 八、非手术治疗

龋病是一种进行性疾病,在一般情况下,不经过治疗不会停止其破坏过程,而治疗不当也易再次发病。龋病引起的牙体组织破坏所致组织缺损,不可能自行修复,必须用人工材料修复替代。由于牙体组织与牙髓组织关系十分密切,治疗过程中,必须尽量减少损伤正常牙体组织,以保护牙髓-牙本质复合体。

龋病的治疗方法较多,不同程度的龋损,可以有所选择。早期釉质龋可采用非手术治疗以终止发展,或使龋损消失。出现牙体组织缺损的龋病,应采用手术治疗,即充填术治疗,是龋病治疗使用最多的方法。深龋近髓,应采取保护牙髓的措施,再进行牙体修复术。

龋病的非手术治疗是指用药物、渗透树脂或再矿化法进行的治疗,不采用牙钻或其他器械备洞。

### (一)适应证

早期釉质龋,尚未形成龋洞者,损害表面不承受咀嚼压力。邻面龋病变深度至釉质或牙本质的外 1/3 范围内,尚未形成龋洞者。静止龋,致龋的环境已经消失,如咬合面磨损,已将点隙磨掉;邻面龋,由于邻接牙已被拔除,龋损面容易清洁,不再有菌斑堆积。

对于龋病已经造成实质性损害,且已破坏牙体形态的完整。此种牙在口腔内保留的时间不长,如将在一年内被恒牙替换的乳牙。患者同意拔除患牙或做非手术治疗,暂留待其自然脱落。

## (二)常用方法

先用器械将损害面的菌斑去除,再用细砂石尖将病损牙面磨光,然后用药物处理牙齿表面。

### 1.氟化物

75％氟化钠甘油、8％氟化亚锡液或单氟磷酸钠液等氟化物中的氟离子能取代羟磷灰石中的羟基形成氟磷灰石,促进釉质脱矿区再矿化,增加牙体组织的抗酸能力,阻止细菌生长、抑制细菌代谢产酸,减少菌斑形成。因此,可以终止病变,恢复矿化。氟化物对软组织无腐蚀刺激,不使牙变色,使用安全有效。

### 2.硝酸银

10％的硝酸银液或硝酸铵银液均有很强的腐蚀、杀菌和收敛作用。使用时用丁香油或10％甲醛溶液作为还原剂,生成黑色还原银,若用2.5％碘酊则生成灰白色碘化银。两者都有凝固蛋白质、杀灭细菌、渗透沉积并堵塞釉质孔隙和牙本质小管的作用,可封闭病变区,终止龋病发展。硝酸银对软组织有腐蚀凝固作用,并使牙体组织变黑,一般只用于乳牙或恒牙后牙,不得用于牙颈部病损。

釉质发育不良继发的大面积浅碟状龋可以适当磨除边缘脆弱釉质,光滑面浅龋也可视情况稍加磨除。

### 3.渗透树脂

渗透树脂是具有较高渗透系数(penetration coefficient,PC)的低黏度光固化树脂。这种树脂在较短的作用时间内可以迅速地渗透入脱矿釉质的微孔中,经过固化以后可以阻止病变进展,并有效地抵抗口腔环境的脱矿作用,增强树脂渗透病变区的强度。

通过低黏度光固化树脂取代邻面龋白垩色病变区的脱矿物质,并在病变体部形成屏障,从而终止病变进展,主要适用于邻面龋病变深度至釉质或牙本质的外1/3范围内,尚未形成龋洞者。

### 4.再矿化治疗

对脱矿而硬度下降的早期釉质龋,用特配的再矿化液治疗使钙盐重新沉积,进行再矿化,恢复硬度,从而消除龋病。这是近年来治疗早期龋的新疗法,有一定的临床效果。主要适用于位于光滑面(颊、舌、腭或邻面)的白垩斑,以青少年效果更佳,对龋病活跃的患者,也可作预防用。

再矿化液有单组分和复合组分两类。近期更趋向用复合组分,主要为氟盐、钙盐和磷酸盐类,以下介绍2种。①单组分:氟化钠0.2 g,蒸馏水1 000 mL。②复合组分:氯化钠8.9 g,磷酸三氢钾6.6 g,氯化钾11.1 g,氟化钾0.2 g,蒸馏水1 000 mL。

用作含漱剂,每天含漱;用作局部涂擦,暴露釉质白斑区,清洗刮治干净、隔湿、干燥,用小棉球饱浸药液放置白斑处。药液对组织无损伤,患者也可自行使用。

## 九、手术治疗

龋病充填治疗又称手术治疗,主要步骤是制备洞形,去除病变组织,按一定要求将洞制作成合理的形状,再将修复材料填入洞内,恢复牙的功能与外形,其性质与一般外科手术相似,称为牙体外科。

### (一)龋洞的分类

在临床中,根据龋病发生的部位和程度,将龋洞进行分类,常用的有根据部位的简单分类和广泛使用的 Black 分类法。随着牙体修复技术和材料的发展,出现了一些新的分类方法。

1.根据部位分类

通常也把仅包括一个牙面的窝洞称为单面洞。如窝洞位于𬌗面者称为𬌗面洞,位于近中邻面者称为近中邻面洞,以此类推还有远中邻面洞、颊(舌)面洞等。若窝洞同时包括2个或2个以上牙面时,以所在牙面联合命名,如近中邻𬌗洞、远中邻𬌗洞、颊𬌗洞等,通常将其称为双面洞或复杂洞。为方便记录,通常使用英语字首简写,如 M(mesial)代表近中邻面,D(distal)代表远中邻面,O(occlusal)代表𬌗面,B(buccal)代表颊面,L(Lingual)代表舌面,La(Labial)代表唇面。复杂洞记录时可将颊𬌗洞写作 BO,近远中邻𬌗洞写作 MOD,依此类推。

2.Black 分类法

Black 分类法是根据龋洞发生的部位和破坏,将制备的窝洞进行分类,这种分类法在临床上广泛使用。

(1)Ⅰ类洞:发生在所有牙齿表面发育点隙裂沟的龋损所备成的窝洞称为Ⅰ类洞,包括磨牙和前磨牙咬合面的点隙裂沟洞,下磨牙颊面和上磨牙腭面的沟、切牙舌面窝内的洞(图9-1)。

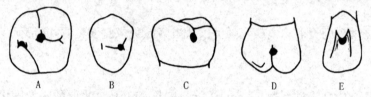

图 9-1　点隙裂沟龋洞、Ⅰ类洞形

(2)Ⅱ类洞:发生在后牙邻面的龋损所备的窝洞称为Ⅱ类洞。包括磨牙和前磨牙的邻面洞、邻颊面洞、邻舌面洞和邻𬌗邻洞。如邻面龋损破坏到咬合面,也属于Ⅱ类洞(图9-2)。

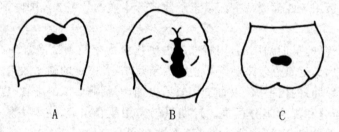

图 9-2　后牙邻面龋、Ⅱ类洞形

(3)Ⅲ类洞:前牙邻面未累及切角的龋损所备成的窝洞称为Ⅲ类洞。包括切牙和尖牙的邻面洞、邻舌面和邻唇面洞。如果病变扩大到舌面或唇面,也属于此类洞。

(4)Ⅳ类洞:前牙邻面累及切角的龋损所备成的窝洞称为Ⅳ类洞。

(5)Ⅴ类洞:所有牙的颊(唇)舌面颈1/3处的龋损所备成的窝洞称为Ⅴ类洞。包括前牙和后牙颊舌面的颈1/3洞,但未累及该面的点隙裂沟者,统称Ⅴ类洞。

由于龋损部位的多样化,Black 分类法已不能满足临床的需要,有学者将前牙切嵴上或后牙牙尖上发生的龋洞制备的窝洞又列为一类,称为"Ⅵ类洞"。也有人将前磨牙和磨牙的近中面-𬌗面-远中面洞叫作"Ⅵ类洞"者。

3.根据龋病发生的部位和程度分类

随着粘接修复技术和含氟材料再矿化应用的发展,现代龋病治疗提倡最大程度保留牙体硬组织,根据龋病发生的部位和程度,将龋洞分为以下类型。

(1)龋洞发生的3个部位：①部位1。后牙𬌗面或其他光滑牙面点隙裂沟龋洞。②部位2。邻面触点以下龋洞。③部位3。牙冠颈部1/3龋洞或者牙龈退缩后根面暴露发生的龋洞。

(2)龋洞发生的4种程度：①程度1。龋坏仅少量侵及牙本质浅层，但不可通过再矿化治疗恢复。②程度2。龋坏侵及牙本质中层，洞形预备后余留釉质完整并有牙本质支持，承受正常咬合力时不会折裂，剩余牙体硬组织有足够的强度支持充填修复体。③程度3。龋坏扩大并超过了牙本质中层，余留牙体硬组织支持力减弱，在正常𬌗力时可能导致牙尖或牙嵴折裂，洞形预备需要扩大使修复体能为余留牙体硬组织提供足够的支持和保护。④程度4。龋坏已造成大量的牙体硬组织缺损。

这种洞形分类方法弥补了 Black 分类法的不足，如发生在邻面仅侵及牙本质浅层的龋洞（部位1，程度1，简写为1-1）。

**（二）洞形的基本结构**

为了使充填修复术达到恢复牙齿外形和生理性功能，使充填修复体承受咀嚼压力并不脱落，必须将病变的龋洞制备成一定形状结构。

**1.洞壁**

经过制备具特定形状的洞形，由洞内壁所构成。内壁又分为侧壁和髓壁。侧壁与牙齿表面相垂直的洞壁，平而直。在冠部由釉质壁和牙本质壁所组成，在根部由牙骨质壁和牙本质壁所组成。髓壁为位于洞底，被覆于牙髓，与侧壁相垂直的洞壁。洞壁可以按其内壁相邻近的牙面命名，如一个𬌗面洞具有4个侧壁，颊壁、近中壁、舌壁、远中壁，位于洞底的髓壁，位于轴面洞底的为轴壁。牙轴面洞近牙颈的侧壁称为颈壁。

**2.洞角**

内壁与内壁相交处，形成洞角。2个内壁相交成为线角，3个内壁相交成为点角，线角与点角都位于牙本质。

**3.洞缘角**

洞侧壁与牙齿表面的交接线为洞缘角，又称洞面角。

**4.线角**

线角是依其相交接的2个内壁而定。点角依其相交接的3个内壁而定。以邻𬌗面洞的轴面洞为例，有颊轴线角、舌轴线角、龈轴线角，还有颊龈轴点角和舌龈轴点角。在洞底轴髓壁和𬌗髓壁的交接处，称轴髓线角。

**（三）抗力形**

抗力形是使充填修复体和余留牙能够承受咬合力而不会破裂的特定形状，充填修复体承受咬合力后与余留牙体组织之间内应力的展现。如果应力集中，反复作用而达到相当程度时，充填修复材料或者牙体组织可能破裂会导致充填失败。抗力形的设计，应使应力得以均匀地分布于充填修复体和牙体组织上，减少应力的集中。抗力形的基本结构有以下几种。

**1.洞形深度**

洞形达到一定深度时，充填修复体才能获得一定的厚度和强度，使充填体稳固在洞内。洞底必须建立在牙本质上，才能保证一定的深度，同时牙本质具有弹性可更好地传递应力。若将洞底建立在釉质上，深度不够，受力后充填修复体可能脆裂。

洞的深度随充填修复材料强度的改进，已有减少，后牙洞深以达到釉牙本质界下 $0.2\sim0.5$ mm 为宜。前牙受力小，牙体组织薄，可达到釉牙本质界的牙本质面。龋坏超过上述深度，制洞后以垫底材料恢复时,至少应留出上述深度的洞形,以容纳足够厚度的充填材料。

2.箱状结构

箱状洞形的特征是洞底平壁直,侧壁与洞底相垂直,各侧壁之间相互平行(图 9-3)。箱状洞形不产生如龋损圆弧状洞底的应力集中,平坦的洞底与𬌗力方向垂直,内应力能均匀分布。箱状洞形充填修复体的厚度基本一致,不会出现圆弧洞形逐渐减薄的边缘,薄缘常因强度不足,受力后易折断。厚度均匀一致的充填修复体,可以更好地显现材料抗压性能。箱状洞形锋锐的点、线角,受力时会出现应力集中,洞底与侧壁的交角应明确而圆钝,使应力不集中,减少破裂。

3.梯形结构

双面洞的洞底应形成阶梯以均匀分担咬合力,梯形结构的组成包括龈壁、轴壁、髓壁、近/远中侧壁(图 9-4)。其中龈壁与髓壁平行,轴壁与近、远中侧壁平行,各壁交接呈直角,点、线角圆钝,特别是洞底轴壁与髓壁相交的轴髓线角,不应锋锐。梯形设计可均匀分布𬌗力,主要由龈壁和髓壁承担。

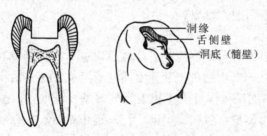

**图 9-3　箱状结构**

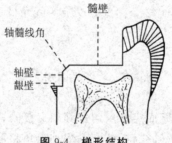

**图 9-4　梯形结构**

牙体硬组织的抗力设计如下。①去除无基釉:无基釉是缺乏牙本质支撑的釉质,侧壁的釉质壁,位于洞缘,如失去下方牙本质,承力后易出现崩裂,使充填修复体和牙齿的交接缘产生裂缝,导致充填失败。龋洞缘已有的无基釉应去除净,在洞形制备过程中也应避免产生新的无基釉。应运用牙体解剖组织学的知识,掌握牙齿各部位釉柱排列的方向,制备釉质壁时,与其方向顺应。②去除脆弱牙体组织:应尽量保留承力区的牙尖和牙嵴。组织被磨除越多,余留的牙体组织越少,承担咬合力的能力越低。龋坏过大,受到损伤而变得脆弱的牙尖和牙嵴,应修整以降低高度,减轻𬌗力负担,防止破裂和折断。③洞缘外形线要求为圆钝曲线,也含有使应力沿弧形向牙体分散均匀传递的作用。转折处若成锐角,则使向牙体的应力在锐角处集中,长期作用,牙体组织易于破裂。

抗力形的设计应结合充填修复体是否承受𬌗力和承力的大小来考虑,如𬌗面洞、邻𬌗洞的抗力形制备应严格按要求进行,颊、唇面的Ⅴ类洞对抗力形要求不高。

**（四）固位形**

固位形使充填修复体能保留于洞内,承受力后不移位、不脱落的特定形状,在充填修复材料与牙体硬组织间,不具有粘接性时,充填修复体留在洞内主要靠密合的摩擦力和洞口小于洞底的机械榫合力。

**1.侧壁固位**

侧壁固位是相互平行并具一定深度的侧壁,借助于洞壁和充填修复体的密合摩擦,有着固位作用。从固位的角度考虑,洞底也与抗力形一样要求建立在牙本质,其弹性有利于固着充填修复体。盒状洞形的结构,包含相互平行并具一定深度的侧壁,可以避免洞底呈弧形时充填修复体在受力后出现的滑动松脱。可见盒状洞形既满足了抗力形的要求,也为固位形所需要。

**2.倒凹固位**

倒凹固位:倒凹是在侧髓线角区平洞底向侧壁做出的凹入小区,可使洞的底部有突出的部位,充填修复体获得洞底部略大于洞口部的形状而能固位。倒凹固位形可以防止充填修复体从与洞底呈垂直方向的脱出(图9-5)。

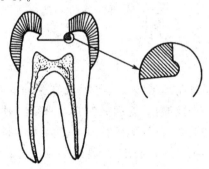

图9-5　倒凹固位

倒凹可制备在牙尖的下方,牙尖为厚实坚固的部位,但其下方深层,正是牙髓髓角所在,故应留意洞的深度。洞底在釉牙本质界0.5 mm以内者,可直接制备;洞底超过规定深度后,最好先垫铺基底再制备倒凹。

**3.鸠尾固位**

鸠尾固位是用于复面洞的一种固位形,形似鸠的尾部,由鸠尾峡部和鸠尾所构成(图9-6)。借助于峡部缩窄的锁扣作用,可以防止充填修复体与洞底呈水平方向的脱出。后牙邻面龋累及咬合面边缘嵴,可在殆面制备鸠尾固位形,成为邻殆面洞。

鸠尾固位形的大小,与原发龋范围相适应,不宜过大或过小,深度应按规定要求,特别在峡部必须具有一定深度。鸠尾峡的宽度设计很重要,过宽固位不良,过窄充填修复体易在峡部折断,后牙一般为颊舌牙尖间距的1/3～1/2,有2～3 mm宽。峡部的位置应在洞底轴髓线角的靠中线侧,不应与其相重叠。鸠尾的宽度必须大于小峡部才能起到水平固位作用。

**4.梯形固位**

梯形固位为复面洞所采用的固位形。邻殆面洞的邻面洞设计为颈侧大于殆侧的梯形,可防止充填修复体与梯形底呈垂直方向的脱出(图9-7)。梯形洞的大小依据龋损的范围再进行预防性扩展而确定。侧壁应扩大到接触区外的自洁区,并向中线倾斜,形成颈侧大于殆侧的外形。梯形洞的底为龈壁,宜平行于龈缘,龈壁与侧壁连接角处应圆钝。梯形洞的深度居釉牙本质界下0.2～0.5 mm,同常规要求,龋损过深应于轴壁垫底。梯形洞的两侧壁在殆面边缘嵴中间部分与洞形的𬌗面部相连接。梯形固位还可用于邻颊(唇)面洞、邻舌(腭)面洞、磨牙的颊𬌗面洞和舌𬌗面洞的轴面部分。

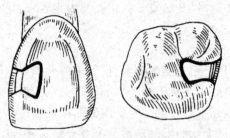

图 9-6　鸠尾固位形

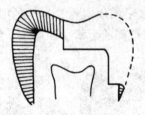

图 9-7　后牙邻

　洞的梯形固位:固位形的设计与洞形涉及的牙面数有关。单面洞的充填修复体可能从 1 个方向脱出,即从与洞底呈垂直方向的脱出;复面洞的充填修复体则可能从洞底呈垂直向或水平向的 2 个方向脱出。邻面的三面洞充填修复体可从一个垂直方向脱出,如近中𬌗远中面洞充填修复体;也可能从垂直向或水平向两个方位脱出,如越过邻颊轴角的邻𬌗颊面洞充填修复体。在设计固位形时,应针对具体情况有所选择。

**(五)洞形设计与制备**

洞形设计根据病变的范围来决定,基本原则是去除龋坏组织,保留更多的健康牙体组织,洞的外形可以根据龋损的大小、累及的牙面设计,有时因预防和临床操作需要,洞的外形需扩展到健康的牙齿表面。洞的外形制备时应尽量保留牙尖、牙嵴,包括边缘嵴、横嵴、斜嵴、三角嵴等牙的自洁部位。

洞的外形线呈圆钝的曲线,圆钝的转角要尽量减少应力的集中(图 9-8)。

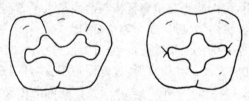

图 9-8　洞的外形曲线

1.洞形制备的基本原则

在龋病治疗过程中,洞的制备(简称备洞)是非常重要的,直接关系到治疗的成败。洞形制备的基本原则如下。

(1)局部与全身的关系:充分认识备洞是在生活的器官——牙上进行手术,与全身有密切的联系,即使无髓或死髓牙也是如此。如同外科性手术治疗,必须遵循一般的手术原则。切割或磨除牙体硬组织时,切割或磨除过程产生的机械、压力和热刺激均可对牙体硬组织、牙髓甚至身体造成不良影响。这些影响,有的使牙或机体产生立即的反应,有的则产生延缓的反应。因此,主张在备洞时采用间断操作,必要时应用麻醉术辅助进行。

(2)尽量去除病变组织:备洞时将所有病变组织去除干净,对治疗效果非常重要。如果遗留一点病变组织,将会继续发生龋病病变,而且这种继续发展的病变位于充填修复体下面,不易被察觉,危害更大。病变组织指的是坏死崩溃和感染的牙体组织,不包括脱矿而无感染的牙本质,后者可以适当保留。

(3)保护牙髓和牙周组织:备洞时术者应充分了解牙体硬组织,牙周组织的结构、性质、形态;组织的厚度、硬度,髓腔的形态,髓角的位置和高低;不同年龄时期产生的牙体生理性变化,如磨损、牙髓、继发性牙本质形成、修复性牙本质的形成、髓腔形态的变化、牙髓组织的增龄性变化等特点。注意保护牙髓和牙周组织,不要对它们造成意外的损伤。

(4)尽量保留健康牙体组织:在切割磨钻病变组织时,必须尽可能保留更多的健康组织,这对维持牙齿的坚硬度,恢复牙的功能有很重要的关系。牙体组织一经破坏不易恢复原来的性能。

洞形制作时,还应该注意患者的全身健康和精神神经状态,对患某些慢性病如结核病、心血管疾病、神经衰弱等患者或女性患者、儿童及老年患者,手术时间不宜过长,动作要更敏捷轻柔。由于备洞是一种手术,所以现代口腔医学非常重视治疗环境的优化和手术器械的改进。

2.洞形制备的具体方法

(1)打开洞口查清病变:这一点非常重要,只有查清病变情况才能拟定良好的治疗方案。龋洞洞口开放者,比较容易查清;龋洞洞口小或位于较隐蔽的牙面,则必须将洞口扩开,否则无法查清病变范围、洞的深浅等情况,位于𬌗面的点隙裂沟龋就属于这种情况。

临床上经常见邻面龋洞,如靠近龋洞的邻面边缘嵴和洞的颊、舌侧均完整,则必须将𬌗面邻近龋洞的边缘嵴钻掉一部分,才能使洞敞开,以便进一步查清病变范围和深度,以及有无髓腔穿通情况。从𬌗面去除一部分边缘嵴然后进入洞内比从颊面或舌面进入的效果好,这样可以保留更多的健康牙体组织。

后牙邻面牙颈部的洞,可以从颊面(下后牙)或腭侧(上后牙)进入洞内,不从咬合面进入;前牙邻面洞从何方进入,可以根据洞靠近何方来定,靠近颊面者从颊方进入,靠近舌面者从舌方进入。

(2)去除龋坏组织:只有将龋坏的组织去除干净才能查清病变范围和深度。原则上已经龋坏软化的牙本质应彻底去除,以免引起继发龋。侧壁的龋坏应全部切削净,直至形成由健康釉质和牙本质组成的平直侧壁。髓壁和轴壁的龋坏组织,在中龋洞内也应彻底去净,建立健康牙本质的洞底。

深龋洞在不穿通牙髓的前提下应将软龋去净,但若彻底去净有可能导致牙髓暴露时,应保留极近髓角或髓室区的少许软龋,并按余留龋先进行治疗(如抗生素、非腐蚀性消毒药等),几天后再继续治疗。通常用挖器剔挖病变组织最好,在剔挖病变组织时,应当注意将着力点从洞周围往中央剔挖,不能将着力点放在洞底中央。一般情况下,洞底中央是薄弱的部分,稍不注意就会将髓腔穿破,而且这里也容易将剔挖时所施的压力传递到髓腔,刺激牙髓组织,产生疼痛。

当不易判断龋坏组织是否去除干净时,可以用1%碱性品红染色洞底,若还留有感染的病变组织被染成红色,再用挖器去除;不能去尽,可用大一点的球形钻针在慢速转动下将病变组织轻轻钻掉。

牙本质龋去净的临床判断,可以根据洞内牙本质的硬度和颜色变化来确定。龋坏牙本质一般呈深褐色、质软、探针易刺入,去净后,洞内牙本质应接近正常色泽,质地坚硬。慢性龋进展慢、修复性牙本质形成作用较强,龋坏的前锋区可以因细菌代谢产物作用而脱矿变色,随着再矿化修复,牙体硬组织重新变硬,这种再矿化的牙本质通常较正常牙本质颜色深。因此,慢性龋可允许洞底牙本质颜色略深,只要硬度已近正常,牙钻磨削时牙本质呈粉状,可不必除去。

(3)制备洞的外形:查清龋洞内的病变情况和去净坏变组织,根据龋洞的形状设计制备洞的外形,将一切病变部分和可疑病变部分包括进去,一些邻近的可被探针插入的点隙沟虽未产生病变也应包括进去。保留牙体组织,特别是边缘嵴和牙尖,可保证牙的坚牢性,不致在修复后承受咀嚼压力时将牙体咬破。

外形的边缘必须建立在牙刷易清洁和唾液易冲洗的表面。如邻面洞的颊侧和舌侧边缘必须设计在触点(面)以外的牙面上。龋洞在𬌗面,不能把洞的边缘作在点隙裂沟内。外形必须建立在有健康牙本质支撑的部位上,特别是承受咀嚼压力的部位;外形必须是圆缓的曲线,不能有狭窄的区域,否则不易充填或修复,即使充填或修复了,修复物也容易折裂。

(4)制备抗力形和固位形:抗力形是指将洞形制备成可以承受咀嚼压力的形状,使充填修复材料或牙体硬组织不会在咀嚼食物时发生破裂、脱位或变形。固位形则是指这种形状可将充填修复体稳固地保留在洞内不致脱落。

制备抗力形时,应注意洞底壁直,各壁互相平行,洞口略向外张开。箱状洞形中,洞底周围的线角要清楚,略微圆钝。洞底线角尖锐的修复物锋锐边缘在咀嚼压力下会像刀刃一样切割洞壁,使洞壁破裂。

去尽洞口的无基釉,以免洞口的釉质在承受咀嚼压力时破裂,出现缝隙,产生继发龋。邻𬌗洞或邻舌(颊)洞,应在邻面洞与舌面洞或𬌗面洞交界处的洞底做梯形结构,这样可以保护牙髓,也对承受咀嚼压力有帮助。制备梯形时要使梯两侧的髓壁和轴壁互相垂直,线角要圆钝。

邻𬌗洞邻面部分的龈壁,在后牙(前磨牙和磨牙)地制备上应垂直于牙的长轴,也就是与轴壁呈直角,切忌做成斜向龈方的斜面。

邻𬌗洞或邻舌洞的鸠尾峡应做在𬌗面洞或舌面洞的上方,不能做在邻面洞内,否则充填修复体容易崩裂。制备鸠尾固位形时,鸠尾和邻面洞相连接的鸠尾峡应当比鸠尾窄一些,这样才能起到固位的作用。鸠尾峡不宜过宽也不宜过窄,对于准备用银汞合金充填的洞,应有鸠尾峡所在的颊和舌尖距离的 1/3,对于用复合树脂充填的洞则只要 1/4 就行了。

备洞应尽可能多地保留健康牙体组织,注意对𬌗牙的牙尖高度和锋锐度。如𬌗补牙的𬌗牙尖高而锋锐,则在咀嚼食物时易将修复牙上的修复体咬碎咬破。因此,在备洞时应将对𬌗牙上过高过尖的牙尖磨短磨圆一些,但不要破坏正常咬合关系。

制备固位形时,应注意洞必须具有一定深度,浅洞的固位力很小,稍一承受咀嚼压力,充填修复体就会脱落或者松动。但也不能认为洞越深越好,洞太深会破坏更多的牙体组织并刺激牙髓,同时也减弱洞的抗力形。过去主张洞的深度应在中央窝下方釉牙本质界下 1 mm 左右。临床上,洞的深度还要取决于原有病变的深度。

洞形备好后,用倒锥形钻针在近牙尖部的底端,向外轻轻钻一倒凹,将来填进去的修复物硬固后,就像倒钩一样把修复体固定在洞内,一个𬌗面洞一般只需做 4 个倒凹。

倒凹一般做在牙尖的下面,牙尖的硬组织较厚,应当注意越是靠髓角很近的部位,倒凹做在牙尖下釉牙本质界下面不要太深。较深的洞,可以不做倒凹,靠洞的深度来固位。采用粘接性强修复材料修复时,也可以不做倒凹固位形。此外,用暂时性修复材料封洞时,也不必制作倒凹固位形。

洞壁与充填修复材料的密合也是一种固位形。在洞形制备上必须将洞壁制备得平滑,不要有过于狭窄的部分。洞周围与牙长轴平行的壁(对Ⅰ、Ⅱ类洞而言),要互相平行,这对修复材料与洞壁的密合也有帮助,不能将洞制备成底小口大的形状。

特殊情况下,为解决预备洞形时的困难,需要将洞壁扩大,以利于工具的使用、医师技术操作上的方便,这种洞形的改变称为便利形。上下颌前磨牙及磨牙邻接面的窝洞,充填修复操作困难,为了便利操作,可将窝洞扩展至咬合面。洞形制作最初阶段首先将无基釉去除,以便于观察龋坏范围,确定洞缘最后位置等,也属于便利形范畴。

3.清理洞形完成备洞

按照洞形设计原则,从生物学观点出发,对经过上述步骤制备的洞形进行全面复查,看洞形是否达到设计要求,有无制备的失误,以减少失败,提高成功率。

将洞清洗干净,用锐探针从洞缘到洞底做探查,检查龋坏组织是否去净;可疑深窝沟是否已扩展而消除;外形线是否位于自洁区;盒状洞形是否标准,固位形是否合理;髓壁是否完整,有无小的穿髓孔;无基釉和脆弱牙尖是否已修整。龋洞经洞形制备后成为可以修复治疗的窝洞,窝洞的基本特征是没有龋坏组织,有一定的抗力形和固位形结构,修复治疗后既恢复牙的外形又承担一定的咬合力量。

根据患者对冷水喷洗时的敏感反应,探针检查洞壁洞底时的酸痛程度,结合制洞磨削过程的疼痛感,判断牙髓的状态,为已选定的治疗方法进行最后的审定。经过洞的清洗、检查,一切合乎要求,制洞过程即告完成,进入进一步的治疗。

**(六)各类洞形的制备要点**

1.Ⅰ类洞

Ⅰ类洞多是单面洞,上磨牙腭沟和下磨牙颊沟内的龋洞,需备成包括殆面在内的双面洞。在制备后牙殆面的Ⅰ类洞时,如果殆面有2个点隙或沟发生龋病,相距较远,中间有较厚的健康牙体硬组织,宜备成2个小洞形;如果2个龋洞相距较近,可将2个洞合并制备。

颊面洞未累及殆面时,可以备成颊面单面洞。不承受咀嚼压力,对抗力形的要求不高时,以固位形为主,应做倒凹。一般把倒凹做在殆壁和颈壁的中央。如果颊沟内的病变已累及咬合面,需制成双面洞殆补面洞做成鸠尾形,洞底髓壁和轴壁交界处,做成梯形。上颌磨牙远中舌沟内的龋洞一般多已累及殆面,也应将它做成双面洞,将殆面部分做成鸠尾形。

在制备下颌第一前磨牙殆面的Ⅰ类洞时,由于此牙面向舌侧倾斜。洞底不能制成水平,必须与殆面一致,向舌侧倾斜,否则容易钻穿髓腔。

制备上颌前牙腭面龋洞时,洞底不能做平,同时切壁和颈壁都应做成与腭面部呈垂直的形状,洞的外形呈圆形。

2.Ⅱ类洞

Ⅱ类洞一般均备成双面洞。制备此类洞时,如靠近龋坏面上的边缘嵴尚好,则宜先用小石尖将边缘嵴磨到牙本质,用裂钻往病变区钻,洞口向颊侧和舌侧扩大,使病变范围暴露清楚,再用挖器挖尽病变组织;再根据邻面破坏大小和范围设计殆面的鸠尾形,使鸠尾部的大小与局部保持平衡。如果邻面病变已经累及殆面,则用裂钻将洞口稍加扩大,再用挖器去除病变组织。病变组织去除干净后,就着手设计洞形并制备洞。

邻面洞应当将颊侧壁和舌侧或腭侧壁做成向牙间隙开扩的形状,两壁的洞缘角应在邻面的敞开部位,但不能扩到颊面或舌面上。

殆面破坏的龋洞,按Ⅰ类洞制备法将殆面洞备好,然后向邻面扩展,注意不要伤害髓角,要去尽病变组织,修整洞形。应特别注意邻面洞的颊、舌或腭侧壁和龈壁。

对病变位于触点龈方的邻面洞,触点未被破坏,可将鸠尾制作在颊面或腭面。鸠尾不能做得过大,以免影响固位。备洞时,若有足够的空间容纳器械进入,则可将洞做成单面洞。

当后牙的2个邻面均患龋病,牙体硬组织破坏较大,可制备邻殆邻洞。这一类洞也属于Ⅱ类洞,制备方法与上述双面Ⅱ类洞相似,只是要在殆面做一个共同的鸠尾。应特别注意保留更多的健康牙体硬组织。

Ⅱ类洞修复时多采用银汞合金,该材料抗压强度高,抗张强度低,牙体硬组织自身的抗压强度较好,抗剪切度较低。为了抗衡负荷,Ⅱ类洞设计制时必须以承受压力为主,尽量减少张力和剪切力。

3.Ⅲ类洞

Ⅲ类洞制备时,前牙邻面洞备洞一般都要把洞扩大到舌面,如果龋洞靠近唇面,洞舌侧的边缘嵴很厚实,则可将洞扩展到唇面,但不能太大。邻面龋未破坏接触点,不宜因备洞破坏邻面接触点的完整性。

Ⅲ类洞的修复以美观为主,洞形承受的负荷也不大,洞缘的无基釉可以适当保留。所保留的无基釉是全厚层釉质,无龋坏、未变色、无断纹隐裂,不直接承受压力,其下方的龋坏牙本质可以去除。

备洞时先将洞的舌或腭侧壁用球形钻或裂钻钻掉,然后用裂钻往切嵴和牙颈方向扩展一点,使洞充分暴露;用挖器将坏变组织去除干净,再根据龋洞大小,在舌或腭面设计与之相应的鸠尾固位形。可用倒锥钻自邻面洞的轴壁下牙釉本质界平齐往舌或腭面扩展,在舌或腭面备好鸠尾,仔细在舌或腭面与邻面之间做一梯,注意将梯的角做圆钝。可以先在舌或腭面制备鸠尾固位形,再向邻面扩展。舌或腭面鸠尾固位形备好后,用球形钻轻轻将邻面洞内的坏变组织去尽,用裂钻将唇、舌和龈壁修整好。

龋病损害在邻面完全敞开,器械容易进入,则将洞做成单面洞。

Ⅲ类洞的倒凹固位形一般做在靠近切嵴和龈壁与颊侧壁、舌或腭侧壁交界的点角底部。当洞同时涉及邻舌或腭面,应注意使鸠尾部的洞底与牙原来的舌或腭面平行。

4.Ⅳ类洞

Ⅳ类洞是开放性的洞,不易制备固位形和抗力形,去尽坏变组织后,在近切嵴处和龈壁上制作针道,安放金属固位丝或固位钉,行高黏性复合树脂修复。

5.Ⅴ类洞

Ⅴ类洞是牙冠颊或舌面近牙颈1/3区的洞形,多为单面洞。该类洞不直接承受咀嚼压力,对抗力形的要求不高,洞形制备以洞的外形和固位形为主。一般多将Ⅴ类洞做成肾形或半圆形。洞的龈壁凸向龈方,切壁平直,但均要做光滑,与洞底垂直。洞底略呈凸的弧面,要有一定深度,用小倒锥钻或球形钻在靠近洞底面的切壁(或殆壁)和龈壁上做倒凹固位形。

**(七)洞形隔湿、消毒、干燥**

洞形制备完成,为了使修复材料与牙体组织紧密的贴合,减少继发龋的发生,需对窝洞进行隔湿、消毒、干燥处理,力求达到更好的修复效果。

**1.手术区的隔离**

在备洞后、准备修复前,应当隔离手术区并消毒洞。所谓隔离手术区就是将准备修复的牙隔离起来,不要让唾液或其他液体进入洞内,以免污染洞壁和患牙,影响修复效果或修复材料的性质。最好是备洞前就隔离手术区,但应具备四手操作条件。

(1)简易隔离法:简易隔离法是用消毒棉卷放在即将修复牙齿的颊侧和舌侧,上颌牙放在唇侧、颊侧。下颌牙可以用棉卷压器将棉卷压住,以免舌或颊部肌肉活动时将棉卷挤开。用小的消毒棉球或气枪干燥洞内。在使用综合治疗台治疗时,可将吸唾管置于口底,将积于口底的唾液或冲洗药液吸走。现代治疗手术椅上装有吸唾管,每次使用时,均应更换经过消毒的吸唾管,以免交叉感染。

(2)吸唾器:吸唾器是利用抽气或水流产生的负压,吸出口腔内唾液。吸唾器套上吸唾弯管后放入患者下颌舌侧口底部,弯管最好采用一次性使用的塑料制品。吸唾器常配合橡皮障或棉卷隔湿使用,还可配合颊面隔湿片使用。隔湿片为医用硬泡沫塑料制成,状如圆角的三角形,患者张口时放入颊面的上下前庭穹隆,配合使用,可收到简单实用的效果。

(3)橡皮障隔离法:该方法的隔湿效果较好,能有效地将手术区与口腔环境隔离起来,达到干燥、视野清晰、防止唾液侵入的目的,并能防止器械的吸入。

**2.窝洞消毒**

窝洞消毒目的是去除或杀灭残留在洞壁或牙本质小管内的细菌,减少继发龋的发生。洞底多位于牙本质中层或深层,所以对消毒药物的要求较高。窝洞消毒具有一定的消毒杀菌能力,对牙髓的刺激性要小;能渗透到牙本质小管内,不引起牙体组织着色。

在备洞时就应当把感染的牙体组织去除干净,然后再经适当的冲洗,洞内的细菌就基本上被清除干净了。许多窝洞消毒药物,如酚类、硝酸银等均对牙髓有刺激性,故不主张使用药物消毒。准备修复前,对洞进行消毒还是必要的,但是应注意选用消毒力较强而刺激性较小,且不使牙变色的药物,特别是深龋洞的消毒。

常用的洞消毒药有氢氧化钙糊剂或液、50%苯酚甘油溶液、20%麝香草酚酒精溶液、樟脑酚(含樟脑 6.0 g、苯酚 3.0 g、95%酒精 1.0 mL)、丁香酚(商品),还可用 75%酒精。

**3.干燥窝洞**

窝洞在充填修复前的最后一个环节是干燥洞形,这是为了使充填修复材料或其他衬底材料能充分接触牙体,不被水分隔阻而出现空隙,也避免因洞内壁的水分而影响材料性能。窝洞的干燥对充填修复的质量十分重要,使用的工具为牙科综合治疗台上接有压缩空气的气吹或是接橡皮球的手用气吹。

**(八)窝洞垫底**

垫底是采用绝缘的无刺激性材料,铺垫于洞底,保护牙髓,避免充填材料的物理或化学因素刺激。

垫底多用于超过常规深度或近髓的窝洞。去净牙本质软龋后洞底不平者,应用材料垫平。洞虽不深,但选用的充填修复材料对牙髓有刺激性,要求作衬底以阻隔刺激。经过牙髓治疗的无髓牙,充填修复材料前,应以垫底方法做出基底,以使洞形更符合生物力学要求,同时也可节约修复材料。

垫底所用材料要求对牙髓无刺激性,最好具有安抚镇痛、促进修复性牙本质生成的作用。应有一定的机械强度以间接承受𬌗力,并具有良好的绝缘性,不传导温度和电流。

1.单层垫底

单层垫底用于窝洞虽超过常规深度但不太近髓时。后牙多选用磷酸锌粘固粉或聚丙烯酸锌粘固粉;前牙用复合树脂充填窝洞时,材料对牙髓有一定刺激性,多用氢氧化钙粘固粉垫底。

2.双层垫底

双层垫底用于洞深近髓的情况。磷酸锌粘固粉本身对牙髓也有轻度刺激,在其下先铺垫薄层具护髓性的材料;氧化锌丁香油粘固粉或氢氧化钙粘固粉这类材料却又因密度偏低,不宜在后牙承力洞形单独使用,因此采用双层垫底方式。丙烯酸锌粘固粉强度好,不刺激牙髓,可用于深洞垫底而不必再做双层基,但不具促进修复性牙本质生成的性能,尚不能代替护髓剂氢氧化钙粘固粉。

垫底的部位,在𬌗面洞为髓壁,在轴面洞为轴壁,不应置于侧壁和龈壁的釉质壁部分,以免垫底材料溶于唾液后产生边缘缝隙,日久出现继发龋。

洞漆和洞衬剂涂布于切削后新鲜暴露的牙体组织表面,封闭牙本质小管,阻止充填修复材料中的有害物质如银汞合金中的金属离子、磷酸锌粘固粉的磷酸,向深层牙本质渗透,还可以增强充填体与洞壁间的密合性,防止两者界面因出现缝隙发生微渗漏。所有材料为溶于有机溶剂氯仿或乙醇的天然树脂如松香,或合成树脂如硝酸纤维素,呈清漆状。洞漆可涂于釉质壁和牙本质壁,厚度为 $5\sim10~\mu m$。洞衬剂加具有疗效的物质如氧化锌、氢氧化钙或单氟磷酸钠等,稠于洞漆,通常用于牙本质壁,厚度可达 $25~\mu m$。

(张玉民)

# 第二节 牙体慢性损伤

## 一、牙体磨损

单纯的机械摩擦作用造成牙体硬组织缓慢、渐进性地丧失称为磨损。在正常咀嚼过程中,随年龄的增长,牙齿𬌗面和邻面由于咬合而发生的均衡的磨耗称为生理性磨损,牙齿组织磨耗的程度与年龄是相称的。临床上,常由正常咀嚼以外的某种因素引起个别牙或一组牙,甚至全口牙齿的磨损不均或过度磨损,称为病理性磨损。

**(一)病因**

1.牙齿硬组织结构不完善

发育和矿化不良的釉质与牙本质易出现磨损。

2.𬌗关系不良,𬌗力负担过重

无颌关系的牙齿不发生磨损,甚至没有磨耗;深覆颌、对刃𬌗或有𬌗干扰的牙齿磨损重。缺失牙齿过多或牙齿排列紊乱可造成个别牙或一组牙负担过重而发生磨损。

3.硬食习惯

多吃粗糙、坚硬食物的人,如古代人、一些少数民族,全口牙齿磨损较重。

4.不良习惯

工作时咬紧牙或以牙咬物等习惯可造成局部或全口牙齿的严重磨损或牙齿特定部位的过度

磨损。

5.全身性疾病

如胃肠功能紊乱、神经官能症或内分泌紊乱等,导致的咀嚼肌功能失调而造成牙齿磨损过度;唾液内黏蛋白含量减少,降低了其对牙面的润滑作用而使牙齿磨损增加。

**(二)病理**

因磨损而暴露的牙本质小管内成牙本质细胞突逐渐变性,形成死区或透明层,相应部位近髓端有修复性牙本质形成,牙髓发生营养不良性变化。修复性牙本质形成的量,依牙本质暴露的面积、时间和牙髓的反应而定。

**(三)临床表现及其并发症**

1.磨损指数

测定牙齿磨损指数已提出多种,其中较完善和适合临床应用的是 Smith BGN 和 Knight JK (1984)提出的,包括牙齿的殆、颊(唇)、舌面、切缘及牙颈部的磨损程度在内的牙齿磨损指数(5 度)。

0 度:釉面特点未丧失,牙颈部外形无改变。

1 度:釉面特点丧失,牙颈部外形丧失极少量。

2 度:釉质丧失,牙本质暴露少于表面积的 1/3,切缘釉质丧失,刚暴露牙本质,牙颈部缺损深度在 1 mm 以内。

3 度:釉质丧失,牙本质暴露多于牙面的 1/3,切缘釉质和牙本质丧失,但尚未暴露牙髓和继发牙本质,牙颈部缺损深达 1~2 mm。

4 度:釉质完全丧失,牙髓暴露或继发牙本质暴露,切缘的牙髓或继发牙本质暴露,牙颈部缺损深度>2 mm。

2.临床表现和并发症

随着磨损程度的增加,可出现不同的症状。

(1)釉质部分磨损:露出黄色牙本质或出现小凹面。一些磨损快、牙本质暴露迅速地病例可出现牙本质过敏症。

(2)当釉质全部磨损后:殆面除了周围环以半透明的釉质外,均为黄色光亮的牙本质(图 9-9)。牙髓可因长期受刺激而发生渐进性坏死或髓腔闭锁;亦可因磨损不均而形成锐利的釉质边缘和高陡牙尖,如上颌磨牙颊尖和下颌磨牙舌尖,使牙齿在咀嚼时受到过大的侧方殆力产生殆创伤;或因充填式牙尖造成食物嵌塞,发生龈乳头炎,甚至牙周炎;过锐的牙尖和边缘还可能刺激颊、舌黏膜,形成黏膜白斑或褥疮性溃疡。

(3)牙本质继续迅速磨损,可使髓腔暴露,引起牙髓病和根尖周病。

(4)全口牙齿磨损严重,牙冠明显变短,颌间距离过短可导致颞下颌关节病变和关节后压迫症状。

**(四)防治原则**

(1)去除病因:如改正不良习惯、调殆、修复缺失牙及治疗引起磨损的全身疾病等。

(2)对症治疗:磨损引起的牙本质过敏症可行脱敏治疗。

(3)个别牙齿重度磨损与对殆牙之间有空隙的,深的小凹面用充填法治疗;牙齿组织缺损严重者可在牙髓治疗后用高嵌体或全冠修复。

(4)多个牙齿重度磨损可用殆垫适当抬高颌间距离。

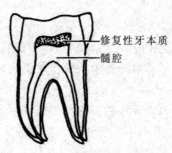

图 9-9  粉面釉质磨损

## 二、磨牙症

睡眠时有习惯性磨牙或清醒时有无意识的磨牙习惯称为磨牙症。

**(一)病因**

磨牙症的病因虽然至今尚未明确,但与下列因素有关。

**1.精神因素**

口腔具有表示紧张情绪的功能。患者的惧怕、愤怒、敌对、抵触等情绪,若因某种原因难以表现出来,这些精神因素,特别是焦虑、压抑、情绪不稳等可能是磨牙症病因的重要因素之一。

**2.𬌗因素**

神经紧张的个体中,任何𬌗干扰均可能是磨牙症的触发因素。磨牙症患者的𬌗因素多为正中𬌗早接触,即牙尖交错位𬌗干扰,以及侧方𬌗时非工作侧的早接触。临床上用调𬌗的方法也能成功地治愈部分磨牙症。𬌗因素是口腔健康的重要因素,但是否为引起磨牙症的媒介尚有争议。

**3.中枢神经机制**

目前有趋势认为磨牙与梦游、遗尿、噩梦一样,是睡眠中大脑部分唤醒的症状,是一种与白天情绪有关的中枢源性的睡眠紊乱,由内部或外部的、心理或生理的睡眠干扰刺激所触发。

**4.全身其他因素**

与寄生虫有关的胃肠功能紊乱、儿童营养缺乏、血糖与血钙浓度、内分泌紊乱、变态反应等都可能成为磨牙症的发病因素。有些病例表现有遗传因素。

**5.职业因素**

汽车驾驶员、运动员,要求精确性较高的工作,如钟表工,均有发生磨牙症的倾向。

**(二)临床表现**

患者在睡眠时或清醒时下意识地作典型的磨牙动作,可伴有"嘎嘎"响声。磨牙症可引起牙齿𬌗面和邻面的严重磨损,可出现牙磨损并发的各种病症。顽固性磨牙症会导致牙周组织破坏、牙齿松动或移位、牙龈退缩、牙槽骨丧失。磨牙症还能引起颞下颌关节功能紊乱症、颌骨或咀嚼肌的疲劳或疼痛、面痛、头痛并向耳部、颈部放散。疼痛为压迫性和钝性,早晨起床时尤为显著。

**(三)治疗原则**

**1.除去致病因素**

心理治疗,调𬌗,治疗与磨牙症发病有关的全身疾病等。

**2.对症治疗**

治疗因磨损引起的并发症。

**3.其他治疗**

对顽固性病例应制作殆垫,定期复查。

## 三、楔状缺损

牙齿的唇、颊或舌面牙颈部的硬组织在某些因素长期作用下逐渐丧失,形成楔状缺损。

### (一)病因

楔状缺损的发生和发展与下列因素有关。

**1.不恰当的刷牙方法**

唇(颊)侧牙面的横刷法是导致楔状缺损的主要因素之一。其根据为:①此病不见于动物;②少发生在牙的舌面;③不刷牙者很少发生楔状缺损;④离体实验横刷牙颈部可以制造典型的楔状缺损,且为旋转法刷牙所造成牙体组织磨损量的 2 倍以上。

**2.牙颈部结构**

牙颈部釉牙骨质交界处是整个牙齿中釉质和牙骨质覆盖量最少或无覆盖的部位,为牙体结构的薄弱环节,加之牙龈在该处易发生炎症和萎缩,故该部位耐磨损力最低。

**3.酸的作用**

龈沟内的酸性环境可使牙颈部硬组织脱矿,受摩擦后易缺损。唾液腺的酸性分泌物、喜吃酸食、唾液 pH 的变化、胃病返酸等均与缺损的发生有关。

**4.应力疲劳**

牙齿萌出至建立咬合关系后,即开始承受咀嚼压力。根据断裂力学理论,牙齿硬组织中长期应力集中的部位可以产生应力疲劳微裂,导致硬组织的损伤甚至断裂。已有生物力学研究证实,当给牙齿与牙长轴成 45°角方向的载荷时,颊侧颈部应力集中系数最大;模拟殆力疲劳的人牙离体实验已证明在实验牙颊舌向纵剖面的颊半侧颈部牙本质中,用扫描电镜见到多条方向一致的细微裂纹,而其他处无类似发现;该实验还表明横刷牙、酸蚀和殆力疲劳三因素作用的积累与协同导致了实验性楔状缺损的发生,其中殆力因素对楔形缺损的形成和加深起了重要的作用。临床研究结果证实楔状缺损的患病与咬合力的增加和积累关系密切,与患牙承受水平殆力和创伤殆力关系密切。

### (二)临床表现

(1)多见于中年以上患者的前磨牙区,其次是第一磨牙和尖牙。有时范围涉及第二恒磨牙以前的全部牙齿,常见邻近数个牙齿,且缺损程度可不相同。偶见年轻患者单个牙齿的楔状缺损,均伴有该患牙的颌干扰。中老年人中,该病的发病率可达 60%~90%。

(2)缺损多发生在颊、唇侧,少见于舌侧。调查资料表明老年人中,舌侧缺损的患病率达15.2%,好发牙位是第一、第二磨牙。

(3)楔状缺损由浅凹形逐渐加深,表面光滑、边缘整齐,为牙齿本色。

(4)楔状缺损达牙本质后,可出现牙本质过敏症,深及牙髓时可引起牙髓和根尖周病。缺损过多可导致牙冠折断。

### (三)防治原则

**1.消除病因**

检查殆干扰并行调整,改正刷牙方法。

**2.纠正环境**

纠正口腔内的酸性环境改变饮食习惯,治疗胃病,用弱碱性含漱液漱口,如2%小苏打溶液。

**3.修复缺损**

患牙出现缺损必须进行修复,黏结修复效果好。

**4.对症治疗**

出现其他病症应进行相应的治疗。

## 四、酸蚀症

酸蚀症是牙齿受酸侵蚀,硬组织发生进行性丧失的一种疾病。20世纪,酸蚀症主要指长期与酸雾或酸酐接触的工作人员的一种职业病。随着社会进步和劳动条件的改善,这种职业病明显减少。近十几年来,饮食习惯导致的酸蚀症上升,由饮食酸引起的青少年患病率增高已引起了人们的重视。反酸的胃病患者,牙齿亦可发生类似损害。

**(一)病因**

酸蚀症的致病因素主要是酸性物质对牙组织的脱矿作用,而宿主的因素可以影响酸性物质导致酸蚀症的作用。有发病情况的调查研究发现无论饮食结构如何,酸蚀症仅发生于易感人群。

**1.酸性物质**

(1)饮食酸:酸性饮料(如果汁和碳酸饮料)的频繁食用,尤其青少年饮用软饮料日趋增加。饮食酸包括果酸、柠檬酸、碳酸、乳酸、醋酸、抗坏血酸和磷酸等弱酸。酸性饮料pH常低于5.5,由于饮用频繁,牙面与酸性物质直接接触时间增加导致酸蚀症。

(2)职业相关酸性物质:工业性酸蚀症曾经发生在某些工厂,如化工、电池、电镀、化肥等工厂空气中的酸雾或酸酐浓度超过规定标准,致使酸与工人牙面直接接触导致职业性酸蚀症。盐酸、硫酸和硝酸是对牙齿危害最大的三类酸。其他酸,如磷酸、醋酸、柠檬酸等,酸蚀作用较弱,主要集聚在唇侧龈缘下釉牙骨质交界处或牙骨质上。接触的时间愈长,牙齿破坏愈严重。与职业相关的酸蚀症,如游泳运动员在氯气处理的游泳池中游泳,因为$Cl_2$遇水产生$HClO$和$HCl$;可发生牙酸蚀症,还如职业品酒员因频繁接触葡萄酒(pH:3～3.5)发生酸蚀症等。

(3)酸性药物:口服药物,如补铁药、口嚼维生素C、口嚼型阿司匹林及患胃酸缺乏症的患者用的替代性盐酸等的长期服用均可造成酸蚀症。某种防牙石的漱口液(含EDTA)也可能使牙釉质表面发生酸蚀。

(4)胃酸:消化期胃液含0.4%盐酸。胃病长期返酸、呕吐及慢性乙醇中毒者的胃炎和反胃均可形成后牙舌面和腭面的酸蚀症,有时呈小点状凹陷。

**2.宿主因素**

(1)唾液因素:口腔环境中,正常分泌的唾液和流量对牙表面的酸性物质有缓冲和冲刷作用。如果这种作用能够阻止牙表面pH下降到5.5以下,可以阻止牙酸蚀症发生。如果唾液流率和缓冲能力降低,如头颈部放疗、唾液腺功能异常或长期服用镇静药、抗组胺药等,则牙面接触酸性物质发生酸蚀症的可能性就更大。

(2)生活方式的改变:酸性饮食增多的生活习惯,尤其在儿童时期就建立的习惯,或临睡前喝酸性饮料的习惯是酸蚀症发生的主要危险因素。剧烈的体育运动导致脱水和唾液流率下降,加上饮用酸性饮料可对牙造成双重损害。

(3)刷牙因素:刷牙的机械摩擦作用加速了牙面因酸脱矿的牙硬组织缺损,是酸蚀症形成的因素之一。对口腔卫生的过分关注,如频繁刷牙,尤其是饭后立即刷牙,可能加速酸蚀症的进展。

(4)其他因素:咬硬物习惯或夜磨牙等与酸性物质同时作用,可加重酸蚀症。

**(二)临床表现**

前牙唇面釉质的病变缺损(以酸性饮料引起的酸蚀症为例)可分为5度(图9-10)。

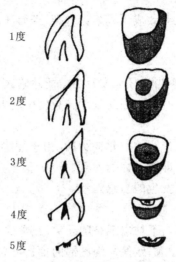

图 9-10 酸蚀症的程度

1度:仅牙釉质受累。唇、腭面釉质表面横纹消失,牙面异样平滑、呈熔融状、吹干后色泽晦暗;切端釉质外表熔融状,咬合面牙尖圆钝、外表熔融状、无明显实质缺失。

2度:仅牙釉质丧失。唇、腭面牙釉质丧失、牙表面凹陷、凹陷宽度明显大于深度;切端沟槽样病损;咬合面牙尖或沟窝的杯口状病损。

3度:牙釉质和牙本质丧失,牙本质丧失面积小于牙表面积的1/2。唇、腭面牙釉质牙本质丧失、切端沟槽样病损明显、唇面观切端透明;咬合面牙尖或沟窝的杯口状病损明显或呈弹坑状病损。

4度:牙釉质和牙本质丧失,牙本质丧失面积大于牙表面积的1/2。各牙面的表现同3度所描述,范围扩大加深,但尚未暴露继发牙本质和牙髓。

5度:①釉质大部丧失,牙本质丧失至继发牙本质暴露或牙髓暴露,牙髓受累。②酸蚀患牙对冷、热和酸刺激敏感。③酸蚀3～4度已近髓腔或牙髓暴露,可继发牙髓炎和根尖周病。④与职业有关的严重患者,牙感觉发木、发酸,并可伴有其他口腔症状,如牙龈出血、牙齿咀嚼无力、味觉减退,以及出现全身症状,如结膜充血、流泪、畏光、皮炎、呼吸道炎症、嗅觉减退、食欲缺乏、消化障碍。

**(三)防治原则**

**1.对因治疗**

改变不良的生活习惯、改善劳动条件、治疗有关的全身疾病。

**2.个人防护**

与职业有关的患者使用防酸口罩,定期用3%的小苏打溶液漱口,用防酸牙膏刷牙。

**3.对症治疗**

对牙齿敏感症、牙髓炎和根尖周病的治疗。

4.牙体缺损

可用复合树脂修复或桩冠修复。

## 五、牙隐裂

未经治疗的牙齿硬组织由于物理因素的长期作用而出现的临床不易发现的细微裂纹,称为牙微裂,习惯上称牙隐裂。牙隐裂是导致成年人牙齿劈裂,继而牙齿丧失的一种主要疾病。

### (一)病因

1.牙齿结构的薄弱环节

正常人牙齿结构中的窝沟和釉板均为牙齿发育遗留的缺陷区,不仅本身的抗裂强度最低,而且是牙齿承受正常颌力时应力集中的部位,因此是牙隐裂发生的内在条件。

2.牙尖斜面牙齿

在正常情况下,即使受到应力值最小的0°轴向力时,由于牙尖斜面的存在,在窝沟底部同时受到两个方向相反的水平分力作用,即劈裂力的作用。牙尖斜度愈大,所产生的水平分力愈大。因此,承受力部位的牙尖斜面是隐裂发生的易感因素。

3.创伤性𬌗力

随着年龄的增长,可由于牙齿磨损不均出现高陡牙尖,正常的咀嚼力则变为创伤性𬌗力。原来就存在的窝沟底部劈裂力量明显增大,致使窝沟底部的釉板可向牙本质方向加深加宽,这是微裂纹的开始。在𬌗力的继续作用下,裂纹逐渐向牙髓方向加深。创伤性𬌗力是牙隐裂发生的重要致裂因素。

4.温度作用

釉质和牙本质的膨胀系数不同,在长期的冷热温度循环下,可使釉质出现裂纹。这点可解释与咬合力关系较小的牙面上微裂的发生。

### (二)病理

隐裂起自窝沟底或其下方的釉板,随𬌗力作用逐渐加深。牙本质中微裂壁呈底朝𬌗面的三角形,其上牙本质小管呈多向性折断,有外来色素与荧光物质沉积。该陈旧断面在微裂牙完全劈裂后的裂面上,可与周围的新鲜断面明显区分。断面及其周边常可见牙本质暴露和并发龋损。

### (三)临床表现

(1)牙隐裂好发于中老年患者的磨牙𬌗面,以上颌第一磨牙最多见。

(2)最常见的主诉为较长时间的咀嚼不适或咬合痛,病史长达数月甚至数年。有时咬在某一特殊部位可引起剧烈疼痛。

(3)隐裂的位置磨牙和前磨牙𬌗面细微微裂与窝沟重叠,如磨牙和前磨牙的中央窝沟,上颌磨牙的舌沟,向一侧或两侧延伸,越过边缘嵴。微裂方向多为𬌗面的近远中走行,或沿一主要承受颌力的牙尖,如上颌磨牙近中舌尖附近的窝沟走行。

(4)检查所见患牙多有明显磨损和高陡牙尖,与对颌牙咬合紧密,叩诊不适,侧向叩诊反应明显。不松动但功能动度大。

(5)并发疾病微裂纹达牙本质并逐渐加深的过程,可延续数年,并出现牙本质过敏症、根周膜炎、牙髓炎和根尖周病。微裂达根分歧部或牙根尖部时,还可引起牙髓.牙周联合症,最终可导致牙齿完全劈裂。

(6)患者全口𬌗力分布不均,患牙长期𬌗力负担过重,即其他部位有缺失牙-未治疗的患牙或不良修复体等。

(7)X片可见到某部位的牙周膜间隙增宽,相应的硬骨板增宽或牙槽骨出现X线透射区,也可以无任何异常表现。

**(四)诊断**

1.病史和早期症状

较长期的咬合不适和咬在某一特殊部位时的剧烈疼痛。

2.叩诊

分别各个牙尖和各个方向的叩诊可以帮助患牙定位,叩痛显著处则为微裂所在位置。

3.温度试验

当患牙对冷敏感时,以微裂纹处最显著。

4.裂纹的染色检查

2%~5%碘酊溶液或其他染料类药物可使已有的裂纹清晰可见。

5.咬楔法

将韧性物,如棉签或小橡皮轮,放在可疑微裂处作咀嚼运动时,可以引起疼痛。

**(五)防治原则**

1.对因治疗

调整创伤性𬌗力,调磨过陡的牙尖。注意全口的𬌗力分布,要尽早治疗和处理其他部位的问题,如修复缺失牙等。

2.早期微裂的处理

微裂仅限于釉质或继发龋齿时,如牙髓尚未波及,应作间接盖髓后复合树脂充填,调𬌗并定期观察。

3.对症治疗

出现牙髓病、根尖周病时应作相应处理。

4.防止劈裂

在作牙髓治疗的同时,应该大量调磨牙尖斜面,永久充填体选用复合树脂为宜。如果微裂为近远中贯通型,应同时作钢丝结扎或戴环冠,防止牙髓治疗过程中牙冠劈裂。多数微裂牙单用调𬌗不能消除劈裂性的力量,所以在对症治疗之后,必须及时作全冠保护。

## 六、牙根纵裂

牙根纵裂系指未经牙髓治疗的牙齿根部硬组织在某些因素作用下发生与牙长轴方向一致的、沟通牙髓腔和牙周膜间隙的纵向裂缝。该病首先由我国报告。

**(一)病因**

本病病因尚不完全清楚,其发病与以下因素密切相关。

1.创伤性𬌗力及应力疲劳

临床资料表明,患牙均有长期负担过重史,大多数根纵裂患者的牙齿磨损程度较正常人群严重,𬌗面多有深凹存在。加上邻牙或对侧牙缺失,使患牙较长时期受到创伤性𬌗力的作用;根纵裂患者光𬌗分析结果证实,患牙在正中𬌗时承受的接触𬌗力明显大于其他牙;含根管系统的下颌第一磨牙三维有限元应力分析表明,牙齿受偏离生理中心的力作用时,其近中根尖处产生较大的拉应力,且集中于近中根管壁的颊舌面中线处。长期应力集中部位的牙本质可以发生应力疲劳微裂,临床根纵裂最多发生的部位正是下颌第一磨牙拉应力集中的这个特殊部位。

2.牙根部发育缺陷及解剖因素

临床有 25%～30% 的患者根纵裂发生在双侧同名牙的对称部位,仅有程度的不同。提示了有某种发育上的因素。上颌第一磨牙近中颊根和下颌第一磨牙近中根均为磨牙承担𬌗力较重而牙根解剖结构又相对薄弱的部位,故为根纵裂的好发牙根。

3.牙周组织局部的慢性炎症

临床资料表明,牙根纵裂患者多患成人牙周炎,虽然患者牙周炎程度与患牙根纵裂程度无相关关系,但患牙牙周组织破坏最重处正是根纵裂所在的位点。大多数纵裂根一侧有深及根尖部的狭窄牙周袋,表明患牙牙周组织长期存在的炎症对根纵裂的发生、发展及并发牙髓和根尖周的炎症可能有关系。长期的颌创伤和慢性炎症均可使根尖部的牙周膜和牙髓组织变为充血的肉芽组织,使根部的硬组织-牙本质和牙骨质发生吸收。而且受损的牙根在创伤性𬌗力持续作用下,在根尖部应力集中的部位,沿结构薄弱部位可以发生微裂,产生根纵裂。

**(二)病理**

裂隙由根尖部向冠方延伸,常通过根管。在根尖部,牙根完全裂开,近牙颈部则多为不全裂或无裂隙。根尖部裂隙附近的根管壁前期牙本质消失,牙本质和牙骨质面上均可见不规则的吸收陷窝,偶见牙骨质沉积或菌斑形成。牙髓表现为慢性炎症、有化脓灶或坏死。裂隙附近的根周膜变为炎症性肉芽组织,长入并充满裂隙内。裂隙的冠端常见到嗜伊红物质充满在裂隙内。

**(三)临床表现**

(1)牙根纵裂多发生于中、老年人的磨牙,其中以下第一磨牙的近中根最多见。其次为上磨牙的近中颊根。可单发或双侧对称发生,少数病例有 2 个以上的患牙。

(2)患牙有较长期的咬合不适或疼痛,就诊时也可有牙髓病和/或牙周炎的自觉症状。

(3)患牙牙冠完整,无牙体疾病,𬌗面磨损 3 度以上,可有高陡牙尖和𬌗面深凹,叩诊根裂侧为浊音,对温度诊的反应视并发的牙髓疾病不同而变化。

(4)患牙与根裂相应处的牙龈可有红肿扪痛,可探到深达根尖部的细窄牙周袋,早期可无深袋;常有根分歧暴露和牙龈退缩,牙齿松动度视牙周炎和𬌗创伤的程度而不同。

(5)患者全口牙𬌗力分布不均,多有磨牙缺失,长期未修复。患牙在症状发生前曾是承担𬌗力的主要牙齿。

**(四)X 片表现**

1.纵裂根的根管影像

均匀增宽,增宽部分无论多长均起自根尖部。有四种表现(图 9-11):①根管影像仅在根尖 1/3 处增宽;②根管影像近 1/2～2/3 增宽;③根管影像全长增宽;④纵裂片横断分离。

2.牙周组织表现

可有患根周围局部性骨质致密,牙周膜间隙增宽,根分歧部骨质丧失及患根周围的牙槽骨垂直吸收或水平吸收。

**(五)诊断**

(1)中老年人牙冠完整的磨牙,有长期咬合痛,并出现牙髓、牙周炎症状,应考虑除外根纵裂。

(2)磨牙一侧有叩痛,叩诊浊音,有深及根尖的细窄牙周袋。

(3)患牙根髓腔特有的 X 片表现是诊断牙根纵裂的主要依据。如 X 片上根髓腔不清可改变投照角度。

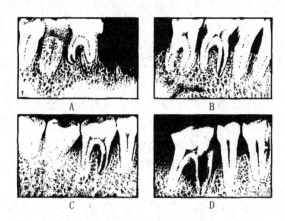

**图 9-11 根纵裂的 X 线表现**

A.患牙的根管影像仅在根尖 1/3 处增宽;B.患牙根管影像在 1/2～2/3 处增宽;C.患根根管影像全长增宽;D.患根纵裂片横断分离,增宽部分无论多长均起自根尖部

(4)注意对照同名牙的检查与诊断。

**(六)鉴别诊断**

(1)牙根纵裂发生于未经牙髓治疗的活髓牙齿,可与根管治疗后发生的牙根纵裂鉴别。

(2)牙根纵裂 X 片显示起自根尖部的呈窄条增宽的根管影像可与因牙髓肉芽性变造成的内吸收相鉴别,后者 X 片表现为髓室或根管某部位呈圆形、卵圆形或不规则膨大的透射区。

(3)牙根纵裂患牙牙冠完整无任何裂损,可与牙冠劈裂导致的冠根纵劈裂相区别。

**(七)治疗原则**

(1)解除殆干扰,修复牙体形态,充填殆面深凹。

(2)对症治疗,并发牙髓根尖周病、牙周炎时,作相应的牙髓、牙周治疗。

(3)如健根牙周组织正常,可行患根的截根术或半切除术,除去纵裂患根,尽量保留部分患牙。

(4)全口牙列的检查、设计治疗,使全口殆力负担均衡。

## 七、殆牙创伤性磨牙根横折

磨牙,尤其是第一、二恒磨牙是人类口腔中承担殆力的主要牙齿,其中承受应力较大的牙根在创伤性殆力作用下有可能发生折断,并导致一系列并发症。国内学者首先报道了这类殆创伤性磨牙根横折病例。

**(一)病因**

**1.患牙长期承受过重的殆力和创伤性殆力**

患者口内有多个缺失牙长期未修复,有不良修复体或其他患牙未治疗,根折患牙在出现症状前是承担咀嚼力的主要牙齿,而且侧方殆时尤其在非工作侧有明显的殆干扰。

**2.磨牙应力集中的解剖部位**

生物力学实验证实多根牙因其解剖特点,在受力时各根的应力分布是不均衡的,如上第一磨牙,牙根分叉显著,在正中咬合时,腭根受力最大。当侧方殆非工作侧有殆干扰时,腭根颈 1/3 与中 1/3 交界处应力值最大,牙齿硬组织长期应力集中部位可以产生应力疲劳微裂。在牙体和牙周组织健康的磨牙,该部位是创伤性殆力导致根横折的易感区。

### 3.突然的咬合外伤

如吃饭时小砂子、不慎误咬筷子等。这种外力不同于一般的外伤力量,它选择性地作用在患牙咬合时承受压力最大的牙根特定部位,造成折断。

### (二)临床表现

好发于中、老年人无牙体疾病的上磨牙腭根,其次是远中颊根。

(1)患牙长期咬合不适或痛,可有急性咬合外伤史。

(2)牙冠完整,叩诊不适或痛,根折侧叩诊浊音。

(3)可并发牙髓病、根尖周病及患根的牙周疾病。

(4)患牙可有1～2度松动,功能性动度2～3度。

(5)侧方𬌗干扰以非工作侧为主,全口𬌗力分布不均衡。

### (三)X片表现

患牙的某一根有X线透射的横折线(图9-12),还可有牙周膜间隙增宽,偶见折断的根尖移位。

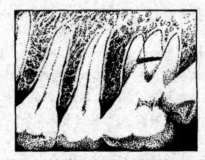

图9-12 上磨牙腭侧根创伤性横折X片

### (四)诊断

除考虑临床表现之外,X片表现是主要诊断指征。开髓后患根在折断线处的异常,探诊可协助诊断。

### (五)治疗

#### 1.调整咬合

去除患牙非工作侧𬌗干扰,注意均衡全口𬌗力负担。

#### 2.对症治疗

牙髓活力正常且患根牙周组织正常者,可不作牙髓治疗,定期观察。已并发牙髓、根尖周病者作相应治疗。

#### 3.折断根处理

折断的部位如不与龈袋相通,可行保守治疗(根管治疗);如果相通,则行手术治疗(根尖手术、截根术或半根切除术)。

(罗春霞)

# 第三节　牙　外　伤

牙外伤(TDI)是指牙齿受急剧创伤,特别是打击或撞击所引起的牙体硬组织、牙髓组织和牙周支持组织的损伤。这些损伤可单独发生,亦可同时出现,损伤的形式和程度具有多样性和复杂性。本节将根据WHO临床分类法对常见牙外伤的临床特点、诊断和治疗要点进行分别叙述。

## 一、牙齿硬组织和牙髓损伤

### (一)冠折

1.临床分类

冠折的分类是建立在解剖学、治疗方法和预后等因素基础上进行的(图 9-13)。在恒牙外伤中,冠折构成比例占 26%～76%。

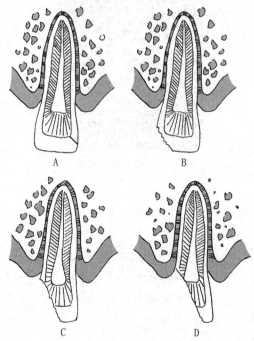

图 9-13　冠折的不同类型示意
A.釉质损伤;B.釉质折断;C.釉质-牙本质折断;D.复杂冠折

(1)釉质损伤:釉质不完全折断(裂纹),没有牙齿的实质性缺损。

(2)釉质折断:冠折局限在釉质,有牙齿的实质性缺损(简单冠折)。

(3)釉质-牙本质折断:冠折包括釉质和牙本质,有牙齿的实质性缺损,没有牙髓暴露(简单冠折)。

(4)复杂冠折:冠折包括釉质和牙本质,有牙齿的实质性缺损,牙髓暴露。

2.诊断

(1)症状:包括釉质损伤、釉质折断、釉质-牙本质折断和复杂冠折。①釉质损伤:又称釉质裂纹,没有缺损,在牙外伤中很常见但易被忽视,患者无不适症状。②釉质折断:多发于单颗前牙,特别是上颌中切牙的近、远中切角,没有暴露牙本质,一般无自觉症状,有时粗糙断面会划伤唇、舌黏膜。③釉质-牙本质折断:属于没有露髓的简单冠折,可见牙本质暴露,常出现对温度改变和咀嚼刺激的敏感症状,有时可见近髓处透红。④复杂冠折:冠折处牙髓暴露,可有少量出血,探诊和温度刺激时敏感。如未及时处理,露髓处可出现牙髓增生或发生牙髓炎。

(2)检查:包括光源照射检查、牙髓活力检测及影像学检查。①光源照射检查:用垂直于牙体长轴的光源照射检查,易于发现釉质裂纹的位置和走向。②牙髓活力检测:使用牙髓活力电测试(EPT)仪或激光多普勒流量学(LDF)测试仪检测牙髓是否受损。③影像学检查:根尖 X 片是常用的辅助检查手段,可帮助明确冠折部位与髓腔的毗邻关系,牙齿髓腔大小和牙根发育情况等影响治疗方案选择的信息,以及诊断牙根和牙周支持组织的损伤状况(图 9-14)。

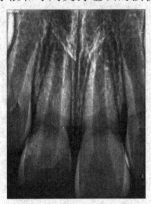

图 9-14　前牙复杂冠折

3.治疗

(1)釉质损伤:常不需特殊处理,多发性釉质裂纹可使用酸蚀技术及复合树脂黏结剂封闭釉质表面,以防着色。

(2)釉质折断:缺损小不影响美观的患牙,仅需少量调磨锐利边缘至无异物感;折断形状或程度难以通过调磨修整外形时,需采用光固化复合树脂修复治疗。

(3)釉质-牙本质折断:牙本质少量折断者,断面用光固化复合树脂修复或断冠即刻粘接复位;折断近髓者,年轻恒牙用氢氧化钙间接盖髓,观察 6~8 周行光固化复合树脂修复;成人患牙可酌情做间接盖髓或根管治疗。

(4)复杂冠折:视露髓孔大小、清洁程度、露髓时间及牙齿发育状况等选择合适的牙髓治疗,其中年轻恒牙应做直接盖髓或活髓切断术,待根尖形成后再做根管治疗或牙冠修复;成年人做根管治疗后进行牙冠修复。

**(二)冠根折**

1.临床分类

冠根折为外伤造成釉质、牙本质和牙骨质的折断。根据是否累及牙髓,分为简单冠根折和复杂冠根折(图 9-15)。冠根折的病例占恒牙外伤的 5%。

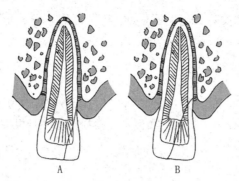

**图 9-15 冠根折示意**
A.简单冠根折;B.复杂冠根折

2.诊断

(1)症状:①冠根折通常只有单一折线,折断线常自唇侧切缘几毫米处延伸至龈缘,斜行至舌侧龈沟下方。②因舌侧牙周韧带纤维和牙髓的牵拉作用,冠根折牙齿折断片多与牙龈相连,冠方断端的移位通常较轻微,尤其后牙区的冠根折容易被忽视。③完全萌出的前牙通常发生复杂冠根折,而部分萌出的前牙通常发生简单冠根折。④冠根折患牙即使牙髓暴露,临床症状通常也较轻微,可出现咬合或叩诊时局部疼痛。

(2)影像学检查:包括根尖 X 片、CBCT 扫描重建技术。①根尖 X 片:由于根方的斜向折断线几乎垂直于投照光线(图 9-16A),因此,常规 X 线检查折断线显示不清时,应采用多角度投照技术;X 线检查常见清晰的唇侧折断线,而舌侧折断线显示并不明显(图 9-16B);发生在唇舌向的垂直冠根折,折断线在 X 片上清晰可见;而近远中向的垂直冠根折则很少能显示。②CBCT扫描重建技术可准确观测和诊断各种不同方位的冠根折。

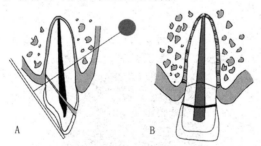

**图 9-16 复杂冠根折拍摄 X 片的示意图**
A.常规 X 线投照角度几乎垂直于折断面;B.X 线上唇侧折断线影像清晰可见,而舌侧折断线则不明显

3.治疗

(1)急诊应急处理:前牙冠根折可用树脂夹板和邻牙固定断片,但须在外伤后几天内尽快进行根管治疗;后牙简单冠根折的暂时性治疗可先拔除冠方折断片,再用玻璃子水门汀保护暴露牙本质。

(2)表浅的简单冠根折可拔除冠方断片,采用酸蚀和树脂粘接技术进行断冠粘接复位或进行全冠修复。

(3)折断面位于腭侧不影响美观的冠根折,可拔除折断片并行牙龈切除术,暴露冠根的断端,再根据牙髓活力状况选择永久性治疗和修复方式。

(4)垂直冠根折通常需要拔除;未完全贯通的年轻恒切牙垂直冠根折可采用正畸牵引的方法,将断根牵引到合适位置,再进行盖髓和修复治疗。

**(三)根折**

**1.临床分类**

根折可累及牙本质、牙骨质和牙髓,在牙外伤中相对比较少,占恒牙外伤的 0.5%～7.0%。按其部位可分为根颈 1/3 根折、根中 1/3 根折和根尖 1/3 根折,其中,根尖 1/3 最为常见(图 9-17)。

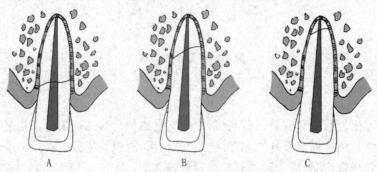

图 9-17　根折示意

A.根颈 1/3 根折;B.根中 1/3 根折;C.根尖 1/3 根折

**2.诊断**

(1)症状:①多见于牙根完全形成的成人患牙,因为年轻恒牙的支持组织不如牙根形成后牢固,外伤时常易被撕脱或脱位,一般不致引起根折。②根据根折部位不同,患牙松动度和叩痛亦不同。近根颈 1/3 和根中 1/3 根折,叩痛明显,松动Ⅱ度～Ⅲ度;近根尖 1/3 根折,仅有轻度叩痛,轻度松动或不松动。③牙髓活力测试结果不一,一些患者可出现牙髓"休克",6～8 周后逐渐恢复活力反应。

(2)影像学检查:X 线检查是诊断根折的重要依据(图 9-18)。投照时应保持中心射线与根折平面一致或平行,角度在 15°～20°范围内,根折线显示最清晰。

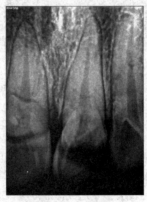

图 9-18　冠根折

少数根折早期无明显影像学改变,数天后才会出现清晰的根折影像。

**3.治疗**

治疗原则为使断端复位并固定患牙,注意消除咬合创伤,关注牙髓状态。具体的治疗方法依据根折部位不同而有所差别。

（1）根颈1/3根折：如果残留牙根长度和强度不足以支持桩冠修复，需拔除该牙，行义齿修复；或为避免过早的牙槽骨塌陷，可对残留牙根行根管治疗，保留无感染的牙根于牙槽骨内，待牙龈组织愈合后在上方行覆盖义齿修复；如折断线在龈下1～4 mm，断根不短于同名牙的冠长，牙周情况良好者可选用根管治疗术联合正畸根牵引术，或辅以冠延长术后进行桩冠修复。

（2）根中1/3根折：复位，夹板固定患牙，检查咬合利用调𬌗或全牙列𬌗垫消除咬合创伤，弹性固定2～3个月。每月定期复查，观察牙髓状况，必要时根管治疗。

（3）根尖1/3根折：如果无明显松动且无明显咬合创伤可不用处理，只需嘱患者不要用受伤部位咀嚼，定期进行追踪复查。如有明显松动并伴有咬合创伤时，应对患牙进行固定，定期复查观察牙髓牙周组织状态和断面愈合情况。

## 二、牙周支持组织损伤

### （一）牙震荡

牙周膜的轻度损伤，通常不伴牙体组织的缺损（图9-19）。创伤发生率占恒牙外伤的23％。

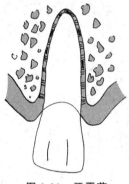

**图9-19　牙震荡**

1.诊断

（1）症状：①患牙有伸长感，咬合明显不适。②垂直和水平向叩诊敏感，患牙不松动，无移位。③牙髓活力测试通常有反应。

（2）影像学检查：X片表现根尖牙周膜间隙正常或略有增宽。

2.治疗

（1）降低对𬌗牙咬合高度，减轻患牙的𬌗力负担。

（2）受伤后1、3、6、12个月应定期复查，观测牙髓活力，若发生牙髓坏死应进一步行根管治疗术。须记住，年轻恒牙的活力可在受伤1年后才丧失。

### （二）牙脱位

1.临床分类

牙受外力作用而脱离牙槽窝者称为牙脱位。由于外力的大小和方向不同，牙脱位的表现和程度亦不相同（表9-1，图9-20）。

表 9-1　牙脱位的分类

| 类型 | 定义 |
| --- | --- |
| 亚脱位 | 牙周膜的重度损伤,牙齿有异常松动,但没有牙齿移位 |
| 半脱位 | 牙齿自牙槽窝部分脱出 |
| 侧方脱位 | 牙齿偏离长轴向侧方移位,并伴有牙槽窝碎裂或骨折 |
| 嵌入性脱位 | 牙齿向牙槽骨内移位,并伴有牙槽窝碎裂或骨折 |
| 全脱位 | 牙齿完全脱出牙槽窝外 |

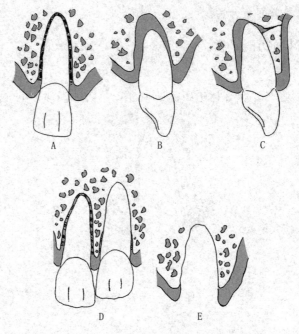

图 9-20　牙脱位的不同类型
A.亚脱位;B.半脱位;C.侧方脱位;D.嵌入性脱位;E.全脱位

2.诊断

(1)症状包括以下内容。①亚脱位:牙齿没有移位,但有水平向的松动,有叩痛和咬合痛。有龈沟渗血,牙髓活力测试通常有反应。②半脱位:患牙明显伸长,松动Ⅲ度,常见牙周膜出血,叩诊反应迟钝。③侧方脱位:牙冠常向舌侧移位,通常伴有牙槽窝侧壁折断和牙龈裂伤。④嵌入性脱位:患牙牙冠明显短于正常邻牙,嵌入牙槽窝中,伴有牙槽骨壁的折断。叩诊不敏感,可出现高调金属音,龈沟出血。⑤全脱位:常见萌出期的上颌中切牙,患牙从牙槽窝中脱出,可伴有牙槽窝骨壁骨折和唇部软组织损伤。

(2)影像学检查包括以下内容。①亚脱位:可见牙周膜间隙轻度增宽。②半脱位:咬合片和正位片均可见根尖区牙周膜间隙明显增宽。③侧方脱位:咬合片可见一侧根尖区牙周膜间隙明显增宽,常规投照的牙片几乎不能发现牙齿的移位。④嵌入性脱位:可见牙周膜间隙部分或全部消失。与正常邻牙相比,患牙釉牙骨质界偏向根尖。

3.治疗

(1)亚脱位:调𬌗,固定松动患牙,嘱勿咬硬物,定期复诊观测牙髓活力。

（2）半脱位：局麻下尽快复位患牙,结扎固定 4 周。术后 3 个月、6 个月和 12 个月进行复查,若发现牙髓已坏死,应及时做根管治疗。

（3）侧方脱位：局麻下复位患牙,应注意先用手指向切端推出移位牙根,解除牙根的骨锁结,再行牙齿复位。患牙复位后需按压唇腭侧牙槽骨板以保证完全复位促进牙周组织的愈合。同时,复位并缝合撕裂的牙龈,最后,对患牙进行固定,定期复诊观察。

（4）嵌入性脱位：年轻恒牙不必强行拉出复位,应选择自然再萌出的治疗方法,完全萌出大约需要 6 个月;根尖发育完成的可采用正畸牵引或局麻下外科复位,夹板固定 6～8 周,定期复查。复位后两周应做根管治疗术,因为这些牙通常伴有牙髓坏死,而且容易发生牙根吸收。

（5）完全脱位：即刻再植是全脱出牙齿最好的治疗方法。半小时内进行再植,90% 患牙可避免牙根吸收。因此,牙脱位后,应立即将牙放入原位,如牙已落地污染,应迅速捡起脱落的牙齿,手持牙冠部用生理盐水或无菌水冲洗,然后放入原位。如果不能即刻复位,可将患牙置于患者的舌下或口腔前庭处,也可保存在牛奶、生理盐水或唾液中并尽快到医院就诊,切忌干藏。

即刻再植操作流程(图 9-21)。

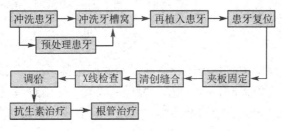

**图 9-21　即刻再植操作流程**

即刻再植步骤：①清洗患牙。再植前用生理盐水冲洗患牙至可见污染物被清除,严重污染部位用盐水纱布小心去除,但不要消毒。②若为根尖孔开放的年轻恒牙,用 1% 多西环素溶液浸泡 5 分钟,可以消毒根尖组织并显著提高牙髓血管再灌注发生的概率。③盐水冲洗牙槽窝,检查其完整性,如果有牙槽骨骨折,可使用口镜末端进行复位。④夹持牙冠,再植入牙槽窝,以手指力量轻柔的将其完全复位。⑤酸蚀树脂粘接夹板固位再植牙 10～14 天。⑥缝合牙龈/唇部撕裂伤。⑦通过 X 片确定牙齿位置。⑧若有𬌗创伤需调𬌗或使用全牙列𬌗垫。⑨给予抗生素和破伤风抗毒素治疗：氯己定漱口两周,每天两次。8 岁以上,口服多西环素;8 岁以下,口服青霉素。如距离破伤风毒素注射大于 5 年,需再次行破伤风毒素注射。⑩牙齿根尖封闭的恒牙,再植后 7～10 天在夹板拆除前进行根管治疗;根尖孔粗大的,随访观察 1 年,若有炎症或吸收表现,立即进行根管治疗。

牙周膜无活力牙齿再植：口外保存时间超过 60 分钟或更长者,用氟化钠溶液处理牙根面后再植。①刮除患牙根面坏死牙周膜,去除牙髓。②将患牙置于 2.4% 的氟化钠溶液(pH=5.5)浸泡 20 分钟。③根管治疗。④3 周牙槽窝愈合后,牙槽窝成形,再植患牙。⑤夹板固定 6 周,影像学检查随诊 3 年,直至没有进展性骨强直发生。

（岳　娜）

# 第十章

# 牙髓病与根尖周病

## 第一节 牙 髓 病

### 一、病因

牙髓位于牙齿内部,周围被矿化程度较高的牙本质所包围,外界刺激不易进入牙髓腔,引起牙髓病变,只有在刺激强度极大时,才可能使牙髓受到损害。牙髓组织通过一或数个窄小的根尖孔与根尖周组织密切联系,牙髓中的病变产物和细菌很容易通过根尖孔向根尖周组织扩散,使根尖周组织发生病变。

在大多数情况下,牙髓的病变是在牙釉质、牙骨质和牙本质被破坏后产生。牙髓的感染多由细菌引起,这些细菌都来自口腔,多数是来自深龋洞中,深龋洞是一个相当缺氧的环境,这些地方有利于厌氧菌的生长繁殖,当龋洞接近牙髓或已经穿通牙髓时,细菌或其产生的毒素可进入髓腔引起牙髓炎。其他一些近牙髓的牙体硬组织非龋性疾病,如外伤所致的牙折、楔状缺损过深使牙髓暴露、畸形中央尖、磨损后露髓、畸形舌侧窝、隐裂、严重的磨损等也可引起牙髓炎。牙齿患牙周病时,深达根尖的牙周袋可以使感染通过根尖孔或侧支根管进入髓腔,引起逆行性牙髓炎。另外菌血症或脓血症时,细菌可随血液循环进入牙髓,引起牙髓炎。除感染外,一些不当的刺激也会引起牙髓炎,如温度骤然改变,骤冷骤热便会引起牙髓充血,甚至转化为牙髓炎;治疗龋病时,某些充填材料含刺激性物质,会引起牙髓病变;消毒窝洞的药物刺激性过强,牙髓失活剂使用不当,备洞时操作不当产热过多等。

### 二、分类及临床表现

牙髓病是临床上常见的口腔疾病,可以表现为急性或慢性的过程,也可以互相转变,牙髓炎是牙髓病中发病率最高的一种疾病。牙髓病是指牙齿受到细菌感染、创伤、温度或电流等外来物理及化学刺激作用时,牙髓组织发生一系列病变的疾病。在组织病理学上一般将牙髓分为正常牙髓和各种不同类型的病变牙髓。由于它们常存在着移行阶段和重叠现象,所以采用组织病理学的方法将牙髓状况的各段准确地分类也很困难,对于临床医师来说,重要的是需要判断患牙的牙髓是否能通过实施一些临床保护措施而得以保留其生活状态且不出现临床症状。因此,根据牙髓的临床表现和治疗预后可分为可复性牙髓炎、不可复性牙髓炎、牙髓坏死、牙髓钙化和牙内吸收。其中不可复性牙髓炎又分为急性牙髓炎、慢性牙髓炎、残髓炎、逆行性牙髓炎。现将常见的牙髓病表现介绍如下。

可复性牙髓炎是一种病变较轻的牙髓炎，受到温度刺激时，产生快而锐的酸痛或疼痛但不严重，刺激去除后疼痛立即消失，每次痛的时间短暂，不拖延。检查可见无穿髓孔。如果致病时刺激因子被消除，牙髓可恢复正常，如果刺激继续存在，炎症继续发展，将成为不可复性牙髓炎。

不可复性牙髓炎的症状是有间断或持续的自发痛，骤然的温度刺激可诱发长时间疼痛。患者身体姿势发生改变时也引起疼痛，如弯腰或躺卧，这是由于体位改变使牙髓腔内压力增加所致。疼痛可以是锐痛，也可以是钝痛，但多数人不易指出患牙的确切位置，有时疼痛呈放散性，有时呈反射性。如果炎症渗出物得到引流，炎症可以消退，疼痛缓解；如得不到引流，刺激继续存在，则炎症加重而使牙髓坏死。

逆行性牙髓炎是牙周病患牙牙周组织破坏后，根尖孔或侧支根尖孔外露，感染由此进入牙髓，引起牙髓炎症。表现为锐痛，近颈部牙面的破坏和根分歧处外露的孔所引起的炎症，多为局限性，疼痛不剧烈。牙周袋深达根尖或接近根尖，冷热刺激可引起疼痛。

残髓炎是指经过牙髓治疗后，仍有残存的少量根髓，并发生炎症。如干髓治疗的牙齿，经常发生残髓炎。患者常表现为自发性钝痛，放散到头面部，每天发作一两次，疼痛持续时间较短，温度刺激痛明显，有咬合不适感或有轻微咬合痛，有牙髓治疗史。

牙髓坏死是指牙髓组织因缺氧而死亡的病变，经常是由于不可复性牙髓炎继续发展的结果，也可能因化学药物的刺激而产生，也可能由于牙齿受到外伤或牙周炎破坏达根尖区，根尖周组织和根管内组织发生栓塞而使牙髓坏死，牙冠可变为黄色或暗灰色，冷热刺激时都无反应。如不及时治疗，则病变可向根尖周组织扩展，引起根尖周炎。

## 三、治疗措施

### (一)年轻恒牙的治疗特点
乳牙脱落后新萌出的恒牙牙根未发育完成，仍处在继续生长发育阶段，此阶段的恒牙称为年轻恒牙。年轻恒牙髓腔大、根管粗、牙本质薄、牙本质小管粗大，所以外来刺激易波及牙髓。年轻恒牙的牙根在萌出3～5年才能完全形成，年轻恒牙的牙髓组织与乳牙相似，因根尖开口较大、髓腔内血液供给丰富，发生炎症时感染容易扩散，如得到及时控制，也可能恢复。

年轻恒牙牙髓组织不仅对牙具有有营养和感觉的功能，而且与牙齿的发育有密切关系，因此牙髓炎的治疗以保存生活牙髓为首选治疗。年轻恒牙萌出后2～3年牙根才达到应有的长度，3～5年根尖才发育完成。所以，年轻恒牙牙髓炎应尽力保存活髓组织，如不能保存全部活髓，也应保存根部活髓；如不能保存根部活髓，也应保存患牙。治疗中常常选择盖髓术和活髓切断术，对根尖敞开，牙根未发育完全的死髓牙应采用促使根尖继续形成的治疗方法，即根尖诱导形成术。

### (二)恒牙髓腔解剖特点及开髓方法
1.上颌前牙
(1)髓腔解剖特点：髓腔一般为单根管，髓室与髓腔无明显界限，根管粗大，近远中纵剖面可见进远中髓角突向切方，唇舌向纵剖面可见髓室近舌隆突部膨大，根管在牙颈部横断面呈圆三角形。
(2)开髓方法：开髓方法在舌面舌隆突上方垂直与舌面钻入，逐层深入，钻针应向四周稍微扩展,以免折断。当有落空感时,调整车针方向与牙体长轴方向一致进入髓腔,改用提拉动作揭去髓室顶,形成一顶向根方的三角形窝洞。

2.下颌前牙

(1)髓腔解剖特点:解剖特点与上颌前牙基本相同,只是牙体积小,髓腔细小。

(2)开髓方法:开髓时车针一定要局限于舌隆突处,勿偏向近远中,开髓外形呈椭圆形,进入髓腔方向要与根管长轴一致,避免近远中侧穿。

3.上颌前磨牙

(1)髓腔解剖特点:髓室呈立方形,颊舌径大于近远中径,有2个细而突的髓角分别伸入颊舌尖内,分为颊舌2个根管,根分歧部比较接近根尖1/3部,从洞口很难看到髓室底。上颌第1前磨牙多为两个根管,上颌第2前磨牙可为一个根管,约40%为双根管。

(2)开髓方法:开髓方法为在颌面做成颊舌向的椭圆形窝洞,先穿通颊舌2个髓角,不要将刚穿通的2个髓角误认为根管口,插入裂钻向颊舌方向推磨,把颊舌2个髓角连通,便可揭开髓室顶。

4.下颌前磨牙

(1)髓腔解剖特点:解剖特点为单根管,髓室和根管的颊舌径较大,髓室和根管无明显界限,牙冠向舌侧倾斜,髓腔顶偏向颊侧。

(2)开髓方法:开髓方法为在颌面偏颊尖处钻入,切勿磨穿近远中壁和颊舌侧壁,始终保持车针与牙体长轴一致。

5.上颌磨牙

(1)髓腔解剖特点:髓腔形态与牙体外形相似,颊舌径宽,髓角突入相应牙尖内,其中近中颊髓角最高,颊侧有近远中2个根管,根管口距离较近,腭侧有一粗大的根管,上颌第2磨牙可出现2个颊根融合为一个较大的颊根。

(2)开髓方法:开髓洞形要和牙根颈部横断面根管口连线一致,做成颊舌径长、近远中径短的圆三角形,三角形的顶在腭侧,底在颊侧,其中一边在斜嵴的近中侧与斜嵴平行,另一边与近中边缘嵴平行。

6.下颌磨牙

(1)髓腔解剖特点:髓腔呈近、远、中大于颊舌径的长方体。牙冠向舌侧倾斜,髓室偏向颊侧。髓室在颈缘下2 mm,髓室顶至底的距离为2 mm,一般有近中、远中2根,下颌第1磨牙有时有3根,近中根分为颊舌两根管,远中根可为一粗大的根管,也可分为颊舌两根管。下颌第2磨牙有时近远中两根在颊侧融合,根管也在颊侧融合,根管横断面呈"C"形。

(2)开髓方法:开髓方法为在颌面近远中径的中1/3偏颊侧钻入。开髓洞形为近远中边稍长,远中边稍短,颊侧洞缘在颊尖的舌斜面上,舌侧洞缘在中央沟处.开髓洞形的位置应在颊舌向中线的颊侧,避免造成舌侧颈部侧穿和髓底台阶。

**(三)髓腔和根管口的解剖规律**

(1)髓室底的水平相当于釉牙骨质界的水平,继发牙本质的形成不会改变这个规律,所以,釉牙骨质界可以作为寻找和确认髓室底的固定解剖标志。

(2)在釉牙骨质界水平的牙齿横截面上,髓腔形状与牙齿断面形状相同,并且位于断面的中央,就是说,髓室底的各个边界距牙齿外表面是等距离的。

(3)继发性牙本质形成有固定的位置和模式,在髓腔的近远中颊舌4个侧壁,髓室顶和髓室底表面成球面状。

(4)颜色规律:①髓室底的颜色比髓腔壁的颜色深,即髓室底的颜色发黑,髓腔壁的颜色发白,黑白交界处就是髓室底的边界;②继发性牙本质比原发性牙本质颜色浅,即继发性牙本质是白色的,原发性牙本质是黑色的。

(5)沟裂标志:根管口之间有深色的沟裂相连,沟裂内有时会有牙髓组织。当根管口被重重地钙化物覆盖时,沿着沟裂的走向去除钙化物,在沟裂的尽头就能找到根管,这是相当快速而安全的技巧。

(6)根管口一定位于髓腔侧壁与髓室底交界处。

(7)根管口一定位于髓室底的拐角处。

(8)根管口分布对称性规律:除了上颌磨牙之外的多根牙,在髓室底画一条近远中方向的中央线,根管口即分布在颊舌两侧,并且呈对称性排列。就是说,颊舌根管口距离中央线的距离相等,如果只有一个根管口,则该根管口一定位于中线上或其附近不会偏离很大。根据这个规律可以快速地判断下磨牙是否存在远中舌根管。

**(四)寻找根管口的几种方法**

(1)多根管牙常因增龄性变化或修复性牙本质的沉积,或髓石,或髓腔钙化,或根管形态变异等情况。而根管口不易查找时,可借助于牙齿的三维立体解剖形态,从各个方向、位置来理解和看牙髓腔的解剖形态,并采用多种角度投照法所拍摄的X片来了解和指出牙根和根管的数目、形状、位置、方向和弯曲情况,牙根对牙冠的关系,牙根及根管解剖形态的各种可能的变异情况等。

(2)除去磨牙髓腔内牙颈部位的遮拦根管口的牙本质领圈,以便充分暴露髓室底的根管口。

(3)采用能溶解和除去髓腔内坏死组织的根管冲洗剂,以彻底清理髓室后,根管口就很可能被察觉出来。

(4)探测根管口时,应注意选择髓室底较暗处的、覆盖在牙骨质上方的牙本质和修复性牙本质上做彻底地探查,并且还应注意按照根管的方向进行探查。

(5)髓室底有几条发育沟,都与根管的开口方向有关,即沿髓室底的发育沟移行到根管口。所以应用非常锐利的根管探针沿着发育沟搔刮,可打开较紧的根管口。

(6)当已经指出一个根管时,可估计其余根管的可能位置,必要时可用小球钻在其根管可能或预期所在的发育沟部位除去少量牙本质,然后使用锐利探针试图刺穿钙化区,以找出根管口,除去牙颈部的牙本质领圈以暴露根管口的位置。注意钻磨发育沟时不要过分地加深或磨平发育沟,以免失去这些自然标志而向侧方磨削或穿刺根分叉区。

(7)在髓室底涂碘酊,然后用稍干的酒精棉球擦过髓底以去碘,着色较深的地方常为根管口或发育沟。

(8)透照法:使用光导纤维诊断仪的光源透照颊舌侧牙冠部之硬组织,光线通过牙釉质和牙本质进入髓腔,可以看到根管口是个黑点;而将光源从软组织靠近牙根突出处进行透照,光线通过软组织、牙骨质和牙本质进入髓腔,则显示根管口比附近的髓底部要亮些。

**(五)看牙要用橡皮障**

对于大多数患者来说,橡皮障是个非常陌生的概念。其实在欧美很多发达国家橡皮障已经被广泛使用,甚至在一些口腔治疗过程中,不使用橡皮障是违反医疗相关法规的。在国内,橡皮障也正逐步被一些高档诊所及口腔医院的特诊科采纳,使得口腔治疗更专业、更无菌、更安全、更舒适。

什么是橡皮障呢？简单地说，橡皮障是在口腔科治疗中用来隔离需要治疗的牙齿的软性橡皮片。当然，橡皮障系统还需要有不同类型的夹子及面弓来固定。橡皮障的优点在于它提供了一个干燥清洁的工作区域，即强力隔湿，同时防止口腔内细菌向牙髓扩散，避免伤害口腔内舌、黏膜等软组织。橡皮障还能减少血液、唾液的飞溅，做好艾滋病、肝炎等相关传染病的普遍防护，减少交叉感染。对于患者来说，橡皮障可以提供安全、舒适的保障，这样在治疗过程中就不必注意要持续张口或者担心自己的舌头，也不必担心会有碎片或者小的口腔器械掉到食管或者气管里，营造一个更轻松的术野。

从专业角度来讲，橡皮障技术的必要性更毋庸置疑。例如，目前齿科最常见的根管治疗应该像外科手术一样在无菌环境下，如果不采用橡皮障，就不能保证治疗区域处于无菌环境，这样根管感染及再感染的可能性将会大大提高。因此，我们常说有效控制感染是根管治疗成功的关键，而使用橡皮障是最重要的手段之一，它可以有效地避免手术过程中口腔环境对根管系统的再污染。此外，橡皮障技术可以更好地配合大量的根管冲洗，避免冲洗液对口腔黏膜的刺激，节约消毒隔离时间，减少诊间疼痛和提高疗效。正是由于橡皮障在根管治疗中如此的重要，因此在美国，口腔根管治疗中不采用橡皮障是非法的。其实，橡皮障最早使用应该是在口腔科的粘连修复中。国外目前流行的观点：如果没有橡皮障，最好就不要进行粘连修复。因为在粘连修复中，无论酸蚀前后都需要空气干燥、强力隔湿，这样才能避免水蒸气、唾液等污染。橡皮障的应用明显提高粘连的强度，减少微渗。尽管放置橡皮障不是治疗，但它却是提高治疗效果的有效手段。当然在国内，作为一个较新的技术，口腔科医师还需要投入一定时间来熟悉新的材料和学习新的操作要求，这样才能达到掌握必要技术来有效率地应用产品。但是，毫无疑问，一旦条件成熟，大多数患者都将享受到橡皮障技术带来的安全舒适。

### （六）开髓治疗

当牙病发展到牙髓炎时，治疗起来很复杂。首先要备洞开髓引流，牙髓坏死的一次即可清除冠髓和根髓；而牙髓有活力的，开髓引流后，还需牙髓失活，即人们常说的"杀神经"，然后才能清除患病牙髓。经过局部清洗，暂封消炎药等步骤，牙髓炎症清除后，才能最后充填。

患者常常抱怨，治一颗牙，却需多次去医院。有些人误认为牙痛是龋洞引起的，把洞一次补上，牙就不疼了。单纯的龋病一次就可以治疗完毕，但牙髓炎就不同了，如果仅单纯将牙充填只会使牙髓炎症渗出增多，髓腔压力增高，疼痛加重，所以牙髓炎必须经过治疗后才能充填。无论是采用干髓术还是塑化术或根管治疗，都要经过牙髓失活或局麻下拔髓，局部消炎、充填等步骤。牙髓失活和消炎封药要经过一定时间，一次不能完成，所以，发现了龋病一定要尽早治疗，一旦发展到牙髓炎，到医院就诊的次数就多了，一次治不完。

为了减轻髓腔的压力，消除或减少牙髓组织所受到的刺激，缓解剧烈疼痛，医师常常在龋洞的底部或患牙的咬合面上，用牙钻钻开一个孔通到牙髓腔内，使髓腔内的渗出物或脓液排出，冲洗髓腔后，龋洞内放入樟脑酚棉球，起到安抚镇痛的作用。

人们经常对开髓有恐惧心理，认为开髓十分疼痛，因而牙痛也不肯去医院。开髓时的疼痛程度取决于牙髓的状态。当牙髓已经坏死时，牙神经失去了活力，开髓时患者根本就没有疼痛感；当牙髓部分坏死或化脓时，在钻针穿通髓腔的瞬间，患者有疼痛感，但一般都能耐受；当牙髓活力正常而敏感时，患者会感到锐痛难忍，这种情况医师会使用局部麻醉剂，达到抑制痛觉的作用，即使出现疼痛，也很轻微且持续时间短。

开髓时,患者应尽力与医师配合。首先应张大口,按医师要求摆好头部姿势,让医师在最佳视野、体位下操作。其次,开髓时医师一般使用高速涡轮钻磨牙,钻针锋利,转速达每分钟 25 万～50 万转,切割力很强,患者在医师操作时,切忌随便乱动,以免损伤软组织。若想吐口水或有其他不适,可举手或出声示意,待医师把机头从口中取出后再吐口水或说话。如果在磨牙时,患者突然移动头部或推医师手臂是十分危险的。

### (七)常用治疗方法

#### 1.牙髓失活术

牙髓失活术即"杀神经"是用化学药物使发炎的牙髓组织(牙神经)失去活力,发生化学性坏死,多用于急、慢性牙髓炎牙齿的治疗。失活药物分为快失活剂和慢失活剂两种,临床上采用亚砷酸、金属砷和多聚甲醛等药物。亚砷酸为快失活剂,封药时间为 24～48 小时;金属砷为慢失活剂,封药时间为 5～7 天;多聚甲醛作用更加缓慢温和,一般封药需 2 周左右。

封失活剂时穿髓孔应足够大,药物应准确放在穿髓孔处,否则起不到失活效果,邻面洞的失活剂必须用暂封物将洞口严密封闭,以防失活剂损伤牙周组织。封药期间应避免用患牙咀嚼,以防对髓腔产生过大的压力引起疼痛,由于失活剂具有毒性,因此应根据医师嘱咐的时间按时复诊,时间过短,失活不全,给复诊时治疗造成困难,时间过长,药物可能通过根尖孔损伤根尖周组织。封药后可能有暂时的疼痛,但可自行消失,如果疼痛不止且逐渐加重,应及时复诊除去失活剂,敞开窝洞,待症状有所缓解后再行失活。

(1)拔髓通常使用拔髓针。拔髓针有 1 个"0"、2 个"0"和 3 个"0"之分,根管粗大时选择 1 个"0"的拔髓针,根管细小时选择 3 个"0"的拔髓针。根据我们临床经验,选择拔髓针时应细一号,也就是说,如根管直径应该使用 2 个"0"的拔髓针,实际上应使用 3 个"0"的拔髓针。这样使用,可防止拔髓针折断在根管内。特别是弯根管更要注意,以防断针。

(2)活髓牙应在局麻下或采用牙髓失活法去髓。为避免拔髓不净,原则上应术前拍片,了解根管的结构,尽量使用新的拔髓针。基本的拔髓操作步骤如下:拔髓针插入根管深约 2/3 处,轻轻旋转使根髓绕在拔髓针上,然后抽出。牙髓颜色和结构,因病变程度而不同,正常牙髓拔出呈条索状,有韧性,色粉红;牙髓坏色者则呈苍白色,或呈瘀血的红褐色,如为厌氧性细菌感染则有恶臭。

(3)对于慢性炎症的牙髓,组织较糟脆,很难完整拔出,未拔净的牙髓可用拔髓针或 10 号 K 形挫插入根管内,轻轻振动,然后用 3% 过氧化氢和生理盐水反复交替冲洗,使炎症物质与新生态氧形成的泡沫一起冲出根管。

(4)正常情况下,对于外伤露髓或意外穿髓的前牙可以将拔髓针插到牙根 2/3 以下,尽量接近根尖孔,旋转 180°将牙髓拔出;对于根管特别粗大的前牙,还可以考虑双针术拔髓。

双针术:先用 75% 的乙醇消毒洞口及根管口,参照牙根实际长度,先用光滑髓针,沿远中根管侧壁,慢慢插入根尖 1/3 部,稍加晃动,使牙髓与根管壁稍有分离,给倒钩髓针造一通路。同法在近中制造通路,然后用两根倒钩髓针在近远中沿通路插至根尖 1/3 部,中途如有阻力,不可勉强深入,两针柄交叉同时旋转 180°,钩住根髓拔除。操作时避免粗暴动作,以免根髓断于根管内,不易取出。双针术在临床实践中能够较好地固定牙髓组织,完整拔除牙髓组织的成功率更高,避免将牙髓组织撕碎造成拔髓不全,不失为值得推广的一种好方法。

(5)后牙根管仅使用拔髓针很难完全拔净牙髓,尤其是后牙处在牙髓炎晚期,牙髓组织朽坏,拔髓后往往容易残留根尖部牙髓组织,这会引起术后疼痛,影响疗效。具体处理方法:用小号挫

(15 到 20 号的,建议不要超过 25 号的),稍加力,反复提拉(注意是提拉)。这样反复几次,如果根管不是很弯(<30°),一般都能到达根尖,再用 2 个"0"或 3 个"0"的拔髓针,插到无法深入处,轻轻旋转,再拉出来,通常能看到拔髓针尖端有很小很小的牙髓组织。

(6)如根管内有残髓,可将干髓液(对苯二酚的乙醇饱和液)棉捻在根管内封 5~7 天(根内失活法),再行下一步处置。

(7)EDTA 作用广泛,是近年来比较推崇的一种口内用药。拔髓前在根管内滴加少许 EDTA,可起到润滑作用,使牙髓更容易从根管中完整拔出。这是一种特别有效的方法,应贯穿在所有复杂的拔髓操作中。润滑作用仅仅是 EDTA 的作用之一,EDTA 有许多其他的作用:①与钙螯合使根管内壁的硬组织脱钙软化,有溶解牙本质的作用。既可节省机械预备的时间,又可协助扩大狭窄和阻塞的根管,具有清洁作用,最佳效能时间 15 分钟。②具有明显的抗微生物性能。③对软组织中度刺激,无毒,也可用作根管冲洗。④对器械无腐蚀。⑤使牙本质小管管口开放,增加药物对牙本质的渗透。

如果临床复诊中不可避免地出现因残髓而致的根管探痛,应在髓腔内注射碧兰麻,然后将残髓彻底拔除干净。

最后补充一点,拔完牙髓后很难将拔髓针清洗干净,有一种很快的方法也很简单,也许大家都会,具体操作:右手拿一根牙刷左手拿拔髓针,用牙刷从针尖向柄刷,同时用水冲,最多两下就可以洗干净。如果不行,左手就拿针顺时针旋转两下,不会对拔髓针有损坏。

(8)砷剂外漏导致牙龈大面积烧伤的处理方法:在局麻下切除烧伤的组织直至出现新鲜血再用碘仿加牙周塞止血,一般临床普遍用此法,使用碘仿纱条时应注意要多次换药,这样效果才会更好。

防止封砷剂外漏的方法:止血;尽可能地去净腐质;一定要注意隔湿,吹干;丁氧膏不要太硬;棉球不要太大。注意尽可能不用砷剂,用砷剂封药后应嘱患者,如出现牙龈瘙痒应尽快复诊以免出现不良的后果。医师应电话随访,以随时了解情况。

2.盖髓术

盖髓术是保存活髓的方法,即在接近牙髓的牙本质表面或已经露髓的牙髓创面上,覆盖具有使牙髓病变恢复效应的制剂,隔离外界刺激,促使牙髓形成牙本质桥,以保护牙髓,消除病变。盖髓术又分为直接盖髓术和间接盖髓术。常用的盖髓剂有氢氧化钙制剂,氧化锌丁香油糊剂等。

做盖髓术时,注意要把盖髓剂放在即将暴露或已暴露的牙髓的部位,然后用氧化锌丁香油糊剂暂时充填牙洞。作间接盖髓术需要观察 2 周,如果 2 周后牙髓无异常,可将氧化锌去除部分后行永久充填;若出现牙髓症状,有加重的激发痛或出现自发痛,应进行牙髓治疗。作直接盖髓术时,术后应每半年复查 1 次,至少观察 2 年,复诊要了解有无疼痛、牙髓活动情况、叩诊是否疼痛、X 片表现,若无异常就可以认为治疗成功。

当年轻人的恒牙不慎受到外伤使牙髓暴露,以及单纯龋洞治疗时意外穿髓(穿髓直径不超过 0.5 mm)可将盖髓剂盖在牙髓暴露处再充填,这是直接盖髓术。当外伤深龋去净腐质后接近牙髓时,可将盖髓剂放至近髓处,用氧化锌丁香油黏固剂暂封,观察 1~2 周若无症状再做永久性充填,这是间接盖髓术。

无明显自发痛,龋洞很深,去净腐质又未见明显穿髓点时,可采取间接盖髓术作为诊断性治疗,若充填后出现疼痛,则可诊断为慢性牙髓炎,进行牙髓治疗。盖髓术成功的病例,表现为无疼痛不适,已恢复咀嚼功能,牙髓活力正常,X 片示有钙化牙本质桥形成,根尖未完成的牙齿,根尖继续钙化。但应注意的是,老年人的患牙若出现了意外穿髓,不宜行直接盖髓术,可酌情选择塑化治疗或根管治疗。

直接盖髓术的操作步骤有以下几点。

(1)局部麻醉:用橡皮障将治疗牙齿与其他牙齿分隔,用麻醉剂或灭菌生理盐水冲洗暴露的牙髓。

(2)如有出血,用灭菌小棉球压迫,直至出血停止。

(3)用氢氧化钙覆盖暴露的牙髓,可用已经配制好的氢氧化钙,也可用当时调配的氢氧化钙(纯氢氧化钙与灭菌水、盐水或麻醉剂混合)。

(4)轻轻地冲洗。

(5)用树脂改良型玻璃离子保护氢氧化钙,进一步加强封闭作用。

(6)用牙釉质/牙本质黏结系统充填备好的窝洞。

(7)定期检查患者的牙髓活力,并拍摄 X 片。

**3.活髓切断术**

活髓切断术是指在局麻下将牙冠部位的牙髓切断并去除,用盖髓剂覆盖于牙髓断面,保留正常牙髓组织的方法。切除冠髓后,断髓创面覆盖盖髓剂,形成修复性牙本质,可隔绝外界刺激,根髓得以保存正常的功能。根尖尚未发育完成的牙齿,术后仍继续钙化完成根尖发育。较之全部牙髓去除疗法疗效更为理想,也比直接盖髓术更易成功,但疗效并不持久,一般都在根尖孔形成后,再作根管治疗。

根据盖髓剂的不同,可分为氢氧化钙牙髓切断术和甲醛甲酚牙髓切断术。年轻恒牙的活髓切断术与乳牙活髓切断术有所不同,年轻恒牙是禁止用甲醛甲酚类药物的,术后要定期复查,术后 3 个月、半年、1 年、2 年复查 X 片。观察牙根继续发育情况,成功标准为无自觉症状,牙髓活力正常,X 片有牙本质桥形成,根尖继续钙化,无根管内壁吸收或根尖周病变。

活髓切断术适用于感染局限于冠部牙髓、根部无感染的乳牙和年轻恒牙。深龋去腐质时意外露髓,年轻恒牙可疑为慢性牙髓炎,但无临床症状,年轻恒牙外伤露髓,但牙髓健康;畸形中央尖等适合做活髓切断术。病变发生越早,活髓切断术成功率越高。儿童的身体健康状况也影响治疗效果,所以医师选择病例时,不仅要注意患牙情况,还要观察全身状况。

(1)牙髓切断术的操作步骤:牙髓切断术是指切除炎症牙髓组织,以盖髓剂覆盖于牙髓断面,保留正常牙髓组织的方法。其操作步骤为无菌操作、除去龋坏组织、揭髓室顶、髓腔入口的部位、切除冠髓、放盖髓剂、永久充填。在这里重点讲髓腔入口的部位。为了避免破坏过多的牙体组织,应注意各类牙齿进入髓腔的部位:①切牙和尖牙龋多发生于邻面,但要揭开髓顶,应先在舌面备洞。用小球钻或裂钻从舌面中央钻入,方向与舌面垂直,钻过釉质后,可以感到阻力突然减小,此时即改变牙钻方向,使之与牙长轴方向一致,以进入髓腔。用球钻在洞内提拉,扩大和修复洞口,以充分暴露近、远中髓角,使髓室顶全部揭去。②上颌前磨牙的牙冠近、远中径在颈部缩窄,备洞时可由𬌗面中央钻入,进入牙本质深层后,向颊、舌尖方向扩展,即可暴露颊舌髓角,揭出髓室顶。注意备洞时近远中径不能扩展过宽,以免造成髓腔侧穿。③下颌前磨牙的牙冠向舌侧倾斜,髓室不在𬌗面正中央下方,而是偏向颊尖处。颊尖大,颊髓线角粗而明显,钻针进入的位置应偏向颊尖。④上颌磨牙近中颊、舌牙尖较大,其下方的髓角也较为突出。牙冠的近远中径在牙颈部缩窄,牙钻在𬌗面备洞应形成一个颊舌径长,颊侧近、远中径短的类似三角形。揭髓室顶应从近中舌尖处髓角进入,然后扩向颊侧近远中髓角,注意颊侧两根管口位置较为接近。⑤下颌磨牙牙冠向舌侧倾斜,髓室偏向颊侧,颊髓角突出明显,备洞应在合面偏向颊侧近颊尖尖顶处,窝洞的舌侧壁略超过中央窝。揭髓室顶也应先进入近中颊侧髓角,以免造成髓腔。

(2)活髓切断术的应用指征和疗效:临床上根髓的状况可根据断髓面的情况来判断。如出现断面出血情况,出血是否可以在短时间内止住。另外从龋齿的深度、患儿有没有自发症状等情况辅助判断。疗效方面成功率比较高,对乳牙来说,因为要替换,所以效果还可以;但是恒牙治疗远期会引起根管钙化,增加日后根管治疗的难度。所以,如果根尖发育已经完成的患牙,建议还是做根管治疗。如果根尖发育未完成,可以先做活切,待根尖发育完成后改做根管治疗,这样可以减轻钙化程度。

乳牙牙髓感染,长处于持续状态,易成为慢性牙髓炎。本来牙髓病的临床与病理诊断符合率差别较大,又因乳牙牙髓神经分布稀疏,神经纤维少,反应不如恒牙敏感,加上患儿主诉不清,使得临床上很难提出较可靠的牙髓病诊断。因此在处理乳牙牙髓病时,不宜采取过于保守的态度。临床明确诊断为深龋的乳牙,其冠髓组织病理学表现和牙髓血常规结果表示,分别有 82.4% 和 78.4% 的冠髓已有慢性炎症表现,因此也提出采用冠髓切断术治疗乳牙近髓深龋,较有实效。

(3)常用活髓切断术的盖髓剂:常用的盖髓剂为 FC、戊二醛和氢氧化钙。①FC 断髓术:FC 法用于乳牙有较高的成功率,虽然与氢氧化钙断髓法的临床效果基本相似,但在 X 片上相比时,发现 FC 断髓法的成功率超过氢氧化钙断髓法。采用氢氧化钙的乳牙牙根吸收是失败的主要原因,而 FC 法可使牙根接近正常吸收而脱落。②戊二醛断髓术:近年来发表了一些甲醛甲酚有危害性的报道,认为 FC 对牙髓组织有刺激性,从生物学的观点看不太适宜。且有报道称成功率只有 40%,内吸收的发生与氢氧化钙无明显差异。因此提出用戊二醛做活髓切断的盖髓药物,认为它的细胞毒性小,能固定组织不向根尖扩散,且抗原性弱,成功率近 90%。③氢氧化钙断髓术:以往认为有根内吸收的现象,但近年来用氢氧化钙或氢氧化钙碘仿做活髓切断术的动物试验和临床观察,都取得了较好的结果,也是应用最广泛的药物。

4.干髓术

用药物使牙髓失活后,磨掉髓腔上方的牙体组织,除去感染的冠髓,在无感染的根髓表面覆盖干髓剂,使牙髓无菌干化成为无害物质,作为天然的根充材料隔离外界的刺激,根尖孔得以闭锁,根尖周组织得以维持正常的功能,患牙得以保留。这种治疗牙髓炎的方法叫干髓术。常用的干髓剂多为含甲醛的制剂,如三聚甲醛,多聚甲醛等。

做干髓术时要注意将干髓剂放在根管口处,切勿放在髓室底处,尤其是乳磨牙,以免药物刺激根分叉的牙周组织。一般干髓术后观察 2 年,患牙无症状或相关阳性体征,X 片未见根尖病变者方可认为成功。

干髓术的远期疗较差,但是操作简便、经济,在我国尤其是在基层仍被广泛应用。干髓术适用于炎症局限于冠髓的牙齿,但临床上不易判断牙髓的病变程度,所以容易失败。成人后牙的早期牙髓炎或意外穿髓的患牙;牙根已形成,尚未发生牙根吸收的乳磨牙牙髓炎患牙;有些牙做根管治疗或塑化治疗时不易操作,如上颌第 3 磨牙;或老年人张口受限时,可考虑做干髓术。

由于各种原因引起的后牙冠髓未全部坏死的各种牙髓病可行干髓术。干髓术操作简便,便于开展,尤其是在医疗条件落后地区。随着我国口腔事业的发展,干髓术能否作为一种牙髓治疗方法而继续应用存在很大的争议。干髓术后随着时间延长疗效呈下降趋势,因此我们对干髓剂严格要求,操作严格。

(1)严格控制适应证,干髓术后易变色,仅适用于后牙且不伴尖周炎,故对严重的牙周炎、根髓已有病变的患牙、年轻恒牙根尖未发育完成者禁用。

（2）配制有效的干髓剂，尽可能保证治疗效果，不随意扩大治疗范围。

（3）严格操作规程，对失活剂用量、时间及干髓剂的用量、放置位置均严格要求。

（4）术后适当降殆，严重缺损的可行冠保护。

5.牙髓息肉

慢性牙髓炎的患牙，穿髓孔大，血运丰富，使炎症呈息肉样增生并自髓腔突出者，称为牙髓息肉。牙髓息肉呈红色肉芽状，触之无痛但易出血，是慢性牙髓炎的一种表现，可将息肉切除后按治疗牙髓炎的方法保留患牙。

当查及患牙深洞有息肉时，还要与牙龈息肉和牙周膜息肉相鉴别。牙龈息肉多是牙龈乳头向龋洞增生所致。牙周膜息肉发生于多根牙的龋损发展过程中，不但髓腔被穿通，而且髓室底也遭到破坏，外界刺激使根分叉处的牙周膜反应性增生，息肉状肉芽组织穿过髓室底穿孔处进入髓腔，外观极像息肉。在临床上进行鉴别时，可用探针探察息肉的蒂部以判断息肉的来源。当怀疑是息肉时，可自蒂部将其切除，见出血部位在患牙邻面龋洞龈壁外侧的龈乳头位置即可证实判断；当怀疑是牙周膜息肉时，应仔细探察髓室底的完整性，摄 X 片可辅助诊断，一旦诊断是牙周膜息肉，应拔除患牙。

### （八）"C"形根管系统的形态、诊断、治疗和预后

1."C"形根管系统的形态

"C"形根管系统可出现于人类上、下颌磨牙中，但以下颌第 2 磨牙多见，双侧下颌可能同时出现"C"形根管系统。下颌第 2 磨牙"C"形根管系统的发生率在不同人种之间差异较大，在混合人群中为 8%，而在中国人中则高达 31.5%。

"C"形根一般表现为在锥形或方形融合牙根的颊侧或舌侧有一深度不一的冠根向纵沟，该纵沟的存在使牙根的横断面呈"C"形。一般认为，Hertwig 上皮根鞘未能在牙根舌侧融合可导致牙根舌侧冠根向纵沟的出现。从人类进化的角度讲，下颌骨的退化使牙列位置空间不足，下颌第 2 磨牙的近远中根趋于融合而形成"C"形牙根。"C"形牙根中的根管系统为"C"形根管系统。"C"形根管最主要的解剖学特征是存在一个连接近远中根管的峡区，该峡区很不规则，可能连续也可能断开。峡区的存在使整个根管口的形态呈现 180°弧形带状外观。

研究人员基于对"C"形牙根横断面的研究，发现"C"形根管系统从根管口到根尖的形态可发生明显变化，同时提出了一种分类模式，将所有"C"形根管分为 3 型：C1 型表现为连续的"C"形，近舌和远中根管口通常为圆形，而近颊根管口呈连续的条带状连接在它们之间，呈现 180°弧形带状外观或"C"形外观；C2 型表现为分号样，近颊根管与近舌根管相连而呈扁长形，同时牙本质将近颊与远中根管分离，远中根管为独立圆形；C3 型表现为 2 个或 3 个独立的根管。范兵等对具有融合根的下颌第 2 磨牙根管系统进行研究，结果显示"C"形根管从根管口到根尖的数目和形态可发生明显变化。

2."C"形根管系统的诊断

成功治疗"C"形根管系统的前提是正确诊断"C"形根管系统，即判断"C"形根管系统是否存在及其大致解剖形态。仅仅从临床牙冠的形态很难判断是否存在"C"形根管系统，常规开、拔髓之后可以探清根管口的形态。敞开根管口后，用小号锉进行仔细探查可更准确地了解"C"形根管口的特点。手术显微镜下，增强的光源和放大的视野使"C"形根管口的形态更清晰，诊断更容易、准确。

有研究者认为通过术前 X 片很难诊断"C"形根管,所报道的 3 例"C"形根管的 X 片均表现为近远中独立的牙根。第 1 例"C"形根管是在根管治疗失败后进行意向再植时诊断的,第 2 和第 3 例则是因为根管预备过程中持续的出血和疼痛类似第 1 例而诊断。最近的研究表明可以通过下颌第 2 磨牙术前 X 线的表现,诊断"C"形根管的存在和了解整个根管系统的大致形态。具有"C"形根管系统的牙根多为从冠方向根,具有连续锥度的锥形或方形融合根。少数情况下由于连接近远中两根的牙本质峡区过于狭窄,"C"形根管的 X 线影像表现为近远中分离的 2 个独立牙根。将锉置于近颊根管内所摄的 X 片似有根分叉区的穿孔,这种 X 线特征在 C1 型"C"形根管中多见。

3."C"形根管系统的治疗

"C"形根管系统的近舌及远中根管可以进行常规根管预备,峡区的预备则不可超过 25 号,否则会发生带状穿孔。GG 钻也不能用来预备近颊根管及峡区。由于峡区存在大量坏死组织和牙本质碎屑,单纯机械预备很难清理干净,使用小号锉及大量 5.25% 的次氯酸钠结合超声冲洗是彻底清理峡区的关键。在手术显微镜的直视下,医师可以看清根管壁及峡区内残留的软组织和异物,检查根管清理的效果。

"C"形根管系统中,近舌及远中根管可以进行常规充填。放置牙胶前应在根管壁上涂布一层封闭剂,超声根管锉输送技术比手工输送技术使封闭剂在根管壁上的分布更均匀。为避免穿孔的发生,"C"形根管的峡区在预备时不可能足够敞开,侧方加压针也不易进入到峡区很深的位置,采用侧方加压充填技术往往很难致密充填根管的峡区,用热牙胶进行充填更合适。热牙胶垂直加压充填可以使大量的牙胶进入根管系统,对峡区和不规则区的充填比侧方加压和机械挤压效果好。研究者采用热侧方加压法充填"C"形根管取得了较好的效果。手术显微镜下,医师可以清楚地观察到加压充填过程中牙胶与根管壁之间的密合度,有利于提高根管充填的质量。因此,要有效治疗"C"形根管系统需采用热牙胶和超声封闭剂输送技术。

"C"形根管系统治疗后进行充填修复时,可以将根管口下方的牙胶去除 2~4 mm,将银汞充入髓室和根管形成银汞桩核;也可以在充填银汞前在根管壁上涂布黏结剂以增加固位力和减少冠面微渗漏的发生。如果要预备桩腔,最好在根管充填完成后行即刻桩腔预备,以减少根管微渗漏的发生。桩腔预备后,根管壁的厚度应不小于 1 mm 以防根折,根尖区保留 4~5 mm 的牙胶。桩钉应置入呈管状的远中根管,因为桩钉与根管壁之间的适应性,以及应力的分布更合理,而在近舌或近颊根管中置入桩钉可能导致根管壁穿孔。所选用桩钉的宽度应尽可能小,以最大限度保存牙本质和增加牙根的强度。

4."C"形根管系统的治疗预后

严格按照生物机械原则进行根管预备、充填和修复,"C"形根管的治疗预后与一般磨牙没有差别。随访时除观察患牙的临床症状和进行局部检查外,应摄 X 线片观察根分叉区有无病变发生,因为该区很难充填,而且常常有穿孔的危险。由于"C"形牙根根分叉区形态的特殊性,常规根管治疗失败后无法采用牙半切除术或截根术等外科方法进行治疗。可以视具体情况选择根管再治疗或意向再植术。

**(九)牙髓-牙周联合病变的治疗**

1.原发性牙髓病变继发牙周感染

由牙髓病变引起牙周病变的患牙,牙髓多已坏死或大部坏死,应尽早进行根管治疗。病程短者,单纯进行根管治疗,牙周病变即可完全愈合;若病程长久,牙周袋已存在当时,则应在根管治疗后观察 3 个月,必要时再行常规的牙周治疗。

2.原发性牙周病变继发牙髓感染

原发性牙周病继发牙髓感染的患牙能否保留,主要取决于该牙周病变的程度和牙周治疗的预后。如果牙周袋能消除或变浅,病变能得到控制,则可做根管治疗,同时开始牙周病的一系列治疗;如果多根牙只有一个牙根有深牙周袋而引起牙髓炎,且患牙不太松动,则可在根管治疗和牙周炎控制后,将患根截除,保留患牙;如牙周病已十分严重则可直接拔除。

3.牙髓病变和牙周病变并存

对于根尖周病变与牙周病变并存,X 片显示广泛病变的牙,在进行根管治疗与牙周基础治疗中,应观察半年以上,以待根尖病变修复;若半年后骨质仍未修复或牙周炎症不能控制,则再行进一步的牙周治疗,如翻瓣术等。总之,应尽量查清病源,以确定治疗的主次。在不能确定的情况下,死髓牙先做根管治疗,配合一般的牙周治疗,活髓牙则先做牙周治疗和调颌,若疗效不佳,再视情况行根管治疗。

在牙髓-牙周联合病变的病例中,普遍存在着继发性咬合创伤,纠正咬合创伤在治疗中是一个重要环节,不能期待一个有严重骨质破坏的牙,在功能负担很重的情况下发生骨再生和再附着。

牙髓-牙周联合病变的疗效基本令人满意,尤其是第一类具有相当高的治愈率,而第二类和第三类,其疗效则远不如前者。

**(十)急性牙髓炎开髓后仍然剧烈疼痛的原因**

急性牙髓炎疼痛机制可分为外源性和内源性 2 个方面。急性牙髓炎时,由于血管通透性增加,血管内血浆蛋白和中性粒细胞渗出到组织中引起局部肿胀,从而机械压迫该处的神经纤维引起疼痛,这就是引起疼痛的外源性因素。另一方面渗出物中各种化学介质如 5-羟色胺、组织胺、缓激肽和前列腺素在发炎牙髓中都能被检出,这些炎性介质是引起疼痛的内源性因素。据报道有牙髓炎症状时其牙髓内炎性介质浓度高于无症状患者牙髓内浓度。

急性牙髓炎时行开髓引流术能降低髓腔内压力而缓解疼痛,但不能完全去除炎性介质,加上开髓时物理刺激和开放髓腔后牙髓组织受污染,有些患者术后疼痛加重。本组研究急性牙髓炎开髓引流术疼痛缓解率为 78.2%,术后疼痛加重率为 21.8%。

急性牙髓炎时采用封髓失活法,甲醛甲酚具有止痛作用,并能使血管壁麻痹,血管扩张出血形成血栓引起血运障碍而使牙髓无菌性坏死。暂封剂中丁香油也有安抚止痛作用。154 例急性牙髓炎行封髓失活疗法疼痛缓解率为 92.2%,疼痛加重率为 7.8%,与开髓引流比较有显著差异($P<0.01$)。剧烈疼痛患者一般服用镇静止痛药后疼痛缓解。剧痛一般在术后 24 小时内出现,持续 2 小时左右,其后疼痛逐渐消退。本组研究观察到急性牙髓炎时采用封髓疗法完成牙髓治疗总次数少于开髓引流术组($P<0.01$)。急性牙髓炎最好的治疗方法是行根管治疗术,但由于受国情所限,对部分有干髓适应证患者行干髓治疗术。

**(十一)牙髓炎治疗过程中可能出现的并发症**

治疗牙髓炎可采用干髓术、塑化术、根管治疗等方法,治疗过程中可能出现一些并发症。

1.封入失活剂后疼痛

封入失活剂后一般情况下可出现疼痛,但疼痛较轻可以忍受,数小时即可消失。有些患牙因牙髓急性炎症未得缓解,暂封物填压穿髓孔处太紧而出现剧烈疼痛。此时应去除暂封药物,以生理盐水或蒸馏水充分冲洗窝洞,开放安抚后再重新封入失活剂或改用麻醉方法去除牙髓。

**2.失活剂引起牙周坏死**

当失活剂放于邻面龋洞时,由于封闭不严、药物渗漏,造成龈乳头及深部组织坏死。

**3.失活剂引起药物性根尖周炎**

药物性根尖周炎主要是由于失活剂封药时间过长造成的患牙有明显的咬合痛、伸长感、松动,应立即去除全部牙髓,用生理盐水冲洗,根管内封入碘制剂。因而使用失活剂时,应控制封药时间,交代患者按时复诊。

**4.髓腔穿孔**

由于髓腔的形态有变异,术者对髓腔解剖形态不熟悉,或开髓的方向与深度掌握失误,根管扩大操作不当等原因造成的。探入穿孔时出血疼痛,新鲜穿孔可在用生理盐水冲洗、吸干后,用氢氧化钙糊剂或磷酸锌黏固粉充填。

**5.残髓炎**

干髓术后数周或数年,又出现牙髓炎的症状,可诊断为残髓炎,这是根髓失活不全所致,是干髓术常见的并发症。塑化治疗的患牙也可出现残髓炎,是由于塑化不全,根尖部尚存残髓未被塑化或有遗漏根管未做处理。若出现残髓炎,则应重新治疗。

**6.塑化剂烧伤**

牙髓塑化过程中,塑化液不慎滴到黏膜上,可烧伤黏膜,出现糜烂、溃疡,患者感觉局部灼痛。

**7.术后疼痛、肿胀**

由于操作过程中器械穿出根尖孔或塑化液等药物刺激所致根尖周炎症反应。

**8.器械折断于根管内**

在扩大根管时使用器械不当,器械原有损伤或质量不佳,或当医师进行操作时患者突然扭转头等原因,可导致器械折断于根管内。

**9.牙体折裂**

经过牙髓治疗后的患牙,牙体硬组织失去了来自牙髓的营养和修复功能,牙体组织相对薄弱,开髓制洞时要磨去髓腔上方的牙齿组织,咀嚼硬物时易致牙折裂。所以在治疗时要注意调整咬合,并防止切割牙体组织过多,必要时进行全冠保护,并嘱患者不要咬过硬的食物。

**(十二)牙体牙髓病患者的心理护理**

**1.治疗前的心理护理**

首先为患者提供方便、快捷、舒适的就医环境,以"一切以患者为中心,将患者的利益放在首位"为服务宗旨,热情接待患者,以简洁的语言向患者介绍诊疗环境,手术医师和护士的姓名、资历,治疗过程,术中配合及注意事项,以高度的责任心和同情心与患者交谈,耐心解答患者所担心的问题,通过交谈了解病情及病因,根据患者的病情及要求,讲明治疗的必要性,不同材料的优缺点,治疗全过程所需费用及疗效。对经济条件差的患者,尽量提供经济实用的充填材料。其次美学修复可以改变牙齿的外观,在一定程度上可以改善牙齿的颜色和形态,但无法达到与自然牙一致。因此对美学修复方面要求较高的患者,应注意调整患者对手术的期望值,治疗前向患者讲明手术的相对性、局限性,慎重选择,避免出现治疗后医师满意而患者不满意的情况,提高患者对术后效果的承受力,必要时向他们展示治疗患者的前后照片,使其增强自信心。这样在治疗前使患者对治疗全过程及所需费用,有了充分的了解和心理准备,以最佳的心理状态接受治疗。

**2.治疗中的心理护理**

临床发现80%以上的患者均有不同程度的畏惧心理,主要是害怕疼痛。对精神过于紧张、年老体弱患者、儿童允许家属守护在旁,对于老年人应耐心细致解释治疗中可能出现的情况,由于不同的人疼痛阈值不同,不能横向比较。不能说伤害患者自尊心的话,在儿童治疗过程中多与儿童有身体接触,给以安全感,但不要帮助儿童下治疗椅,减少其依赖性,树立自信心,不必和儿童解释牙科治疗问题,与儿童讨论一些他们感兴趣的问题,对患者的配合给予鼓励。无家属者,护士守护在旁,减轻患者对"钻牙"的恐惧。医护人员操作要轻,尽量减少噪声,在钻牙、开髓术中,如患者感到疼痛难忍或有疑问,嘱其先举手示意,以免发生意外,同时应密切观察患者的脉搏、血压,轻声告知治疗进程,随时提醒放松的方法,使医、护、患配合默契,顺利地实施治疗。根据患者治疗进程,告知患者下次复诊时间,在根备或根充后可能会出现疼痛反应,多数是正常反应。如果疼痛严重,伴有局部肿胀和全身反应,应及时复诊,酌情进一步治疗。

3.治疗后的心理护理

患者治疗结束后,征求患者意见,交代注意事项,稳定患者情绪。牙髓治疗后的牙齿抗折断能力降低,易劈裂,治疗后嘱患者避免使用患牙咀嚼硬物或遵医嘱及时行全冠或桩核修复。美学修复可以改变牙齿的外观,但不会改变牙齿抵抗疾病的能力,因此术后更要注重口腔保健的方法和效率。教给患者口腔保健知识,养成良好的口腔卫生习惯,有条件者应定期口腔检查、洁牙,防止龋病和牙周病的发生,以求从根本上解决问题。

(岳　娜)

# 第二节　根　尖　周　病

根尖周病是指发生于根尖周围组织的炎症性疾病,又称根尖周炎,多为牙髓病的继发病,主要由根管内的感染通过根尖孔作用于根尖周组织引发的。

## 一、急性根尖周炎

急性根尖周炎(AAP)临床上以患牙及其周围组织肿痛为主要表现。可分为急性浆液性根尖周炎和急性化脓性根尖周炎。根据脓液相对集聚区域的不同,临床上急性化脓性根尖周炎可分为3个阶段:根尖周脓肿、骨膜下脓肿以及黏膜下脓肿。

### (一)诊断

急性根尖周炎各发展阶段的诊断要点见表 10-1。

表 10-1　急性根尖周炎各发展阶段的诊断要点

| 症状和体征 | 浆液期 | 根尖周脓肿期 | 骨膜下脓肿期 | 黏膜下脓肿期 |
|---|---|---|---|---|
| 疼痛 | 咬合痛 | 持续跳痛 | 极剧烈胀跳痛 | 咬合痛缓解 |
| 叩痛 | (+)~(++) | (++)~(+++) | 最剧烈(+++) | (++)~(+) |
| 松动度 | Ⅰ度 | Ⅱ度~Ⅲ度 | Ⅲ度 | Ⅰ度 |
| 根尖区牙龈 | 无变化/潮红 | 小范围红肿 | 红肿明显,广泛 | 肿胀明显,局限 |
| 扪诊 | 不适 | 疼痛 | 剧烈疼痛+深波动感 | 轻痛+浅波动感 |
| 全身症状 | 无 | 无/轻 | 可有发热、乏力 | 消退 |

## （二）鉴别诊断

急性根尖周脓肿与急性牙周脓肿的鉴别要点见表10-2。

**表 10-2　急性根尖周脓肿与急性牙周脓肿的鉴别要点**

| 鉴别点 | 急性根尖周脓肿 | 急性牙周脓肿 |
| --- | --- | --- |
| 感染来源 | 感染根管 | 牙周袋 |
| 病史 | 较长期牙体缺损史、牙痛史、牙髓治疗史 | 长期牙周炎病史 |
| 牙体情况 | 深龋洞、近期的非龋性疾病、修复体 | 一般无深及牙髓的牙体疾病 |
| 牙髓活力 | 多无 | 多有 |
| 牙周袋 | 无 | 深，迂回曲折 |
| 脓肿部位 | 靠近根尖部，中心位于龈颊沟附近 | 较近唇（颊）侧或舌（腭）侧牙龈缘 |
| 脓肿范围 | 较弥散 | 局限于牙周袋壁 |
| 疼痛程度 | 重 | 相对较轻 |
| 牙松动度 | 相对轻，病愈后牙恢复稳固 | 明显，消肿后仍很松动 |
| 叩痛 | 很重 | 相对较轻 |
| X 片表现 | 无明显异常表现，若患牙为慢性根尖周炎急性发作，根尖周牙槽骨显现透射影像 | 牙槽骨嵴破坏，可有骨下袋 |
| 病程 | 相对较长，脓液自根尖周向外排出的时间需5～6天 | 相对较短，一般3～4天可自溃 |

## （三）治疗

急性根尖周炎的诊疗程序见图10-1。

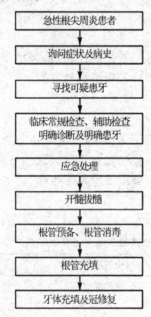

**图 10-1　急性根尖周炎的诊疗程序**

## 二、慢性根尖周炎

慢性根尖周炎（CAP）表现为炎症性肉芽组织的形成和牙槽骨的破坏。慢性根尖周炎一般没有明显的疼痛症状，病变类型可有根尖周肉芽肿、慢性根尖周脓肿、根尖周囊肿和根尖周致密性骨炎。

**(一)诊断**

**1.症状**

一般无明显的自觉症状,有的患牙可在咀嚼时有不适感,也有因牙龈出现脓包而就诊者。在临床上多可追问出患牙有牙髓病史、反复肿痛史或牙髓治疗史。

**2.检查**

(1)患牙可查到深龋洞、充填体或其他牙体硬组织疾病(图 10-2)。

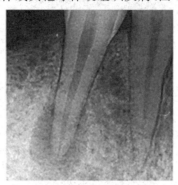

**图 10-2　畸形中央尖导致慢性根尖周炎**

X 线显示右下第二前磨牙根尖周透射影

(2)牙冠变色,失去光泽。洞内探诊无反应,牙髓活力测验无反应。

(3)叩痛(一)或叩痛(±)。患牙一般无明显松动。

(4)有窦型慢性根尖周炎的窦道口多数位于患牙根尖部的唇、颊侧牙龈表面,也有开口于患牙舌、腭侧牙龈者,偶尔还可见开口位于远离患根处。此时应仔细检查找出正确的患牙,必要时可自窦道口插入诊断丝拍摄 X 线示踪片以确定窦道的来源,避免将窦道口附近的健康牙误诊为患牙(图 10-3)。

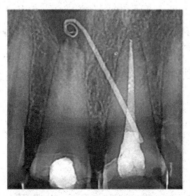

**图 10-3　慢性根尖周炎**

X 线示踪片显示指向右上中切牙根尖区透射影

(5)X 线检查显示患牙根尖区骨质变化的影像(图 10-4)。不同的 X 线影像有时可提示慢性根尖周炎的类型:①根尖部圆形透射影,直径<1 cm,边界清晰,周围骨质正常或稍显致密,多考虑为根尖周肉芽肿。②根尖区透射影边界不清楚,形状也不规则,周围骨质较疏松呈云雾状,多为慢性根尖周脓肿。③较小的根尖周囊肿在根尖片上与根尖周肉芽肿难以区别,大的根尖周囊

肿可见有较大的圆形透影区,边界清楚,并有一圈由致密骨组成的阻射白线围绕(图 10-5)。④根尖周致密性骨炎表现为根尖部骨质呈局限性的致密阻射影像,无透射区,多见于下颌后牙。

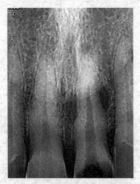

图 10-4　左上中切牙慢性根尖周炎合并牙根外吸收

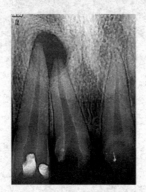

图 10-5　根尖周囊肿 X 线影像

**(二)鉴别诊断**

依据 X 线检查结果对慢性根尖周炎进行诊断时,必须结合临床表现与非牙髓源性的根尖区病损相鉴别。例如,非牙源性的颌骨内囊肿和其他肿物在 X 片上的表现与各型慢性根尖周炎的影像,尤其是较大的根尖周囊肿的影像极为相似。这些疾病与慢性根尖周炎的主要区别是病变所涉及患牙的牙髓活力多为正常,仔细观察 X 片可分辨出根尖部牙周膜间隙与根尖周其他部位的牙周膜间隙是连续、规则的透射影像,患牙牙根可因压迫移位。必要时还可辅以口腔科锥体束 CT 进行诊断。

**(三)治疗**

慢性根尖周炎的诊疗程序见图 10-6。

## 三、根管治疗

根管治疗术(RCT)是目前最有效、最常用的手段,它采用专用的器械和方法对根管进行清理、成形(根管预备),有效的药物对根管进行消毒灭菌(根管消毒),最后严密填塞根管并行冠方修复(根管充填),从而达到控制感染、修复缺损,促进根尖周病变的愈合或防止根尖周病变发生的目的。

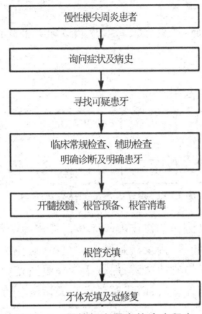

图 10-6　慢性根尖周炎的诊疗程序

## (一)恒牙的根管治疗

1.适应证

(1)不可复性牙髓炎。

(2)牙髓坏死。

(3)牙内吸收。

(4)根尖周炎。

(5)牙根已发育完成的移植牙、再植牙。

(6)某些非龋性牙体硬组织疾病:①重度釉质发育不全、氟牙症、四环素牙等患牙需行全冠或桩核冠修复者。②重度磨损患牙出现严重的牙本质敏感症状又无法用脱敏治疗缓解者。③牙隐裂需行全冠修复者。④牙根纵裂患牙需行截根手术,患牙的非纵裂根管。

(7)因其他治疗需要而牙髓正常者。①义齿修复需要:错位、扭转等患牙牙体预备必定露髓或需要桩核冠修复。②颌面外科治疗需要:某些颌骨手术涉及的牙齿。

2.禁忌证

(1)牙周和/或牙体严重缺损而无法保存的患牙。

(2)患有较严重的全身系统性疾病,一般情况差,无法耐受治疗过程。

(3)张口受限,无法实施操作。

3.术前准备

(1)术前拍摄 X 片对治疗十分重要,特别是在根管再治疗的患者中。①了解根管的基本情况,评估根管治疗难度。②根管是否有折裂、侧穿等异常情况。③根尖周病变的破坏情况,以助于评估预后。④根管内原充填物的情况,是否有器械分离等异常情况。⑤已做牙体预备的患牙,需确定牙根的方向。

(2)了解患者的全身状况,根据患者的牙位、张口度、配合程度,以及 X 线检查显示的根管数目、弯曲度等综合评估根管治疗难度。初诊医师制订治疗方案,确定是否需要根管再治疗、转诊及评估治疗效果。

(3)术前和患者进行有效沟通,并签署根管治疗知情同意书。让患者了解根管治疗的目的和过程,有利于更好地配合治疗。

4.操作步骤

恒牙根管治疗的操作步骤见图 10-7。

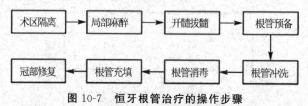

**图 10-7　恒牙根管治疗的操作步骤**

(1)术区的隔离:①棉卷隔离法。②橡皮障隔离法。橡皮障的优点:提供不受唾液、血液和其他组织液污染的操作空间;保护牙龈、舌及口腔黏膜软组织,避免手术过程中受到意外损伤;防止患者吸入或吞入器械、牙碎片、药物或冲洗液;保持术者视野清楚,提高工作效率;保护术者,避免因患者误吸或误咽发生差错或意外事故;防止医源性交叉感染。橡皮障的安置方法:见图 10-8。

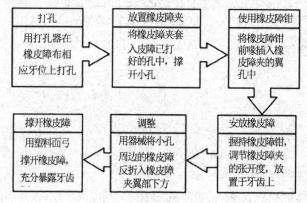

**图 10-8　橡皮障的安置方法**

(2)局部麻醉:常用局部麻醉药物有利多卡因、普鲁卡因、阿替卡因肾上腺素。

方法:①局部浸润麻醉。局部浸润麻醉是将麻醉剂注射到根尖部的骨膜上,适用于上、下颌前牙、上颌前磨牙和乳牙。当患牙处于急性炎症期时,骨膜上浸润麻醉效果一般不佳,需采用其他麻醉方法。②阻滞麻醉。上牙槽后神经阻滞麻醉适用于上颌磨牙,下牙槽神经阻滞麻醉适用于下颌磨牙以及局部浸润麻醉未能显效的下颌前牙。③牙髓内注射。将麻醉剂直接注入牙髓组织,多用于浸润麻醉和阻滞麻醉效果不佳的患者。进针时针头与根管贴合紧密,否则不仅疼痛明显,而且不能保证麻醉效果。

(3)开髓:牙腔通路预备的要求包括以下 4 条。①彻底去除龋坏组织,保留健康的牙体组织。②彻底揭除髓室顶,暴露牙腔。③探查根管口,明确根管的数量和位置。④建立器械可直线进入的根管通路。开髓前应熟悉患牙的牙腔解剖形态,结合术前 X 片,做到心中有数。一般以去除髓室顶后不妨碍器械进入根管为准。开髓后将洞壁修整光滑,使之与根管壁呈一连续直线,避免破坏髓室底、形成台阶。在髓室钙化时,有可能将露髓点误认为根管口或将根管口误认为露髓点,必须充分注意。开髓后仔细寻找根管口,避免遗漏。单根管易于寻找,多根牙应在彻底清理牙腔后用根管探查器械仔细探查,特别注意探查是否存在上颌第一磨牙的 $MB_2$ 和下颌磨牙的远舌根管。MB$_2$根管口可位于近中颊根管口的舌侧 0.5~5 mm 的范围内。寻找根管口可借助投照,或在髓室底先涂碘酊,再用乙醇洗去后寻找染色较深的点来查明;也可以借助显微镜在直视下应用根管口探测器械直接找到根管口。对于牙腔钙化严重的患牙,也可以采用在髓室内注入次氯酸钠液观察,产生气泡的位置即根管口的位置。

(4)拔髓:如牙髓有炎症没有坏死,需要选用拔髓针插入至根中 1/3 和根尖 1/3 交界处,轻轻逆时针或顺时针转动 180°抽出,尽可能抽出完整牙髓组织。如果牙髓组织坏死,选用细的根管锉慢慢插入根管中下 1/3 轻轻捣动。

(5)根管预备:根管预备的基本原则包括以下内容。①根尖区预备之前一定要有准确的工作长度。②根管预备时需保持根管湿润。③预备过程中每退出或换用一次器械需用根管冲洗液冲洗根管,防止碎屑阻塞。④根管锉不可跳号。⑤对弯曲根管,根管锉应预弯。⑥为便于根管充填,根尖最小扩大为 25 号;主尖锉一般比初尖锉大 2~3 号。

根管预备技术较多,主要有标准技术、逐步后退技术、冠向下技术、逐步深入技术。下面主要讲述前两种。

标准技术:适用于直的或较直的根管,不宜在弯曲根管使用。用较小的器械探查和疏通根管后,确定根管工作长度。根管预备时要求器械从小号到大号逐号依次使用,每根器械均要完全达到工作长度。

根管扩大的方法除了可采用根管疏通的方法外,还可采用:①顺时针旋转 30°~60°,使器械的切刃旋入牙本质内,向外提拉退出器械。②顺时针旋转 30°~60°,然后轻轻向下加压的同时逆时针旋转 30°~60°,最后向外提拉退出器械。③将器械压向一侧根管壁,向外提拉切削牙本质的锉法。到器械尖端附近几毫米处见到白色牙本质切屑后,再扩大 2~3 号器械为止,即至少达标准器械 40 号。

逐步后退技术:适用于轻中度的弯曲根管,也可用于直根管的预备,其主要操作步骤如下所述(图 10-9)。①确定工作长度:用较小的器械如 10 号 K 锉探查和疏通根管。②根尖预备:将初尖锉尖端 2~3 mm 进行预弯,并蘸 EDTA 后,轻旋插入根管至工作长度,进行根管扩大,直到器械无阻力进出工作长度。然后换大一号器械进行预备,至少预备到 25 号主尖锉或主尖锉比初尖锉大 2~3 号。每换一根锉均要进行根管冲洗和回锉。③逐步后退:当主尖锉预备完成后,可通过每增大一号锉、进入根管的长度减少 1 mm 的方法进行根管预备,即逐步后退。一般后退 2~4 根锉。每换一根锉要用主尖锉回锉和冲洗。④根管中上段敞开:可用 G 钻预备根管的中上部,顺序使用 1~3 号 G 钻。每换用大一号 G 钻时,操作长度减少 2 mm 左右,并用主尖锉回锉和冲洗。⑤根管壁修整:将主尖锉按顺时针方向切削整个根管壁,消除细小阶梯,使根管壁光滑、根管成为连续的锥形。

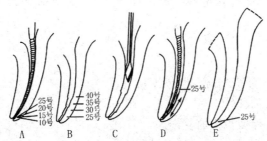

**图 10-9　根管预备逐步后退法**
A.根尖预备;B.逐步后退;C.根管中上段敞开;D.根管壁修整;E.完成

(6)根管冲洗。①冲洗药物:目前最常用的根管冲洗药物是 0.5％～5.25％次氯酸钠和 17％乙二胺四乙酸(EDTA)。②冲洗方法:常用注射器冲洗法和超声冲洗法。注射器冲洗法时选用 27 号弯针头的注射器,冲洗时将针头松松插入根管深部,然后注入冲洗液,回流的液体以棉条吸收,借以观察根管内是否已冲洗干净。冲洗时针头必须宽松地放在根管内,切忌将针头卡紧并加压注入,否则会影响冲洗药物回流并易将根管内残留物质和冲洗液压出根尖孔。超声冲洗可在根管预备后进行,多选用小号超声工作尖,其在根管内的长度要短于工作长度 1～2 mm,并避免与根管壁接触形成台阶。③注意要点。3％过氧化氢液对根尖周组织有轻度刺激,冲洗后要吸干,防止遗留分解氧气压迫根尖周组织而致痛。过氧化氢液通过根尖孔偶可引发皮下气肿。使用时要小心,冲洗根管时,不要卡紧和加压推注。冲洗根管时因压力脱落,针头不慎会吞入食管或气管。吞入消化道者大多可从粪便排出,进入气管则后果严重。

(7)根管消毒及暂封:对于非感染根管,经上述程序预备后可直接充填。而对于感染根管,根管消毒的方法还有激光、微波、超声和药物消毒等,其中后者最为常用,即根管封药或诊间封药。目前国内外广泛使用的根管消毒药物是氢氧化钙和氯己定。

(8)根管充填。①时机:已经过严格的根管预备和消毒。患牙无疼痛或其他不适。暂封材料完整。根管无异味、无明显渗出物。根管充填必须在严格隔湿条件下进行。窦道的存在并不是根管充填的绝对禁忌证。在初诊时通过根管预备和消毒处理,大多数窦道会愈合,此时可完成根管充填。但是当窦道仍未完全愈合时,只要符合上述条件,仍可进行根管充填。根管充填后窦道通常会愈合。②根管充填材料:目前临床上常用的根管充填材料是牙胶尖和根管封闭剂。③根管充填方法:牙胶侧方加压充填法适用于大多数根管的充填,操作步骤如下所述(图 10-10)。彻底干燥根管:隔离术区,用吸潮纸尖干燥根管。选择主牙胶尖:与主尖锉大小一致,在根管内能顺利到达工作长度或稍短 0.5 mm,且在根尖 1/3 区紧贴根管壁,回拉时略有阻力,X 线检查可见主牙胶尖与根管壁在根管冠 2/3 有间隙存在。选择侧方加压器:与主尖锉相匹配,能够较宽松地到达根管操作长度,并与根管壁留有一定空间。侧压器插入深度比工作长度少 0～1 mm。放置根管封闭剂:可用主牙胶尖蘸少许封闭剂,送入根管至根尖。侧方加压:将主牙胶尖蘸少许根管封闭剂缓慢插入根管至标记长度,避免将封闭剂挤出根尖孔。再将侧方加压器沿主牙胶尖与根管壁间的空隙缓缓插入根管内直至距操作长度 0～1 mm,停留数秒后取出。将相应的副尖尖端涂少量根管封闭剂,插入根管至先前侧方加压器的深度。如此反复操作至根管紧密填塞,侧方加压器只能插入根管口下 2～3 mm。完成根管充填和髓室充填:用烧热的挖匙或携热器从根管口处切断牙胶尖同时软化冠部的牙胶,用垂直加压器加压冠方牙胶,至此根管充填完毕。用乙醇棉球将残留在髓室内的封闭剂和牙胶清除,拍术后 X 片检查根管充填情况,暂封或永久充填(图 10-11)。

**(二)乳牙的根管治疗**

1.适应证

(1)牙髓炎症涉及根髓,不宜行牙髓切断术的乳牙。

(2)牙髓坏死而应保留的乳牙。

(3)根尖周炎症而具有保留价值的乳牙。

2.禁忌证

(1)牙冠破坏严重,无法树脂充填的乳牙。

(2)髓室底穿孔。

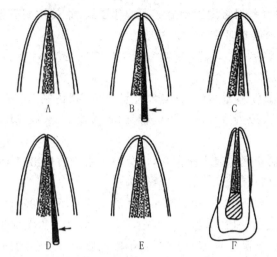

**图 10-10　侧方加压充填法**

A.放置主牙胶尖；B.侧方加压主牙胶尖；C.放置副尖；

D.继续侧方加压；E.继续放置副尖；F.根充完毕

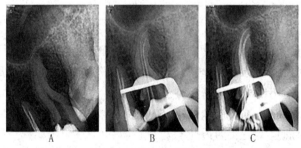

**图 10-11　侧方加压充填 X 线影像**

A.术前；B.术中试主牙胶尖；C.根充后

（3）根尖及根分叉区骨质破坏范围广,炎症已累及继承恒牙牙胚。

（4）广泛性根内吸收或外吸收超过根长的 1/3。

（5）下方有含牙囊肿或滤泡囊肿。

**3.操作步骤**

乳牙根管治疗的操作步骤见图 10-12。

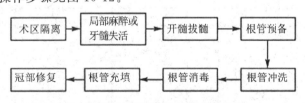

**图 10-12　乳牙根管治疗的操作步骤**

（1）术前拍摄 X 片：了解根尖周病变和牙根吸收情况。

（2）局部麻醉或牙髓失活：提倡采用局部麻醉,但若麻醉效果不佳,或因患儿不配合、对麻醉剂过敏等原因,可用牙髓失活法。

（3）牙腔的开通：备洞,开髓,揭去髓室顶,去冠髓,寻找根管口。

(4)根管预备：去除髓室和根管内感染或坏死的牙髓组织，使用根管器械扩根管，使用3%过氧化氢液、2%～5.25%次氯酸钠液交替冲洗根管。

(5)根管消毒：根管干燥后，将氢氧化钙制剂置于根管内，或将蘸有樟脑酚液的小棉球放置于髓室内，以丁香油氧化锌糊剂封固窝洞。

(6)根管充填：将氧化锌丁香油水门汀、氢氧化钙制剂、碘仿制剂、氢氧化钙碘仿混合制剂等根管充填材料反复旋转导入根管或加压注入根管，黏固粉垫底，常规充填。

**4.注意要点**

(1)根管预备时勿将根管器械超出根尖孔，以免将感染物质推出根尖孔或损伤恒牙胚。

(2)当乳牙牙根有吸收时，禁用金属砷失活制剂。

(3)由于乳牙根常有吸收，一般的电子根管长度测量仪常不适用于乳牙。因此临床上参照术前X片，估计根管工作长度。一般来说，乳牙根管工作长度较X片上根尖孔距离短2 mm。

(4)乳牙的根管充填材料仅可采用可吸收的、不影响乳恒牙交替的糊剂充填。

(5)为避免损伤乳磨牙根分歧下方的继承恒牙胚，不宜对乳磨牙牙龈瘘管进行深搔刮术。

(6)定期观察：乳牙根管治疗后需要进行定期随访观察，周期一般为3～6个月。随访时应进行临床检查和X线影像学检查。

**(三)年轻恒牙的牙髓治疗**

**1.根尖诱导成形术**

根尖诱导成形术是指牙根未完全形成之前，发生牙髓严重病变或根尖周炎症的年轻恒牙，在消除感染或治愈根尖周炎的基础上，用药物诱导根尖部的牙髓和/或根尖周组织形成硬组织，使牙根继续发育和根尖孔缩小或封闭的治疗方法。

(1)适应证：①牙髓病变已波及根髓的年轻恒牙。②牙髓全部坏死或并发根尖周炎症的年轻恒牙。③因根尖周炎引起根尖吸收的恒牙。

(2)操作步骤：根尖诱导成形术的操作步骤见图10-13。

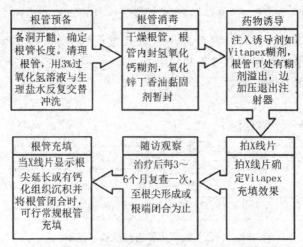

图10-13 根尖诱导成形术的操作步骤

(3)注意事项：①彻底清除根管内感染物质，注意保护根尖部残存的生活牙髓及牙乳头等组织。②正确把握根管工作长度。③装有诱导剂的注射器前端应插入根管达根尖1/3处，使诱导剂充满根管腔并接触根尖部组织。④掌握根管充填时机：通常在X片显示根尖周病变愈合、牙根继续发育完成,或根管内探查根尖端有钙化物沉积时为宜。充填时应恰填,切忌超填,因为超填可能损伤根尖牙乳头,进而影响牙根的继续发育。⑤根管充填后继续随访观察。

2.根管治疗术

详见"恒牙的根管治疗"。

**(四)根管治疗的并发症及处理**

1.器械分离

(1)处理:①显微镜结合超声技术。②建立旁路。③外科治疗。④随诊观察。

(2)注意要点:使用前仔细检查器械有无损害,有无变形,不要对根管中的器械盲目施力,特别是器械在根管中遇到阻力时,旋转幅度不要超过180°,器械使用时不要跳号操作。

2.穿孔

(1)处理:对于出现根管穿孔而未引起严重的后果时,应转诊到上级医院处理。

(2)注意要点:①术前X片检查确定牙腔的位置、钻磨方向与牙长轴的关系,并确定髓室和根管口的位置。②对牙腔钙化的患牙应特别注意。在开髓前应评估牙冠高度以及钻针钻磨牙体组织的最大深度。③在扩大开髓洞形时,注意切削方向,特别是磨牙的近中侧壁,洞口微微向外扩张。

3.软组织的化学损伤

(1)处理:出现次氯酸钠、FC等导致的软组织化学损伤后应立即用大量的流水进行冲洗处理后,到皮肤或眼科进行诊治。

(2)注意要点:使用高浓度的次氯酸钠冲洗根管时,安装橡皮障。另外在加压冲洗时,不要过度加压,用针尖小的注射器。在治疗过程中需戴护目镜。

4.诊间急症

在根管预备或充填后,少数患者会出现局部肿胀、咬合痛、自发痛等症状,称为诊间急症。主要以急性根尖周炎形式表现出来。

(1)处理:化学性刺激(三氧化二砷、FC等)引起的诊间急症,治疗原则为取出刺激物。轻微肿痛者暂不处理,可适当给予止痛药,适当降低咬合,观察1～3天。如果3天以后患者仍持续肿痛,X片显示有超填,可考虑去除封药和根管充填物,引流、消炎后重行根管治疗术。严重者如出现前庭沟处肿胀、脓肿形成或蜂窝织炎甚至出现全身症状时,需进行局部切开引流,并全身给药,抗生素和消炎镇痛药。

(2)注意要点:避免使用刺激性大的药物,减少化学性刺激。根管预备时准确测量工作长度,防止超扩。预备过程中大量冲洗,防止将根管内的感染物推出根尖孔。根管充填时避免超填。

5.器械的误咽、误吸

(1)处理:①发生器械误咽时,嘱患者多吃高纤维食品,X片追踪观察,待其自然排出。如出现消化道刺伤穿孔需开腹手术。因此,当误咽器械还在胃部时,及时转诊到消化内科在纤维内镜下将器械取出。②发生误吸时,如果挂在呼吸道,咳嗽无法咳出,须到呼吸专科就诊。器械位于大的呼吸道时,在纤维支气管镜下取出器械。如果位于细小的支气管,可能引起感染性炎症,只能行胸部外科手术取出器械。

(2)注意要点:使用橡皮障,器械使用安全线。

## 四、治疗新进展

### (一)镍钛器械根管预备技术

1.镍钛器械根管预备步骤

(1)手用 ProTaper 预备基本操作步骤。①根管入口疏通:根据 X 片粗估工作长度,用 10 号、15 号 K 锉疏通根管至距粗估长度 3～4 mm 处。②根管入口预备:用 $S_1$、$S_x$ 敞开根管中上段,距粗估工作长度 3～4 mm 处,$S_x$ 进入的深度不得超过 $S_1$。③确定工作长度:用 10 号、15 号 K 锉疏通根管至根尖狭窄处,确定精确工作长度。④根尖初步预备:用 $S_1$、$S_2$ 依次达到工作长度,进行根尖初步预备。⑤预备完成:依次用 $F_1$、$F_2$、$F_3$ 到达工作长度,完成根管预备;对于细小弯曲根管,可仅预备到 $F_1$ 或 $F_2$。

(2)机用 ProTaper 器械预备法:实际上运用了手用器械预备法的原理,使用机用马达和专用手机预备。

2.注意要点

(1)正确选择适应证:钙化根管、有台阶形成的再治疗患者不要选用镍钛器械;对形态复杂的根管慎用镍钛器械。

(2)确定根管通畅:使用镍钛器械进行根管预备之前,先用手用不锈钢 K 锉疏通根管至 15 号。有学者建议最好疏通至 20 号锉。

(3)制备直线通路:在根管预备前,可用 G 钻或其他根管口成形器械敞开根管口,保证镍钛器械可循直线方向进入根管和根尖区。

(4)在临床运用中过度用力,是引起镍钛器械折断的主要原因之一。

(5)临床上每换一支器械常采用次氯酸钠和 EDTA 交替冲洗根管,用 15 号锉疏通根管,并保持根管的润滑,可降低器械折断的风险。

(6)每次使用前后均应清洁和仔细检查器械,一旦发现变形即应丢弃。

(7)记录并控制器械的使用次数:一般建议预备 4～5 颗磨牙或 30～40 个前牙、前磨牙根管后即应丢弃。如根管重度弯曲,应使用新器械且预备一次后即应丢弃。

### (二)热牙胶垂直加压充填技术

1.操作步骤

(1)彻底干燥根管:隔离术区,用吸潮纸尖干燥根管。

(2)选择主牙胶尖:选择与主尖锉相同型号的大锥度牙胶尖。

(3)选择垂直加压器:至少选择 3 种直径的垂直加压器。一种能够达到距根尖部 3～4 mm 处,另外两种分别与根中 1/3 和根上段相适合。

(4)选择携热器:选择与主牙胶尖相同型号的携热器。

(5)放置主牙胶尖:将主牙胶尖蘸一薄层封闭剂,缓慢插入根管内至工作长度。

(6)充填根尖 1/3 和侧支根管:用携热器向下挤压牙胶并开启温度加热,直至距工作长度 4～5 mm 处停止加热,迅速取出携热器,退出时取出根管中上段的牙胶,垂直加压器加压。

(7)充填根管中上段:用注射式热牙胶向根管内注入牙胶后用垂直加压器压紧,每次注入根管内的长度为 3～5 mm。用乙醇棉球将残留在髓室内的封闭剂和牙胶清除,暂封,拍术后 X 片检查根充情况,最后永久充填(图 10-14)。

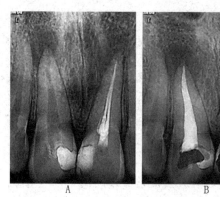

**图 10-14　热牙胶垂直加压充填 X 线影像**

A.上中切牙术前 X 线影像;B.上中切牙术后 X 线影像

2.注意要点

(1)根尖孔粗大的患者不建议选用热牙胶垂直加压充填。

(2)要求垂直加压器既能在根管内无妨碍地自由上、下运动,又不会接触根管壁,防止牙折。

(3)携热器每次在根管内加热过程持续不超过 3 秒。

**(三)显微根管治疗技术**

可在根管治疗的整个程序中使用手术显微镜,特别是在根管口的定位、钙化根管的疏通、变异根管的预备和充填、根管治疗失败后的再治疗、根管治疗并发症的预防和处理等方面,显微根管治疗较常规治疗技术更具优势(图 10-15,图 10-16)。

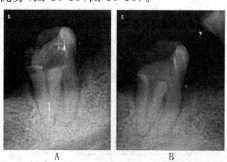

**图 10-15　显微镜下取出根管内折断器械**

A.X 片示 37 根管内断针;B.X 片显示断针取出

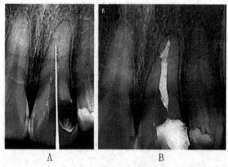

**图 10-16　根管壁穿孔的修补**

A.X 片示根管壁穿孔;B.X 片示穿孔修补后

**(四)显微根尖外科手术**

1.适应证

(1)根管治疗或再治疗失败:①根管治疗失败且不适合根管再治疗,如患牙有良好的桩冠修复体、无法取出的折断器械或根管超填物、非手术治疗无法修补的根管侧穿等。②根管再治疗失败:根管再治疗后患牙症状持续或根尖透射影持续或扩大。

(2)严重的根管解剖变异:牙根重度弯曲、根管重度钙化和根管分叉等解剖因素使根管治疗器械和充填材料无法到达根尖区。

(3)需要通过探查手术明确诊断。

(4)医源性因素治疗中出现过度超充、折断器械超出根尖孔等情况。

(5)囊肿。

2.禁忌证

(1)患者有严重的全身性疾病,如严重高血压、白血病、血友病、重度贫血、心内膜炎、风湿性心脏病、肾炎、有出血倾向疾病等。

(2)根尖周炎的急性期。

(3)严重的牙周病变,如牙周支持组织过少,牙周袋深或牙齿松动明显。

(4)患牙附近有重要的解剖结构,如上颌窦、下牙槽神经等,有损伤危险或可能带来严重后果者。

3.操作步骤

根尖外科手术的操作步骤见图 10-17。

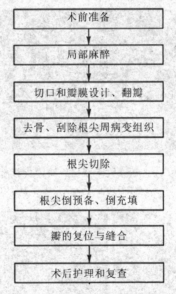

图 10-17　根尖外科手术的操作步骤

**(五)MTA 直接盖髓术**

直接盖髓术是用药物覆盖牙髓暴露处,以保护牙髓、保存牙髓活力的方法。多用于外伤性和机械性露髓患牙的保髓治疗。

1.适应证

(1)根尖孔尚未发育完全,因机械性或外伤性露髓的年轻恒牙。

(2)根尖已发育完全,机械性或外伤性露髓,穿髓孔直径不超过 0.5 mm 的恒牙。

2.禁忌证

(1)龋源性露髓的乳牙。

(2)临床检查有不可复性牙髓炎或根尖周炎表现的患牙。

3.常用的盖髓剂

(1)氢氧化钙:传统盖髓剂。

(2)MTA:临床上作为盖髓剂用于直接盖髓术和活髓切断术。此外,MTA 还广泛用于髓室底穿孔修补、根管侧穿修补、根尖诱导成形、根尖屏障术和根尖倒充填等,具有良好的临床疗效。使用时将粉状 MTA 和蒸馏水以一定比例混合。

4.操作步骤

(1)制备洞形:可在局部麻醉下制备洞形。操作过程中,要求动作准确到位,避开穿髓孔,及时清除洞内牙体组织碎屑,以防止牙髓再感染。

(2)放置盖髓剂:用生理盐水缓慢地冲洗窝洞,严密隔湿下用消毒棉球拭干窝洞。将 MTA 覆盖于暴露的牙髓上,用氧化锌丁香油黏固剂封闭窝洞。

5.疗效观察

(1)患牙盖髓治疗 1～2 周后无任何症状且牙髓活力正常,可去除大部分暂封剂,保留厚约 1 mm 的氧化锌丁香油黏固剂垫底,再选用聚羧酸锌黏固剂做第二层垫底,复合树脂永久充填。

(2)患牙盖髓治疗 1～2 周后,若对温度刺激仍敏感,可继续观察 1～2 周,也可去除暂封物及盖髓剂,更换盖髓剂后暂封观察 1～2 周,症状消失后行永久充填。更换药物时,应注意无菌操作,避免再次感染。

(3)患牙盖髓治疗后出现自发痛、夜间痛等症状,表明病情已向不可复性牙髓炎发展,应去除充填物,改行根管治疗。

（罗春霞）

# 第十一章

# 牙 周 病

## 第一节 概 述

### 一、概论

牙周病是一种古老而常见的疾病,自古以来牙周病就伴随着人类存在。目前在我国有2/3的成年人患有牙周病,它是35岁以上人群失牙的主要原因。牙周病不仅会导致牙齿的松动脱落,严重者还会影响咀嚼功能,加重胃肠道的负担;再者,牙周病患牙还可能作为感染病灶,造成或加剧某些全身性疾病,如亚急性细菌性心内膜炎、风湿性关节炎、类风湿性关节炎、肾小球肾炎、虹膜炎及多形红斑等,其对人类的健康危害极大。

口腔内的环境,如温度、水分、营养、氧气和酸碱度都适合于细菌的生长、发育和繁殖。牙周组织复杂的生态环境造成牙周微生物种类繁多,数量极大,寄生期长,与宿主终身相伴的特点。近年来,随着现代微生物学、免疫学、微生态学及分子生物学等学科的发展和电子显微镜、免疫荧光、免疫组化、单克隆抗体技术的应用,对牙周病的病因、病理、诊断、治疗和预防都有长足的认识。

### 二、牙周组织结构

牙周组织是指包围牙齿并支持牙齿的软硬组织,由牙龈、牙周膜、牙骨质、牙槽骨和牙龈结合部组成(图11-1)。牙齿依靠牙周组织牢固地附着于牙槽骨内,并承受咬合功能。

#### (一)牙龈

牙龈由覆盖于牙槽突和牙颈部的口腔黏膜上皮及其下方的结缔组织构成。按解剖部位分为游离龈、附着龈和牙间乳头三部分。游离龈也称边缘龈,宽约1 mm,呈领圈状包绕牙颈部,正常呈淡红色,菲薄且紧贴牙面,表面覆以角化复层鳞状上皮,其与牙面之间形成的"V"形浅沟为龈沟,正常深度为1~2 mm,平均1.8 mm,沟底位于釉牙骨质界处。

附着龈与游离龈相连续。其复层鳞状上皮下方没有黏膜下层,故呈粉红色,坚韧而不能移动,表面有橘皮样的点状凹陷称点彩。它是由数个上皮钉突融合并向结缔组织内突起而形成的。牙间乳头呈锥形充满于相邻两牙接触区根方,其由两个乳头即唇颊侧和舌腭侧的乳头及在邻面接触区下方汇合略凹的龈谷构成。龈谷上皮无角化,无钉突。

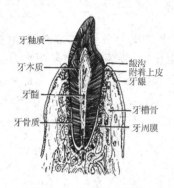

图 11-1 牙周组织结构

## （二）牙周膜

牙周膜亦称牙周韧带,由许多成束状的胶原纤维以及束间的结缔组织所构成。这些纤维一端埋入牙骨质内,另一端埋入牙槽骨,借此将牙齿悬吊固定于牙槽骨窝内。牙周膜宽度 0.15～0.38 mm,在 X 片上呈现围绕牙根的窄黑线。正常情况下牙周膜的纤维呈波纹状,使牙齿有微小的生理性动度。牙周膜内成纤维细胞具有较强的合成胶原的能力,不断形成新的主纤维和牙骨质,并实现牙槽骨的改建。牙周膜内有丰富的血管和神经,可感受痛觉、触觉并准确判断加于牙齿上的压力大小、位置和方向。

## （三）牙骨质

牙骨质呈板层样被覆于牙根表面。在牙颈部的牙骨质与釉质交界处即釉牙骨质界有 3 种形式(图 11-2):①牙骨质与牙釉质不相连接,其间牙本质暴露,占 5％～10％。②两者端口相接,占 30％。③牙骨质覆盖牙釉质,占 60％～65％。第一种情况,当发生牙龈退缩而暴露牙颈部易产生牙本质过敏。牙骨质内仅有少量细胞,无血管、神经及淋巴组织,没有生理性改建。在牙周病治疗过程中,牙周膜细胞分化出成牙骨质细胞,新牙骨质沉积于牙根表面,并将新形成的牙周膜纤维埋于其中,形成牙周新附着。

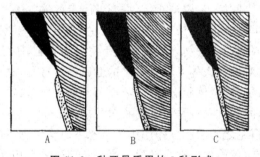

图 11-2 釉牙骨质界的 3 种形式

## （四）牙槽骨

牙槽骨即颌骨包绕牙根周围的牙槽突起部分,由容纳牙根的凹窝(牙槽窝)和其游离端的牙槽嵴顶构成。牙槽骨的代谢和改建相当活跃,其形成、吸收及形态改变均随牙齿位置和功能状态而变化。正常情况下,𬌗力使牙槽骨吸收和新生保持平衡。X 片上构成牙槽窝内壁的固有牙槽骨呈致密白线,称为硬骨板。当牙槽骨因炎症或𬌗创伤等发生吸收时,硬骨板模糊、中断甚至消失。正畸治疗时,牙槽骨随𬌗力发生改变。在受压力侧,牙槽骨发生吸收;牵引侧有新骨生成。

**(五)龈牙结合部**

龈牙结合部指牙龈组织借结合上皮与牙齿表面连接,良好地封闭了软硬组织的交界处(图 11-3)。结合上皮为复层鳞状上皮,呈领圈状包绕牙颈部,位于龈沟内上皮根方,与牙面的附着由半桥粒体和基底板连接。结合上皮无角化层,无上皮钉突,上皮通透性较高,较易为机械力所穿透或撕裂。牙周探针易穿透结合上皮;深部刮治时,器械较易伤及结合上皮。结合上皮大约五天更新一次,表皮脱落细胞可连同入侵细菌脱落到龈沟内。如果上皮附着被手术剥离,一周左右可重建。

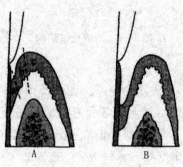

图 11-3 龈牙结合部

龈沟内上皮亦为无角化的复层鳞状上皮,具有一定的双向通透性,其下方有大量的血管丛,其中多为静脉,一些蛋白分子、抗原、抗体、酶类以及各种细胞成分经沟内上皮进入龈沟,形成龈沟液,当受到细菌、化学、机械等方面的刺激,血管丛的通透性增加,龈沟液的量增加。

## 三、口腔生态环境

### (一)口腔及牙周生态环境

口腔内有上百种微生物,包括细菌(需氧菌、兼性厌氧菌和专性厌氧菌),还有真菌、酵母菌、支原体、原虫和病毒。唾液中细菌每毫升为 $1.5 \times 10^8$ 个,牙菌斑中细菌则更多,约为 $5 \times 10^{11}/g$ 湿重。从婴儿分娩后 3～4 小时始,口腔即有微生物存在,自此伴随人一生直到死亡。

寄居口腔各部位的微生物群,正常情况下,处于共生、竞争和拮抗状态,以此保持菌群间的相对平衡以及与菌群宿主之间的动态平衡。一般情况下对人体无害,不致病,这与人体其他三大菌库(皮肤,结肠和阴道)一样对维护人体尤其是口腔的健康极为有利,故称为正常菌群。口腔正常菌群的种类和数量随饮食、年龄、机体状态、卫生习惯不同而有所差异,在不同个体或是同一个体不同部位亦存在明显差异,故正常菌群是可变而相对的。

正常菌群之间及其与宿主之间的相互作用称为生态系。当生态系中微生物之间以及微生物与宿主之间处于平衡的状态,就能保持宿主健康。当正常菌群失去相互制约,或微生物和宿主失去平衡时都可以导致疾病。牙周组织特殊的解剖结构和理化性质各异,牙周袋形成有氧和无氧各种不同氧张力环境和许多特殊的微环境,并提供各种细菌生长的恒定温度(35～37 ℃)、湿度和营养底物,这为许多微生物的生长、繁殖和定居提供适宜的环境和条件。

### (二)影响牙周生态系的因素

1.唾液的作用

唾液主要由颌下腺、腮腺、舌下腺分泌,还有许多口腔黏膜小腺体的分泌。一般 24 小时总唾液量为 0.7～1.5 L,白天活动时分泌较睡眠时为多,咀嚼时较休息时为多,唾液流量及流速因人而异。其成分为 99.5％水分及 0.5％固体成分。固体成分中有蛋白质、糖类、氨基酸、尿素、氨、抗体、酶类和各种无机盐类以及脱落上皮细胞、白细胞、细菌及食物残渣。唾液酸碱度范围为 5.6～7.6（平均 6.8）。这相对恒定的 pH 主要通过唾液的缓冲来保持，还受饮食（尤其是食糖量）和唾液流率的影响，唾液 pH 对口腔正常菌群的构成影响甚大。唾液的缓冲作用与分泌速度有直接关系，分泌快，缓冲量大。唾液 pH 还决定于碳酸盐离子的浓度及溶解的二氧化碳的比例。口腔内各部位受进食影响，pH 会有较大幅度波动。而在牙周袋内，受干扰少，pH 变化不大，有利于嗜酸或嗜碱细菌的生存。

新鲜唾液的氧化还原电位（Eh）为＋240～＋400 mV，有利于需氧菌或兼性厌氧菌的生长。唾液 pH 通过氧化还原电位间接影响微生物的生长。当 pH 降低时，Eh 为正值；pH 升高时，Eh 为负值。唾液中的还原物质能使 Eh 下降，有利于厌氧菌的生长。唾液对口腔黏膜及牙齿表面有润滑和保护作用；唾液的流动机械清洗口腔，将食物残渣和口腔细菌带到消化道；维持口腔的酸、碱平衡，发挥缓冲作用；唾液含有很多抗菌成分，可有利于抗感染并参与免疫反应；对控制菌斑活动，保持口腔健康起积极作用。

2.龈沟液的作用

龈沟液为龈沟底下方结缔组织渗出的液体。正常时龈沟液分泌很少，甚至无分泌。当炎症状态时，牙龈血管扩张，通透性增高，龈沟内渗出液增多。目前多数学者认为观察龈沟液是区别正常牙龈与炎性牙龈的重要临床方法；龈沟液量和质的变化，可用作评价牙龈或牙周炎症程度的指标之一。健康龈沟液成分与血清相似。其中含有大量嗜中性白细胞、淋巴细胞及吞噬细胞，还有脱落上皮细胞和细菌、糖类、蛋白质、酶类以及代谢产物和无机盐类。这些成分在牙龈炎症时比健康时明显增多。钙和磷高出血清 3 倍，这对龈下牙石的形成有利。

龈沟液的保护作用。①机械清洗作用：将沟内细菌和颗粒冲洗清除。②黏附作用：龈沟上皮分泌一种血清蛋白，可以增强上皮与牙面的黏附力。③防御作用：龈沟液中含的吞噬细胞、抗体、溶菌酶，可以吞噬和破坏细菌。牙龈炎症明显时，其防御反应增强。

龈沟作为一个相对隐蔽的场所，口腔一般卫生措施（含漱、刷牙等）以及唾液冲洗作用和食物的摩擦作用均难以影响到微生物的停留和繁殖。氧化还原电势可降至－300 mV 以下，富含糖、蛋白质、无机盐的龈沟液等便利条件均为各种细菌的生长，尤其是不具备附着能力的、毒性较强的革兰阴性厌氧杆菌、活动菌和螺旋体等提供了一个极有利的生长场所。

## 四、病因

### （一）细菌是主要致病因素

1.菌斑细菌是牙周病的始动因素

（1）1965 年，Loe 设计实验性龈炎，12 名牙科大学生，停止口腔卫生措施（刷牙）。第 10 天开始，堆积于牙面的菌斑造成牙龈充血、水肿，开始早期边缘性龈炎。直到第 21 天，龈炎随时间推移而明显加重；实验结束，恢复刷牙，清除牙面菌斑，龈炎渐消，口腔恢复了健康。

（2）流行病学调查亦发现，口腔卫生差者，牙周病发生率高于口腔卫生好者。

（3）动物实验证实，将细钢丝或线栓在牙颈部不会引起龈炎，加用有细菌的食物饲养，可造成动物的实验性牙周炎。

（4）甲硝唑及四环素等抗生素的应用可以减轻牙周病症状。

口腔内存在有上百种微生物，依不同的生物学特性栖息在口腔内不同部位。厌氧培养技术的不断改进和完善,专性及兼性厌氧菌的检出率大大提高,厌氧菌亦是正常菌群的主要成分。龈袋和牙周袋内氧化还原电势低,其龈下菌斑以厌氧菌占优势。革兰厌氧菌感染的特性与牙周病症状相符,说明两者之间存在密切关系:①革兰阴性厌氧菌属口腔正常菌群的组成部分,其感染可为内源性感染。②当机体抵抗力下降或局部血液供应障碍以及菌群比例失调时,革兰阴性厌氧菌为条件致病菌。③呈现多种厌氧菌共同造成混合感染致病。④引起的病变多呈慢性顽固性,有复发倾向,临床上常表现为炎症、脓肿或组织坏死、分泌物有臭味等。⑤大多数菌含有作用力强的内毒素。⑥用甲硝唑等抗生素可有效控制牙周病症状。从这几个方面来看,革兰阴性厌氧菌与牙周病之间存在密切的联系。

2.细菌致病机制

细菌致病性包括以下几种。

(1)在体表被膜或结构存活或穿入体表侵入宿主。

(2)在体内繁殖。

(3)抑制宿主的防御机制。

(4)对宿主起损伤作用。

(5)引起组织和宿主的特异性反应,间接造成组织损伤。

3.牙周菌斑

牙(根)面的细菌因牙周区域不同的生态环境,其细菌的组成差异很大,故分为龈上菌斑和龈下菌斑。龈上菌斑包括牙冠各部的菌斑,如𬌗面点隙沟裂菌斑、光滑面菌斑、邻面菌斑和颈缘菌斑。龈上菌斑主要由增生的微生物和基质组成,微生物以需氧菌或兼性厌氧菌为主,如革兰阳性丝状菌和口腔链球菌、一些脱落的上皮细胞、白细胞和巨噬细胞等成分。基质含有机质和无机质两部分,有机质为糖类、蛋白质和脂类,无机成分主要有钙和磷,还有少量的镁、钾和钠,无机成分含量高与菌斑的钙化、牙石的形成关系密切。龈下菌斑是龈上菌斑的延续。紧贴牙根面的菌斑组成主要是革兰阳性丝状菌,但由于牙周袋特殊的理化环境,为大量可动菌、厌氧菌的生长提供了极为有利的条件,龈下菌斑中与牙周病关系密切的细菌包括:厌氧弧菌、螺旋体、产黑色素类杆菌、伴放线杆菌、嗜二氧化碳噬纤维菌等。

通过电镜观察,牙周病患者的牙周袋内壁上皮多处溃疡,上皮下方结缔组织内有各种细菌入侵,有的细菌能达到其下方的牙槽骨和牙骨质。细菌通过自身的酶类如透明质酸酶、胶原酶、硫酸软骨素酶、蛋白酶、核酸酶等,对结缔组织产生破坏,成纤维细胞抑制因子使胶原合成减少,附着丧失。如放线共生放线杆菌的白细胞毒素、多形白细胞趋化抑制因子和淋巴因子就可以降低宿主这方面的防御功能。尤其应关注的是革兰阴性杆菌细胞壁、细胞膜或荚膜上的脂多糖内毒素、脂磷壁酸、肽聚糖、胞壁二肽等物质以及某些细菌的囊性物质,均能够直接或间接刺激破骨细胞引起骨吸收。

**(二)协同因素**

协同因素分为局部因素与全身因素。

1.局部因素

(1)牙石:牙石是附着于牙面上的钙化或正在钙化的以菌斑为基质的团块。牙石以牙龈边缘为界,分龈上牙石与龈下牙石。龈上牙石呈淡黄色,常发生于腮腺导管口附近的上颌后牙颊面以及舌下腺导管口的下前牙舌面。而龈下牙石附着于龈沟或牙周袋内的根面上,呈黑色,质地较硬,呈砂粒状或片状,附着很牢,不易直接观察,需用探针做检查。

牙石形成有 3 个基本步骤:获得性膜形成、菌斑成熟和矿物化。牙石由菌斑和软垢钙化而成,在菌斑形成 2～14 天中都可以进行钙化。菌斑钙化形成牙石,牙石提供菌斑继续积聚的核心,在牙石粗糙表面堆积有未钙化的菌斑。菌斑和牙石均可致病,因有牙石的存在及其表面菌斑的刺激,会产生机械压迫以及持续性刺激作用,加重了牙龈出血和牙槽骨吸收、牙周袋加深等情况,加速了牙周病的发展。通过电镜观察,牙石附着于牙面的方式有下列几种:①依靠牙菌斑附着;②渗入牙骨质或牙本质表层;③牙石无机盐结晶与牙结构结合。

(2)食物嵌塞:在咀嚼过程中,食物楔入相邻两牙的牙间隙内,称为食物嵌塞。由于塞入的食物机械压迫作用和细菌的代谢作用造成牙周炎症的发生,还可以引起和加重口臭、牙槽骨吸收、牙龈退缩及邻(根)面龋等。食物嵌塞原因复杂,可由牙齿松动或移位、咬合面异常磨耗造成牙尖陡峻、牙齿排列不整齐、接触点异常或是邻面不良修复体所致。

(3)不良修复体:义齿修复时桩冠及全冠边缘的不密合,牙体缺损的充填材料如复合树脂、银汞合金等形成的悬突,贴面时边缘粗糙以及不符合生理要求的义齿均有助于颈缘菌斑的堆积而加重牙周炎症。

(4)正畸治疗:矫治器的使用给口腔的清洁卫生带来一定困难,口腔内菌斑堆积增多,会产生暂时性的龈炎。

(5)牙列不齐:牙齿的错位、扭转、过长或萌出不足等,牙齿间接触不良,容易造成菌斑滞留,妨碍口腔清洁工作,牙龈及牙周组织的炎症易于产生和发展。

(6)不良习惯:开唇露齿,以口呼吸患者多见,上前牙牙龈通常较干燥,牙面的正常唾液清洁作用减少,易患肥大性龈炎。

(7)吸烟:吸烟时烟草燃烧产生的温度和积聚的产物是局部性刺激物,使牙龈角化增加;焦油沉积在牙面上形成烟斑,不仅使牙齿着黄色、褐色或黑色,并常与菌斑牙石结合,渗透到牙釉质甚至牙本质小管内。

2.全身性因素

研究证实没有一种全身因素可以引起牙周病,但可以有助于牙周病的发生和发展。

(1)糖尿病:患者易发生牙龈出血、牙周脓肿、牙齿移位等症状。这主要是由于糖尿病造成牙周组织内的小血管壁和基膜增厚,管腔闭塞,牙周组织供氧不足和代谢产物堆积,这大大降低了牙周组织对感染的抵抗力。

(2)性激素水平:青春期、月经期及妊娠期的内分泌激素水平的变化,可加重牙周组织对局部刺激因素的反应性,而导致青春期龈炎、妊娠性龈炎及妊娠瘤等改变。这是由于牙龈里含有性激素的蛋白受体,如雌激素可促使牙龈上皮过度角化、刺激骨和纤维组织的形成。孕酮可造成牙龈微血管扩张、充血、循环淤滞、渗出增加,炎症加重。

(3)血液疾病:贫血、白血病及再生障碍性贫血等疾病常伴有牙龈苍白、溃疡、肿大或自发性出血,妨碍口腔卫生,易合并感染。

(4)遗传因素:一些基因异常有家庭遗传背景的疾病如青少年牙周炎、粒性白细胞减少症、Down 综合征、掌跖角化牙周破坏综合征等,常伴有多形核细胞缺陷,加重牙周病进程。

(5)其他因素。①药物因素:抗癫痫病药物苯妥英钠有增强牙龈成纤维细胞合成蛋白质和胶原的能力,因此半数服药者出现牙龈增生呈球状遮掩牙冠。其他还有环孢菌素 A、硝苯地平等也有类似作用。②维生素 C 缺乏症:由于维生素 C 摄入、吸收障碍,致使牙龈出血,牙齿松动等,大量补充维生素 C 可使症状有明显缓解。

### 3.免疫反应与牙周病

(1)体液免疫反应:牙周损害的进展期和确立期,在病损区及其下方的结缔组织内有大量的浆细胞浸润,大多数浆细胞能产生IgG,还可产生IgA和IgE。当龈下细菌受IgG、IgA和IgE包被时,龈沟中细菌的数量和种类就会发生改变,免疫球蛋白减少了抗原的数目有利于机体的保护作用。

龈沟内存在有多种杀菌或抑菌物质,如溶菌酶、补体、乳铁蛋白等。补体活化产生大量生物活性物质,后者能增强白细胞的吞噬功能,促进溶菌酶的释放。在牙周病的慢性病程中,激活的补体参与抗原-抗体复合物的形成,使肥大细胞脱颗粒引起组织胺释放,增强吞噬细胞活性导致溶菌酶释放和骨吸收。细菌刺激的多克隆活化B细胞能产生自身抗体以及白细胞介素-1,后者在牙槽骨的破坏方面起重要作用。

(2)细胞免疫反应:牙周袋内龈下菌斑中的抗原物质与组织中的淋巴细胞接触时,后者会合成和分泌大量的淋巴因子,淋巴因子能刺激吞噬细胞增强吞噬活性和抗菌活性,促进中性粒细胞的趋化性,抑制病毒的复制。因此,细胞免疫是牙周组织抗感染的重要部分。

大量研究表明,牙周炎症的早期,组织中渗出的细胞以T淋巴细胞为主,并可发现大量的迟发性超敏反应物质。活化的淋巴细胞、分泌的淋巴因子以及细胞毒反应强弱程度与牙周炎症的严重程度有密切关系。淋巴因子如巨噬细胞趋化因子、巨噬细胞移动抑制因子、巨噬细胞活化因子、破骨细胞活化因子、干扰素和淋巴毒素。这些因子具有放大效应,使吞噬细胞过度释放蛋白溶解酶、胶原酶、溶菌酶和前列腺素加重牙周病变,而破骨细胞活化因子直接造成骨吸收和脱钙等骨破坏。

### 4.中医学对牙周病的认识

中医学称牙龈为齿龈、牙肉,称牙槽骨组织为牙车或牙床。牙周病实为外感六淫,内伤七情所致。风、寒、暑、湿、燥、火等邪,以及饮食不节,嗜食辛辣煎炒,饮酒无度伤及脾胃。胃热挟邪化火上蒸于口,引起齿龃痛疮等证。七情伤内,脏腑功能失调,与肾气衰弱有密切关系。久病耗损,劳倦过度,生育过多,崩中漏下,先天不足,均致肾气虚损。"肾主骨,齿为骨之余","肾虚而牙病,肾衰则齿豁。"

对牙周病的描述包括牙宣、牙龈宣露、牙漏、齿漏、脓漏齿、牙疳、龈龃血、髓溢、齿豁、风齿、火牙、齿挺、风热龈肿痛、齿根露、齿根欲脱、风冷痛、瘀血痛、溃槽、牙槽风、牙漏吹和暴骨搜牙等。

(1)牙龃(亦名:龈烂、溃槽、齿龃):牙齿清理无方,垢积附齿,三焦之热,蕴于齿龈;手阳明经及足少阴三经行之,阳明与冲、任两脉相连附,多气多血,胃肠热邪循经上行,激血外出成龃,多属热实证。宜去垢敷药含漱。

(2)牙痈(亦名:牙疔):胃肠运化失调,太阳经湿热,胃经火毒,毒盛成疮。

(3)牙宣(亦名:齿豁、齿漏、牙龈宣露):气血不足,揩理无方,肾气虚弱,骨髓里损,风邪袭弱,骨寒血弱,龈肉缩落,渐至宣露。

(4)齿漏:初则肿痛,久呈黄泡,破溃出脓。多因心烦操劳,烟酒过度所致,时出秽脓,串至左右齿根。

## 五、症状体征

### (一)牙龈炎症

炎症时牙龈色泽呈鲜红或暗红色,牙龈肿胀使龈缘变厚,牙间乳头圆钝,与牙面分离。组织水肿使点彩消失,表面光亮,质地松软脆弱,缺乏弹性。如是增生性炎症,上皮增殖变厚,胶原纤维增殖,牙龈变得坚硬肥厚。健康牙龈的牙龈沟深度不超过 2 mm。当患炎症时,因牙龈肿胀或增生,龈沟加深。如果上皮附着水平没有明显改变,称为龈袋。当牙周袋形成时,袋底结合上皮向根方增殖,上皮附着水平丧失。

### (二)牙龈出血

牙龈出血是患者最常见的主诉症状,多在刷牙或咬硬食物时发生,严重时可有自发性出血。牙龈出血可视为牙周病的早期症状,探诊后出血,对判断牙周炎症的活动性极具意义。而当牙龈组织纤维增生改变时,牙龈坚实极少出血。

### (三)口腔异味或口臭

牙周病患者常出现口腔气味异常,患者自觉口内有血腥味,严重者可从患者呼出的气味中闻到。造成口臭的原因最常见的是牙周菌斑的代谢产物和滞留的食物残渣,尤其是挥发性食物。其他由鼻道、鼻旁窦、扁桃体、肺及消化道疾病也会伴有特殊的口臭。

### (四)牙周袋形成

牙周袋的形成是牙周病一大特征性改变。牙龈因炎症刺激沟内上皮肿胀、溃疡,沟底结合上皮不规则向根方剥离,结缔组织水肿,慢性炎症细胞浸润,大量增生的毛细血管扩张充血。牙根面暴露于牙周袋内,有牙石、菌斑覆盖。牙周袋内牙骨质因菌斑细菌产酸及酶等化学物质的作用而发生脱矿和软化,易发生根面龋。更有甚之,细菌及内毒素可通过牙骨质深达其下方的牙本质小管,这些改变均加重牙周组织从牙根面上剥离而成深牙周袋。袋内菌斑、软垢、食物碎屑等毒性较大的内容物刺激加重了牙周组织炎症。

牙齿各根面牙周袋的深度不一,通常邻面牙周袋最深,该处最易堆积菌斑,最早受到炎症的侵袭。因此,探查牙周袋就按牙齿颊(唇)、舌(腭)侧之远、中、近三点做测量记录。牙周检查时,应采用带刻度的牙周探针,支点稳,力量适宜(20~25 g)压力,即将探针轻轻插入指甲沟而不致疼痛的力量,方向不偏,与牙齿长轴方向一致,这样才能准确反映牙周袋的真实情况。

### (五)牙槽骨吸收

牙槽骨吸收是牙周病另一大特征性改变。牙槽骨是人体骨骼系统中代谢和改建最活跃的部分。在生理情况下,牙槽骨的吸收与再生是平衡的,故骨高度保持不变。当牙龈组织中的炎症向深部牙周组织扩展到牙槽骨附近,骨表面和骨髓腔内分化出破骨细胞和吞噬细胞,牙槽骨呈现水平状吸收;距炎症较远处,又有骨的修复性再生,新骨的形成可减缓牙槽骨的丧失速度。后者是牙周治疗的骨质修复的生物学基础。𬌗创伤是牙槽骨吸收的又一原因。由于牙周支持组织的病变,𬌗创伤时常发生。牙齿的压力侧牙槽骨发生明显垂直吸收。牙槽骨吸收可以用 X 片来显示。早期牙槽骨吸收,X 片上可表现为牙槽嵴顶的硬骨板消失或模糊,嵴顶的吸收使牙槽间隔由尖变平甚至呈火山状的凹陷,随之是牙槽骨高度降低。正常情况下,牙槽骨嵴顶到釉牙骨质界的距离为 1~2 mm,若超过 2 mm 可认为是牙槽骨发生吸收。X 片仅能反映牙齿近、远中的骨质破坏情况,而颊、舌侧骨板与牙齿重叠而无法清晰显示。牙槽骨吸收的程度一般分 3 度。①Ⅰ度吸收:牙槽骨吸收高度≤根长 1/3。②Ⅱ度吸收:牙槽骨吸收高度>根长 1/3;但<根长 2/3。③Ⅲ度吸收:牙槽骨吸收高度>根长 2/3。

### (六)牙齿松动、移位

正常情况下,牙齿有水平方向的轻微动度。引起牙齿松动移位的主要原因:①牙周组织炎症:尤其是牙槽骨吸收到一定程度(>根长 1/2),冠根比例失调者;②𬌗创伤。

牙齿松动还可出现于妊娠期及牙周手术时,一经控制,松动度可下降,松动度可视其程度,依方向记录 3 级。①一级:仅有颊(唇)舌(腭)侧向动度,其范围≤1 mm。②二级:除有颊(唇)舌(腭)侧向动度,亦有水平方向动度,其范围≤2 mm。③三级:水平向动度>2 mm 或出现垂直向松动。

牙周病常常无明显疼痛等自觉症状,而一个或多个牙齿移位是促使患者就诊的主要原因。牙周病患牙长期受炎症侵扰,牙槽骨吸收,支持组织减少,发生继发性𬌗创伤。全口牙齿向中线方向移位,造成开唇露齿;牙周病晚期牙齿可向任何方向移位,以缓解继发性𬌗创伤。

### (七)牙龈退缩

牙龈退缩和牙根暴露是牙周病常有的表现。炎症和𬌗创伤使牙槽骨慢慢吸收,牙齿支持组织不断降低,牙周组织附着丧失,牙龈明显退缩,牙根暴露。此时为如实反映牙周组织破坏的严重程度,附着丧失应是龈缘到釉牙骨质界的距离与牙周袋深度之和。

## 六、预后和治疗计划

### (一)预后

预后是预测牙周组织对治疗的反映情况,对治疗效果有一个前瞻性认识。牙周病的致病因素和治疗手段是复杂多样的,必须根据患者的情况选择最适宜的治疗方案,以期得到最佳的治疗效果。因此,判断预后应着重考虑以下几个方面。

1.牙周组织病变程度

(1)牙槽骨破坏情况:依 X 片判断牙槽骨的吸收破坏情况。丧失的骨量愈多,预后愈差;骨吸收不足根长 1/3,预后不佳。

(2)附着水平和牙周袋深度:附着丧失发生在多侧较单侧严重;垂直型骨吸收较水平型骨吸收预后差。附着丧失近根尖,牙周袋深度>7 mm 预后最差。多根牙病变波及根分叉较单根病变预后差。

(3)牙齿松动情况:如果松动度因炎症和𬌗创伤引起,预后较好;如果松动度由于牙槽骨降低所致,预后较差。

2.年龄与健康情况

一般身体健康状态良好的年轻人对疾病的抵抗力及恢复力较强,预后较好。如果特殊类型牙周炎存在免疫缺陷及糖尿病、白血病、Down 综合征、粒细胞减少症等患者牙周治疗预后较差。

3.病因控制

控制菌斑工作需要患者的配合。事先应与患者讲清疾病特点、治疗方法以及保持口腔卫生清洁的意义和具体做法,这对良好的预后和疗效维持至关重要。

4.余留牙情况

余留牙分布不均匀、数量少、不能负担义齿修复的咬合力等预后不好;牙齿形态小、冠根比例异常、排列错位、咬合不正常等预后较差。

### (二)治疗计划

1.治疗目的

牙周病治疗目的:①控制病因。②恢复功能,创造一个健康的牙周环境和外观功能均佳的牙列。完整牙周病的治疗是一个以年为单位较漫长的治疗过程。因此,治疗前应设计一个方案,并向患者进行全面解释,方可开始实施。

2.具体治疗步骤

(1)向患者解释:开始治疗前,应向患者将其牙周病病情、程度、病因以及治疗计划全部讲清,可根据患者的年龄、时间、经济能力等方面提供若干个治疗方案供其选择。

(2)治疗前拔牙:牙槽骨吸收至根尖 1/3 应拔除;因牙周病造成牙槽骨吸收＞根长 1/2 并伴严重倾斜移位造成修复困难应拔除。

(3)基础治疗:①自我菌斑控制。培养和训练正确刷牙方法,使用牙线与牙签,保持口腔清洁,消除食物及菌斑堆积对牙周组织的不良影响。②除牙石及菌斑。采用器械龈上洁治术或龈下刮治术去除牙(根)面上沉积的菌斑及牙石,彻底除去吸收细菌毒素的牙骨质表层组织,并用化学方法处理根面,以降解根面毒素,创造适宜的牙周软硬组织环境以利牙周组织的重建。③咬合调整。消除咬合创伤,重建𬌗平衡对于牙周组织的修复、重建和功能的改善是至关重要的。调𬌗应在炎症控制后及手术前进行。④炎症控制。牙周病伴发牙周脓肿或逆行牙髓感染,才会出现明显牙痛。配合抗菌药物的使用,进行牙周-牙髓联合病变的处理方可缓解炎症或疼痛。

牙周骨外科手术应视患者牙周病严重程度、年龄、机体状态而定,时间应在基础治疗阶段完成 2 周后进行。目的在于彻底消除牙周袋、纠正牙龈形态的异常和治疗牙槽骨的缺损。术后 2 个月即可进行永久性修复牙列工作。

(4)修复重建:此期已进入牙周病稳定控制时期。可用强身健体、补肾固齿药物以增强宿主的免疫功能,巩固疗效。再就是进行牙周病的正畸治疗、永久性夹板、缺失牙修复以及食物嵌塞矫治等治疗。

(5)疗效维持:每 3 个月至半年复查 1 次,检查口腔卫生情况,指导口腔保健措施,并进行必要的洁治和刮治工作。两年拍 1 次全口牙片,对患者的牙周情况进行再评价。需要强调的是疗效维持工作绝大部分取决于患者对牙周病的认识程度以及自我口腔卫生保健意识的建立与重视,并积极配合治疗,采取有效措施控制菌斑的形成,这样才能取得事半功倍的效果。而这一点恰恰是医务人员所不能取而代之的。如果口腔卫生差,菌斑堆积严重,会使牙周病情加重而前功尽弃。

## 七、疗效保持与监护

牙周病患者经系统治疗稳定后的疗效保持与维护至关重要,这需要医患双方的共同重视和努力。有资料表明,牙周病治疗后疏于牙周保健的患者失牙率是坚持牙周疗效维护者的3倍。牙周系统治疗后第一年为是否复发的关键阶段。

### (一)牙周病的复发

牙周病的治疗是复杂而长期的,而其疗效却未必尽如人意。病变是随时可能再发生的,这与多种因素有关:①治疗不当或不充分,未能消除全部潜在的适于菌斑滞留的因素。常见的原因是对牙石的清除不彻底,尤其是龈下牙石的滞留,牙周袋未彻底消除。②牙周治疗完成后,牙齿修复体设计不良,制作不当,造成进一步牙周损伤。③患者放松了牙周护理或未能定期复查,使牙周病损再度出现。④系统性疾病降低了机体对细菌的抵抗力。

复发可从以下几方面加以判断:①牙龈呈炎症改变及探查龈沟时出血。②龈沟加深导致牙周袋的复发和形成。③由 X 线检查发现骨吸收逐渐加大。④牙齿松动度增加。

### (二)疗效维护程序

随访间隔为 2～3 个月,复查目前的牙周健康状况,进行必要的牙周治疗,并对今后的疗效维护提出指导意见。

询问近期有何与牙周健康相关的问题。逐一检查牙龈组织,龈沟深度或牙周袋情况及其脓性分泌物、牙齿移动度、根分叉病变以及 X 片复查牙槽骨高度。菌斑染色以确定滞留区位置及口腔卫生措施有效与否。有条件的可利用暗视野显微镜以及厌氧培养技术查找牙周病致病菌数量及比例,以确定病变是否处于活动期。

### (三)维护措施

**1.自我口腔卫生保健**

有针对性的口腔卫生指导,控制菌斑,对非自洁区即滞留区彻底的清洁极为重要,并结合牙龈按摩及叩齿等措施保持牙周组织的健康。

**2.根面平整**

对病情有反复的牙周区段或牙位要进行龈下刮治及根面平整手术,以控制病情的发展。

**3.抛光与脱敏**

牙面经抛光,菌斑及牙石难以沉积。疾病及术后暴露的牙根呈现过敏表现,应用氟化物进行脱敏治疗。

牙周病经过系统的临床治疗后并不意味大功告成,治愈的效果并非一成不变,医患双方均应充分以动态的眼光看待疗效,随时间的推移,其疗效可呈双向发展。这就要求医患之间密切配合共同促进牙周组织健康的保持和维护,才可获得稳定的疗效。

(岳 娜)

# 第二节 牙 周 炎

## 一、慢性牙周炎

慢性牙周炎是最常见的一种牙周炎,各年龄均可发病,但常见于成年人,35 岁以后患病率增加,病情加重,多由龈炎发展而来,引起牙周深层组织的破坏而发展成为慢性牙周炎。

### (一)致病因素

菌斑微生物是慢性牙周炎的始动因素,牙石、食物嵌塞、不良修复体、牙齿排列不齐和解剖形态异常等加重菌斑的滞留是局部促进因素。同时,宿主的防御机制也在发病机制中起着重要的作用。吸烟、糖尿病、遗传和精神紧张等是重要的全身易感因素。伴有咬合创伤时可加重牙周组织的破坏,为协同破坏。

### (二)临床表现和诊断

(1)病变可累及全口牙齿或一组牙齿,病程较长,呈活动期和静止期交替出现。

(2)临床表现为牙龈充血、肿胀,探诊出血,牙周袋形成,附着丧失,牙槽骨吸收,牙齿松动。晚期牙齿可松动和移位甚至脱落。当牙龈退缩,牙根暴露时,牙齿对冷热刺激敏感。

(3)晚期可引起逆行性牙髓炎,临床表现为冷热痛、自发痛和夜间痛等急性牙髓炎症状。

(4)机体抵抗力降低时可发生牙周脓肿。

(5)根据疾病的范围和严重程度,可将慢性牙周炎分为局限型和弥漫型。受累部位 30% 及以下者为局限型,若大于 30% 的部位受累则为弥漫型。

(6)附着丧失可以用来描述整个牙列、个别牙齿或位点慢性牙周炎的严重程度。轻度:附着丧失 1～2 mm;中度:附着丧失 3～4 mm;重度:附着丧失≥5 mm。

**(三)治疗原则**

牙周炎治疗的目标是去除或改变导致牙周炎的菌斑微生物和局部促进因素及全身易感因素,从而停止疾病的发展,恢复牙周组织的形态和功能,并预防复发。另外,有条件者可促使牙周组织再生。

(1)拔除不能保留的患牙,建议戒烟、控制糖尿病等。

(2)指导患者控制菌斑,评价菌斑控制的状况。

(3)龈上洁治、龈下刮治和根面平整等基础治疗。

(4)个别重度患者可辅助全身或局部的药物治疗。

(5)去除或控制慢性牙周炎的局部致病因素(去除悬突、修改不合适义齿,治疗殆创伤等)。

(6)非手术治疗后,未能消除病情,应考虑牙周手术,以控制病情进展和/或纠正解剖学上的缺陷。

(7)修复缺失牙和正畸治疗。

(8)牙周炎患者需每 3～6 个月进行复查和复治,否则影响疗效。

## 二、青少年牙周炎

本病是青少年特有的破坏性牙周病。该病有两种类型:一种是局限性青少年牙周炎,即本节所指类型。另一种是弥漫性青少年牙周炎,又称快速进展性牙周炎。

**(一)病因**

(1)主要由革兰阴性厌氧杆菌感染,特别是伴放线杆菌感染。

(2)遗传因素:有认为是隐性基因传递的遗传性疾病。

(3)细胞免疫功能缺陷。

**(二)诊断要点**

1.局限性牙周炎

(1)病变仅累及第一磨牙和切牙。

(2)初起无明显症状,逐渐出现牙齿松动、移位,牙周袋深而窄,但口腔内菌斑、牙石量少,牙龈外观基本正常。病程进展时可有牙龈红肿疼痛等炎症表现。

(3)X线特征:第 1 磨牙的近中、远中面有垂直性牙槽骨吸收。在切牙区一般为水平型骨吸收。

2.弥漫性牙周炎

(1)病变累及大部分牙齿。

(2)活动破坏期,病程进展迅速,有牙龈红肿、探诊出血等炎症表现,引起牙槽骨的严重破坏,甚至发展为脓肿形成或牙齿松动、脱落。在静止期,可存在很深的牙周袋,但外观接近正常。

(3)本病常伴有全身症状,如疲劳、体重下降、精神抑郁和纳差等。

**(三)鉴别诊断**

本病应与掌跖角化综合征相区别。掌跖角化综合征其特点是牙周组织严重破坏,早期炎症引起骨丧失及牙齿的脱落,同时有掌、脚底、膝及肘等部位皮肤过度角化和发生鳞癣。最早可见于 4 岁以前的儿童。

**（四）治疗**

1.局部治疗

（1）牙周袋内用过氧化氢、氯己定等溶液冲洗。

（2）有菌斑、牙石者，应予清除。

2.全身治疗

（1）抗生素：四环素 0.25 g，每天 4 次，连服 2 周；或螺旋霉素 0.2 g，每天 4 次。

（2）维生素：维生素 C、维生素 A、维生素 D 和多种维生素口服。

（3）手术治疗：包括根面平整、袋内壁刮治、牙龈翻瓣术等。

**（五）护理与预防**

（1）注意饮食营养，增加蛋白质。

（2）按摩牙龈，加强牙齿咀嚼活动。

## 三、侵袭性牙周炎

侵袭性牙周炎不仅临床和实验室检查明显不同于慢性牙周炎，而且相对少见。侵袭性牙周炎分局限型和广泛型两型。

**（一）致病因素**

侵袭性牙周炎病因尚未完全明了，目前认为是某些特定的微生物（如牙龈卟啉菌、中间普氏菌和放线杆菌）的感染，以及机体防御能力的缺陷（多数侵袭性牙周炎患者有中性多形核白细胞的趋化功能低下等全身因素）和/或过度的炎症反应所致。吸烟、遗传等调节因素也起一定作用。

**（二）临床表现和诊断**

（1）局限型和广泛型侵袭性牙周炎的常见表现是：快速附着丧失和骨破坏，家族聚集倾向。

（2）通常的次要表现是：菌斑堆积量与牙周组织破坏的严重程度不相符；放线杆菌比例升高，有些人牙龈卟啉单胞菌比例升高；吞噬细胞异常，巨噬细胞呈过度反应型；附着丧失和牙槽骨吸收可能有自限性。

（3）发病迅速，发病率低，女性多于男性。

（4）局限型侵袭性牙周炎，青春期前后发病；对病原菌有高水平血清抗体反应；局限于切牙和第一磨牙，至少 2 颗恒牙有邻面附着丧失，其中 1 颗是第一磨牙，非第一磨牙和切牙的其他牙不超过 2 颗。

（5）广泛型侵袭性牙周炎，通常发生于 30 岁以下患者，但也可见于年龄更大者；对病原菌的血清抗体反应较弱；附着丧失和牙槽骨破坏呈明显的间歇性；广泛的邻面附着丧失，累及至少 3 颗非第一磨牙和切牙的恒牙。

**（三）治疗原则**

通常侵袭性牙周炎的治疗目标、方法与慢性牙周炎的治疗相似。

（1）强调早期诊断和彻底的龈上洁治，龈下刮治，根面平整，控制菌斑

（2）必要时调整咬合。

（3）必要时牙周手术。

（4）配合全身药物治疗，如四环素、阿莫西林和甲硝唑。服用六味地黄丸、固齿丸等以提高机体防御功能。

（5）定期复查,复查的间隔期缩短(3 个月)。

（6）炎症控制,牙周袋变浅后,亦能考虑正畸,改善外观。

（7）治疗效果不佳时,要排除全身性疾病和调整吸烟等危险因素。

（8）远期疗效取决于患者的依从性以及是否定期复查和复治。

（9）因发病机制复杂,对于未能完全控制的病例治疗目标是减缓疾病的进展。

（岳　娜）

# 第三节　牙周炎伴发病变

## 一、根分叉病变

根分叉病变是指任何类型的牙周炎的病变波及多根牙的根分叉区。以下颌第一磨牙的患病率最高。

### (一)病因

（1）根分叉区是一个桥拱样结构,距釉牙骨质界近,一旦有牙周袋形成,病变易扩展到根分叉区;牙颈部有些发育时留下的釉珠,伸入根分叉区。

（2）菌斑仍是始动因素。根分叉处的菌斑和牙石非常难以彻底清除,这是病变持续损害、加重发展的重要环节。

### (二)临床表现

根分叉病变必须依赖探诊及 X 线牙片来确定病变的范围和严重程度,可分为 4 度。①Ⅰ度:探查发现牙周袋深度已到达根分叉区,但根分叉的骨吸收不明显,X 片上看不到骨质吸收。②Ⅱ度:根分叉区的骨吸收仅限于颊侧或舌侧或两侧均有,根分叉区的骨间隔仍存。X 片示根分叉区牙周膜增宽或骨质密度略降低。③Ⅲ度:病变波及全部根分叉区,骨间隔已完全吸收,探针可贯通颊、舌侧,但牙龈仍覆盖根分叉区。X 片示根分叉区牙槽骨间隔消失呈透射区。④Ⅳ度:牙龈退缩显露根分叉区,根间骨隔完全破坏。

### (三)治疗原则

根分叉区的桥拱样根面与牙槽骨的凹坑状吸收均易于堆积菌斑、牙石,妨碍牙周刮除器械的工作,这给治疗带来相当的难度,对疗效有一定影响。通过一系列的治疗,能消除或改善因病变所造成的缺陷,形成一个有利于患者控制菌斑和长期保持疗效的局部形态,促进牙周组织新附着。

## 二、牙周-牙髓联合病变

牙周组织与牙髓组织即为近邻,在解剖结构上有许多交通,因此感染一经互相影响和扩散,导致牙周-牙髓联合病变。

### (一)解剖特点

（1）侧支根管和副根管:除主根管外,有相当一部分牙齿在发育的过程中仍残存有许多侧支根管,以根尖 1/3 部为多见;在髓底附近,1/4～1/3 残余有副根管。因此,当牙周炎症进犯到根分叉或根尖 1/3 处时,牙髓受影响概率大大增加。

(2)根尖孔:是联系牙周组织与牙髓的主要通道,是炎症感染互相传播的窗口。

(3)牙本质小管:有 10％的牙齿牙本质表面既无牙釉质又无牙骨质覆盖,牙本质小管贯穿整个牙本质区,对染料、细菌毒素、药物亦有双向渗透作用。

**(二)临床类型**

(1)牙髓病及治疗失误引起牙周病变:牙髓出现炎症或坏死以及根管壁侧穿,髓室或根管封入砷剂、甲酚、甲醛,根尖的牙周组织亦表现为局部渗出增多,牙周膜增宽,甚至出现急性或慢性的根尖周组织脓肿,牙槽骨吸收,牙齿松动。X 片上根尖区出现骨质吸收区即 X 线透射区。典型的呈"烧瓶形"。

(2)牙周病变引起牙髓病变:长期存在的牙周炎症,袋内细菌毒素持续地对牙髓造成的刺激和损害是不可忽视的。据报道,有半数以上的牙周病患牙的牙髓有炎症、钙化、变性或坏死。有的诱发慢性牙髓炎急性发作,表现为典型的急性牙髓炎症状。

(3)牙周病变与牙髓病变并存:指同一牙齿先前为各自独立的牙周病变与牙髓病变,严重时才互相融合。这种情况较少见。

**(三)治疗原则**

(1)由牙髓病变引起牙周病变,只需彻底治疗牙髓疾病,牙周病就能完全愈合。

(2)由牙周病变引起牙髓病变,在控制牙周菌斑感染,进行彻底的牙周综合治疗之前,应对患牙的牙髓去除并进行根管治疗。

## 三、牙周脓肿

牙周脓肿是牙周炎症发展到晚期经常出现的一个症状。

**(一)病因**

(1)牙周袋深,涉及多个根面;或袋口窄,袋内渗出物引流不畅。

(2)牙周洁治、刮治后未将刮除物冲洗去净,或操作不当,根管治疗意外穿髓底或根管侧穿。

(3)伴有机体抵抗力下降或有严重全身性疾病,如糖尿病等。

**(二)临床表现**

急性牙周脓肿起病突然,患牙唇颊侧或舌侧牙龈形成椭圆形或半球状肿胀突起。牙龈发红、水肿,表面光亮,牙齿有"伸长感",叩痛明显。脓肿早期,搏动性跳痛明显;随着炎症的扩散,黏膜表面可扪及波动感,疼痛有所减轻。脓液流出后,肿胀减轻。期间,可伴有局部淋巴结肿大。慢性牙周脓肿一般无明显症状,患牙咀嚼有不适感,可有瘘管或长满肉芽组织的开口,挤压时有少许脓液流出。

慢性牙周脓肿与急性牙周脓肿是相互转化的。急性脓肿可由慢性牙周脓肿急性发作,而急性脓肿经自行破溃排脓或未及时治疗,可发展成为慢性牙周脓肿。

**(三)治疗原则**

(1)止痛、脓肿切开排脓引流。

(2)清除菌斑,刮净牙石,冲洗牙周袋,消炎抗感染。

(3)全身给予抗生素,必要时采用支持疗法。

(4)控制感染后施行牙周手术。

牙周脓肿与牙槽根尖胀肿的鉴别见表 11-1。

表 11-1 牙周脓肿与牙槽根尖胀肿的鉴别

| 鉴别项 | 牙周脓肿 | 牙槽根尖肿胀 |
| --- | --- | --- |
| 脓肿部位 | 接近龈缘、局限于牙周壁 | 范围较弥散、中心位于颊沟附近,波及面部 |
| 疼痛及叩痛 | 相对较轻 | 相对较重 |
| 松动程度 | 松动明显、消肿后仍松 | 轻度松动 |
| 牙体损害 | 无/有 | 有 |
| 牙髓活力 | 有 | 降低/无 |
| 牙周袋 | 有 | 无 |
| X 线检查 | 牙槽嵴有破坏 | 根尖周可有骨质破坏 |

## 四、牙周萎缩

全口或局部牙龈缘与牙槽骨同时退缩,牙根暴露,但无明显炎症和创伤者称为牙周萎缩。牙周萎缩与年龄一致者,称为生理性萎缩、老年性萎缩。而远远早于年龄者,称早年性萎缩。因牙周组织的功能性刺激减少或缺乏造成萎缩者,称为失用性萎缩。过度的机械性刺激造成萎缩称机械性萎缩。亦可由牙周炎症治疗后以及牙周手术牙周组织炎症消退也会有牙龈退缩,牙根暴露。

### (一)分类

**1.老年性萎缩**

老年性萎缩是一种随着年龄增长,牙周组织随全身组织器官功能退化而发生的萎缩,属正常生理现象,并非病理状态。

**2.早年性萎缩**

早年性萎缩发生于较年轻者,少见,局部无明显刺激因素,全口牙周均匀退缩,其原因不明。

**3.失用性萎缩**

通常因错位牙、对颌牙缺失未及时修复,严重牙体牙髓病或偏侧咀嚼等因素,患牙牙周组织的功能性刺激显著降低或缺乏。其特征为牙周膜变窄,牙周纤维数目减少,排列紊乱,牙槽骨骨质疏松,骨髓腔增大,骨小梁吸收。

**4.机械性萎缩**

机械性创伤:①牙刷的刷毛过粗过硬,顶端未经磨毛处理以及错误的横刷牙方式。②牙膏中摩擦剂颗粒过粗等。长期受其创伤,牙弓弯曲区,即尖牙,双尖牙部位因其牙体较突出,唇侧骨板薄,常受到机械摩擦而发生牙龈和牙槽骨的退缩。机械性压迫如不良修复体的卡环或基托边缘压迫牙龈,食物嵌塞,不良习惯等,可发生于个别牙或一侧牙齿。

### (二)治疗原则

(1)注意口腔卫生,掌握正确的口腔清洁措施,正确使用牙刷、牙膏、牙线、牙签等。去除牙面菌斑、牙石,保持口腔清洁。

(2)纠正造成牙周萎缩的口腔局部原因,调磨牙齿,消除过大殆创伤力,解除食物嵌塞的原因,治疗牙体牙髓病,纠正偏侧咀嚼习惯。

(3)加强牙周组织生理刺激,坚持每天 2～3 次含漱,叩齿及牙龈按摩。

对于严重的牙龈退缩,牙根暴露而影响美观者,可制作义龈修复,以改善外观;对于个别牙的牙周病损,可采用牙周手术治疗。

(岳　娜)

# 第四节 牙 龈 病

## 一、菌斑性龈炎

菌斑性龈炎是仅与牙菌斑有关的牙龈炎,但无其他牙周组织的破坏,是牙龈病中最常见者,发病率高,几乎所有人在其一生中均可发生不同程度和不同范围的菌斑性龈炎。

**(一)致病因素**

龈缘处的牙菌斑是始动因子,而牙石、食物嵌塞、不良修复体等是促进菌斑滞留的因素,加重牙龈的炎症。

**(二)临床表现与诊断**

菌斑所致的牙龈炎一般无明显自觉症状,仅为刷牙或咬硬物时牙龈有出血,极少数有自发性出血。有些患者偶尔有牙龈局部痒、胀等不适。病损主要表现为牙龈颜色、形态、质地的改变,以及医师探查时牙龈出血等。

(1)正常牙龈色泽为粉红色,牙龈炎时牙龈呈红色或暗红,甚至可呈鲜红色或肉芽状增生。这是由牙龈结缔组织内血管充血、增生所致。

(2)正常牙龈的外形为龈缘菲薄且紧贴牙面,附着龈表面有点彩。牙龈炎时龈缘变厚,不再紧贴牙面,龈乳头圆钝肥大,表面的点彩因组织水肿而消失。

(3)正常牙龈质地致密而坚韧,牙龈炎时牙龈变得松软脆弱,缺乏弹性。这是由于组织水肿和胶原的破坏所致。

(4)存在探诊出血(BOP)。健康的牙龈组织在刷牙和牙周探查时均不会引起牙龈出血。患龈炎时牙周探针轻触即出血,即探诊出血,这是诊断牙龈有无炎症的重要客观指标。

(5)与血液病(如白血病、血小板减少性紫癜、再生障碍性贫血等)及其他疾病(坏死性龈炎、艾滋病相关龈炎等)引起的牙龈出血不同的是,龈炎引起的牙龈出血很少为自动出血,一般也能自行止住,局部治疗效果佳。可由此进行鉴别诊断。

**(三)治疗原则**

(1)对患者进行口腔健康教育,包括介绍菌斑控制与龈炎的关系,龈炎的早诊断、早治疗和定期维护的重要性,并针对个人情况进行口腔卫生指导,如正确的刷牙方法、如何使用牙线控制邻面的牙菌斑。

(2)牙面的清洁,如龈上洁治清除龈上菌斑和牙石及龈下刮治和根面平整清除龈下的菌斑和牙石。

(3)龈上和龈下清除菌斑效果不佳时,可使用抗微生物和抗菌斑的制剂(如 $1\% \sim 3\%$ 的过氧化氢液冲洗龈沟,碘制剂龈沟内上药,氯己定含漱等),以增强口腔卫生措施的效果。

(4)改正菌斑滞留的因素,如:修改不良的修复体(充填体悬突、修复体边缘不密合、邻牙无接触关系)和不良的固定或可摘局部义齿,治疗龋坏牙和矫正错位的牙齿。

(5)疗效的维护:除了坚持不懈地进行菌斑控制外,还应定期(6~12 个月)进行复查和洁治,这样才能保持疗效,防止复发。

## 二、青春期龈炎

青春期龈炎是指发生于青春期少年的慢性非特异性牙龈炎,也是菌斑性牙龈病,但是受全身因素影响,与青春期内分泌变化有关。

### (一)致病因素

1.口腔局部因素

菌斑和牙石仍是最主要的致病因素。青春期的少年正处于替牙期,因此替牙部位和牙齿排列不齐部位,以及口呼吸习惯和戴用各种正畸矫治器等均为菌斑的滞留提供了条件。同时,该年龄段的孩子不易坚持良好的口腔卫生习惯,也是青春期龈炎发生的重要因素。

2.全身的内分泌因素

青春期内分泌(性激素)的变化明显,牙龈是性激素的靶器官,因此随着内分泌的变化,牙龈组织对局部刺激因素产生更加明显的炎症反应。

### (二)临床表现和诊断

(1)多见于青春期少年,一般无明显症状,或有刷牙、咬硬物时牙龈出血及口气加重。

(2)前牙唇侧的牙龈缘及牙龈乳头呈球状突起和肿胀,牙龈颜色暗红、光亮、质地软、探诊易出血等龈炎表现。

(3)根据患者处于青春期,局部有致病因素,且相对于致病因素而言牙龈炎症较重,从而进行诊断。

### (三)治疗原则

(1)进行口腔卫生指导的同时,施行龈上洁治术,彻底清除菌斑和牙石,并可配合应用龈袋冲洗、袋内上药和含漱剂漱口,一般就可痊愈。病程长和过度肥大增生者需手术切除。

(2)若局部和全身因素依然存在,青春期龈炎虽经治疗仍可复发。因此,教会患者掌握正确的刷牙方法、养成控制菌斑的良好习惯以及定期复查,是防止复发的关键。青春期过后,去除局部因素,炎症程度可消退或缓解。

(3)特殊患者应有相应的预防措施。如正畸患者,首先正畸前应治愈龈炎,矫正器的设计应不影响牙龈且易于患者控制菌斑,同时在整个矫正过程中应定期做牙周检查和治疗。

## 三、妊娠期龈炎

妊娠期龈炎是指妇女妊娠期间,由于女性激素水平升高,而使原有牙龈的炎症加重或形成炎性的妊娠期龈瘤,故称为"妊娠期龈炎",而非"妊娠性龈炎"。发生率报告不一,在 38%～100%,口腔卫生良好者发生率低。

### (一)致病因素

1.口腔局部因素

菌斑、牙石的堆积,多在妊娠前已发生,即妊娠前已有菌斑所致的龈炎。但妊娠时龈沟内细菌的成分也有变化,如牙菌斑中的中间普氏菌明显增多,成为优势菌。另外,妊娠后由于女性激素的变化使牙龈对局部刺激物更加敏感,加重了原有的病变。

2.全身的内分泌因素

如果没有局部菌斑、牙石的存在,妊娠本身并不会引起牙龈的炎症。但妊娠时由于血液中女性激素(特别是孕酮)水平的增高,牙龈作为女性激素的靶器官,牙龈的毛细血管扩张充血,血管的通透性增加,而使牙龈内炎症细胞和液体渗出量增加,从而加重了牙龈的局部炎症反应。

**(二)临床表现和诊断**

(1)孕妇在妊娠前患有龈炎,妊娠2~3个月后开始出现明显的牙龈炎症状,至8个月时达高峰。分娩后2个月左右,牙龈炎症可缓解,消退到妊娠前水平。

(2)妊娠期龈炎多发生于前牙区或全口牙龈,龈乳头呈鲜红或紫红色、质地松软、光亮、易出血。患者一般无明显不适,多因为牙龈出血而就诊。

(3)妊娠期龈瘤发生于牙间乳头,色鲜红光亮或呈暗紫色,瘤体常呈扁圆形,质地松软,有蒂或无蒂,有的瘤体呈小的分叶状。发生率1.8%~5%,一般发生于妊娠第4~6个月。患者无疼痛等不适,常因牙龈出血或妨碍进食而就诊。妊娠瘤随着妊娠月份的递增而增大,分娩后能自行逐渐缩小,但多不能完全消失。仍需去除局部刺激物或进行牙周手术。

(4)诊断:育龄期妇女有牙龈鲜红、水肿、肥大且极易出血者,应注意询问月经史,以便诊断。文献报告长期服用口服避孕药的妇女也可有类似的牙龈。另有研究表明,牙周炎的女性患者(特别是重度牙周炎)发生早产和低出生体重儿的危险性增高。

**(三)治疗原则**

(1)去除局部刺激因素,加强口腔卫生宣教,如教会患者控制菌斑。进行龈上洁治时,应操作轻柔、仔细,尽量减少出血,可分次分区进行。

(2)对妨碍进食的妊娠瘤在妊娠4~6个月可行妊娠瘤切除术。

(3)理想的预防措施是在妊娠前治疗牙龈炎和牙周炎,并接受口腔卫生指导。

(4)对怀孕的牙周炎患者,进行牙周感染可能对妊娠结果不利的健康教育,同时根据妊娠月份,酌情进行牙周治疗和健康促进。

# 四、牙龈肥大

牙龈肥大是某些不同病因病理变化所致牙龈疾病的常见体征,而非独立疾病。

**(一)病因**

(1)炎症性肥大:主要因口腔卫生不佳、菌斑、牙石堆积等不良刺激引起。亦可见于口呼吸、牙齿错位拥挤、不良修复体、长期食物嵌塞等。

(2)药物性牙龈增生:多由于长期服用苯妥英钠或由于环孢霉素、硝苯地平。

(3)全身因素:妊娠期、青春期、白血病患者、维生素C缺乏等。

**(二)诊断要点**

(1)龈缘及龈乳头肥厚、增大,甚则龈乳头呈球形,相邻之间出现假性龈裂。

(2)肥大的牙龈可覆盖牙冠,造成假性牙周袋。

(3)炎性肥大牙龈深红或暗红,松软光亮,易出血;妊娠性牙龈增生以牙间乳头最明显,色鲜红,极易出血。

(4)药物性牙龈增生牙龈表面呈桑葚状,质地坚实,呈淡粉红色,无出血倾向。

**(三)治疗**

(1)病因治疗:包括清除牙石、纠正口呼吸等不良习惯,改正不良修复体及设计不合理的矫正器。

(2)牙龈切除术:适应于牙龈纤维性增生。

**(四)护理与预防**

(1)保持口腔卫生。

(2)按摩牙龈。

(3)纠正局部不良因素刺激,积极治疗全身性疾病。

## 五、坏死性龈炎

坏死性龈炎又名急性坏死溃疡性牙龈炎或奋森氏龈炎。

**(一)病因**

由于口腔局部或全身抵抗力下降,口腔内原有的致病菌梭状杆菌和螺旋体混合感染所致。

**(二)诊断要点**

(1)有特异的腐败性恶臭。龈缘被覆灰褐色假膜,易渗血,龈乳头呈刀切状。

(2)血性流涎明显,相应淋巴结肿大,有压痛,伴不同程度发热。

(3)直接涂片可见到大量梭形杆菌与奋森螺旋体。

**(三)治疗**

1.全身治疗

(1)抗菌消炎:口服甲硝唑 200 mg,每天 3 次或肌内注射青霉素。

(2)补充维生素 C、B 族维生素等。

2.局部治疗

(1)0.1%高锰酸钾液或 3%过氧化氢含漱或洗涤。

(2)口含 0.25%金霉素液,每天数次。

**(四)护理与预防**

(1)患者生活用具严格消毒。

(2)宜食用高蛋白、易消化食物。

(3)忌烟、酒及辛辣刺激食物。

(4)注意口腔卫生。

## 六、牙间乳头炎

本病指局限于牙间乳头的非特异性炎症。

**(一)病因**

因牙间乳头受到机械或化学性刺激所致。

**(二)诊断要点**

(1)龈乳头红肿、探触及吮吸时易出血,并有疼痛,可有自发胀痛。

(2)检查可见龈乳头鲜红肿胀,轻叩痛。

**(三)治疗**

(1)除去牙间隙异物,用 1%～3%过氧化氢溶液冲洗,涂以复方碘液。

(2)疼痛剧烈者,可用 0.5%～2%普鲁卡因液 1～2 mL 在患牙龈颊沟处局部封闭。

(3)酌情予以抗生素或磺胺药。

(4)急性炎症控制后,应予病因治疗,以消除不良刺激。

### 七、白血病龈病损

白血病龈病损是白血病在口腔牙龈的表征。某些白血病患者以牙龈肿胀和牙龈出血为首发症状,因此,根据口腔病损的早期诊断应引起高度重视。

**(一)致病因素**

白血病的确切病因至今不明,牙龈病损为病变白细胞大量浸润所致,结缔组织水肿变性,胶原纤维被幼稚白细胞所取代。毛细血管扩张,血管腔内可见白细胞形成栓塞,并可见组织坏死,并非牙龈结缔组织本身的增生。

**(二)临床表现**

(1)起病较急,乏力,不同程度发热,有贫血及皮下和黏膜自发性出血现象。

(2)牙龈肿大,外形不规则呈结节状,颜色暗红或苍白。

(3)牙龈可坏死、溃疡,伴自发痛、口臭、牙齿松动。

(4)牙龈和黏膜自发性出血(与牙龈炎症不同),且不易止住。

(5)菌斑大量堆积,多伴牙龈炎症。

(6)局部和全身的淋巴结可肿大。

(7)细胞分析及血涂片可见白细胞数目和形态的异常,骨髓检查可明确诊断。

**(三)治疗原则**

(1)内科(血液)确诊,口腔治疗是配合血液科医师治疗。

(2)切忌牙龈手术和活体组织检查。

(3)牙龈出血以保守治疗为主,压迫止血(如牙周塞治剂),局部可用止血药(如云南白药)。

(4)如全身情况允许可进行简单的口腔局部洁治。

(5)口腔卫生指导,加强口腔护理。

(岳　娜)

# 第十二章

# 口腔黏膜疾病

## 第一节 唇舌疾病

### 一、唇炎

唇炎是发生于唇部的炎症性疾病的总称。

**（一）慢性非特异性唇炎**

1.概述

本病是不能归为后述各种有特殊病理变化或病因的唇炎,病程长,反复发作。

（1）病因:非特异性表现。黏膜上皮角化多见于高原寒冷地区或气候干燥季节,患者有舔唇及咬唇习惯。

（2）临床表现:以干燥、脱屑、发痒、灼痛、渗出、结痂为主。好发于下唇唇红部,有淡黄色干痂伴鳞屑充血。

（3）诊断:病程反复,时轻时重,干冷季节好发,唇红干燥、脱屑。

2.治疗

避免刺激因素;抗生素软膏局部涂布;有结痂时,用0.1%依沙吖啶液湿敷,涂抗溃疡软膏;局部注射曲安奈德,每周1次,每次20～100 mg,局部黏膜下注射。

**（二）腺性唇炎**

1.概述

（1）病因:先天遗传因素及牙龈炎、牙周炎局部病灶。

（2）临床表现:唇腺肥大增生,可见唇腺导管口,挤压口唇有稀薄、淡黄色液体流出。

（3）诊断与鉴别诊断:依据腺体肿大硬韧,内侧可见针尖大小颗粒中央凹陷的导管口,有液体流出等表现进行诊断。应与肉芽肿性唇炎和良性淋巴增生性唇炎鉴别。

2.治疗

泼尼松龙混悬液或曲安西龙,每周1次,每次20～100 mg,局部黏膜下注射。继发感染可用抗生素软膏。

### (三)良性淋巴增生性唇炎

1.概述

(1)病因:可能与胚胎发育过程中残留的原始淋巴组织在辐射下增生有关。

(2)临床表现:局限于 1 cm 以内的淡黄色痂皮伴少量白屑。

(3)诊断:局部损害,反复发作的剧烈瘙痒,淡黄色液体渗出。

2.治疗

避免日光暴晒,放射性核素$^{32}$P贴敷。

### (四)肉芽肿性唇炎

1.概述

(1)病因:与结核或结节病有关。

(2)临床表现:以单发于上唇或下唇的弥漫性肿胀为主。

(3)诊断:上唇弥漫性肿胀,不能恢复。

2.治疗

早期用泼尼松龙等肾上腺皮质激素注射于唇部,口角封闭及放射治疗和手术治疗。

### (五)梅-罗综合征

1.概述

(1)病因:可能是结节病变异。

(2)临床表现:青年较多,唇肿、裂舌、面瘫,间隔时间短。

(3)诊断与鉴别诊断:出现两项主症即可诊断。应与面瘫鉴别。

2.治疗

口服肾上腺皮质激素,如泼尼松片,每片 5 mg,每天 2 次,每次 1/2～3 片,口服;地塞米松片,每片0.75 mg,每天 3 次,每次 1/2～1 片,口服。

### (六)光化性唇炎

1.概述

(1)病因:日光中紫外线所致。

(2)临床表现:①急性光化性唇炎表现为唇红,广泛水肿、充血、水疱、糜烂、结节。②慢性光化性唇炎反复发作,唇皲裂,充血、肿胀。

(3)诊断:依据光照史和糜烂表现进行诊断。

2.治疗

有渗出时湿敷,保持清洁干燥。

### (七)变态反应性唇炎

1.概述

(1)病因:引起水肿的抗原和半抗原。

(2)临床表现:①唇血管神经性水肿上唇多见,肿胀区弥散,周界不清。②接触性唇炎为迟发型变态反应,无唇外部位肿胀。

(3)诊断:依据接触史和唇部弥漫性肿胀,无渗出和糜烂等进行诊断。

2.治疗

可用肾上腺素(1 毫克/支)0.25～0.5 mg,皮下注射;也可用异丙肾上腺素(1 毫克/支)0.2～0.4 mg 与 5％葡萄糖 500 mL 静脉滴注。也可口服肾上腺皮质激素,如泼尼松、地塞米松、倍他米松等。重症者用氢可化的松 200～400 mg,静脉滴注,每天 1 次。

## 二、口角炎

### (一)营养不良性口角炎

1.概述

(1)病因:营养不良,B 族维生素缺乏。

(2)临床表现:上、下唇联合处水平、线状浅表皲裂,有时伴有糜烂。

(3)诊断:根据非特异性局部炎症的临床表现进行诊断。

2.治疗

补充叶酸及维生素等。复合维生素片,每次 1～2 片,每天 3 次,口服;叶酸片,5 毫克/次,每天 3 次,口服。

### (二)感染性口角炎

1.概述

(1)病因:由细菌、病毒等病原微生物引起。

(2)临床表现:急性期出现肿痛的感染症状及渗出、结痂。

(3)诊断:依据临床表现和生物学检查进行诊断。

2.治疗

纠正过短的颌间距离,修改不良的修复体,应用广谱抗生素。

### (三)接触性口角炎

1.概述

(1)病因:由接触变应原等物质引起。

(2)临床表现:急性发作,局部水肿、充血、糜烂明显。

(3)诊断:发病迅速,水肿、渗出,疼痛明显。

2.治疗

去除变应原,停用可疑药物,服用抗过敏药物,如泼尼松片,每片 5 mg,每天 2 次,每次 1/2～3片,口服。

### (四)创伤性口角炎

1.概述

(1)病因:由急性创伤或严重的物理性刺激引起。

(2)临床表现:单侧有裂口,渗血、血痂。

(3)诊断:外伤史、口腔治疗史常为单侧。

2.治疗

用抗生素药物溶液冲洗、湿敷,甲紫涂布。

## 三、舌疾病

### (一)地图舌

1.概述

本病是一种浅表性非感染性的舌部炎症,类似地图中的国界,所以,称为地图舌。

(1)病因:精神因素、内分泌因素、营养因素、局部因素等。

(2)临床表现:好发于舌背、舌尖、舌缘中间,为丝状乳头萎缩,黏膜鲜红。

(3)诊断:地图状特征,边扩展边修复。

2.治疗

消除恐惧心理。本病预后良好,无明显不适感,一般无须治疗。

### (二)沟纹舌

1.概述

(1)病因:①年龄因素,60岁以上呈上升趋势。②地理、人种及营养因素。③全身性疾病,天疱疮患者50%有本病。④遗传因素。⑤感染因素。

(2)临床表现:以舌背不同形态、不同排列、不同深浅长短、不同数目的沟纹或裂纹为特征。

(3)诊断:沟纹特征为诊断依据。

2.治疗

一般无须治疗,局部以抗感染为主,可服用维生素,裂深可考虑手术治疗。

### (三)萎缩性舌炎

1.概述

(1)病因:贫血、烟酸缺乏、干燥综合征、白色念珠菌感染。

(2)临床表现:舌背丝状乳头首先萎缩,继而菌状乳头萎缩,贫血者伴有皮肤、黏膜苍白,头昏、耳鸣。

(3)诊断与鉴别诊断:根据舌乳头萎缩引起的舌光滑,红似镜面等特征进行诊断。与以下疾病相鉴别:①舌扁平苔藓病区周围有珠光白色损害。②赤斑黏膜变薄光滑。③慢性萎缩性念珠菌病边界不清的红斑。

2.治疗

对症治疗,含漱消炎;对因治疗,纠正贫血。

### (四)舌乳头炎

1.概述

(1)病因:全身性因素多见,如营养不良。

(2)临床表现:丝状乳头炎,表现为萎缩性;菌状乳头炎;轮廓乳头炎;叶状乳头炎。

(3)诊断:丝状乳头以萎缩为主,其他以部位和红肿为标准。

2.治疗

纠正贫血,补充维生素。

### (五)正中菱形舌炎

1.概述

(1)病因:白色念珠菌感染及糖尿病继发感染。

(2)临床表现:位于舌背正中后1/3处,一般呈前后的菱形或近似菱形的椭圆形,色红,舌乳头缺失。

(3)诊断:根据特定部位和乳头菱形缺乏的特征进行诊断。

2.治疗

一般无须治疗。

## (六)毛舌

**1.概述**

(1)病因：与口腔环境状况不好有关。

(2)临床表现：毛舌好发于舌背正中部，丝状乳头增生呈毛发状。

(3)诊断：依据特征性毛发状病损进行诊断。

**2.治疗**

对因治疗，对症治疗。

## (七)舌扁桃体肥大

**1.概述**

(1)病因：与上呼吸道感染有关。

(2)临床表现：舌根侧缘对称性结节状隆起，呈暗红色或淡红色。

(3)诊断：伴溃疡者进行活体组织检查，其他根据部位及症状进行诊断。

**2.治疗**

无须治疗。

# 四、灼口综合征

## (一)概述

灼口综合征是以舌为主要发病部位，以烧灼疼痛为主要表现的一组综合征。

**1.病因**

(1)局部因素：如残根、残冠、不良修复体、义齿材料过敏、结石、过度饮酒、吸烟等理化刺激。

(2)系统因素：最常见的是更年期综合征，其次是糖尿病，维生素及矿物质缺乏，长期滥用抗生素引起的菌群失调和白色念珠菌感染，长期使用抗焦虑药、利尿剂等。

(3)精神因素：与人的性格有关，如焦虑型、抑郁型及情绪不稳定、恐癌心理等。

**2.临床表现**

舌烧灼样疼痛，麻木感，刺激痛，味觉迟钝。

**3.诊断**

(1)烧灼样疼痛可发生在口腔黏膜的任何部位，且多无固定界限。

(2)疼痛轻重与情绪及精神状态有关，并有晨轻、午后加重的特点，疼痛可自然缓解。

(3)局部检查无充血、糜烂、溃疡等病变。

(4)可伴烦躁、抑郁症状。

## (二)治疗

**1.对因处理**

消除局部刺激因素，停用可疑药物，并且要纠正患者伸舌自检的不良习惯。积极治疗糖尿病等系统性疾病。更年期症状明显而又无禁忌证者，可试用己烯雌酚 0.25 mg/d，待症状好转后减为 0.125 mg/d，连续服用 21 天后停药 7 天，可持续使用 3 个月。应避免长期大剂量使用。维生素缺乏或营养状况不佳，可补充复合维生素 B 或维生素 $B_1$、维生素 $B_6$、维生素 $B_{12}$、维生素 E 及叶酸等。

**2.对症处理**

疼痛明显者可用 0.5% 达克罗宁液局部涂布，但不可长期频繁使用。失眠、抑郁明显者可用谷维素、艾司唑仑、阿普唑仑等。口干、唾液黏稠者可用溴己新,每片 8 mg,每天 3 次,每次 1～2 片,口服或用人工唾液含服。

**3.心理治疗**

心理疏导治疗。对明显伴烦躁、抑郁症状的患者,可采用镇静安定药物并用谷维素等药物调节自主神经功能。

（张玉民）

# 第二节　口腔黏膜感染性疾病

## 一、伪膜性口炎

伪膜性口炎是由几种球菌引起的口腔黏膜急性炎症。在口腔的病损都是以形成假膜为特点,故称伪膜性口炎。

**(一)病因**

病因为金黄色葡萄球菌、溶血性链球菌、肺炎球菌、甲型溶血性链球菌等。

**(二)诊断要点**

(1)口腔黏膜糜烂或溃疡,病损表面形成灰白色假膜,范围大小不等,略高出黏膜表面。

(2)局部疼痛明显,无特异口臭。可伴发热、颌下淋巴结肿大等。

(3)行假膜涂片或细菌培养。

**(三)治疗**

**1.全身治疗**

(1)抗菌消炎:选用广谱抗菌药物,如四环素、磺胺类药物等;或根据药物敏感试验培养结果选用合适的抗菌药物。

(2)B 族维生素及维生素 C,口服。

**2.局部治疗**

局部可选用 0.25％金霉素液含漱,0.05％氯己定液,金银花和甘草煎水漱口。局部涂抹珠黄散、冰硼散等药物。疼痛明显者可用 1％普鲁卡因溶液饭前含漱。

**(四)护理与预防**

(1)宜半流质饮食。

(2)保持口腔卫生。

(3)注意休息。

## 二、单纯疱疹

本病是由单纯疱疹病毒引起的一种可见口腔病损的全身性疾病。病变发生在口腔黏膜时,称疱疹性口炎;发生在唇周皮肤或颊部皮肤者,称唇疱疹或颊疱疹。6 岁以下儿童好发。

**(一)病因**

病因主要为Ⅰ型单纯疱疹病毒,也有少数为Ⅱ型单纯疱疹病毒,通过飞沫和接触传染,全身抵抗力降低时发病。

**(二)诊断要点**

(1)多见于 3 岁以下的婴幼儿,有骤然发热史,体温逐渐下降后,口腔病情逐渐加重,拒食流涎,区域淋巴结肿大。

(2)唇周皮肤或口腔黏膜可见散在或成簇的透亮小疱疹。

(3)口腔内侧黏膜均可累及,黏膜呈片状充血、疼痛,其上有成簇的小溃疡,有的互相融合成较大的溃疡,边缘不齐,溃疡面覆有黄白色假膜,愈合不留瘢痕。

(4)成年患者全身反应较轻,并可复发。

**(三)鉴别诊断**

本病应与疱疹性咽峡炎、多形性红斑、手足口病等区别。疱疹性咽峡炎是柯萨奇病毒 A 引起的急性疱疹性炎症,但发作较轻,全身症状多不明显,病损分布限于口腔局部,软腭、悬雍垂、扁桃体等处,丛集成簇小水疱,疱破成溃疡,无牙龈损害,病程为 7 天左右。

**(四)治疗**

1.全身治疗

(1)支持治疗:口服大量多种维生素。病情较重。影响进食者,予以输液。

(2)抗病毒治疗:可选用盐酸吗啉胍、板蓝根冲剂等。

(3)对反复发作者,可选用丙种球蛋白 3～6 mL,肌内注射,每周 2 次。

2.局部治疗

(1)含漱:可选用 0.1%依沙吖啶液或 3%过氧化氢漱口。继发感染者,可用0.25%金霉素溶液含漱。

(2)外涂:唇疱疹可用 0.1%碘苷或炉甘石洗剂。

**(五)护理与预防**

(1)半流质饮食。

(2)适当休息。

(3)对患儿应予以隔离,避免与其他儿童接触。

## 三、带状疱疹

本病为病毒感染性疾病。特点是剧烈疼痛,沿神经走向发生水疱、溃疡,呈单侧分布。疱疹单独或成簇排列并呈带状。中年以上多见,无明显性别差异。

**(一)病因**

致病病毒为带状疱疹病毒,通过唾液飞沫或皮肤接触而进入人体,侵犯神经末梢,潜伏于脊髓神经的后结节或脑神经髓外节、三叉神经节,当机体抵抗力下降时发病。

**(二)诊断要点**

(1)发病迅速,病前可有发热、全身不适等前驱症状。

(2)患侧皮肤有烧灼感,神经性疼痛,继而出现小水疱,且疼痛与疱疹沿着三叉神经区域分布,损害多为单侧且不超过中线。

(3)口内疱疹较易破裂而形成糜烂面;皮肤疱疹破裂较缓慢,逐渐形成黄色结痂脱落,病程为2～5 周,愈后不留瘢痕。

(4)可发生历时较久的类似神经痛的后遗症,本病愈后很少复发。

**(三)鉴别诊断**

应与单纯疱疹、手足口病、疱疹性咽峡炎等区别。

**(四)治疗**

1.全身治疗

(1)抗病毒:可肌内注射板蓝根注射液、口服盐酸吗啉胍等。

(2)止痛:苯妥英钠 300 mg,或卡马西平 600~800 mg,每天分 3 次服用。

(3)注射:肌内注射维生素 $B_1$ 或维生素 $B_2$,隔天 1 次。

2.局部治疗

病损局部可涂 1‰甲紫或炉甘石溶液,可帮助水疱吸收、干燥、脱痂。

**(五)护理与预防**

(1)保持局部清洁,避免摩擦病损部位。

(2)忌烟、酒、辛辣厚味与发物。

(3)加强锻炼,提高机体免疫力。

## 四、口腔念珠菌病

本病是指口腔黏膜广泛的感染呈小点或大片凸起,如凝乳状的假膜。多见于婴幼儿。

**(一)病因**

(1)婴幼儿患本病主要来自母体的白色念珠菌感染或哺乳器消毒不严所致。

(2)成人患本病多由于体质虚弱或长期大量应用抗生素或免疫抑制剂后,使某些微生物与白色念珠菌之间的拮抗失调引起。

**(二)诊断要点**

(1)多见于婴幼儿,患儿常烦躁不安、低热、拒食,在成年人中,自觉症状不明显。

(2)口腔任何部位均可受累,病损为片状白色斑块,周围有散在的白色小点,有如残留的奶块,不易擦去,强行剥离,可见溢血糜烂面。周围黏膜正常或轻度充血。

(3)涂片可查见菌丝或芽孢,培养可查见白色念珠菌。

**(三)治疗**

1.局部治疗

用 2‰~4‰碳酸氢钠溶液或 2‰硼砂、0.05‰氯己定液清洗口腔。病损区涂布 1‰~2‰甲紫,每天 3~4 次。

2.全身治疗

重症者可口服制霉菌素:小儿 5 万~10 万单位;成人 50 万~100 万单位,每天 3 次。

**(四)护理与预防**

(1)注意口腔清洁卫生。

(2)食具定期消毒。

(3)避免长期大量使用广谱抗生素或免疫抑制剂。

## 五、口腔结核

**(一)病因**

由结核杆菌通过黏膜或口周皮肤的创伤而感染。

（二）诊断要点

（1）多有全身结核病史或结核病接触史。

（2）口腔黏膜某部位见有结核性溃疡。溃疡面积较大,损害边缘不整齐,似鼠啮状。溃疡面密布粟粒状的紫红色或桑葚样肉芽肿,上覆少量脓性分泌物。

（3）病损位于鼻唇部,皮肤见有寻常狼疮。一般无明显的自觉症状,损害为散在分布的数量不等的绿豆至黄豆大小的结节,且不断扩大融合,也可静止或萎缩,破溃后形成溃疡。

（4）进行胸部 X 线检查、红细胞沉降率、结核菌素试验有助诊断。

（三）治疗

1.抗结核治疗

异烟肼 0.1 g,口服,每天 3 次;利福平 0.45 g,顿服,疗程 6 个月以上。

2.局部治疗

0.5％达克罗宁涂布,或链霉素 0.5 g 于局部封闭。

（四）护理与预防

（1）保持口腔清洁卫生,以防继发感染。

（2）及时去除有关的创伤因子。

## 六、坏疽性口炎

（一）概述

1.病因

螺旋体和梭形杆菌感染,合并产气荚膜杆菌与化脓性细菌的感染。

2.临床表现

单侧颊黏膜上出现紫红色硬结,迅速变黑脱落,遗留边缘微突起的溃疡面,向深部扩展,并有大量坏死组织脱离,腐烂脱落导致"穿腮露齿",有特异性腐败恶臭,称为坏疽性口炎。

（二）治疗

局部用 1.5％～3％过氧化氢冲洗去除坏死组织;全身抗感染治疗,要给予足量广谱抗生素,如青霉素、红霉素等,也可使用甲硝唑、替硝唑等;全身应给予高维生素、高蛋白饮食,加强营养,必要时可补液、输血。

## 七、手足口病

（一）概述

手足口病是一种儿童传染病,以手、足和口腔黏膜疱疹或破溃成溃疡为主要临床特征。

1.病因

本病为柯萨奇 A-16 型病毒与肠道病毒 71 型感染所致。

2.临床表现

潜伏期为 3～4 天,多无前驱期症状,常有 1～3 天的持续低热,口腔和咽喉疼痛。发疹多在第 2 天,呈离心分布,多见于手指、足趾背面及甲周。开始为玫瑰红色斑丘疹,1 天后形成小水疱。发生于口内时,极易破溃形成溃疡面,上覆灰黄色假膜。

3.诊断与鉴别诊断

根据临床表现可作出诊断(季节、临床表现、年龄),应与单纯性疱疹性口炎、疱疹性咽峡炎相鉴别。

**(二)预防和治疗**

1.预防

(1)隔离、消毒,及时发现并隔离患者(1周)。注意日常用品、玩具的消毒。

(2)增强机体免疫力,有接触史的婴幼儿及时注射 1.5~3 mL 的丙种球蛋白。

2.治疗(注意药物适应证与禁忌证)

(1)对症治疗:注意休息和护理。口服维生素 $B_1$ 和维生素 C。

(2)抗病毒治疗:利巴韦林,每次 200 mg,每天 4~6 次,口服;或 5~10 mg/(kg·d),每天 2 次,肌内注射,5 天为 1 个疗程。

(3)中医中药治疗:板蓝根冲剂,每次 1 包,每天 2 次,冲服。

(4)局部用药:主要用于口腔溃疡,如各种糊剂和含片。

(张玉民)

# 第三节　口腔黏膜变态反应性疾病

## 一、多形性红斑

本病为黏膜与皮肤急性渗出性炎症病变。病损以多形性红斑、丘疹、水疱、糜烂、结痂等多种形式出现。多见于青少年。病因复杂,以变态反应为多见,有一定自限性。

**(一)病因**

一般认为与变态反应因素有关。发病前常有服药史,或食用异性蛋白、接触化妆品等。与季节气候因素、寒冷、灰尘、日光或微生物感染、精神情绪应激反应等亦有关。

**(二)诊断要点**

(1)口腔黏膜表现为红斑、水疱,破溃后常融合成片状表浅糜烂,形状不规则,疼痛明显。可伴唇部水疱渗出、结痂或脓痂。

(2)皮肤可有散在丘疹、红斑、水疱,对称性分布于颜面、耳郭、四肢与躯干等部位。典型红斑呈虹膜样(在红斑中心发生水疱而状似虹膜)或环状(在红斑边缘部分发生水疱而似环状)。

(3)发病急骤,病程短,可以复发。

**(三)鉴别诊断**

应注意与药物过敏性口炎、白塞综合征、天疱疮、疱疹性龈口炎等鉴别。

**(四)治疗**

1.全身治疗

(1)抗组胺类药物:用苯海拉明、氯苯那敏、氯雷他定等,可配合 10% 葡萄糖酸钙加维生素 C 静脉注射。

(2)肾上腺皮质激素:病重者,用泼尼松 30 mg,口服,每天 1 次,3~5 天减量至 5 mg,每天 1 次。或静脉滴注氢化可的松。

(3)支持治疗:给予多种维生素。必要时给予输液。

2.局部治疗

(1)消炎止痛:用依沙吖啶、氯己定或复方硼砂漱剂及1‰~2‰普鲁卡因含漱。

(2)皮肤病损可用5‰炉甘石洗剂。

**(五)护理与预防**

(1)保持口腔卫生。

(2)避免和停止可能引起变态反应的药物及食物。

## 二、药物性口炎

本病属Ⅳ型变态反应性疾病,病损可单独或同时见于口腔与皮肤。若有口腔病损者,根据病因不同,又称接触性口炎或药物性口炎。

**(一)病因**

由于口腔黏膜反复接触某种物质,如托牙材料、食物、银汞合金、牙膏、唇膏等所致;或使用某些药物,如磺胺类、巴比妥类、抗生素类、镇静药等发生变态反应所致。

**(二)诊断要点**

(1)有明显的病因接触史。

(2)接触性口炎潜伏期≤2天。口腔黏膜充血水肿,出现水疱,糜烂渗出,上覆假膜,局部灼热疼痛。

(3)药物性口炎潜伏期初次发作稍长,随着反复发作,可缩短至数小时或数分钟。口腔黏膜灼热发胀或发痒,充血水肿,渗出糜烂甚至坏死。也可合并全身皮肤损害或局限固定性色素斑,即固定性药疹。

**(三)治疗**

1.局部治疗

(1)消炎含漱剂:氯己定、依沙吖啶等溶液含漱。

(2)止痛:0.5‰~1‰普鲁卡因液,于饭前10分钟含漱。

2.全身治疗

(1)抗组胺类药物:口服苯海拉明、氯苯那敏、氯雷他定等。

(2)10‰葡萄糖酸钙溶液20 mL加维生素C 1 g,静脉注射,每天1次。

(3)病情严重者,可酌情使用泼尼松、地塞米松等肾上腺皮质激素。

(4)给予大量维生素C。

**(四)护理与预防**

(1)保持口腔卫生,防止继发感染。

(2)及时去除和避免变态反应原因。

## 三、血管神经性水肿

**(一)病因**

血管神经性水肿属Ⅰ型变态反应。引起变态反应的物质有食物、药物、寒冷、情绪、感染、外伤等。

**(二)诊断要点**

(1)好发于口唇周围的疏松组织,上唇多于下唇。

（2）肿胀发展迅速，一般在 10 分钟内已明显，水肿区光亮潮红或接近正常色泽。

（3）局部有灼热、瘙痒感。触诊微硬而有弹性，无压痛。

**（三）治疗**

（1）寻找变应原，并停止接触。

（2）抗组胺类药物，如苯海拉明、氯苯那敏、氯雷他定等。必要时使用类固醇皮质激素。

（3）局部涂用炉甘石洗剂止痒。

### 四、过敏性接触性口炎

**（一）概述**

过敏性接触性口炎是过敏体质者于局部接触药物后，发生变态反应引起的一种炎症性疾病。

1.病因

迟发型变态反应。

2.临床表现

接触部位轻者黏膜肿胀发红或形成红斑；重者糜烂和溃疡，甚至坏死。在接触区外，也可向邻近组织扩张。

3.诊断

根据病史及发现局部变应原，除去病因后症状很快消失进行诊断。

**（二）治疗**

除去变应原。

（张玉民）

# 第四节　口腔黏膜溃疡类疾病

### 一、复发性口腔溃疡

复发性口腔溃疡是口腔黏膜病中的常见疾病。

**（一）病因**

本病病因复杂，目前尚不十分清楚。可能与病毒感染、细菌感染、胃肠道功能紊乱、内分泌失调、精神神经因素、遗传因素及免疫功能失调有关。

**（二）诊断要点**

1.发病特点

口腔溃疡具有明显的复发规律性，间歇期不定，每次发作可在 1～2 周内自行愈合；但腺周口腔溃疡愈合缓慢，可长达数月。

2.临床类型

（1）轻型口腔溃疡：1 个或几个小溃疡，直径为 0.1～0.5 cm。散在分布于角化较差的被覆黏膜上。

（2）口炎型口腔溃疡：损害形态同轻型口腔溃疡，但数量多，十几个甚至几十个，且多伴有发热、困倦、颌下淋巴结肿大等症状。

(3)腺周口腔溃疡:深在性大溃疡,直径约为 1 cm,边缘为不规则隆起,中央凹陷,基底可呈结节状,愈后可留下瘢痕组织。

**(三)鉴别诊断**

本病应与白塞综合征鉴别。白塞综合征是一种病因不明、全身多个系统受损的疾病。除有反复发作的口腔溃疡外,多同时伴有眼部病变(如葡萄膜炎、虹膜睫状体炎和前房积脓、视神经萎缩等)、皮肤病变(如结节性红斑、毛囊炎、疖肿等)、关节肿痛、胃肠道症状、呼吸道症状、发热、肝大、脾大、血管病变及颅脑神经损害等病变。

**(四)治疗**

1.局部治疗

(1)含漱:用 0.1% 依沙吖啶或 0.05%～2% 氯己定含漱;口炎型口腔溃疡可用 2%～5% 金霉素溶液含漱。亦可用金银花、野菊花、甘草各适量煎水含漱。

(2)局部吹药:用锡类散、冰硼散、白及粉等吹患处,1 天数次。

(3)激素局部注射:用于腺周口腔溃疡。地塞米松 2 mg 加入 2% 普鲁卡因溶液 0.5～1 mL 于病变下方注射,每周 1～2 次,一般 5 次左右。

(4)超声雾化:用清热解毒、活血化瘀的中药制成雾化水剂,每次 15 分钟,每天 1～2 次。

2.全身治疗

(1)维生素:口服维生素 C、复合维生素 B。

(2)调整免疫功能的药物:①溃疡频繁发作、数目多者,可用泼尼松每天 15～30 mg,分 3 次口服,5 天后逐渐减量,7～10 天停药。②左旋咪唑 50 mg,每天 3 次,每周连服 3 天,3 个月为 1 个疗程。如用药 1 个月效果不明显应立即停药,用药 1 周后观察白细胞数,少于 $4 \times 10^9$/L 时应停药。③转移因子,每次 1 mL,于腋下或腹股沟处做皮下注射,每周 1～2 次,10 次为 1 个疗程。④胎盘球蛋白或丙种球蛋白,每次 3 mL,肌内注射,在溃疡急性期注射 1 次,必要时 1 周后重复注射 1 次。⑤厌氧棒菌菌苗,皮下注射,用于严重的腺周口腔溃疡患者。开始每次 0.5～1 mg,每周 1 次,如超过 1 mg 时,可行多点注射,连续 1～3 个月。

**(五)护理与预防**

(1)注意生活起居规律,保持心情舒畅。

(2)饮食清淡,避免辛辣等刺激。

(3)避免口腔黏膜创伤。

(4)保持大便通畅,有习惯性便秘者,宜常服蜂蜜。

## 二、贝赫切特综合征

贝赫切特综合征以口腔黏膜、外生殖器黏膜和眼的损害为主要特点。

**(一)病因**

病因可能与自身免疫或微循环障碍有关。

**(二)诊断要点**

1.发病特点

发病具有周期性反复发作的规律。

2.损害特点

(1)口腔：与轻型或口炎型复发性口腔溃疡相似。

(2)眼：结膜炎、虹膜睫状体炎、角膜炎、视网膜出血，晚期可伴前房积脓。

(3)生殖器：外阴或肛周溃疡。

(4)皮肤：结节红斑、毛囊炎、痤疮样皮炎等。有针刺丘疹或脓疱等非特异性皮肤反应。

(5)其他：膝、踝、腕等关节酸痛；脉管炎；发热，肝大、脾大及消化道溃疡、颅脑神经损害等。

如出现以上损害特点(1)～(4)中 3 个或仅两条，而(5)中亦有两种症状者，即可诊为本病。

**(三)治疗**

局部与全身治疗参照复发性口腔溃疡的治疗。

**(四)护理与预防**

(1)保持局部清洁。

(2)起居有规律，饮食宜清淡。

(3)保持心情舒畅，避免精神刺激。

# 三、创伤性溃疡

本病是指由长期的慢性机械创伤所引起的口腔黏膜溃疡性损害。

**(一)病因**

(1)口腔内持久的机械性刺激，如不良修复体的卡环、牙托、残冠、残根等。

(2)婴儿舌系带过短，在吸吮、伸舌等动作时与下切缘长期摩擦所致。

**(二)诊断要点**

(1)口腔溃疡无周期性复发史。

(2)溃疡形态与邻近机械性创伤因子相互契合，病损相应部位有明显的刺激因素存在。

(3)溃疡边缘隆起，中央凹陷。

(4)去除刺激后溃疡即愈合。

**(三)鉴别诊断**

注意与腺周口腔溃疡、癌性溃疡及结核性溃疡相鉴别。

**(四)治疗**

(1)去除刺激因素，如拔除残冠、残根、修改义齿、调合等。

(2)舌系带损害，应磨改锐利切嵴。舌系带过短者，考虑行舌系带修整术。

(3)局部用 0.1％依沙吖啶、0.05％氯己定含漱液含漱，再用 1％甲紫、冰硼散等涂布。

(4)如有继发感染，应用抗生素。

**(五)护理与预防**

(1)保持口腔卫生，预防继发感染。

(2)及时拔除残冠、残根，修改、去除不良充填、修复体等。

（张玉民）

# 第五节　口腔黏膜大疱类疾病

## 一、天疱疮

天疱疮是一种危及生命的黏膜皮肤病,较为少见。临床可分寻常型、增殖型、落叶型和红斑型 4 种。其中寻常型最为多见。

**(一)病因**

病因不十分清楚,多认为是一种自身免疫疾病。

**(二)诊断要点**

(1)寻常型:几乎都有口腔损害。除了唇部有时可见完整的水疱外,口内黏膜仅见破裂的灰白色疱壁。皮肤水疱多向周围扩大而松弛,疱壁塌陷、破裂、剥脱。损害受到摩擦时,可发生疼痛。有时可并发多窍性黏膜损害。

(2)增殖型:口腔损害与寻常型相似,但在大疱破裂后剥脱面出现乳头状或疣状增生,形成高低不平的肉芽创面,有疼痛。

(3)落叶型:口腔损害少见,为浅表而小的糜烂。皮肤损害为红斑基础上的水疱,容易剥离成为落叶状的皮炎,好发于颜面及腹部。

(4)红斑型:是落叶型的局限型。主要发生在颜面两颊与跨越鼻梁的"蝶形"落叶状损害。

(5)取新鲜完整大疱进行活体组织检查,可见大量棘层松解细胞。

**(三)治疗**

1.全身治疗

(1)首选肾上腺皮质激素:泼尼松每天 60～80 mg 或更多,至少服 6 周。症状控制后,逐渐减量至每天 10 mg 左右。疗程长短视病情而定。

(2)免疫抑制剂:口服环磷酰胺 50 mg,或硫唑嘌呤 50 mg,每天两次。

(3)支持治疗:维生素 C、B 族维生素。进食困难者可输液。

(4)抗生素:继发感染者应用抗生素。

2.局部治疗

(1)含漱:用氯己定、依沙吖啶、碳酸氢钠或金霉素液含漱。

(2)止痛:1%～2%普鲁卡因液饭前 10 分钟含漱。

**(四)护理与预防**

(1)保持口腔清洁。

(2)流质、高蛋白饮食。

(3)坚持治疗,以防病情反复。

## 二、家族性良性天疱疮

家族性良性天疱疮是一种少见的常染色体显性遗传性大疱性皮肤病。该病由 Halley 兄弟于 1939 年首次报道,男女发病率大致相等,70%的患者有家族史。

**(一)病因**

已有研究表明,家族性良性天疱疮遗传基因定位于 3q21-24,是编码高尔基体钙离子泵的 ATP2C1 基因发生突变所致。ATP2C1 基因信使核糖核酸(mRNA)在全身各组织都有表达,角质形成细胞表达量最高。

**(二)临床表现**

本病多于青春期以后发病,病程缓慢,病情较轻,夏季易加重。主要发病部位为颈、腋窝、腹股沟等易摩擦和创伤的部位。初起病损为红斑基础上的局限性小疱,疱壁松弛,易破溃形成糜烂及结痂。非典型表现有水疱、丘疹、脓疱、过度角化和疣状增生等。出汗、摩擦、皮肤感染等外界因素可诱发该病或加重病情。口腔较少出现损害,程度较轻,水疱尼氏征可呈阳性。

**(三)组织病理**

组织病理显示表皮内棘层松解,基底层上方裂隙及水疱形成,疱内可见棘层松解细胞,基底层上呈倒塌砖墙样外观。

**(四)治疗**

本病治疗目前尚无特效方法,保持局部干燥,避免搔抓、摩擦,注意卫生,勤洗澡有助于减轻病情。大部分局部应用激素和抗生素治疗有一定疗效,严重的患者可考虑口服泼尼松,每天20～40 mg,能有效控制病损的扩展。其他药物如氨苯砜与泼尼松、雷公藤与抗生素联合应用能有效地控制病情。

**(五)预后**

预后较好。有学者分析了 27 例病史超过 20 年的患者,其中病情逐渐改善、无变化、逐渐加重的例数分别为 17 例、7 例和 3 例。

## 三、大疱性类天疱疮

大疱性类天疱疮是一种好发于老年人的大疱性皮肤黏膜病,临床以躯干、四肢出现张力性大疱为特点。常见于 60 岁以上老年人,女性略多于男性。预后一般较好。

**(一)病因**

目前多认为是一种自身免疫疾病。取患者大疱周围的皮肤做直接免疫荧光检查,在表皮基膜可见连续细带状免疫荧光沉积,有免疫球蛋白 G(IgG),部分为免疫球蛋白 M(IgM),少量为免疫球蛋白 A(IgA)、免疫球蛋白 D(IgD)、免疫球蛋白 E(IgE)。约 1/4 患者有补体 $C_3$ 沉积。引起基膜带损伤的主要是 IgG,它能激活补体。血清间接免疫荧光检查显示患者血清中有抗基膜自身抗体存在,约 70％IgG 为阳性。近年来对大疱性类天疱疮抗原研究显示,大疱性类天疱疮存在两个分子量不同的抗原,即BPAg₁和BPAg₂。BPAg₁ 的分子量为 $230×10^3$,它位于基底细胞内,是构成半桥粒致密斑桥粒斑蛋白的主要成分。BPAg₁ 基因位于染色体 6Pterql5,基因组序列约为 20 kb。BPAg₂ 分子量为 $180×10^3$,是一个跨膜蛋白,具有典型胶原纤维结构。BPAg₂ 基因位于染色体 10q14.3,基因组序列约为 21 kb。

**(二)临床表现**

该病好发于老年人,发病缓慢,病程较长,口腔损害较少。据报道 13％～33％有口腔黏膜损害。损害较类天疱疮轻,疱小且数量少,呈粟粒样,较坚实不易破裂。尼氏征阴性。无周缘扩展现象,糜烂面易愈合。除水疱和糜烂外,常有剥脱性牙龈炎损害,边缘龈、附着龈呈深红色红斑,表面有薄的白膜剥脱,严重时可并发出血。病程迁延、反复发作。皮肤损害开始可有瘙痒,继之红斑发疱,疱大小不等,大疱达 1～2 cm,疱丰满含透明液体,不易破裂,病损可局限或广泛发病,可发生于身体各部位,胸、腹、四肢较多见。尼氏征阴性。一般无明显全身症状。严重者伴发热、乏力、食欲缺乏等症状。病损愈合后,可留有色素沉着。

**(三)病理表现**

口腔损害特点为上皮下疱,无棘层松解。结缔组织中有淋巴细胞、浆细胞、组织细胞和散在多形核白细胞浸润。直接免疫荧光检查,在基膜处有免疫荧光抗体沉积。

**(四)诊断与鉴别诊断**

1.诊断

本病病程缓慢,口腔黏膜损害较少见,且不严重。黏膜水疱较小且不易破裂,疱壁不易揭去,无周缘扩展现象,尼氏征阴性,破溃后较易愈合。皮肤水疱较大而丰满,伴有瘙痒。多发生于老年人,但幼儿也可见。病程迁延反复,预后较好。

2.鉴别诊断

(1)天疱疮:见良性黏膜类天疱疮鉴别诊断。

(2)良性黏膜类天疱疮:口腔黏膜发生水疱、充血、糜烂等损害,以牙龈部位最多见,波及边缘龈和附着龈,类似剥脱性牙龈炎。口腔损害较天疱疮为轻。软腭、悬雍垂、咽腭弓等处黏膜破溃可形成粘连。眼结膜损害较为多见,可形成睑球粘连、睑缘粘连。约 1/3 患者可有皮肤损害。组织病理为上皮下疱,无棘层松解现象。

(3)大疱性表皮松解症:为先天性遗传性疾病,水疱多发生于皮肤、黏膜等易受摩擦的部位。口腔黏膜、颊、腭、舌等部位可发生水疱和糜烂,因摩擦创伤而发生。

(4)多形性红斑:口腔和皮肤损害常见水疱或大疱发生,唇部病损较为多见,颊、舌、口底也可见到,但很少累及牙龈。病理检查上皮表层多有变性改变,棘细胞层可见液化、坏死,但无棘层松解。并多呈急性发作,以中青年多见。

**(五)治疗**

本病对类固醇皮质激素治疗反应较好。开始时多用较大剂量泼尼松以控制病情,每天 30～60 mg,多数患者病情能够缓解。亦可采用短时间氢化可的松静脉滴注,每天 100～300 mg。

有报道用免疫抑制剂、细胞毒药物治疗本病有一定效果。一般多在泼尼松治疗后,待病情缓解,开始合用硫唑嘌呤或单独用硫唑嘌呤,每天 150 mg,逐步减至每天 50 mg,直至最后停药。亦有泼尼松与环磷酰胺合用的报道。

## 四、副肿瘤性天疱疮

副肿瘤性天疱疮 1990 年由 Anhalt 首先报道,是一种特殊类型的天疱疮。它与肿瘤伴发,认为是一种独立性疾病。无论在临床上、病理上,都有其特殊表现。

**(一)病因**

目前认为副肿瘤性天疱疮属自身免疫性大疱病。在肿瘤发生时,机体的免疫功能出现异常,从而诱发机体的自身免疫反应。目前已证实副肿瘤性天疱疮有多种抗原物质,其中之一为桥粒斑蛋白。

**(二)临床表现**

1.口腔病损

约 90% 的副肿瘤性天疱疮患者有口腔病损,并可为本病的唯一表现。首发的疱性病损较少见,45%的患者仅表现为口腔广泛糜烂、溃疡,炎性充血,大量渗出物。累及颊、舌、腭、龈等多个部位。疼痛明显,影响进食。此外,副肿瘤性天疱疮患者口腔可具有多种不同的临床表现,如扁平苔藓样病损、多形红斑样、移植物抗宿主样反应等。顽固性口腔炎为其最常见的临床特征。

**2.皮肤损害呈多样性**

在四肢的屈侧面和躯干部可出现泛发的紫红色斑丘疹、掌趾大片状紫红斑。此外,在四肢远端可见多形红斑样皮损,在红斑基础上出现水疱或大疱。尼氏征可呈阳性。伴有不同程度的瘙痒。

**3.其他黏膜**

眼结膜糜烂、眼周皮肤红斑、外阴部糜烂。此外,患者食管、气管也可糜烂。

**4.合并有良性或恶性肿瘤**

与副肿瘤性天疱疮有关的肿瘤依次为非霍奇金淋巴瘤、慢性淋巴细胞白血病、Castlcman病、胸腺瘤、分化不良的肉瘤、Waldenstrom巨球蛋白血症、炎性纤维肉瘤、支气管鳞状细胞癌等。如为良性肿瘤,将肿瘤切除后6~18个月,黏膜皮肤病损可完全消退;若为恶性肿瘤,皮肤黏膜病损呈进行性加重,预后不良。

**(三)病理学特点**

组织病理上同时具有天疱疮及扁平苔藓的特点。可见松解的棘细胞,表皮内可见坏死性角质形成细胞,为本病的组织病理特点之一。真皮浅层(或固有层)有致密的淋巴细胞及组织细胞浸润。

**(四)免疫学病理检查**

(1)直接免疫荧光显示棘细胞间有IgG沉积。

(2)间接免疫荧光显示患者血清中存有IgG自身抗体。

(3)副肿瘤性天疱疮患者血清抗体与膀胱上皮结合最强,此外还可与呼吸道、小肠及大肠、甲状腺上皮和肾脏、膀胱及肌肉(平滑肌和横纹肌)等多种上皮结合。以大鼠膀胱为底物行间接免疫荧光检查呈强阳性。

免疫病理学检查对于副肿瘤性天疱疮的诊断具有重要意义。副肿瘤性天疱疮患者血清抗体与膀胱上皮结合最强,此外还可与呼吸道、小肠及大肠、甲状腺上皮和肾脏、膀胱及肌肉(平滑肌和横纹肌)等多种上皮结合。以大鼠膀胱为底物行间接免疫荧光检查可作为副肿瘤性天疱疮的过筛试验,且可通过滴度的改变监测病情的变化。对怀疑为副肿瘤性天疱疮的患者应做全身体检,如胸部X线检查、B超检查或全身计算机体层显像(CT)以寻找相伴的肿瘤。

**(五)诊断**

(1)疼痛性黏膜糜烂和多形性皮损。

(2)组织病理显示表皮内棘层松解、角质形成细胞坏死等。

(3)直接免疫荧光检查显示IgG或补体表皮细胞间沉积或补体沉积于基膜带。

(4)间接免疫荧光检查显示皮肤或黏膜上皮细胞间阳性染色,尚可结合于移行上皮。

(5)免疫印迹检查显示患者血清能结合表皮抗原。

(6)发现相伴的良性或恶性肿瘤。

**(六)治疗**

首先应积极治疗原发的肿瘤,或手术切除,或行放射治疗、化学治疗。皮肤黏膜损害视病情轻重,可给予类固醇皮质激素,一般起始量为40~60 mg/d。

## 五、良性黏膜类天疱疮

良性黏膜类天疱疮是类天疱疮中较常见的一型。以水疱为主要临床表现,口腔与眼结膜等体窍黏膜损害多见。口腔可先于其他部位发生,牙龈为好发部位。严重的眼部损害可影响视力,甚至造成失明。中年或中年以上发病率较高,女性多于男性。

### (一)病因

一般认为本病为自身免疫疾病,用直接免疫荧光法检查患者的组织,在基膜区有带状的 IgG 和/或补体 $C_3$ 沉积所致的荧光。间接免疫荧光法检测患者血清发现有低滴度的自身抗体存在。近年来对良性黏膜类天疱疮抗原的研究显示,其位于基底细胞外半桥粒的下方,致密斑与透明斑的交界处,为一个由二硫键连接的多肽,分子量为 $(165\sim200)\times10^3$ 。

### (二)临床表现

主要侵犯口腔黏膜及眼结膜。发病缓慢,病情迁延。口腔黏膜多首先受累,并可长期局限于口腔。2/3 的患者有眼损害,受侵严重者,可导致瘢痕粘连,甚至致盲。皮肤损害较少见。口腔黏膜主要表现为类似剥脱性牙龈炎样损害,牙龈为好发部位。局部充血、发红、水肿,形成 2~6 mm 的大疱或小疱,与寻常天疱疮不同,疱壁较厚,色灰白,触之有韧性感,不易破裂。其次是疱破溃后无周缘扩展现象,疱壁不易揭起,尼氏征阴性。疱多在红斑基础上发生,疱破裂后形成与疱大小相同的红色糜烂面。如继发感染,则形成溃疡基底有黄色假膜的化脓性炎症。疼痛较轻,多不影响进食。疱破溃后糜烂面愈合约需两周,愈合后常发生瘢痕粘连。严重的病例可在软腭、扁桃体、悬雍垂、舌腭弓、咽腭弓等处造成黏膜粘连、瘢痕畸形。眼部病变可和口腔黏膜损害一起出现。病变开始时较为隐匿,早期可为单侧或双侧的反复性结膜炎,患者自觉有灼热感、异物感。伴有水疱发生,而无破溃。后结膜发生水肿,在睑球结膜之间出现纤维粘连。也可在眼睑边缘相互粘连,可导致睑裂狭窄或睑裂消失,甚至睑内翻、倒睫以致角膜受损、角膜翳斑而影响视力。眼部水疱病损可发生糜烂或溃疡,但较少见。随着病情发展,角膜血管受阻,并被不透明肉芽组织和增殖结缔组织遮盖而使视力丧失。泪管阻塞,泪腺分泌减少。其他孔窍,如鼻咽部黏膜、食管黏膜,以及肛门、尿道、阴道等处黏膜也可发生糜烂炎症。皮肤病损较少见,少数患者皮肤可出现红斑水疱,疱壁厚而不易破裂。破后呈溃疡面,以后结痂愈合,但愈合时间较长,可遗留瘢痕和色素沉着。

### (三)病理学检查

1.组织病理

组织病理为上皮下疱,基底细胞变性,致使上皮全层剥离。结缔组织胶原纤维水肿,有大量淋巴细胞、浆细胞及中性粒细胞浸润。

2.细胞病理

直接免疫荧光法检查显示在基膜区荧光抗体阳性,呈翠绿色的基膜荧光带。

### (四)诊断与鉴别诊断

1.诊断依据

口腔黏膜反复发生充血、水疱及上皮剥脱糜烂,牙龈为好发部位。疱壁较厚而不易揭去,尼氏征阴性。损害愈合后,常发生瘢痕粘连。眼可发生睑球粘连,皮肤病损较少见。组织病理检查无棘细胞层松解,有上皮下疱。直接免疫荧光检查显示在基膜处可见免疫球蛋白抗体。

**2.鉴别诊断**

（1）天疱疮：早期常在口腔黏膜出现疱性损害，病损发生广泛。疱破后有红色创面而难愈合，疱壁易揭起，有周缘扩展现象，尼氏征阳性。组织病理检查有棘层细胞松解，有上皮下疱。细胞学涂片检查可见棘层松解细胞，即天疱疮细胞。免疫荧光检查可见抗细胞间抗体阳性，呈鱼网状翠绿色的荧光带。

（2）扁平苔藓：有疱性损害或糜烂型扁平苔藓，尤其是发生于牙龈部位的扁平苔藓，与良性黏膜类天疱疮相似。应仔细观察有无扁平苔藓病损的灰白色角化斑纹。必要时应借助组织病理检查。扁平苔藓上皮基底层液化变性，胞核液化，细胞水肿，基膜结构改变。而良性黏膜类天疱疮为上皮下疱，上皮本身完好，基底层通常完整，变性较少。扁平苔藓有时在固有层可见嗜酸染色小体（胶样小体）。

（3）大疱性类天疱疮：是少见的慢性皮肤黏膜疱性疾病，病程较长。口腔黏膜损害约占 1/3 病例，疱小而少，不易破溃，症状轻，多不影响进食。尼氏征阴性。本病多发生于老人，皮肤出现大、小水疱，不易破裂，预后留有色素沉着。常伴有瘙痒症状。预后较好，可自行缓解。

**（五）治疗**

本病无特效疗法，主要采取支持治疗，保持口腔、眼等部位清洁，防止继发感染和并发症。对于病情严重患者，全身应用类固醇皮质激素治疗有时能收到效果。但病损只限于口腔黏膜时，则应避免全身使用肾上腺皮质激素，因长期大量应用会对全身造成不良影响，并且效果也常不理想。因此常以局部应用为主，如泼尼松龙、曲安奈德、倍他米松、地塞米松等局部注射或外用。局部也可涂养阴生肌散、溃疡散等。同时应用 0.12％氯己定溶液、0.1％依沙吖啶溶液含漱，以保持口腔卫生和减少炎症。

（张玉民）

# 第六节　口腔黏膜斑纹类疾病

## 一、口腔白斑病

### （一）病因

不完全明了，可能与吸烟、白色念珠菌感染、缺铁性贫血、维生素 $B_{12}$ 和叶酸缺乏有关。

### （二）诊断要点

**1.发病特点**

（1）口腔黏膜上出现白色角化斑块。

（2）中年以上男性吸烟者易发病。

**2.损害特征**

（1）斑块状：为白色或灰白色的较硬的均质斑块，表面粗糙稍隆起。

（2）皱纸状：多见于口底或舌腹，表面高低起伏似白色皱纹样，基底柔软，粗糙感明显。

（3）颗粒状：充血的黏膜上有散在分布的乳白色颗粒，高出黏膜面。

（4）疣状：白色斑块或乳白色颗粒上有溃疡或糜烂，触诊微硬，破溃后发生疼痛。

(5)组织学检查:见上皮单纯性或异常增生。

**(三)治疗**

(1)0.3%维A酸软膏局部涂布。

(2)维生素A 5万单位,口服,每天3次。维生素E 10～100 mg,口服,每天3次。必要时服用制霉菌素。

(3)手术:重度上皮异常增生,保守治疗3个月无好转者,应施行手术切除。

**(四)护理与预防**

(1)保持口腔清洁卫生。

(2)去除刺激因素,戒烟。

(3)术后定期随访观察。

## 二、口腔扁平苔藓

本病是一种皮肤黏膜慢性表浅性非感染性炎症疾病,临床多见。可在口腔黏膜或皮肤单独发生,也可同时患病。

**(一)病因**

病因尚不明确,可能与精神神经功能失调、内分泌变化、免疫功能异常、局部不良刺激,以及感染、微量元素缺乏等有关。

**(二)诊断要点**

(1)多见于中年以上的妇女。

(2)口腔黏膜任何部位均可发生,但以颊黏膜多见,亦可见于舌、牙龈、上腭、口底黏膜等处。

(3)病损是由白色小丘疹组成的线纹,并互相交织成线条状、网状、环状、斑块状等,多呈对称性。

(4)周围黏膜正常或见充血、糜烂、水疱等,一般无自觉症状,若有糜烂,则感灼痛。发生在舌背处,病损多表现为白色斑块状,表面光滑;牙龈可见附着龈水肿、充血,上皮剥脱。

(5)活体组织检查可见扁平苔藓组织。

**(三)鉴别诊断**

应注意与白斑、盘状红斑狼疮鉴别。

**(四)治疗**

1.全身治疗

(1)维生素:B族维生素、维生素E、谷维素等。

(2)免疫调节剂:①左旋咪唑50 mg,口服,每天3次。每周服3天,两个月为1个疗程,应用时注意粒细胞及肝功能的检查。②转移因子2 mL,皮下注射,每天1次,20次1个疗程。③磷酸氯喹0.25～0.5 g,每天1次,2～4周1个疗程。

2.局部治疗

(1)清洁口腔:用0.1%依沙吖啶、0.05%氯己定液含漱。

(2)局部用地塞米松2 mg或5 mg,或泼尼松龙混悬液25 mg/mL或15 mg/mL,加2%普鲁卡因溶液1～2 mL行基底封闭,3～7天1次,有助于溃疡愈合。

**(五)护理与预防**

(1)注意口腔卫生。

(2)忌烟、酒、辛辣等刺激之物。

(3)去除口内不良刺激。

### 三、盘状红斑狼疮

本病属非特异性结缔组织疾病,以头面部皮肤、口腔黏膜红斑病损为主,可伴其他症状。

#### (一)病因

病因不十分清楚,一般认为与感染、过度的日光照射、遗传因素、自身免疫、精神创伤等因素有关。

#### (二)诊断要点

(1)病程较长,青年女性多见。

(2)病损多见于下唇唇红部。早期为暗红色丘疹或斑块,界限清楚。病情发展,损害扩大,呈桃红色,向唇周皮肤蔓延。唇红部损害最易发生糜烂,常有黑色结痂或灰褐色脓痂覆盖,周围可有色素沉着或脱色。

(3)口腔内侧黏膜损害好发于颊、舌、腭等部位,糜烂基底柔软,边缘为白色围线。

(4)发生在颧部或鼻旁蝶形损害,多为对称性,呈棕黄色或桃红色丘疹与红斑,表面粗糙,上覆角质栓或鳞屑。

(5)活体组织检查、直接免疫荧光检查有助于诊断。

#### (三)鉴别诊断

注意与多形性红斑、天疱疮相区别。天疱疮者病损局限于口腔黏膜,发病较广泛,疱性损害,活体组织检查可帮助鉴别。

#### (四)治疗

1.局部治疗

应用激素软膏外涂,如氟轻松、地塞米松、氢化可的松等软膏。也可于病损基底处注射地塞米松 2 mL 或泼尼松龙混悬液。每周 1 次。

2.全身治疗

常用磷酸氯喹,开始剂量每次 0.125～0.25 g,口服,每天 2 次。1 周后改为每天 1 次,可连服 4～6 周。症状明显好转后,逐渐减至最小维持量,每周 0.25～0.5 g 以控制病情。治疗期间定期复查血常规,白细胞计数低于 $4 \times 10^9$/L 时应予以停药。如病损较广泛且其他治疗无效时,可考虑使用小剂量肾上腺皮质激素,如泼尼松每天 15～20 mg。

#### (五)护理与预防

(1)应向患者解释本病属良性过程,预后与系统性红斑狼疮不同,以减少其精神负担和心理压力。

(2)注意避免各种诱发因素,避免日光直接照射。

(3)饮食宜清淡。

### 四、口腔红斑

#### (一)概述

口腔红斑是指口腔黏膜上出现的鲜红色天鹅绒样改变,是癌前病变。

1.病因

口腔红斑病因不明。

2.临床表现

(1)均质型:病变较软,鲜红色,表面光滑,无颗粒。表层无角化,红色光亮,状似"无皮"。损害平伏或微隆起,边缘清楚,范围常为黄豆或蚕豆大。红斑区内也可包含外观正常的黏膜。

(2)间杂型:红斑的基底上有散在的白色斑点,红白相间,类似扁平苔藓。

(3)颗粒型:在天鹅绒样区域内或外周可见散在的点状或斑块状白色角化区,稍高于黏膜表面,有颗粒样微小结节,似桑葚状或似颗粒肉芽状表面,微小结节为红色或白色。这一型往往是原位癌或早期鳞癌。

3.诊断

组织病理学检查即可确诊。

**(二)治疗**

一旦确诊,应立即做根治术。

## 五、口腔黏膜下纤维化

**(一)概述**

口腔黏膜下纤维化是一种慢性进行性疾病。

1.病因

病因不明,可能与下列因素有关:①咀嚼槟榔。②食用辣椒。③维生素缺乏、免疫力低下。

2.临床表现

有灼痛,疼痛,舌、唇麻木,口干等自觉症状。严重时张口受限、吞咽困难。初为起小水疱→溃疡→形成瘢痕。①软腭苍白或有白色斑块,呈条索状,软腭缩短。②两颊黏膜灰白色,形成斑块状。③舌背及舌缘苍白,舌前伸受限,舌光滑。④唇黏膜苍白,扪及纤维条索。

3.诊断

根据生活史及口腔黏膜发白、条索状瘢痕等特征进行诊断。

**(二)治疗**

1.维A酸

有13-顺式维A酸、芳香维A酸类药物等可使用,以减轻症状。

2.手术

切断纤维条索,创面植皮,适用于严重张口受限者。

3.免疫制剂

雷公藤总苷片10 mg,每天3次,口服。

4.维生素E

维生素E 100 mg,每天2次,口服。

5.中药

活血化瘀,主药用当归、丹参、红花、川芎、赤芍药等。

6.去除致病因素

戒除嚼槟榔习惯,避免食用辛辣食物。

## 六、口腔白色角化病

### （一）概述

1.病因

黏膜长期受到明显的机械性或化学性刺激。

2.临床表现

灰白色、浅白色或乳白色、边界不清的斑块。可发生于口腔黏膜任何部位,以唇、颊、舌多见。病损不高于黏膜,柔软而无任何症状。烟碱性口炎,上腭因吸烟呈灰白色或浅白色损害,其间有腭腺开口而呈小红点状。

3.诊断与鉴别诊断

去除刺激因素后病变消失,病理变化为上皮过度角化或部分不完全角化。应与白色水肿、颊白线、灼伤鉴别。

### （二）治疗

主要去除局部刺激因素,角化严重者局部可用维 A 酸涂布。

（张玉民）

# 第十三章

# 口腔颌面部感染

## 第一节　感染性颌骨骨髓炎

### 一、病因

#### (一)牙源性感染

牙源性感染临床上最多见,约占这类骨髓炎的 90%,常见在机体抵抗力下降和细菌毒力强时,由急性根尖周炎、牙周炎、智齿冠周炎等牙源性感染直接扩散引起。

#### (二)损伤性感染

因口腔颌面部皮肤和黏膜的损伤,与口内相通的开放性颌骨粉碎性骨折或火器伤伴异物残留均有利于细菌侵入颌骨内,引起损伤性颌骨骨髓炎。

#### (三)血源性感染

该类感染多见于儿童,感染经血扩散至颌骨发生的骨髓炎,一般有颌面部或全身其他部位的化脓性病变或败血症病史,但有时也可无明显全身病史。

### 二、临床表现

临床上可见 4 种类型的颌骨骨髓炎症状:急性化脓性、由急性转为慢性、起始即为慢性、非化脓性。下颌骨急性骨髓炎早期通常有下列 4 个特点:①深部剧烈疼痛。②间歇性高热。③颏神经分布区感觉异常或麻木。④有明显病因。

在开始阶段,牙齿不松动,肿胀也不明显,皮肤无瘘管形成,是真正的骨髓内的骨髓炎。积极的抗生素治疗在此阶段可防止炎症扩散至骨膜。化验检查仅有白细胞计数轻度增多,X 线检查基本正常。由于此时很难取得标本培养及做药物敏感试验,可根据经验选择抗生素。

发病后 10～14 天,患区牙齿开始松动,叩痛,脓自龈沟向外排出或自形成的黏膜、皮肤瘘管排出。口腔常有臭味。颊部可有蜂窝织炎或有脓肿形成,颏神经分布区感觉异常。不一定有张口困难,但区域淋巴结有肿大及压痛,患者多有脱水现象。急性期如治疗效果欠佳,则转为慢性。临床可见瘘形成、软组织硬结、压痛。如起始即为慢性,则发病隐匿,仅有轻微疼痛,下颌稍肿大,逐渐有死骨形成,常无瘘管形成。

### 三、诊断

详细询问发病经过及治疗情况,注意与牙齿的关系,查明病牙。有无积脓波动感,可疑时可做穿刺证实。脓液做细菌培养和抗生素敏感度测定。有无瘘管,用探针等器械探查有无死骨及死骨分离。X线检查,慢性期查明骨质破坏情况,有无死骨形成。

### 四、治疗

#### (一)急性颌骨骨髓炎的治疗

在炎症初期,应采取积极有效的治疗,控制感染的发展。如延误治疗,则常形成广泛的死骨,造成颌骨骨质缺损。治疗原则与一般急性炎症相同,但急性化脓性颌骨骨髓炎一般来势迅猛,病情重,并常有引起血行感染的可能。因此,在治疗过程中,应首先注意全身支持及药物治疗,同时应配合必要的外科手术治疗。

1.药物治疗

颌骨骨髓炎的急性期,尤其是中央性颌骨骨髓炎,应根据临床反应、细菌培养及药物敏感试验的结果,给予足量、有效的抗生素,以控制炎症的发展,同时注意全身必要的支持治疗。在急性炎症初期,物理治疗可有一定效果。

2.外科治疗

目的是引流排脓及去除病灶。急性中央性颌骨骨髓炎,一旦判定骨髓腔内有化脓性病灶时,应及早拔除病灶牙及相邻的松动牙,使脓液从拔牙窝内排出,既可以防止脓液向骨髓腔内扩散、加重病情,又能通过减压缓解剧烈的疼痛。如经拔牙未能达到引流目的,症状也不减轻时,则应考虑凿去部分骨外板,以达到敞开髓腔、充分排脓、迅速解除疼痛的效果。如果颌骨内炎症自行穿破骨板,形成骨膜下脓肿或颌周间隙蜂窝织炎时,单纯拔牙引流已无效,此时可根据脓肿的部位从低位切开引流。

#### (二)慢性颌骨骨髓炎的治疗

颌骨骨髓炎进入慢性期有死骨形成时,必须手术去除死骨病灶后方能痊愈。慢性中央性颌骨骨髓炎,病变常广泛并形成较大死骨块,可能一侧颌骨或全下颌骨均变成死骨。病灶清除应以摘除死骨为主,如死骨完全分离,则手术较易进行。慢性边缘性颌骨骨髓炎,受累区骨质变软,仅有散在的浅表性死骨形成,故常用刮除方法去除。但感染侵入松质骨时,骨外板可呈腔洞状损害,有的呈单独病灶,有的呈数个病灶相互连通,病灶腔洞内充满着大量炎性肉芽组织,此时手术应以刮除病理性肉芽组织为主。

(赵 佳)

## 第二节 智齿冠周炎

### 一、病因

阻生智齿及智齿在萌出过程中,牙冠可部分或全部被龈瓣覆盖,龈瓣与牙冠之间形成较深的盲袋,食物及细菌极易嵌塞于盲袋内;加上冠部牙龈常因咀嚼食物而损伤,形成溃疡。当全身抵抗力下降、局部细菌毒性增强时,可引起冠周炎的急性发作。

## 二、临床表现

### (一)慢性冠周炎

慢性冠周炎因症状轻微,患者就诊数不多。盲袋虽有食物残渣积存及细菌滋生,但引流通畅,若无全身性因素、咬伤等影响,常不出现急性发作。在急性发作时,症状即与急性冠周炎相同。慢性者如反复发作,症状可逐渐加重,故应早期拔除阻生牙,以防止发生严重炎症及扩散。

### (二)急性局限型冠周炎

阻生牙牙冠上覆盖的龈瓣红肿、压痛。挤压龈瓣时,常有食物残渣或脓性物溢出。龈瓣表面常可见到咬痕。反复发作者,龈瓣可有增生。

### (三)急性扩展型冠周炎

局部症状同上,但更严重、明显。有颊部肿胀、张口困难及咽下疼痛。Winter 认为,由于龈瓣中含有颊肌及咽上缩肌纤维,可导致张口困难及吞咽疼痛。Kay 认为,张口困难的原因可能是:①因局部疼痛而不愿张口。②由于炎症致使嚼肌组织张力增大,上颌牙尖在咬合时直接刺激磨牙后区的颞肌腱,引起反射性痉挛。③由于炎症时组织水肿的机械阻力使张口受限。耿温琦认为,如果炎症向磨牙后区扩散,可侵犯颞肌腱或翼内肌前缘,引起张口困难。

阻生的下颌第 3 磨牙多位于升支的前内侧,在升支前下缘与牙之间形成一骨性颊沟,其前下方即为外斜嵴,有颊肌附着。炎症常可沿此向前下方扩散,形成前颊部肿胀(以第 1 磨牙、第 2 磨牙为中心)。扩散型冠周炎多有明显的全身症状,包括全身不适、畏寒、发热、头痛、食欲减退、便秘,还可有白细胞计数增多及体温升高。颌下及颈上淋巴结肿大、压痛。

### (四)扩散途径及并发症

炎症可直接蔓延或经淋巴道扩散。由于炎症中心位于几个间隙的交界处,可引起多个间隙感染。一般先向磨牙后区扩散,再从该处向各间隙扩散。最易向嚼肌下间隙、翼颌间隙、颌下间隙扩散;其次是向咽旁间隙、颊间隙、颞间隙、舌下间隙扩散。严重者可沿血液循环引起全身其他部位的化脓性感染,甚至发生败血症等。磨牙后区的炎症(骨膜炎、骨膜下脓肿)可从嚼肌前缘与颊肌后缘之间的薄弱处向前方扩散,引起颊间隙感染。嚼肌下间隙的感染可发生于沿淋巴道扩散或直接蔓延。嚼肌内侧面无筋膜覆盖,感染与嚼肌直接接触,引起严重肌痉挛,发生深度张口困难。嚼肌下间隙感染如未及时治疗或成为慢性,可引起下颌升支的边缘性骨炎。炎症向升支内侧扩散,可引起翼颌间隙感染,亦产生严重的张口困难,但程度不及嚼肌下感染引起者。炎症向内侧扩散,可引起咽旁间隙感染或扁桃体周围感染。炎症如向下扩散,可形成颌下间隙或舌下间隙感染。炎症如沿舌侧向后,可形成咽峡前间隙感染。

## 三、诊断

多发生于青年人,尤其以 18～30 岁多见。有全身诱发因素或反复发作史,重者有发热、周身不适、血中白细胞计数增多。第 3 磨牙萌出不全,冠周软组织红、肿痛,盲袋溢脓或有分泌物,具有不同程度的张口受限或吞咽困难,面颊部肿胀,患侧颌下淋巴结肿痛。慢性者可有龈瘘或面颊瘘,X 线检查见下颌骨外侧骨膜增厚,有牙周骨质的炎性阴影。下颌智齿冠周炎合并面颊瘘或下颌第 1 磨牙颊侧瘘时,易误诊为下颌第 1 磨牙的炎症。此外不可将下颌第 2 磨牙远中颈部龋引起的牙髓炎误诊为冠周炎。

## 四、治疗

对于慢性冠周炎,应及时拔除阻生牙,不可姑息迁延。因反复多次发作,多变为急性扩展型而带来更多痛苦。对急性冠周炎,应根据患者的身体情况、炎症情况、牙位情况、医师的经验进行适当治疗。

### (一)保守疗法

**1.盲袋冲洗、涂药**

可用2%的过氧化氢或温热生理盐水,并最好用一弯针头(可将尖部磨去,使之圆钝)深入至盲袋底部,彻底冲洗盲袋。仅在盲袋浅部冲洗则作用甚小。冲洗后用碘甘油或50%的三氯醋酸涂布,这两者有烧灼性,效果较好。涂药时用探针或弯镊导入盲袋底部。

**2.温热液含漱**

温热液含漱能改善局部血液循环,缓解肌肉痉挛,促使炎症消散,患者感到舒适。用盐水或普通水均可,温度应稍高,每1~2小时含漱1次,每次含4~5分钟。含漱时头应稍向后仰并偏患侧,使液体作用于患区。但在急性炎症扩散期时,不宜用温热液含漱。

**3.抗生素**

根据细菌学研究,细菌以甲型溶血性链球菌为主,此菌对青霉素高度敏感,但使用24小时后即可能产生抗药性。故使用青霉素时,初次剂量应较大。由于厌氧菌在感染中亦起重要作用,故在严重感染时,应考虑使用克林霉素,亦可考虑青霉素类药物与硝基咪唑类药物(甲硝唑或替硝唑)同时应用。

**4.中药、针刺治疗**

可根据辨证施治原则用药。亦可用成药,如牛黄解毒丸等。面颊部有炎性浸润但未形成脓肿时,可外敷如意金黄散,有安抚、止痛、消炎的作用。针刺合谷、下关、颊车等穴位有助于止痛、消炎。

**5.支持治疗**

因常有上呼吸道感染、疲劳、失眠、精神抑郁等诱因,故应重视全身支持治疗,如适当休息、注意饮食、增加营养等。应注意口腔卫生。应视情况给予镇痛药、镇静药等。

### (二)盲袋切开术

如阻生牙牙冠已大部分露出,则无须切开盲袋,只做彻底冲洗上药即可,因此种盲袋多能通畅引流,保守疗法即可治愈冠周炎症。

如盲袋引流不畅,则必须切开盲袋。在牙冠露出不多或完全未露出、盲袋紧裹牙冠、疼痛严重或有跳痛时,盲袋多引流不畅,切开盲袋再彻底冲洗上药,能迅速消炎止痛并有利于防止炎症扩散。

切开盲袋时应充分麻醉。可将麻醉药缓慢注入磨牙后三角区深部及颊舌侧黏膜下。用尖刀片(11号刀片)从近中颊侧起,刀刃向上、向后,将盲袋挑开。同时应将盲袋底部的残余牙囊组织切开,使盲袋彻底松弛、减压。但勿剥离冠周的黏骨膜,以免引起颊部肿胀。然后用前法彻底冲洗盲袋后上药。

### (三)拔牙术

如临床及X线检查发现为下颌第3磨牙阻生,不能正常萌出,应及早拔除阻生牙,可预防冠周炎发生。如已发生冠周炎,何时拔除阻生牙,意见不一,特别是在急性期时。不少学者主张应待急性期消退后再拔牙,认为急性期拔牙有引起炎症扩散的可能。

近年来,主张在急性期拔牙者颇多,认为此法可迅速消炎、止痛,如适应证选择得当,拔牙可顺利进行,效果良好,不会使炎症扩散。如冠周炎为急性局限型,根据临床及 X 线检查进行判断,阻生牙可用简单方法顺利拔除时,应为拔牙的适应证。如为急性扩散型冠周炎,或判断拔除困难(需翻瓣、去骨等),或患者全身情况差,或操作医师本身的经验不足,则应待急性期后拔牙。

急性期拔牙时,如患者张口困难,可采用高位翼下颌阻滞麻醉,同时在磨牙后稍上方用局麻药行颞肌肌腱处封闭,并在翼内肌前缘处封闭,可增加开口度。拔牙时如有断根,可不必取出,留待急性期过后再取出。很小的断根可不必挖取。总之,创伤越小越好。急性期拔牙时,应在术前、术后应用抗生素,术后严密观察。

### (四)龈瓣切除术

如牙位正常,与对颌牙可形成正常骀关系,骀面仅为龈瓣覆盖,则可行龈瓣切除。龈瓣切除后,应暴露牙的远中面。但阻生牙因萌出间隙不足,很难露出冠部的远中面,故龈瓣切除术的适应证很少。最好用圈形电灼器切除,此法简便、易操作、出血少,且同时封闭了血管及淋巴管,有利于防止炎症扩散。用刀切除时,宜用小圆刀片,尽量切除远中及颊舌侧,将牙冠全部暴露。远中部可缝合1~2针。

### (五)拔除上颌第 3 磨牙

如下颌阻生牙龈瓣对颌牙有创伤(多可见到牙咬痕),同时上颌第 3 磨牙也无保留价值(或有错位,或已下垂等),应在治疗冠周炎时同时拔除。但如上颌第 3 磨牙有保留价值,可调骀,使之与下颌阻生牙覆盖的龈瓣脱离接触。

(赵　佳)

# 第三节　口腔颌面部间隙感染

口腔颌面部间隙感染是口腔、颌骨周围、颜面及颈上部肌肉、筋膜、皮下组织中的弥散性急性化脓性炎症。如感染局限,称为脓肿。其中有眶下、颊、嚼肌、翼颌、咽旁、颞下、颞、颌下、口底等间隙感染。临床表现主要为发热,食欲缺乏,局部红、肿、热、痛,张口受限或吞咽困难,白细胞计数增高,可引起脑、肺部等并发症。本病成年人发病率较高,主要为急性炎症表现,感染主要来自牙源性,少数为腺源性或血源性。口底颌面部间隙感染是口腔颌面部最严重的感染,未及时接受治疗可发生败血症、中毒性休克或窒息等严重并发症,因此,早期诊断、早期治疗是关键。

## 一、眶下间隙感染

### (一)病因

眶下间隙位于眼眶下方上颌骨前壁与面部表情肌之间。其上界为眶下缘,下界为上颌骨牙槽突,内界为鼻侧缘,外界为颧界。间隙中有从眶下穿出的神经、血管及淋巴结。此外尚有走行于肌间的内眦动脉、面前静脉及其与眼静脉、眶下静脉、面深静脉的交通支。眶下间隙感染多来自颌尖牙及第一双尖牙或上颌切牙的根尖化脓性炎症或牙槽脓肿;此外,上颌骨前壁骨髓炎及眶下区皮肤、鼻背及上唇的感染,如疖、痈也可通过直接播散、静脉交通或淋巴引流致该间隙感染。

（二）临床表现

该间隙感染主要表现为眶下区,以尖牙窝为中心的红肿,可伴眼睑肿胀、睑裂变窄。眶下神经受累常伴有疼痛。从口腔前庭侧检查可见相当于尖牙及第一双尖牙前庭沟肿胀变平,从前庭沟向尖牙窝方向抽吸,可抽得脓液。有时可在眶下区直接扪及波动。向侧方感染可向颊间隙播散,引起颊部肿胀,向上播散可引起眶周蜂窝织炎,如引发内眦静脉、眶静脉血栓性静脉炎时,可造成海绵窦血栓性静脉炎。

（三）诊断

有剧烈疼痛,患侧眶下面部肿胀,鼻唇沟消失。下眼睑及上唇水肿。病牙松动,有叩痛。尖牙及双尖牙前庭沟肿胀,脓肿形成时有波动感。

（四）治疗

脓肿形成后应及时做切开引流,一般在尖牙、第一双尖牙相对应的前庭沟底肿胀中心做与上牙槽突平行的切口,深度应切破尖牙窝骨膜。用盐水冲洗,必要时放置橡皮引流条。橡皮引流条应与尖牙或第一双尖牙栓结固定,以免落入尖牙窝底部。如脓肿主要位于皮下且局限时,也可在下睑下方眶下缘沿皮纹做切口。但一般原则是尽可能采用口内切开引流的方式。急性炎症减轻后应及时治疗病灶牙。

## 二、颊间隙感染

（一）病因

颊间隙有广义、狭义之分。广义的颊间隙是指位于颊部皮肤与颊黏膜之间的间隙。其上界为颧骨下缘;下界为下颌骨下缘;前界从颧骨下缘,经口角至下颌骨下缘的连线;后界浅面相当于嚼肌前缘;深面为颊肌及翼下颌韧带等结构。间隙内除含疏松结缔组织、脂肪组织（颊脂垫）外,尚有面神经、颊长神经、颌外动脉、面前静脉通过,以及颊淋巴结、颌上淋巴结等位于其中。狭义的颊间隙是指嚼肌与颊肌之间存在的一个狭小筋膜间隙,颊脂垫正位于其中,此间隙亦称为咬颊间隙。颊间隙借血管、脂肪结缔组织与颞下间隙、颞间隙、嚼肌间隙、翼颌间隙、眶下间隙相通。颊间隙感染可来源于上、下颌后牙的根尖感染或牙周感染,尤其是下颌第3磨牙冠周炎可直接波及此间隙,也可从邻近间隙播散而来,其次为颊及上颌淋巴结引起的腺源性感染,颊部皮肤黏膜的创伤、局部炎症也可引起该间隙感染。

（二）临床表现

面部前部肿胀、疼痛,如肿胀中心区接近皮肤或黏膜侧,可引起相应区域皮肤或黏膜的明显肿胀,引起张口受限。脓肿可扪及波动感。该间隙感染易向眶下间隙、颞下间隙、翼颌间隙及嚼肌间隙扩散,也可波及颌下间隙。

（三）诊断

有急性化脓性智齿冠周炎或上、下颌磨牙急性根尖周炎史。当脓肿发生在颊黏膜与颊肌之间时,下颌或上颌磨牙区前庭沟红肿,前庭沟变浅呈隆起状,触之剧痛,有波动感,穿刺易抽出脓液,面颊皮肤红肿相对较轻。脓肿发生在皮肤与颊肌之间,特别是颊脂垫全面受到炎症累及时,则面颊皮肤红肿严重、皮肤肿胀发亮,炎性水肿扩散到颊间隙解剖周界以外,但是红肿压痛中心仍为颊肌所在的位置。局部穿刺可抽出脓液。患者发热及白细胞计数增高。

## （四）治疗

脓肿接近口腔黏膜时,宜在咬合线下方前庭沟上方做平行于咬合线的切口。如脓肿接近皮肤,较局限时可直接从脓肿下方沿皮纹切开,较广泛时应从颌下 1.5 cm 处做平行于下颌骨下缘的切口,将止血钳从颌骨下缘外侧伸入颊部脓腔。引流条放置时宜加以固定,以免落入脓腔中。

## 三、颞间隙感染

### （一）病因

颞间隙位于颧弓上方的颞区。借脂肪结缔组织与颞下间隙、翼下颌间隙、嚼肌间隙和颊间隙相通。主要为牙源性感染,由上颌后磨牙根尖周感染引起。其次可由嚼肌间隙、翼下颌间隙、颞下间隙、颊间隙感染扩散而来。尚可继发于化脓性中耳炎、颞骨乳突炎,还可由颞部皮肤感染直接引起。该间隙感染可通过板障血管、直接破坏颞骨或通过颞下间隙的颅底诸孔、翼腭窝侵及颅内。患者出现硬脑膜激惹、颅内压升高的症状,如呕吐、昏迷、惊厥。

### （二）临床表现

颞间隙临床表现取决于是单纯颞间隙感染,还是伴有相邻多间隙的感染,因此,肿胀范围可仅局限于颞部或同时有腮腺嚼肌区、颊部、眶部、颧部等广泛肿胀。病变区表现有凹陷性水肿、压痛、咀嚼痛和不同程度的张口受限。颞浅间隙脓肿可触到波动感,颞深间隙则需借助穿刺抽出脓液方能明确。由于颞筋膜坚韧厚实,颞肌强大,疼痛十分剧烈,可伴头痛、张口严重受限。深部脓肿难以自行穿破,脓液长期积存于颞骨表面,可引起骨髓炎。颞骨鱼鳞部骨壁薄,内、外骨板间板障少,感染可直接从骨缝或通过进入脑膜的血管蔓延,导管脑膜炎、脑脓肿等并发症。感染可向颞下间隙、翼颌间隙、颊间隙、嚼肌间隙等扩散,伴多间隙感染时,则有相应间隙的症状和体征,并有严重的全身症状。

### （三）诊断

有上颌第 3 磨牙冠周炎、根尖周炎史,以及上牙槽后神经阻滞麻醉、卵圆孔麻醉、颞下-三叉-交感神经封闭史。颞部或同时有腮腺嚼肌区有凹陷性水肿、压痛、咀嚼痛和不同程度的张口受限,疼痛十分剧烈。

### （四）治疗

脓肿形成时,应根据脓肿大小及范围确定切口。颞浅间隙的脓肿可在颞肌表面做放射状切口,切口方向与颞肌纤维方向一致。勿在切开引流过程中横断颞肌,以免引起出血、感染播散。颞深间隙脓肿时,可沿颞肌附着线做弧形切口,从骨膜上翻开肌瓣彻底引流脓腔。颞间隙伴颞下间隙、翼颌间隙感染时,可另外在升支喙突内侧、上颌前庭沟后做切口,或经颌下做切口,使引流管一端经口内(或颌下)引出,另一端经口外引出建立贯通引流,加快创口愈合。颞间隙感染经久不愈者,应考虑是否发生颞骨骨髓炎,可通过 X 线检查或经伤口探查证实,如有骨质破坏吸收的影像或是骨膜粗糙不平,尽早做颞骨刮治术。

## 四、颞下间隙感染

### （一）病因

颞下间隙位于颞骨下方。前界为上颌结节及上颌颧突后面;后界为茎突及茎突诸肌;内界为蝶骨翼突外板的外侧面;外界为下颌支上缘及颧弓;上界为蝶内大翼的颞下缘和颞下嵴;下界是翼外肌下缘平面,并与翼下凳间隙分界。该间隙中的脂肪组织、颌内动静脉、翼静脉丛、三叉神经上、下颌支的分支分别与颞、翼下颌、咽旁、颊、翼腭等间隙相通；还可借眶下裂、卵圆孔和棘孔分别与眶内、颅内相通。上颌后磨牙根尖周感染，特别是上颌第3磨牙冠周炎可直接引起本间隙的感染。也可从相邻的颞间隙、翼颌间隙、嚼肌下间隙染及颊间隙感染引起。深部注射麻醉药，如上牙槽后神经麻醉，圆孔、卵圆孔阻滞麻醉，颞下封闭，如消毒不严格，有可能造成该间隙感染。

### (二)临床表现

首发症状是面深部疼痛及张口受限，张口向患侧偏斜。额骨颧突后方，颧弓上方肿胀压痛，口内检查在颧牙槽嵴后方的前庭沟部分可扪及肿胀膨隆，可从此处或乙状切迹垂直穿刺抽出脓液。由于该间隙与颞间隙、翼下颌间隙并无解剖结构分隔，往往同时伴有颞间隙及翼下颌间隙感染的症状和体征。颞下间隙感染时，除直接波及颞间隙及翼颌间隙，内上可及眼眶及翼腭窝，通过颅底孔道、翼静脉丛与颅内血管交通，引起颅内感染；向外可波及嚼肌下间隙；向前下可波及颊间隙引起感染。

### (三)诊断

有上颌第3磨牙冠周炎、根尖周炎史，上牙槽后神经阻滞麻醉、卵圆孔麻醉、颞下-三叉-交感神经封闭史也不可忽视。颞下间隙感染早期症状常不明显；脓肿形成后也不易查出波动感。为早期诊断，应用穿刺和超声检查协助诊断。

### (四)治疗

应积极应用大剂量抗生素治疗。若症状缓解不明显，经口内(上颌结节外侧)或口外(颧弓与乙状切迹之间)途径穿刺有脓时，应及时切开引流。切开引流途径可由口内或口外进行。口内在上颌结节外侧口前庭黏膜转折处切开，以血管钳沿下颌升支喙突内侧向后上分离至脓腔。口外切开多用沿下颌角下做弧形切口，切断颈阔肌后，通过下颌升支后缘与翼内骨之间进入脓腔。

## 五、嚼肌间隙感染

### (一)病因

嚼肌间隙位于嚼肌与下颌升支外侧骨壁之间。由于嚼肌在下颌支及其角部附着宽广紧密，故潜在性嚼肌间隙存在于下颌升支上段的外侧部位。借脂肪结缔组织与颊、颞下、翼下颌、颞间隙相连。嚼肌间隙为最常见的颌面部间隙感染之一。主要来自下颌智齿冠周炎、下颌磨牙的根尖周炎和牙槽脓肿，也可因相邻间隙，如颞下间隙感染的扩散，偶有化脓性腮腺炎波及引起。

### (二)临床表现

以下颌支及下颌角为中心的嚼肌区肿胀、变硬、压痛伴明显张口受限。由于嚼肌肥厚坚实，脓肿难以自行破溃，也不宜触到波动感。若炎症在1周以上，压痛点局限或有凹陷性水肿，经穿刺有脓液时，应积极行切开引流，否则容易形成下颌支的边缘性颌骨骨髓炎。

### (三)诊断

有急性化脓性下颌智齿冠周炎史。以嚼肌为中心的急性炎性红肿、跳痛、压痛，红肿范围上方超过颧弓，下方达颌下，前到颊部，后至颌后区。深压迫有凹陷性水肿，不易扪到波动感，有严重张口受限。用粗针从红肿中心穿刺，当针尖达骨面时，回抽并缓慢退针即可抽到少许黏稠脓液。患者高烧，白细胞总数增高，中性白细胞比例增大。

### (四)治疗

嚼肌间隙感染时，除全身应用抗生素外，局部可用物理治疗或外敷中药；一旦脓肿形成，应及时切开引流。嚼肌间隙脓肿切开引流虽可从口内翼下颌皱襞稍外侧切开，分离进入脓腔引流，但因引流口常在脓腔的前上方,体位引流不畅,炎症不易控制,发生边缘性骨髓炎的机会也相应增加。因此,临床常用口外途径切开引流。口外切口从下颌支后缘绕过下颌角,距下颌下缘 2 cm 处切开,切口长 3～5 cm,逐层切开皮下组织,颈阔肌及嚼肌在下颌角区的部分附着,用骨膜剥离器,由骨面推起嚼肌进入脓腔,引出脓液,冲洗脓腔后填入盐水纱条引流。次日交换敷料时抽去纱条,换置橡皮管或橡皮条引流。如有边缘性骨髓炎形成,在脓液减少后应早期施行死骨刮除术,术中除重点清除骨面死骨外,不应忽略嚼肌下骨膜面附着的死骨小碎块及坏死组织,以利创口早期愈合。嚼肌间隙感染缓解或被控制后,应及早对引起感染的病牙进行治疗或拔除。

## 六、翼颌间隙感染

### (一)病因

翼颌间隙位于翼内肌与下颌支之间,其前界为颞肌及下颌骨冠突;后界为下颌支后缘与腮腺;内侧界为翼肌及其筋膜;外侧界为下颌支的内板及颞肌内面;上界为翼外肌;下界为下颌支与翼内肌相贴近的夹缝。间隙内有舌神经、下牙槽神经、下牙槽动、静脉穿行。下牙槽神经阻滞术即将局麻药物注入此间隙内。翼颌间隙感染主要是由牙源性感染引起的,如下颌第 3 磨牙冠周炎、上下颌磨牙根尖周感染等。也可由注射麻醉药液或其他间隙感染,如颞下间隙、颊间隙、咽旁间隙、嚼肌间隙等感染的直接播散。

### (二)临床表现

翼颌间隙感染时,突出症状是面深部疼痛及张口受限。可在升支后缘、下颌角下内侧、升支前缘与翼下颌韧带之间扪及组织肿胀,压痛。医源性原因引起者起病慢,症状轻微而不典型;牙源性感染引起或其他毗邻间隙感染播散引起者,则起病急骤。翼下颌间隙感染非常容易向嚼肌间隙、颊间隙、颞下及颞间隙扩散。向其他间隙扩散时,局部及全身都会出现更为严重的炎症反应与毒性反应。可从间隙内抽出脓液,或超声检查见脓液平面。

### (三)诊断

有急性下颌智齿冠周炎史或急性扁桃体炎史,或有邻近的翼颌间隙、颊间隙、颌下间隙、舌下间隙感染史。面深部疼痛及张口受限,局部及全身都会出现更为严重的炎症反应与毒性反应,可从间隙内抽出脓液,或超声检查见脓液平面。

### (四)治疗

可经口内途径或口外途径建立引流。口内途径是从翼下颌韧带外侧 0.5 cm 处做纵行切开,在升支前缘内侧分离直达脓腔,或从下颌角下缘下 1.5 cm 处做平行于下颌角下缘的切口,在保护面神经下颌缘支的条件下,用大弯止血钳从翼内肌下颌骨后缘间分离进入脓腔。感染病史超过两周时,应注意探查升支内侧骨板有无破坏,如有边缘性骨髓炎形成时,宜及时处理。

## 七、舌下间隙感染

### (一)病因

舌下间隙位于舌和口底黏膜之下、下颌舌骨肌及舌骨舌肌之上。前界及两侧为下颌体的内侧面;后部止于舌根。由颏舌肌及颏舌骨肌又可将舌下间隙分为左、右两部分,二者在舌下肉阜深面相连通。舌下间隙后上与咽旁间隙、翼下颌间隙相通,后下通入颌下间隙。舌下间隙感染可能是牙源性感染引起,如下颌切牙根尖周感染可首先引起舌下肉阜间隙炎症,尖牙、双尖牙及第 1 磨牙根尖周感染可引起颌舌沟间隙炎症,牙源性感染尚可通过淋巴及静脉交通途径引起该间隙的炎症。创伤、异物刺入、颌下腺导管化脓性炎症、舌下腺感染及同侧颌下间隙感染的播散也是可能的感染途径。一侧舌下间隙感染时,主要向对侧舌下间隙及同侧颌下间隙播散。

**(二)临床表现**

舌下肉阜区及颌舌沟部位软组织肿胀、疼痛,黏膜表面可能覆盖纤维渗出膜,患侧舌体肿胀、僵硬、抬高,影响语言及吞咽功能。同侧颌下区也可能伴有肿胀。波及翼内肌时,可出现张口受限。颌舌沟穿刺可抽得脓液。应注意与舌根脓肿鉴别。后者多由局部损伤因素引起舌体或舌根肌肉内感染,引起舌体或舌根肿胀,舌体运动受限,吞咽及呼吸困难。向舌根深部穿刺可抽出脓液。

**(三)诊断**

根据临床表现、舌下肿胀的部位、感染的原因进行诊断。应与舌根部脓肿鉴别,舌根部脓肿较少见,常因刺伤舌黏膜或舌根部扁桃体的化脓性炎症继发;患者自觉症状有吞咽疼痛和进食困难,随着炎症加重,可有声音嘶哑,甚至压迫会厌,出现上呼吸道梗阻症状。全身及局部症状均比舌下间隙感染重。

**(四)治疗**

应在舌下皱襞外侧做与下颌牙槽突平行的纵切口,略向下分离即可达脓腔。如放置引流条时,其末端应与下牙固定。患者应进流食,勤用盐水及漱口液含漱。诊断为舌根部脓肿时,可从口外舌骨上方做水平切口,应用钝头止血钳从中线向舌根方向钝性分离,直到脓腔引流。如有窒息危险时,可先行气管切开,再做脓肿引流手术。

## 八、咽旁间隙感染

**(一)病因**

咽旁间隙位于咽腔侧方的咽上缩肌与翼内肌和腮腺深叶之间。前为翼下颌韧带及颌下腺上缘;后为椎前筋膜。间隙呈倒立锥体形,底在上为颅底的颞骨和蝶骨,尖向下止于舌骨。由茎突及附着其上诸肌将该间隙分为前、后两部,前部称咽旁前间隙,后部为咽旁后间隙。前间隙小,其中有咽升动、静脉及淋巴、疏松结缔组织。后间隙大,有出入颅底的颈内动、静脉,第9～12对脑神经及颈深上淋巴结等。咽旁间隙与翼颌、颞下、舌下、颌下及咽后诸间隙相通;血管神经束上通颅内,下连纵隔,可成为感染蔓延的途径。多为牙源性,特别是下颌智齿冠周炎,以及腭扁桃体炎和相邻间隙感染的扩散。偶继发于腮腺炎、耳源性炎症和颈深上淋巴结炎。

**(二)临床表现**

表现为咽侧壁咽腭弓、舌腭弓甚至软腭肿胀、变红,扁桃体及悬雍垂偏向中线对侧,在翼颌韧带内侧翼内肌与咽上缩肌之间或下颌角后外方上、内、前方翼内肌内侧穿刺可抽得脓液。可伴张口受限、吞咽疼痛。重者可伴颈上部和颌后区肿胀、呼吸困难、声音嘶哑。咽旁间隙感染时,可波及翼颌、颞下、舌下及颌下间隙,向上可引起颅内感染,向下可波及纵隔。波及颈动脉可引起出血死亡。

**(三)诊断**

有急性下颌智齿冠周炎史或急性扁桃体炎史,或有邻近的翼颌间隙、颊间隙、颌下间隙、舌下间隙感染史。多见于儿童及青少年。除严重全身感染中毒体征外,局部常表现有如下三大特征。①咽征:口腔内一侧咽部红肿、触痛,肿胀范围包括翼下颌韧带区、软腭、悬雍垂移向健侧,患者吞咽疼痛,进食困难。从咽侧红肿最突出部位穿刺可抽出脓液。②颈征:患侧下颌角稍下方的舌骨大角平面肿胀、压痛。③张口受限：由于炎症刺激，该间隙外侧界的翼内肌发生痉挛，从而表现为一定程度的张口受限。

### (四)治疗

脓肿较局限时，可从口内切开引流。可在翼颌韧带内侧做纵向切口，分开咽肌进入脓腔，切口达黏膜深层即可，止血钳分离脓腔时不能过深，以免伤及深部的大血管。要在有负压抽吸及气管切开抢救设备条件下进行手术，以免脓液突然流出阻塞气管。张口受限或肿胀广泛时，可从口外切开引流，在下颌角下方 1.5 cm 平行于下颌骨下缘做切口。因脓肿位置紧邻气道，在治疗过程中应严密观察呼吸情况，有窒息症状时应及时进行气管切开。

## 九、颌下间隙感染

### (一)病因

颌下间隙位于颌下三角内，间隙中包含有颌下腺、颌下淋巴结，并有颌外动脉、面前静脉、舌神经、舌下神经通过。该间隙向上经下颌舌骨肌后缘与舌下间隙相续；向后内毗邻翼下颌间隙、咽旁间隙；向前通颏下间隙；向下借疏松结缔组织与颈动脉三角和颈前间隙相连。因此，颌下间隙感染可蔓延为口底多间隙感染。多见于下颌智齿冠周炎、下颌后牙尖周炎、牙槽脓肿等牙源性炎症的扩散。其次为颌下淋巴结炎的扩散。化脓性颌下腺炎有时亦可继发颌下间隙感染。

### (二)临床表现

主要表现为以颌下区为中心的红肿、疼痛，严重者可波及面部及颈部皮肤红肿，患者可能伴有吞咽疼痛及张口困难。脓液形成时易扪及波动感。颌下间隙感染可向舌下间隙、颏下间隙、咽旁间隙及颈动脉三角区扩散。要注意与颌下腺化脓性炎症区别。颌下腺化脓性炎症常有进食后颌下区肿胀史，双合诊颌下腺及其导管系统肿胀、压痛，挤压颌下腺及导管可见脓液从颌下腺导管口流出。多有相对长期的病史，反复急性发作。而颌下间隙蜂窝织炎起病急骤，颌下弥漫性肿胀，病情在数天内快速进展。

### (三)诊断

常见于成人有下颌磨牙化脓性根尖周炎、下颌智齿冠周炎史，婴幼儿、儿童多能询问出上呼吸道感染继发颌下淋巴结炎史。颌下三角区炎性红肿、压痛，病初表现为炎性浸润块，有压痛；进入化脓期有跳痛、波动感，皮肤潮红；穿刺易抽出脓液。患者有不同程度的体温升高、白细胞计数增多等全身表现。急性化脓性颌下腺炎，常在慢性颌下腺炎的基础上急性发作，表现有颌下三角区红肿压痛及体温升高、白细胞计数增加的急性炎症体征，但多不形成颌下脓肿，并有患侧舌下肉阜区、颌下腺导管口红肿，压迫颌下有脓性分泌物自导管口流出。摄 X 线口底咬片多能发现颌下腺导管结石。

### (四)治疗

颌下间隙形成脓肿时范围较广、脓腔较大，但若为淋巴结炎引起的蜂窝织炎，脓肿可局限于 1 个或数个淋巴结内，切开引流时必须分开形成脓肿的淋巴结包膜才能达到引流的目的。颌下间隙切开引流的切口部位、长度应参照脓肿部位、皮肤变薄的区域决定。一般在下颌骨体部下缘以下 2 cm 做与下颌下缘平行的切口；切开皮肤、颈阔肌后，血管钳钝性分离进入脓腔。如为淋巴结内脓肿，应分开淋巴结包膜，同时注意多个淋巴结脓肿的可能，术中应仔细检查，予以分别引流。

## 十、颏下间隙感染

### (一)病因

颏下间隙位于舌骨上区,为颏下三角内的单一间隙。间隙内有少量脂肪组织及淋巴结。此间隙借下颌舌骨肌、颏舌骨肌与舌下间隙相隔。两侧与颌下间隙相连,感染易相互扩散。颏下间隙的感染多来自淋巴结炎症。下唇、舌尖、口底、舌下肉阜、下颌前牙及牙周组织的淋巴回流可直接汇于颏下淋巴结,故以上区域的各种炎症、口腔黏膜溃疡、口腔炎等均可引起颏下淋巴结炎,然后继发颏下间隙蜂窝织炎。

### (二)临床表现

由于颏下间隙感染多为淋巴结扩散引起,故一般病情进展缓慢,早期仅局限于淋巴结的肿大,临床症状不明显。当淋巴结炎症扩散至淋巴结外后,才引起间隙蜂窝织炎,此时肿胀范围扩展至整个颏下三角区,皮肤充血、疼痛。脓肿形成后局部皮肤紫红,扪压有凹陷性水肿及波动感。感染向后波及颌下间隙时,可表现出相应的症状。

### (三)诊断

主要根据淋巴结扩散引起的颏下三角区皮肤充血、疼痛,脓肿形成后局部皮肤紫红,扪压有凹陷性水肿及波动感进行诊断。

### (四)治疗

宜从颏下 1 cm 处做平行于下颌骨下缘的切口,分开皮下组织即达脓腔。

## 十一、口底蜂窝织炎

### (一)病因

下颌骨下方、舌及舌骨之间有多条肌,其行走又互相交错,在肌与肌之间、肌与颌骨之间充满着疏松结缔组织及淋巴结,因此,口底各间隙之间存在着相互关联关系,一旦由于牙源性及其他原因而发生蜂窝织炎时,十分容易向各间隙蔓延而引起广泛的蜂窝织炎。口底多间隙感染一般指双侧颌下、舌下及颏下间隙同时受累。其感染可能是金黄色葡萄球菌为主引起的化脓性口底蜂窝织炎;也可能是厌氧菌或腐败坏死性细菌为主引起的腐败坏死性口底蜂窝织炎,临床上全身及局部反应均较严重。口底多间隙感染可来自下颌牙的根尖周炎、牙周脓肿、骨膜下脓肿、冠周炎、颌骨骨髓炎,以及颌下腺炎、淋巴结炎、急性扁桃体炎、口底软组织和颌骨的损伤等。

引起化脓性口底蜂窝织炎的病原菌,主要是葡萄球菌、链球菌;腐败坏死性口底蜂窝织炎的病原菌,主要是厌氧性、腐败坏死性细菌。口底多间隙感染的病原菌常为混合性菌群,除葡萄球菌、链球菌外,还可见产气荚膜杆菌、厌氧链球菌、败血梭形芽孢杆菌、水肿梭形芽孢杆菌、产气梭形芽孢杆菌及溶解梭形芽孢杆菌等。

### (二)临床表现

化脓性病原菌引起的口底蜂窝织炎,病变初期肿胀多在一侧颌下间隙或舌下间隙。因此,局部特征与颌下间隙或舌下间隙蜂窝织炎相似。如炎症继续发展扩散至颌周整个口底间隙时,则双侧颌下、舌下及颏部均有弥漫性肿胀。

腐败坏死性病原菌引起的口底蜂窝织炎,软组织的副性水肿非常广泛,水肿的范围可上及面颊部,下至颈部锁骨水平;严重的甚至达胸上部。颌周有自发性剧痛、灼热感,皮肤表面略粗糙而红肿坚硬。肿胀区皮肤呈紫红色,压痛,有明显凹陷性水肿,无弹性。随着病变发展,深层肌等组织发生坏死、溶解，有液体而出现流动感。皮下因有气体产生，可扪及捻发音。切开后有大量咖啡色、稀薄、恶臭、混有气泡的液体，并可见肌组织呈棕黑色，结缔组织为灰白色，但无明显出血。病情发展过程中，口底黏膜出现水肿，舌体被挤压抬高。由于舌体僵硬、运动受限，常使患者语言不清、吞咽困难，而不能正常进食。如肿胀向舌根发展，则出现呼吸困难，以致患者不能平卧；严重者烦躁不安，呼吸短促，口唇青紫、发绀，甚至出现三凹征，此时有发生窒息的危险。个别患者的感染可向纵隔扩散，表现出纵隔炎或纵隔脓肿的相应症状。

全身症状常很严重，多伴有发热、寒战，体温可达 39～40 ℃。但发生腐败坏死性口底蜂窝织炎时，由于全身机体中毒症状严重，体温可不升高。患者呼吸短浅，脉搏弱，甚至血压下降，出现休克。

（三）诊断

双侧颌下、舌下及颏部均有弥漫性肿胀，颌周有自发性剧痛，皮肤表面红肿坚硬，肿胀区皮肤呈紫红色，压痛，明显凹陷性水肿，无弹性，皮下因有气体产生，可扪及捻发音。患者吞咽困难，而不能正常进食。如肿胀向舌根发展，则出现呼吸困难，甚至出现三凹征，此时有发生窒息的危险。全身机体中毒症状严重，体温可不升高。患者呼吸短浅，脉搏弱，甚至血压下降，出现休克。

（四）治疗

口底蜂窝织炎不论是化脓性病原菌引起的感染，还是腐败坏死性病原菌引起的感染，局部及全身症状均很严重。其主要危险是呼吸道的阻塞及全身中毒症状。在治疗上，除经静脉大量应用广谱抗生素，控制炎症的发展外，还应着重进行全身支持治疗，如输液、输血，必要时给予吸氧、维持水电解质平衡等治疗；并应及时行切开减压及引流术。

切开引流时，一般根据肿胀范围或脓肿形成的部位，从口外进行切开。选择皮肤发红、有波动感的部位进行切开较为容易。如局部肿胀呈弥漫性或有副性水肿，而且脓肿在深层组织内很难确定脓肿形成的部位时，也可先进行穿刺，确定脓肿部位后，再行切开。如肿胀已波及整个颌周，或已有呼吸困难现象时，应做广泛性切开。其切口可在双侧颌下，颌下做与下颌骨相平行的"衣领"形或倒"T"形切口。术中除应将口底广泛切开外，还应充分分离口底肌，使口底各个间隙的脓液能得到充分引流。如为腐败坏死性病原菌引起的口底蜂窝织炎，肿胀一旦波及颈部及胸前区，皮下又触到捻发音时，应按皮纹行多处切开，达到敞开创口、改变厌氧环境和充分引流的目的。然后用 3％的过氧化氢液或 1∶5 000 高锰酸钾溶液反复冲洗，每天 4～6 次，创口内置橡皮管引流。

（赵　佳）

# 第四节　面　部　疖　痈

面部疖痈是一种常见病，它是皮肤毛囊及皮脂腺周围组织的一种急性化脓性感染。发生在一个毛囊及所属皮脂腺者称疖。相邻多个毛囊及皮脂腺累及者称痈。由于颜面部局部组织松软、血运丰富，静脉缺少瓣膜且与海绵窦相通。如感染处理不当，易扩散逆流入颅内，引起海绵窦血栓性静脉炎、脑膜炎、脑脓肿等并发症。尤其是发生在颌面部的"危险三角区"内更应注意。

## 一、病因

绝大多数的病原菌为金黄色葡萄球菌,少数为白色葡萄球菌。在通常情况下,人体表面皮肤及毛囊皮脂腺有细菌污染但不致病。当皮肤不洁、抵抗力降低,尤其是某些代谢障碍的疾病,如糖尿病,当细菌侵入时,很易引起感染。

## 二、临床表现

疖是毛囊及其附件的化脓性炎症,病变局限在皮肤的浅层组织。初期为圆锥形毛囊性炎性皮疹,基底有明显炎性浸润,形成皮肤红、肿、痛的硬结,自觉灼痛和触痛,数天后硬结顶部出现黄白色脓点,周围为红色硬性肿块,患者自觉局部发痒、灼烧感及跳痛,以后发展为坏死性脓栓,脓栓脱落后排出血性脓液,炎症渐渐消退,创口自行愈合。轻微者一般无明显全身症状,重者可出现发热、全身不适及区域性淋巴结肿大。如果处理不当,如随意搔抓或挤压排脓,以及不适当的切开等外科操作,都可促进炎症的扩散,甚至引起败血症。有些菌株在皮肤疖肿消退后还可诱发肾小球肾炎。发生于鼻翼两旁和上颌者,因此处为血管及淋巴管丰富的"危险三角区",如果搔抓、挤捏或加压,感染可骤然恶化,红、肿、热、痛范围扩大,伴发蜂窝织炎或演变成痈,因"危险三角区"的静脉直接与颅内海绵窦相通,细菌可沿血行进入海绵窦形成含菌血栓,并发海绵窦血栓性静脉炎,进而引起颅内感染、败血症或脓毒血症,常可危及生命。疖通常为单个或数个,若病菌在皮肤扩散或经血行转移,便可陆续发生多数疖肿,如果反复出现,经久不愈,则称为疖病。

痈是多个相邻的毛囊及其所属的皮脂腺或汗腺的急性化脓性感染,由多个疖融合而成,其病变波及皮肤深层毛囊间组织时,可顺筋膜浅面扩散波及皮下脂肪层,造成较大范围的炎性浸润或组织坏死。

痈多发生于成年人,男性多于女性,好发于上唇部(唇痈)、项部(对口腔溃疡)及背部(搭背疮)。感染的范围和组织坏死的深度均较疖为重。当多数毛囊、皮脂腺、汗腺及其周围组织发生急性炎症与坏死时,可形成迅速扩大的紫红色炎性浸润块。感染可波及皮下筋膜层及肌组织。初期肿胀的唇部皮肤与黏膜上出现较多的黄白色脓点,破溃后呈蜂窝状,溢出脓血样分泌物,脓头周围组织可出现坏死,坏死组织溶解排出后可形成多数蜂窝状洞腔,严重者中央部坏死、溶解、塌陷,似"火山口"状,内含有脓液或大量坏死组织。痈向周围和深层组织发展,可形成广泛的浸润性水肿。

唇痈除了剧烈的疼痛外,可引起区域淋巴结的肿大和触痛,全身症状明显,如发热、畏寒、头痛、食欲减退、白细胞计数增高、核左移等。唇痈不仅局部症状比疖重,而且容易引起颅内海绵状血栓性静脉炎、败血症、脓毒血症及中毒性休克等,危险性很大。

## 三、诊断

全身及局部呈现急性炎症症状,体温升高,白细胞计数升高,多核白细胞计数增多、左移。单发性毛囊炎为"疖",多发性为"痈"。注意疖肿的部位是否位于"危险三角区",有无挤压、搔抓等有关病史,有无头痛、头晕、眼球突出等海绵窦血栓性静脉炎等征象。

## 四、治疗

### (一)局部治疗

尽量保持局部安静,减少表情运动,尽量少说话,进流食等,以减少肌肉运动时对疖肿的挤压刺激,严禁挤压、搔抓、挑刺,忌用热敷、石炭酸或硝酸银烧灼,以防感染扩散。

**1.毛囊炎的局部治疗**

止痒杀菌,局部保持清洁干燥。可涂 2％～2.5％的碘酊,1 天数次。毛囊内脓肿成熟后,毛发可自然脱出,少量脓血分泌物溢出或吸收便可痊愈。

**2.疖的局部治疗**

杀菌消炎,早期促进吸收。早期可外涂 2％～2.5％的碘酊,20％～30％的鱼石脂软膏厚敷,也可用 2％的鱼石脂酊涂布。也可外敷中药,如二味地黄散、玉露散等。如炎症不能自行消退,一般可自行穿孔溢脓。如表面脓栓不能自行脱落,可用镊子轻轻夹除,然后脓液流出,涂碘酊即可。

**3.痈的治疗**

促使病变局限,防止扩散。用药物控制急性炎症的同时,局部宜用 4％的高渗盐水或含抗生素的盐水行局部湿敷,以促使痈早期局限、软化及穿破,对已有破溃者有良好的提脓效果。对脓栓浓稠,一时难以吸取者,可试用镊子轻轻钳出,但对坏死组织未分离彻底者,不可勉强牵拉,以防感染扩散。此时应继续湿敷至脓液消失,直到创面平复为止。过早停止湿敷,可因阻塞脓道造成肿胀再次加剧。面部疖痈严禁早期使用热敷和按一般原则进行切开引流,以防止感染扩散,引起严重并发症。对已形成明显的皮下脓肿而又久不破溃者,可考虑在脓肿表面中心皮肤变薄或变软的区域,做保守性切开,引出脓液,但严禁分离脓腔。

### (二)全身治疗

一般单纯的毛囊炎和疖无并发症时,全身症状较轻,可口服磺胺类药物和青霉素等,患者应适当休息和加强营养。

面部疖合并蜂窝织炎或面痈应常规全身给予足量的抗生素,防止炎症的进一步扩散。有条件者,最好从脓头处取脓液进行细菌培养及药物敏感试验;怀疑有败血症及脓毒血症者应进行血培养。但无论是脓液培养还是血培养,可能因为患者已用过抗菌药物,或因为取材时间和培养技术的影响,培养结果可能为假阴性,药物敏感试验也可能出现偏差。为提高培养结果的阳性率和药物敏感试验的准确性,应连续 3～5 天抽血培养,根据结果用药。如果一时难以确定,可先试用对金黄色葡萄球菌敏感的药物,如青霉素、头孢菌素及红霉素等,待细菌培养和药物敏感试验有确定结果时,再进行必要的调整。尽管细菌药物敏感试验结果是抗生素选择的重要依据,但由于受体内、体外环境因素的影响,体外药物敏感试验的结果不能完全反映致病细菌对药物的敏感程度。

另一个给药的重要依据是在用药后症状的好转程度,如症状有明显好转,说明用药方案正确;如症状没有好转,或进一步恶化,应及时调整用药方案。此外,在病情的发展过程中,可能出现耐药菌株或新的耐药菌株的参与,所以也应根据药物敏感试验的结果和观察脓液性质及时调整用药方案。败血症和脓毒血症常给予 2～3 种抗生素联合应用,局部和全身症状完全消失后,再维持用药 5～7 天,以防病情的复发。唇痈伴有败血症和脓毒血症时,可能出现中毒性休克,或出现海绵窦血栓性静脉炎和脑脓肿等严重并发症,应针对具体情况予以积极的全身治疗。

(赵　佳)

## 第五节　口腔颌面部特异性感染

### 一、颌面骨结核

颌面骨结核多由血行播散所致,常见于儿童和青少年,这是因为骨发育旺盛时期骨内血供丰富,感染机会较多。好发部位在上颌骨颧骨结合部和下颌支。

**(一)感染来源**

感染途径可因体内其他脏器结核病沿血行播散所致;开放性肺结核可经口腔黏膜或牙龈创口感染;也可以是口腔黏膜及牙龈结核直接累及颌骨。

**(二)临床特征**

骨结核一般为无症状的渐进性发展,偶有自发痛和全身低热。病变部位的软组织呈弥漫性肿胀,其下可扪及质地坚硬的骨性隆起,有压痛,肿胀区表面皮肤或黏膜常无化脓性感染的充血发红表现。但骨质缓慢被破坏,感染穿透密质骨侵及软组织时,可在黏膜下或皮下形成冷脓肿。脓肿自行穿破或切开引流后,有稀薄脓性分泌物溢出;脓液中混有灰白色块状或棉团状物质。引流口形成经久不愈的瘘管,间或随脓液有死骨小碎块排出。颌骨结核可继发化脓性感染而出现局部红、肿、热、痛等急性骨髓炎的症状,脓液也变成黄色黏稠状。

**(三)诊断**

青少年患者常为无痛性眶下及颧部肿胀,局部可有冷脓肿或经久不愈的瘘管形成。脓液涂片可查见抗酸杆菌。X 线检查表现为边缘清晰而不整齐的局限性骨破坏,但死骨及骨膜增生均少见。当继发化脓性感染时,鉴别诊断有一定困难。此外,全身其他部位可有结核病灶及相应体征表现。

**(四)治疗**

无论全身其他部位是否合并有结核病灶,均应进行全身支持治疗、营养治疗和抗结核治疗。药物可选用对氨基水杨酸、异烟肼、利福平及链霉素等。由于骨结核的抗结核药物治疗疗程一般在 6 个月以上,为减少耐药菌株出现,一般主张采用两种药物的联合用药方案。为了提高疗效,缩短药物疗程,对颌骨病变处于静止期而局部已有死骨形成者,应行死骨及病灶清除术。由于患者多为青少年,为避免骨质缺损造成以后发育畸形,除有大块死骨分离外,一般选用较保守的刮扒术,以去除小死骨碎块及肉芽组织,同时继续配合全身抗结核治疗,可望治愈。

### 二、颌面部放线菌病

颌面部放线菌病是由放线菌引起的慢性感染性肉芽肿性疾病。发生在人体的主要是 Wollf-Israel 型放线菌,此菌为革兰阳性的非抗酸性、无芽孢的厌氧性丝状杆菌,是人口腔正常菌群中的腐物寄生菌,常在牙石、唾液、牙菌斑、牙龈沟及扁桃体等部位发现该菌。当人体抵抗力降低或被其他细菌分泌的酶所激活时就侵入组织。临床上由于免疫抑制剂的大量应用,导致机体免疫力降低,也是本病的诱发因素。故本病绝大多数是内源性感染。脓液中常含有浅黄放线菌丝,称为放线菌颗粒。

**(一)感染途径**

放线菌可从死髓牙的根尖孔、牙周袋或智齿的盲袋、慢性牙龈瘘管、拔牙创口或口腔黏膜创口,以及扁桃体等进入深层组织而发病。

**(二)临床表现**

放线菌病以20~45岁的男性多见。发生于面颈部的放线菌病占全身放线菌病的60%以上。此外,极少数可经呼吸道或消化道引起肺、胸或腹部放线菌病。颌面部放线菌病主要发生于面部软组织,软组织与颌骨同时受累者仅占1/5。软组织的好发部位以腮腺咬肌区为多,其次是下颌下、颈、舌及颊部;颌骨的放线菌病则以下颌角及下颌支部为多见。临床上多在腮腺及下颌角部出现无痛性硬结,表面皮肤呈棕红色,病程缓慢,早期无自觉症状。炎症侵及深层咬肌时,出现张口障碍,咀嚼、吞咽时可诱发疼痛。面部软组织患区触诊似板状硬,有压痛,与周围正常组织无明显分界线。病变继续发展,中央区逐渐液化,则皮肤表面变软,形成多数小脓肿,自溃或切开后有浅黄色黏稠脓液溢出。肉眼或取脓液染色检查,可查出硫黄样颗粒。破溃的创口可经久不愈,形成多数瘘孔,脓腔可相互连通而转入慢性期。以后若伴有化脓性感染时,还可急性发作出现急性蜂窝织炎的症状。这种急性炎症与一般颌周炎症不同:虽经切开排脓后炎症趋向好转,但放线菌的局部板状硬性肿胀不会完全消退。

放线菌病不受正常组织分层限制,可直接向深层组织蔓延,当累及颌骨时,可出现局限性骨膜炎和骨髓炎,部分骨质被溶解、破坏或有骨质增生。X片上可见有多发性骨质破坏的稀疏透光区。如果病变侵入颌骨中心,造成严重骨质破坏时,可在颌骨内形成囊肿样膨胀,称为中央型颌骨放线菌病。

**(三)诊断**

颌面部放线菌病的诊断,主要根据临床表现及细菌学的检查。组织呈硬板状;多发性脓肿或瘘孔;从脓肿或从瘘孔排出的脓液中可获得放线菌颗粒;涂片可发现革兰阳性、呈放射状的菌丝;急性期可伴白细胞计数升高,红细胞沉降率加快。不能确诊时,可做活体组织检查。临床上应与结核病变相鉴别。中央型颌骨放线菌病X线检查显示多囊性改变,需排除颌骨成釉细胞瘤及黏液瘤等肿瘤性疾病的可能。

**(四)治疗**

颌面部软组织放线菌病以抗生素治疗为主,必要时配合外科手术。

1.药物治疗

(1)抗生素:放线菌对青霉素、头孢菌素高度敏感。临床一般首选大剂量青霉素G治疗,每天200万单位以上,肌内注射,6~12周为1个疗程。亦可用青霉素G加普鲁卡因行局部病灶封闭。如与磺胺类药物联合应用,可提高疗效。此外,红霉素、林可霉素、四环素、氯霉素、克林霉素等亦可选用。

(2)碘制剂:口服碘制剂对颌面部病程较长的放线菌病可获得一定效果。一般常用5%~10%碘化钾口服,3次/天。

(3)免疫疗法:有人推崇使用免疫疗法,认为有一定效果。用放线菌溶素做皮内注射。首次剂量为0.5 mL,以后每2~3天注射1次,剂量逐渐增至0.7~0.9 mL,以后每次增加0.1 mL,全疗程为14次,或达到每次注射2 mL为止。

2.手术疗法

在应用抗生素的同时,如有以下情况,可考虑配合手术治疗。

（1）切开引流及肉芽组织刮除术：放线菌病已形成脓肿或破溃后遗留瘘孔，常有坏死肉芽组织增生，可采用外科手术切开排脓或刮除肉芽组织，以加强抗菌药物治疗的效果。

（2）死骨刮除术：放线菌病侵及颌骨或已形成死骨时，应采用死骨刮除术，将增生的病变和已形成的死骨彻底刮除。

（3）病灶切除术：经以上治疗无效，且反复伴发化脓性感染的病例，亦可考虑病灶切除。但因局部血供丰富，应有血源准备。术前每天给予青霉素 G 1 000 万～2 000 万单位；术后每天200 万～300 万单位，持续应用 12 周或更长时间，以防复发。

## 三、颌面部梅毒

梅毒是由梅毒螺旋体引起的一种慢性传染病。初起时即为全身性，但病程极慢，病变发展过程中可侵犯皮肤、黏膜及人体任何组织器官而表现出各种症状。其症状可反复发作，但个别患者也可潜伏多年，甚至终身不留痕迹。

### （一）感染途径

梅毒从感染途径可分为后天性梅毒和先天性梅毒。后天性梅毒绝大多数通过性行为感染，极少数患者可通过接吻、共同饮食器皿、烟斗、玩具、喂奶时传播；亦有因输带菌血而感染者。先天性梅毒为母体内梅毒螺旋体借母血侵犯胎盘绒毛后，沿脐带静脉周围淋巴间隙或血流侵入胎儿体内。胎儿感染梅毒的时间是在妊娠 4 个月，胎盘循环已建立后。

### （二）临床表现

后天性梅毒可分为一期、二期、三期及潜伏梅毒。一、二期均属早期梅毒，多在感染后 4 年内出现症状，传染性强；三期梅毒又称晚期梅毒，是在感染 4 年后表现，一般无传染性。潜伏梅毒指感染后除血清反应阳性外，无任何临床症状者。亦可按感染后 4 年为界分为早期和晚期。潜伏梅毒可终身不出现症状，但也有早期无症状而晚期发病者。

先天性梅毒也可分为两期：在 4 岁以内发病者为早期梅毒；4 岁以后发病者为晚期梅毒。

1.后天性梅毒

后天性梅毒在口腔颌面部的主要表现有 3 个：依病程分别分为口唇下疳、梅毒疹和树胶样肿。梅毒树胶样肿除累及软组织外，还可累及颌面骨及骨膜组织。临床上以硬腭部最常见，其次为上颌切牙牙槽突、鼻中隔。间或可见于颧骨、下颌角部。

腭部树胶样肿常位于腭中线（有时原发于鼻中隔），呈结节状或弥散状。树胶样肿浸润灶很快软化，形成溃疡。初起溃疡底面为骨质，以后骨质坏死，死骨脱落后遗留腭骨穿孔，发生口腔与鼻腔交通。以后穿通口边缘逐渐变平，鼻黏膜与腭黏膜相连，形成瘢痕。腭部树胶样肿波及鼻中隔、鼻骨、上颌骨，可在颜面部表现为鼻梁塌陷的鞍状鼻。若鼻骨、鼻软骨、软组织全部破坏，则呈现全鼻缺损的洞穿畸形。上颌骨牙槽突树胶样肿，初无自觉症状，上唇被肿块抬起，以后肿块溃破造成牙槽突坏死，死骨脱落后遗留骨质缺损；当瘢痕形成后，则进一步牵引上唇底部，表现出明显的上唇内陷畸形。

树胶样肿如波及颧骨，可在眶外下部出现瘘孔，最终形成内陷畸形。

2.先天性梅毒

早期先天性梅毒多在出生后第 3 周到 3 个月，甚至 1 年半后出现症状。婴儿常为早产儿，表现为营养障碍，貌似老人。鼻黏膜受累，致鼻腔变窄、呼吸不畅，有带血的脓性黏液分泌。口腔黏膜可发生与后天性梅毒相似的黏膜斑。口周斑丘疹互相融合而表现弥漫性浸润、增厚；表面光滑脱皮,呈棕红色,皮肤失去弹性,在口角及唇缘辐射出深的皲裂,愈合以后形成辐射状浅瘢痕。

晚期先天性梅毒多发生于儿童及青春期。除有早期先天性梅毒的遗留特征外,一般与三期梅毒相似。可发生结节性梅毒疹及树胶样肿,从而导致软、硬腭穿孔,鼻中隔穿孔及鞍状鼻。

此外,因梅毒性间质性角膜炎出现的角膜浑浊,损害第8对脑神经而导致的神经性耳聋;以及哈钦森牙,被称为先天性梅毒的哈钦森三联征。

### (三)诊断

诊断需谨慎,应根据详细而正确的病史、临床发现、实验室检查及 X 线检查综合分析判断,损害性质不能确定时,可行组织病理学检查。实验室检查包括梅毒下疳二期梅毒黏膜斑分泌物涂片直接检查梅毒螺旋体。血清学检查主要为性病研究实验室试验、未灭活血清反应素试验、快速血浆反应素环状卡片试验等,其结果对梅毒的诊断、治疗效果的判断及发现潜伏梅毒均有重要意义。但各期梅毒的血清反应阳性率与病期、病型、治疗的情况,以及患者的反应性有关;也可因其他疾病而出现假阳性。为此近年来采用荧光梅毒螺旋体抗体吸附试验、免疫组化、聚合酶链反应、逆转录聚合酶链反应等方法提高诊断的敏感性及特异性,且作为最后诊断的依据。

### (四)治疗

颌面部梅毒损害无论先天性或后天受染,均为全身性疾病的局部表现,因此应行全身性治疗。药物治疗首选青霉素 G 及砷铋剂联合疗法。必须在全身及局部的梅毒病变基本控制以后,才可能考虑病变遗留组织缺损和畸形的修复和矫正术。

(赵 佳)

# 第十四章

# 口腔颌面部损伤

## 第一节　软组织损伤

口腔颌面部损伤,因致伤原因的不同,可造成单纯的口腔颌面部软组织损伤,也可造成软组织和深部骨组织的联合损伤,其中单纯的软组织损伤最多见。

### 一、各类软组织损伤的临床特点及治疗原则

#### (一)擦伤

擦伤常见于颜面部较突出的部位,如颏部、唇部、颧部、鼻尖、额部等处与粗糙面的物体呈切线方向摩擦,造成表皮层破损或脱落,甚至可深达真皮浅层。

1.临床特点

创面表浅,常呈点状渗血或散在的小片渗血,有时可见淡黄色血浆渗出;创面常有泥沙或其他不洁物附着;创面如果仅累及表皮层,仅有轻度疼痛。如果真皮层暴露者,则有明显的灼痛。

2.治疗原则

治疗原则主要是尽早彻底清创。去尽创面内的泥沙等污染物,创面暴露,保持干燥,数天内可自行愈合。真皮层暴露者,渗血和血浆渗出较多,可在创面覆盖一层凡士林油纱,然后敷料包扎可减少创面感染机会。油纱的凡士林不宜过多,应使网孔有良好的通透性,使创面的渗出物容易渗到外层敷料中,利于创面干燥,避免感染。如果创面已感染,则需用高渗盐水湿敷,湿敷时局部辅以抗生素,有利于控制局部感染。

对擦伤创面污染物的清除,一般使用生理盐水冲洗和擦拭,对泥土、砂粒等容易清除。但煤渣等有色异物被清除后创面有可能被染色,污染时间越久,染色越深,如不在清创中予以清除,则愈合后常遗留皮肤色素,严重影响容貌。对已染色的浅层组织,采用打磨皮肤的金刚砂打磨器磨去染色组织,可减少伤口愈合的色素沉着。如果擦伤创面是非水溶性的油泥等,则需用乙醚、二甲苯、丙酮等有机溶剂,方可去除油腻污染物。

#### (二)挫伤

颌面挫伤多由于钝物直接打击或因跌倒撞击于硬物所致的闭合性损伤。表面皮肤完整,但深部皮下组织内小血管、淋巴管破裂,引起深部组织内渗血,形成皮下瘀斑或血肿。严重的挫伤可累及深部的肌肉、骨膜和关节,可伴发骨折。

1.临床特点

较浅的瘀血和血肿可引起皮肤变色、局部肿胀和疼痛。皮下瘀斑早期呈暗红色或青紫色,随着瘀血的分解和吸收,皮肤颜色逐渐变为浅黄色,一般在伤后2～3周可恢复正常的肤色。

局部的肿胀和疼痛与挫伤部位的组织质地有关。眼眶周围和面颊、颞部组织疏松,组织肿胀明显,但疼痛较轻,而额部挫伤时,肿胀虽不明显,但胀痛较甚。口底血肿常使舌根部后移,而出现上呼吸道梗阻,具有高度的危险性,多见于口底软组织挫伤。当口底软组织损伤伤后出现呼吸困难,应高度警惕口底血肿的可能,应尽快作出诊断和处理。颞颌关节常在下颌骨遭受暴力后出现组织挫伤,引起关节囊内或囊外渗血,可出现关节区压痛、自发痛、张口疼痛、张口受限甚至错𬌗。囊内血肿时,关节区肿胀不明显,但疼痛明显。

2.血肿的转归

当深部组织内较大血管破裂时,大量血液聚积在局部形成血肿。血肿可以向多个方向转化:①较小的血肿,被组织内吞噬细胞等吞噬、分解,最终被完全吸收,血肿消失;②较大的血肿不容易被完全吸收,周围血管、成纤维细胞长入,血肿机化,最终形成瘢痕结缔组织;③血肿如果长期存留,容易继发感染,形成脓肿;④少数血肿中心液化,发生囊性变;⑤如果是颈部大血管破裂形成的血肿,破裂口不易闭合,可形成假性动脉瘤或动静脉瘘。

3.治疗原则

早期止血,止痛,预防感染,消除血肿的压迫症状,后期促进血肿吸收和功能恢复。

挫伤后早期应冷敷,使组织内小血管收缩,减少渗血和组织水肿。如有血肿形成,应加压包扎,可压迫止血和使组织内渗血局限化。较大的血肿,多不能自行吸收,应使血肿尽量缩小,可在无菌条件下用粗针穿刺,将血肿内未凝固的血液(多混有淋巴液、组织液)抽出,使血肿变小,利于血肿的分解、吸收。较小的血肿即使不能全部吸收,机化后形成的瘢痕也较小,对功能的影响也较小。抽吸时,负压不宜太大,否则会使栓塞的小血管栓子脱落,再次出血。如果血肿大,为了避免机化后形成大块瘢痕,影响面部表情肌活动或张口,可手术切开、清除血凝块,消除血肿,关闭深部无效腔;口底血肿或颈部大血肿,容易造成呼吸道受压引起窒息,应手术清除血肿;血肿感染,形成脓肿,也应切开引流。

挫伤后期,渗血停止,则宜改用局部热敷、理疗,可促进血液循环,利于血肿的分解、吸收。中医采用活血化瘀,消肿的原则,内服外敷,对挫伤有较好的疗效。

颞颌关节的挫伤,如关节囊内积血,一定要抽除积血,防止血肿机化,继发关节强直。如果仅为关节软组织肿胀、疼痛,无明显积血,可戴入磨牙垫,或在磨牙区垫2～3 mm厚橡皮垫,辅以颅颌弹性绷带,可使髁突下移,达到关节减压、疼痛减轻的目的。张口训练对防止关节囊内血肿继发关节强直有重要作用。应在伤后10～15天,即开始进行张口训练,并配合关节区热敷、理疗,促进关节囊内积血的吸收。

(三)挫裂伤

挫裂伤多见于较大力量的钝器打击,引起皮肤和皮下深层组织开裂。

1.临床特点

创口不整齐,创缘常呈锯齿状。深部创面可有发绀色的缺血坏死组织。

2.治疗原则

充分清洗伤口,彻底止血,修剪创缘。剪去已经坏死的组织,分层缝合时,应避免在深部留下无效腔,皮肤创缘准确对位缝合。如伴发骨折,应同时处理。

### (四)切割伤

切割伤是由刀或玻璃等锋锐器械造成的开放性创伤。

**1.临床特点**

创缘整齐,一般无组织缺损,创面污染较小。可能伤及深部的知名血管,引起大量出血,如果面神经切断,则造成面瘫。

**2.治疗原则**

清创后,对位缝合。对切断的知名血管,应予以结扎止血,切断的神经也力争一期吻合。

### (五)刺伤

**1.临床特点**

软组织被尖锐、细长的物品刺入,形成入口小,伤道窄而深的创口。常常是盲管伤,部分为贯通伤。伤道常与口腔、上颌窦、鼻腔、眼眶相通,甚至可深达颅底。与窦腔相通者,容易继发感染。玻璃、木片等易碎物品,在伤道深部容易折断并残留在组织内。

**2.治疗原则**

彻底清除伤道内的污染物,特别留意探查伤道深处有无异物。如有应尽量取出,必要时可扩大创口,取出异物。同时,要避免对邻近重要血管、神经的损伤。

由于伤道深部无效腔不易缝合而消除,应常规放置引流条,防止深部积液、积血、继发感染。创口缝合后容易造成深部的厌氧环境,利于破伤风杆菌的滋生、繁殖,应常规预防性给予 1 500 IU 的破伤风抗毒素或破伤风免疫球蛋白。

小儿常将筷子、匙子或其他棒状物含于口内,跌倒后造成腭部穿通伤,多见于硬腭后缘的软腭穿通,一般无组织缺损。可在基础麻醉下用粗针、粗线,行软腭全层贯穿缝合,2～4 针即可。

### (六)螫伤

颌面部处于暴露部位,容易被蜂类、蝎子等昆虫的毒刺刺伤,毒剂携带的毒素使局部红肿明显,疼痛剧烈。处理方法是取出毒刺,中和毒素,消肿止痛。中和毒素常用 5%～10% 氨水涂抹患处。用 5%～10% 普鲁卡因做螫伤周围环封,有良好的消肿止痛效果。

### (七)咬伤

咬伤见于野生动物(如熊、狼)和家庭宠物如(狗)咬伤,偶也可见于人咬伤。常造成颌面部大块组织的撕脱和组织缺损,特别是突起部位,如鼻、耳、唇部的缺损。此类伤的创面污染重,容易感染。处理时,应彻底清创。组织缺损不严重者,应尽量拉拢缝合,缝合时针距宜宽,利于创口分泌物引流,必要时可置放橡皮引流条。组织缺损较大、创面暴露、污染较轻者,可立即游离植皮,覆盖创面,暴露的骨创面或污染重的软组织创面,先用抗生素生理盐水湿敷,控制感染,待新鲜肉芽组织生长后,再植皮。鼻、唇、外耳等缺损,若无法即刻修复,一般行二期整复。

狗咬伤:应预防性注射狂犬疫苗。

### (八)撕脱伤

撕脱伤多见于工伤中长发辫卷入机器,或车祸中车轮旋转或拖拉,使大块头皮撕脱,严重者连同额部、眉毛、耳朵及部分面颊部组织一并撕脱或撕裂。撕脱伤伤情重、出血多、创面广,常伴骨面裸露甚至骨折。容易发生创伤性休克和继发感染。撕脱伤应尽早清创,防治休克。如果撕脱组织有蒂时,应立即复位、缝合;如果有可供吻合的大血管,完全撕脱的组织也可复位缝合;如果撕脱组织中主要血管挫伤严重,不能吻合,或估计吻合后容易出现栓塞者,在伤后 6 小时内,将撕脱皮肤保留,修剪成全厚或中厚皮片后再植。如伤口超过 6 小时,撕脱皮肤不能再植,应在控制感染的基础上,尽早植皮,覆盖创面。

**(九)热灼伤**

颌面部处于暴露状态,容易遭受火焰等烧伤,面部也容易被沸水、高热油等烫伤,偶可见放射线、电流引起的灼伤。

1.烧伤深度的估计——三度四分法

三度四分法是临床上普遍采用的方法,主要依据组织学层次进行深度划分。

(1)Ⅰ度烧伤:只伤及表皮中、浅层,主要累及颗粒层及其浅层,有时可伤及棘层,但生发层完好,上皮再生能力强。Ⅰ度烧伤又称红斑性烧伤,烧伤处皮肤发红、肿胀,但无水疱。局部干燥,有明显的烧灼痛。通常3～7天后,皮肤的红肿逐渐消退,转为淡褐色。表皮皱缩、脱落,露出红润光滑的上皮面,有时可有浅淡的色素沉着,但在短期内可恢复正常肤色。皮肤去屑后不会留下任何瘢痕。

(2)Ⅱ度烧伤:伤及真皮。根据在真皮内的深浅又分为:浅Ⅱ度烧伤:仅伤及真皮乳头层。由于生发层大部受累,上皮的再生有赖于残存的生发层及皮肤附件,如毛囊、汗腺管上皮。上皮再生稍慢,但多能在1～2周痊愈,不留瘢痕。浅Ⅱ度烧伤后,很快在患处形成大小不等的水疱,水疱饱满、突起,内含淡黄色清亮液。创面水肿,疼痛剧烈。若无感染,1～2周自愈,不留瘢痕,但常有较深的色素沉着,以后逐渐消退。深Ⅱ度烧伤:伤及真皮深层的乳头层全层,仅残留部分真皮和皮肤附件。真皮深层的网状层内残存的毛囊、汗腺、皮脂腺上皮增殖或形成上皮小岛,可再生上皮,不需植皮,创面可自行愈合。但在愈合过程中有部分肉芽组织形成,痊愈后多留有不同程度的瘢痕,但基本保了皮肤功能。深Ⅱ度烧伤时,患处肿胀最为明显。因坏死的表层组织较厚,不易形成水疱。形成的水疱也较小,较扁平,表皮较白或棕黄。将坏死表皮去除后,创面微湿红,或白中透红、红白相间。表皮渗液较少,干燥后可见蜘蛛网状血管栓塞。若无感染,3～4周后可自愈。如继发感染,将导致残存的皮肤附件和上皮破坏,创面不能自愈,必须植皮,覆盖创面。

(3)Ⅲ度烧伤:伤及皮肤全层,真皮和皮肤附件全部毁损,而且可能伤及皮下脂肪、肌肉甚至骨面。皮肤全层及伤及的深部组织坏死、脱水形成焦痂,逐渐与正常组织分离后脱落。裸露的创面已无再生的上皮来源,仅在创面边缘有上皮。如果创面大,仅靠边缘的上皮生长、爬行、覆盖创面,十分缓慢,必须植皮方能愈合。如果创面不消除,大量肉芽组织生长,皮肤由瘢痕取代,将造成面部畸形和功能障碍。Ⅲ度烧伤又称焦痂性烧伤。患处皮肤坏死呈灰白色、棕黄色,并逐渐脱水炭化。伤处感觉迟钝,疼痛消失。

2.口腔颌面部热灼伤的特点

特点:①口腔颌面部组织疏松,血运丰富,创面肿胀明显,渗出液多。一般在24小时内水肿逐渐加重,48小时达高峰。深度烧伤时,肿胀向深部扩张,可压迫呼吸道引起上呼吸道梗阻,小儿深度烧伤后早期即可引起脑水肿。一些严重烧伤病员,在伤后2～3天为水肿高峰期,此时应高度警惕脑水肿造成的脑疝,病员常因中枢性呼吸、循环功能衰竭而死亡。②颜面部烧伤时,常伴热空气吸入,造成呼吸道热灼伤。呼吸道黏膜水肿,呼吸道变窄,黏膜上皮大量分泌液体,纤毛运动障碍,咳嗽反射减弱或消失,造成分泌物堵塞下呼吸道。如有呼吸困难,应紧急行气管切开术。③颜面部神经丰富,伤后疼痛剧烈,应给予镇痛、镇静药物。④颜面部高低不一,热力作用的强度不一,烧伤的深度常不相同。一般来说,面部较突出的部位受伤较重,如鼻、唇、颧部、外耳等。具体的深度判断应根据临床表现予以鉴别。⑤颜面部血运丰富,抗感染力强,修复能力强。

创面痂壳剥脱分离早,愈合快,即使是深Ⅱ度烧伤,也可获得痂下愈合。⑥由于毛发及五官分泌物的存在,容易污染,感染机会较大,应加强护理,及时清除分泌物,进食时避免食物污染创口,保持创面清洁,减少污染。⑦深度的颜面部烧伤后,患处遗留的瘢痕挛缩会造成明显的面部畸形及功能障碍。如小口畸形、唇外翻、睑外翻、张口受限、假性关节强直、颏颈粘连等。因此,面部烧伤不仅要求创面修复,还要最大限度地防止容貌毁损及功能障碍。

**3.烧伤创面的处理**

常用的方法主要有早期清创术、暴露疗法、包扎疗法、切痂疗法和植皮术。对治疗方法的选择,应遵循以下几条原则:①能够保护创面,对创面无损伤;②形成一个促进创面愈合的局部环境;③减轻疼痛;④减少细菌污染,防止创面感染;⑤尽早去除创面已失活的组织。

(1)清创术:主要清除创面的污染物、异物和失活组织。①现多主张简单清创,因为彻底清创不可能使创面无菌,反而有可能加重局部创伤,甚至促进休克的发生发展。②清创前应先剪去创面周围毛发。用肥皂水或有机溶剂清洗创面周围健康皮肤,再用1‰新洁尔灭或0.5‰氯己定反复冲洗创面,冲不掉的污染物可用棉球轻轻擦拭,最后再用生理盐水冲洗创面。创面的小水疱无须处理,大水疱可用消毒针刺破,行低位引流,保留疱皮。如果水疱已感染化脓,则应去除疱皮。③深度烧伤坏死的皮肤,在早期与深部相连,应在2周左右时再行切痂术。

(2)暴露疗法:将创面直接暴露在空气中,让创面干燥,造成一个不利于细菌生长繁殖的环境。该法可以预防和控制感染,抑制焦痂液化和糜烂。①将伤员置于清洁、空气流通,室温30℃左右的环境内。创面完全暴露,保证创面的清洁、干燥和无感染。应及时清理创面渗液和分泌物。为促进创面干燥可用烤灯照射。创面可涂擦磺胺嘧啶银或吡咯酮碘等不易被创面吸收、抗菌效果好、毒性小的药物,中医学中的虎杖液、紫草油、猪油等具有良好的镇痛、消肿、收敛、干燥创面的作用,可一天涂布数次。②行暴露疗法时,应做好创面与周围环境的消毒、隔离工作。及时更换无菌铺单,避免交叉感染。暴露疗法适用于颜面部不易包扎固定部位的各类烧伤,但不适用于不合作的婴幼儿及昏迷病员。

(3)包扎疗法:是用敷料对创面进行包扎、封闭、固定的一种方法。它可以保护创面,减少外界对创面的刺激,减少外界细菌对创面的污染和侵袭,包扎和封闭、固定给创面提供了细胞生长的良好环境,有利于创面愈合。①常用于:烧伤病员的转送;婴幼儿及不合作的烧伤患者;较严重的深度烧伤。②但包扎疗法不适于严重污染的创面,因为封闭的内环境有利于细菌滋生繁殖。③包扎方法:内层敷料可用少油的、网眼适当的凡士林纱布,也可以用抗生素盐水纱布或干纱布。外层敷料要有足够的厚度,应>1 cm,以保证敷料不被渗出液浸透。宽度要超过外缘至少5 cm。包扎压力要适中,应露出嘴、眼、鼻。如果外层敷料干燥,创面无感染征象时,可2~5天交换敷料一次。如敷料已浸透后,则应及时更换,如果患者自诉创面跳痛、敷料有臭味、体温升高、白细胞升高,提示有创面感染,应及时更换敷料或换用其他疗法。

(4)焦痂切除术:就是采用手术的方法切除焦痂。它与植皮术联合应用可缩短疗程,减轻感染,加快创面愈合。Ⅲ度烧伤后,皮肤坏死、脱水形成焦痂,小片的焦痂可自行剥脱,但大片的焦痂剥脱很慢,痂下积聚的分泌物不易清除,容易继发感染,出现痂下积脓,常需手术切除焦痂。切痂术是大面积深度烧伤救治成功的关键。Ⅲ度烧伤的创面,多数不主张早期切痂,因早期深度不易分辨,切痂平面不够清楚,容易造成切除过多,增加组合缺损。加之面部血液循环丰富,出血较多,宜在伤后2周左右行切除术。近年也有人主张早期切痂后植皮,认为这样可减少瘢痕形成和功能障碍。一旦焦痂开始分离,应迅速切痂或剥痂,然后植皮,消灭创面。

(5)植皮术:深度烧伤创面,无上皮细胞覆盖时,靠纤维结缔组织增生修复创面,伤后的瘢痕挛缩将导致严重的面部畸形和功能障碍。游离植皮,可从远处提供上皮细胞,加速创面的上皮覆盖,促进创面愈合。而且,暴露的创面植皮后,渗出减少,感染也减少,游离植皮术在烧伤治疗中广泛应用于创面的关闭治疗。

颜面部Ⅲ度烧伤创面的植皮,多采用中厚皮片游离移植,可获得较高的存活率,皮肤又能有较好的质地、颜色和功能。

颜面部烧伤伤员,应尽快脱离致伤现场,迅速扑灭身上的火焰,迅速把烧伤部位浸入 20 ℃左右的水中可减轻热灼伤的损害,并作简单包扎后送医院。

在医院内尽早行简单的清创术后,根据伤情确定进一步治疗方案。创面多采用暴露疗法,并配合镇静、止痛、抗休克、抗感染治疗。对烧伤病员感染的预防和控制非常重要。如果继发感染即使是浅Ⅱ度烧伤甚至Ⅰ度烧伤,都可能留下瘢痕或明显的色素沉着,影响面部的外形和功能。颜面部遗留的烧伤瘢痕,一般应在伤后 6～12 个月时,待瘢痕软化,改建停止后,再进行整复手术。但如果眼睑外翻者,因角膜长时间暴露易引起暴露性角膜炎,角膜会逐渐浑浊,甚至失明。应及早松解瘢痕,保证眼睑闭合。严重的小口畸形影响进食或张口者,也可早期行口裂开大术。

### (十)化学性灼伤

颜面部处于突出暴露部位,日常纠纷中的毁容事件,屡屡发生,常用酸、碱等高度腐蚀性化学物质,造成颜容毁损和严重口腔、咽部、食物的灼伤。化学工厂的工伤事故也容易造成头颈颜面等暴露部位损伤,高浓度的化学气体经呼吸道吸入会造成口腔黏膜和呼吸道黏膜的灼伤。战争中的化学武器,如疥子气、磷弹等也会引起化学性灼伤。

1.化学性灼伤的致伤机制

按化学物质对组织作用的性质可分为两类:组织凝固性物质和组织溶解性物质。

(1)组织凝固性物质:主要有酸类,如硫酸、盐酸、硝酸、碳酸、草酸等和重金属盐,如硝酸银、氯化锌等。上述物质使组织蛋白凝固,组织脱水,创面迅速形成一层界限清楚的痂壳。凝固的蛋白限制了致伤物质向深部的侵蚀,因此酸灼伤的深度较碱灼伤浅。

(2)组织溶解性物质:主要有苛性碱氢氧化钠和氢氧化钾等。碱类与组织蛋白结合,形成可溶性碱性蛋白化合物,与脂肪组织发生皂化反应;使细胞脱水坏死;形成不断向深部侵蚀的持续性损害;并在溶解组织的过程中产热;加重损伤。

化学毒性物质除了引起接触部位局部的损害,还可经损伤部位吸收,引起全身中毒反应和内脏器官(特别是具解毒、排毒功能的肝脏、肾脏)的损害。化学灼伤患者的死亡率明显高于一般烧伤患者,化学物质的全身毒性反应和内脏器官受损,是其中最重要的原因。尽早使用解毒剂和利尿剂,可减少中毒性肝炎、急性重型肝炎、急性肾功衰的发生,大剂量给予葡萄糖、维生素 C,可减轻中毒反应。伤后尽早切除焦痂,有利于化学物质的清除、减轻中毒反应。

2.化学性灼伤的临床表现

不同的化学物质引起的临床表现和全身中毒症状不尽相同,其表现及程度与化学物质的种类、浓度、剂量、接触时间、损伤部位等因素有关。

硫酸灼伤创面为黑色或棕黑色;浓盐酸灼伤创面为棕黄色,口腔黏膜则多呈浅绿色;硝酸灼伤创面多呈棕黄色或褐色。灼伤深度越深,痂色越深。

强碱灼伤创面多呈黏滑或肥皂样焦痂,基底潮红,较深,一般均在深Ⅱ度以上,疼痛剧烈。焦痂脱落后,创面深陷,边缘潜行,创面经久不愈。

3.化学灼伤的急救

急救原则是尽快脱离致伤物质,立即大量流水冲洗,迅速查明致伤物质的性质,采取相应的措施,积极预防和治疗全身中毒等合并症。

不管是哪类化学物质引起的灼伤,均需在受伤现场使伤员脱离致伤物质,如果头发内和衣服上浸泡了液体,应迅速剪去头发,脱掉衣服,并立即用流动冷水冲洗患处,30分钟以上,碱性烧伤冲洗时间应更长,有人建议24小时冲洗,口腔黏膜冲洗后可用1%普鲁卡因含漱。伤后的早期冲洗对减轻组织损伤非常关键,故应予以充分冲洗。

颜面部化学灼伤后,应常规检查有无眼部灼伤,并应优先冲洗,并在表面麻醉下仔细检查角膜和结膜表,彻底清除残留物质。

治疗时应查明致伤物质,可根据皮肤或衣服上的残留物予以分辨。仔细询问家属,核对盛装致伤物的容器,对致伤物性质的判明十分有益。另外,可结合创面局部的表现加以诊断。

确定致伤种类后,可选用相应的中和剂。

酸性灼伤时,用1%～2%碳酸氢钠冲洗,或用肥皂水冲洗,中和创面的酸后,再用水冲洗,吞食强酸者,用0.5%～1%的碳酸氢钠冲洗口腔,但切忌吞入,忌用碳酸氢钠洗胃或用催吐剂,以免造成胃穿孔,可口服蛋清、牛奶、豆浆、氢氧化铝、凝胶等,保护食管和胃肠黏膜。

碳酸烧伤时,其腐蚀、穿透力较强,对组织有浸润性破坏。吸收后主要对肾脏产生损害。故抢救时先用大量流动冷水冲洗1小时以上,再用70%酒精冲洗,或伤后用水或直接用酒精冲洗。伤后早期切痂,可减少局部吸收,减轻全身中毒和肾脏损害。

草酸灼伤后常形成粉白色顽固性溃疡。草酸吸收后与钙结合成草酸钙,使血钙下降。局部大量冷水冲洗后,应局部和全身使用钙剂。

碱性灼伤时,可用食醋或2%～5%醋酸,柠檬酸冲洗,中和碱液。吞服强碱者,口腔黏膜灼伤可用较低浓度(0.5%～1%)的弱酸(醋酸、柠檬酸等)冲洗,禁忌洗胃和催吐,以防胃、食管穿孔。

生石灰烧伤时,用水冲洗前,应将石灰粉基本擦净,以免生石灰遇水后产热加重损伤。

磷灼伤,常见于化工厂或战争中磷弹灼伤。一方面是由于附着颜面部的磷遇空气或受震动即可自燃,另一方面,磷燃烧生成的五氧化二磷可使组织脱水,而且后者遇水后生成磷酸,并产热使创伤加深。磷和磷化物还可经局部创面迅速吸收,灼伤数分钟后即可进入血液和肝、肾等内脏器官,引起急性肝、肾衰竭。磷也容易蒸发,经吸入引起呼吸道灼伤。磷灼伤是热烧伤和化学灼伤的复合损伤,并伴广泛的全身器官的损害。

磷烧伤者,除立即用水冲洗外,应迅速清除磷颗粒。残存的磷颗粒遇空气易复燃,应避免与空气接触。未来得及清除的创面部分,不要暴露在空气中,可用数层湿布覆盖,并用湿布遮掩口、鼻腔,减少磷蒸气吸入造成的呼吸道灼伤。

清创时,用1%硫酸铜清洗,可产生磷化铜,呈黑色,便于清除干净。清除完毕后,再用清水冲洗,然后用2%～5%的碳酸氢钠湿敷,中和磷酸。4～6小时后,包扎创面。严禁用油脂类敷料包扎。因为磷在油脂内溶解后可加速其吸收。一般不采用暴露疗法,以防残存磷遇空气自燃。

全身中毒的预防在于局部尽早尽快和彻底的清创,早期切痂,减少化学毒物的吸收。

无机磷中毒的抢救,目前尚无较有效的办法,主要是对症治疗:应用大量葡萄糖和各种维生素,以及高热量、高蛋白饮食保护肝脏,及早利尿、碱化尿液,禁用损害肾脏的药物。

**(十一)冻伤**

机体组织的冰点一般为−2.5~−2.2 ℃,依组织的种类和部位有所差异,皮肤开始冻结的温度约为−5 ℃。一般来说,当局部组织的温度降到冰点以下时,即可发生冻伤。冻伤常发生于身体暴露部位,特别是肢端或循环较差的部位,手、脚趾最多见,颜面部、鼻尖、外耳次之。

1.冻伤的病理过程

(1)生理调节阶段:局部低温,使血管收缩,血流减少,散热减少。短期收缩后,继发血管扩张,血流增加,以保障局部组织的血供。血管收缩与扩张,交替发生,每一周期为5~10分钟。如果持续局部低温,则局部血管持续收缩、痉挛,组织缺血,温度明显降低,引起冻结性损伤。

(2)组织冷冻阶段:首先是细胞外液的水分结成冰晶体,并以此为晶核,逐渐增大,导致细胞外液电解质浓缩,细胞外高渗压使组织细胞脱水,细胞代谢紊乱,细胞膜破裂、细胞变性、坏死。血管内皮细胞和血管壁的破坏,血栓形成。微循环障碍,从而加剧了局部缺血和组织坏死。

(3)复温融化阶段:即使在局部温度回升后,继发的微血管栓塞还会加重局部的微循环障碍,反而加速和加重了冻伤。有人认为,在一定条件下,冻伤组织的40%是组织冻结造成的原慢性损伤,60%是微循环障碍造成的继发性损伤。

2.冻伤的分级

冻伤深度的划分基本同热灼伤。一般为分四类。

(1)Ⅰ度冻伤:仅伤及表皮。皮肤发红、肿胀、皮温升高。局部有麻木感,复温后瘙痒、灼痛、无水疱。一般不做特殊处理,5~7天后自愈。

(2)Ⅱ度冻伤:伤及真皮层。皮肤红或暗红,压之变白,继之血管迅速充盈,局部肿胀,疼痛明显。复温后12~24小时出现大小不等的浆液性水疱。5~7天后水疱逐渐吸收、结痂,2~3周后痊愈,可遗留浅瘢痕。

(3)Ⅲ度冻伤:伤及皮下组织。皮肤青紫,明显肿胀,疼痛剧烈,数天后局部组织发黑坏死,缓慢脱落后,遗留明显瘢痕。

(4)Ⅳ度冻伤:伤及肌肉甚至骨骼。同Ⅲ度,但程度更重多伴严重的全身症状。

耳、鼻冻伤时,其软骨对冷的抵抗力弱。在外部皮肤只有很小的损害时,就可能引起内部的软骨坏死,发生慢性软骨膜炎,软骨变形、收缩,导致耳、鼻畸形。

3.冷冻的治疗

(1)迅速脱离寒冷环境,实施保温措施,防止继续受冻。

(2)尽早快速复温:用40 ℃温水湿毛巾,局部热敷,持续20~30分钟。水温不宜超过43 ℃,严禁火烤、雪搓、冷水浸泡或捶打受冻部位。

(3)改善局部微循环:静脉滴注右旋糖酐-40 500~1 000 mL,持续7~10天。还可配合血管扩张剂,如罂粟碱30 ng,肌内注射,每6小时一次。

(4)局部保暖、涂布冻伤膏:Ⅰ~Ⅱ度冻伤,只作局部清洁和保暖。局部涂布冻伤膏,厚度至少1 mm以上,可起保暖作用。Ⅲ度冻伤时,应在坏死组织分界明显时剥痂,然后尽量在肉芽创面上植皮,缩短愈合时间。Ⅱ度以上的冻伤,应常规预防性肌内注射破伤风抗毒素。

**(十二)火器伤**

火器伤主要包括枪弹伤和爆炸伤。其伤情视致伤武器、投射距离和速度、弹道部位等不同有所差别。但总体有以下特点。

(1)多为二次性损伤:枪弹射入颌面部时,除少数全程穿过软组织外,大部分弹头均易受颌骨和其他面骨以及牙齿的阻挡,随即发生爆炸。炸裂的骨片、牙碎片成为继发性弹性,向四周散射,引起邻近大片组织损伤。

(2)常累及颌面部多个器官,呈多区域的广泛性损伤:单纯的软组织损伤少见,常伴牙、骨组织损伤。

(3)多为贯通伤:可从颈部穿入口腔,或从一侧穿至对侧面部,从口腔穿通颅脑等。由于二次损伤的原因,伤道常常是入口小,出口大。

(4)组织内的弹道不一定是直线:弹头遇到质地不一的骨质或窦腔,常改变弹道方向。在异物定位和探查时,应注意这种情况。

(5)伤道及周围组织内异物多:弹片及爆炸造成的碎骨片、牙片常嵌入邻近组织中。

(6)火器伤创面污染严重:炸药、泥土的污染,牙碎片的污染,弹片穿过窦腔带入的污染等,均易加重创面污染。

(7)创口不规则、不整齐,常伴组织缺损:弹头爆炸和雷管等爆炸,使创口呈放射状撕裂伤,对位缝合较困难。

治疗:①火器伤的伤情均较严重,首先应维持全身情况的稳定,保持呼吸道通畅、止血、抗休克。如果是口底、颈部的广泛损伤,容易出现上呼吸道梗阻,必要时行管气切开术。②细致、彻底清创是关键:彻底冲洗创面,减少局部污染;仔细探查,尽量除尽异物;创缘修整比一般创口要彻底;力争关闭与口腔的通道;暴露的骨面须用周围组织覆盖或碘仿纱布覆盖;软组织缝合不宜过紧过密,应常规放置引流条。③加大抗感染力度:大剂量全身用抗生素。常规注射破伤风抗毒素。

(范媛媛)

# 第二节 牙及牙槽骨损伤

牙及牙槽骨损伤较常见,可以单独发生,也可以和颌面其他损伤同时发生。前牙及上颌牙槽骨,因位置较突出,容易受到损伤。

## 一、牙挫伤

### (一)临床表现与诊断

牙挫伤主要是直接或间接的外力作用使牙周膜和牙髓受损伤。由于伤后可发生创伤性牙周膜炎,特别是接近根尖孔处,血管常发生破裂、出血,致使患牙有明显叩痛和不同程度的松动。自觉牙伸长,对咬合压力和冷热刺激都很敏感等。如同时有牙龈撕裂伤,则可有出血及局部肿胀。损害轻者,尤其是青少年患者,损伤多可自行恢复,若损伤较重,甚至根尖孔处主要血管撕裂,则引起牙髓坏死,在临床上表现为牙冠逐渐变色,牙髓活力由迟钝渐渐变为无活力反应。偶然也可以出现牙髓炎症状。此种坏死的牙髓有时除牙冠变色外,可以终身不出现症状,也无危害。但也可以发生继发性感染,并引起根尖周围组织的急性或慢性炎症。

### (二)治疗

牙挫伤的治疗比较简单,轻者可不做特殊处理。损伤较重者应使患牙得到休息,在1~2周避免承受压力,可调磨对殆牙,使其与患牙不接触,也不要用患牙咀嚼食物。如果牙松动较明显,可作简单结扎固定。创伤牙齿定期观察,每月复查1次。半年后若无自觉症状,牙冠不变色,牙髓活力正常,可不必处理;如牙冠变色,牙髓活力不正常时,应考虑做根管治疗。

## 二、牙脱位

较重的暴力撞击可使牙齿发生部分脱位和完全脱位。

### (一)临床表现与诊断

牙在牙槽窝内的位置有明显改变或甚至脱出。牙部分脱位,一般有松动、移位和疼痛,而且常常妨碍咬合;向深部嵌入者,则牙冠暴露部分变短,位置低于咬合平面。完全脱位者牙已脱离牙槽窝,或仅有软组织粘连。牙脱位时,局部牙龈可有撕裂伤与红肿,并可伴有牙槽突骨折。

### (二)治疗

牙脱位的治疗,以尽量保存牙为原则。如部分脱位,不论是移位、半脱位或嵌入深部,都应使牙恢复到正常位置,然后固定2~3周;如牙已完全脱落,而时间不长,可将脱位的牙进行处理后再植。脱位固定的牙要定期复查,当牙冠变色或牙髓活力迟钝时,应做根管治疗。

牙脱位固定的常用方法有以下几种。

1.牙弓夹板固定法

先将脱位的牙复位,再将牙弓夹板弯成与局部牙弓一致的弧度,与每个牙相紧贴。夹板的长短,根据要固定的范围而定。原则上牙弓结扎的正常的固位牙数应大于脱位牙的两倍,注意应先结扎健康牙,后结扎脱位牙。所有结扎丝的头,在扭紧后剪短,并推压在牙间隙处,以免刺激口腔黏膜。

2.金属丝结扎法

用一根长结扎丝围绕损伤牙及其两侧2~3个健康牙的唇(颊)舌侧,作一总的环绕结扎;再用短的结扎丝在每个牙间作补充垂直向结扎,使长结扎丝圈收紧,对单个牙的固定用"8"字形结扎法。

## 三、牙折

牙折常由于外力直接撞击而产生;也可因间接的上、下牙相撞所造成。平时由于跌伤致使上前牙、特别是上中切牙的折断为最多见。

### (一)临床表现与诊断

按解剖部位,牙折可分为冠折、根折和冠根联合折3类。冠折又可分为穿通牙髓与未穿通牙髓两种。冠根联合折也有斜折和纵折两类。冠折如穿通牙髓,则刺激症状明显;未穿通牙髓者,可有轻微的感觉过敏,或全无感觉异常。根折的主要特点是牙松动和触、压痛,折断线愈接近牙颈部,则松动度愈大;如折断线接近根尖区,也可无明显的松动。冠根联合折断,可见部分牙冠有折裂、活动,但与根部相连,在冠部可察见裂隙,并有明显咬合痛或触压痛。测牙髓活力、摄牙X线等有助于对牙折的诊断。

### (二)治疗

根据牙折的不同类型,采用不同的治疗方法。切缘折断少许只暴露牙本质者,可将锐利边缘磨去,然后脱敏治疗。切缘折断较多,但未露牙髓时,也可用上法保护断面。观察数月后如无症状,即可用套冠或光固化树脂修复缺损部分。牙冠折断已露牙髓,或在牙颈部折断但未到牙龈下时,应行根管治疗,然后用桩冠修复缺损部分。根折可用牙弓夹板或金属丝结扎固定,或用根管钉插入固定。冠根联合纵折,如有条件可行根管治疗后用套冠恢复其功能,否则可拔除。

## 四、乳牙损伤

乳牙损伤的处理有一定的特殊性,因保存正常的乳牙列,对今后恒牙萌出,颌面部发育及成长都很重要。因此,应当尽量设法保留受损伤的乳牙。

### (一)临床表现与诊断

乳牙损伤的部位,多见于乳前牙,特别是上颌乳前牙。其损伤类型亦可分冠折、根折、嵌入、半脱位及脱位等,但以嵌入及半脱位为最多见。

### (二)治疗

冠折、根折的处理与恒牙大体相同。儿童乳前牙因损伤而半脱位,若无感染,又距恒牙萌出尚有一定时间,可在局麻下用手法复位,然后用金属丝结扎固定。如有感染,则常需拔除。对向唇侧或腭侧半脱位或脱位的乳前牙,可应用牙弓夹板固定,并应调𬌗,使其暂时脱离咬合关系。

乳前牙因损伤牙冠嵌入牙槽内 1/3~2/3 者,可应用抗炎药物,预防感染,等待其再萌出;如牙冠完全嵌入,又无感染,复位后固定 6~8 周;如牙周组织破坏,并有感染者,则应拔除。损伤后经保存疗法处理的乳牙,应严密观察 3~6 个月,如发现牙髓坏死,应施行根管治疗,但一般只限于前牙;对嵌入的乳牙,应观察对恒牙的萌出有无影响。凡乳牙损伤需要拔除者,4 岁以上儿童,为了防止邻牙向近中移动致恒牙萌出错位,应该做牙列间隙保持器,以保证未来的恒牙列排列整齐,获得正常的咬合关系。

## 五、牙槽突骨折

牙槽突骨折常因外力直接作用于局部的牙槽突而引起。多见于上前牙,可以单独发生,也可以伴有上、下颌骨或其他部位骨折和软组织损伤。

### (一)临床表现与诊断

牙槽突骨折常伴有唇组织和牙龈的肿胀及撕裂伤。骨折片有明显的移动度,摇动单个牙,可见邻近数牙随之活动。出现这一症状,即可证实该部位牙槽突已折断。骨折片移位,取决于外力作用的方向,多半是向后向内移位,从而引起咬合错乱。较少发生嵌入性骨折。牙槽突骨折多伴有牙损伤,如牙折或脱位。在检查时,要注意牙槽突骨折线平面的部位,以便能够及时地诊断出是否存在牙根和上颌窦壁的骨折。为此,可摄颌骨正位或侧位 X 线以助诊断。

### (二)治疗

牙槽突骨折的治疗,首先应将移位的牙槽骨恢复到正常的解剖位置,然后根据不同情况,选择适当的固定方法。一般牙槽突骨折,在复位后常选用金属丝牙弓夹板结扎、固定 2~3 周,如不能立即复位者,也可做牵引复位固定。

(范媛媛)

# 第三节　颧骨及颧弓骨折

颧骨及颧弓是面侧部较为突出的部位,易受撞击而发生骨折。颧骨因与上颌骨相连,常与上颌骨同时发生骨折。颧弓是颧骨颞突和颞骨颧突相连接的部分,较窄细,较颧骨更易发生骨折。

## 一、临床表现

### (一)面部塌陷畸形

当颧骨、颧弓发生骨折时,由于外力的作用,骨折片向内后方移位,由于伤时伴有面部软组织肿胀,可能暂时掩盖由于骨折片移位造成的颧面部塌陷,然而当面部肿胀消退后,局部会出现塌陷畸形。

### (二)张口受限

颧骨、颧弓骨折片向内后方移位,压迫嚼肌和颞肌,妨碍喙突运动,会造成张口疼痛及张口受限。

### (三)复视

颧骨构成眶腔的外侧壁和眶下缘的大部分,当颧骨骨折片发生移位时,会造成眼球移位、外展肌充血和局部水肿,从而使眼球移动受限而发生复视。复视也是诊断颧骨骨折的一项重要的临床指征。

### (四)神经症状

颧骨骨折会引发眶下神经损伤,造成支配区域的感觉麻木;也可能损伤面神经的颧支,造成患侧眼睑闭合不全。

## 二、治疗

颧骨骨折后如出现明显面部畸形、复视、张口受限及神经压迫症状者,应做手术复位;如无上述症状发生,骨折片无明显移位者,可采取保守治疗。

### (一)口内上颌前庭沟切开复位法

适用于颧弓骨折不伴有旋转移位者。自上颌磨牙区前庭沟作切口,直达骨面,沿下颌骨喙突外侧向上分离,经颞肌肌腱、颞肌达颧骨和颧弓深面,用骨膜分离器将骨折片向外上前方向提翘,将骨折片复位(图 14-1)。

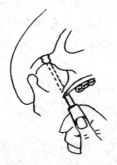

图 14-1　口内上颌前庭沟切开复位法

### (二)单齿钩切开复位法

适用于颧弓骨折不伴有旋转移位者。在颧骨颧弓骨折处下方皮肤作切口,直达颧弓表面,探明骨折片位置后,将单齿钩探入骨折片深部,向上方提拉颧骨颧弓骨折片使其复位。

### (三)上颌窦填塞法

适用于粉碎性颧骨骨折及上颌骨骨折。在上颌口内前庭沟作切口,在上颌骨尖牙窝处开窗,显露上颌窦,用骨膜分离器将骨折片复位后,以碘仿纱条填塞上颌窦,在下鼻道开口将纱条引出,严密关闭口腔内切口。2周后逐渐撤出纱条。

### (四)巾钳牵拉法

适用于单纯颧弓骨折。不做切口,用大号巾钳夹住骨折处皮肤、皮下直至骨折深面,向外牵拉颧弓复位,复位后应避免再次挤压。

### (五)头皮冠状瓣切开复位法

适用于有旋转移位的颧骨骨折。手术切口及进路同上颌骨骨折,手术充分显露骨折断端,手术应在颧弓、颧额缝和眶下缘达到3点固定,一般使用小钛板或微型钛板进行固定。

(范媛媛)

# 第四节　上颌骨骨折

上颌骨骨折可单独发生,但多数为与相邻组织同时遭受损伤。

## 一、概述

### (一)应用解剖

上颌骨附着于颅底,严重的上颌骨创伤常伴有颅脑损伤或颅底骨折。上颌骨为面中部的主要骨骼,并参与鼻、眶、腭等部的构成。上颌骨与颅底所构成的拱形结构对垂直方向的创伤力量有较强的抗力,但对通常引起上颌骨骨折的水平方向力量抗力较弱。

儿童的上颌窦小,尚未完全形成,生长发育过程中,上颌骨向其各方生长,上颌窦位置逐渐下降。故儿童期间,上颌骨中空的结构尚未形成,与成人比较,更接近于实体结构,对侧方的打击力量有较强的抗力,这是儿童较少发生上颌骨骨折的原因之一。

上颌骨上附着的肌肉虽多,但弱小无力,且多止于皮肤,对骨折片移位的作用不大,仅翼内、外肌较强,能牵引上颌骨向后向外。但上颌骨这种类型的移位,可能是最初的打击力量加于骨上所致,而不是由肌肉牵引的作用引起。曾有报道认为,腭帆张肌能牵引两侧咽鼓管彼此靠近,引起浆液性中耳炎。

上颌骨的血液主要来自上颌动脉,血运丰富,故创伤后的骨坏死少见,但出血较多。

由于泪沟的一部分为上颌骨,故可伴发鼻泪管系统的损伤。上颌骨骨折累及筛板、额窦、筛窦、蝶窦时,可发生脑脊液漏。

面中1/3骨折常为面部遭受钝性打击力量而致。骨折片移位的程度及方向主要受打击力量的程度、方向和受力点的影响。组织的抗力和受力区横断面的情况也起一定作用。上颌骨前壁是较薄弱的部位,如打击力量为前后方向,则上颌骨骨折的移位为向后向下,形成上颌后退及开殆,肌肉牵引在这种移位中的作用很小。力量作用点的高低直接影响骨折发生部位的高低。锐物的打击多引起单独的局部骨折。如力量由上方而来,主要承受处为鼻梁部位,由于上颌骨与颅底间的结合为由上向下及后方,约呈 45°,上颌骨将向下及后方移位,形成与颅底分离的骨折。由下方而来的力量,如经由下颌传导,可引起上颌骨的锥形骨折(LeFortⅡ型骨折)及腭部骨折,同时有下颌骨正中部及髁突骨折。侧方的打击能引起很多种类型的骨折,可发生侧方移位及反殆畸形,而颧骨亦常受累。

**(二)上颌骨骨折的类型**

最常使用的上颌骨骨折分类是 LeFort 分类。1900 年,Rene LeFort 在尸体标本上进行试验,研究上颌骨骨折。从不同方向以重物击于头部。在部分颅骨的后方置一板支持头部,其他部位则悬空,无任何支持。LeFort 发现,受打击的区域与骨折的性质有密切关系。由于这些骨折可以在试验中重复制出,LeFort 在 1901 年发表了上颌骨骨折的骨折线,即现在常用的 LeFort 上颌骨骨折的分类(图 14-2,图 14-3)。

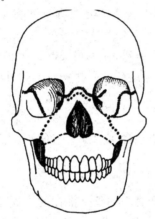

图 14-2　上颌骨 LeFort 骨折线正面观

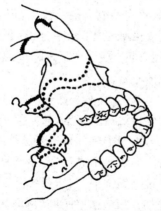

图 14-3　上颌骨 LeFort 骨折线侧面观

LeFortⅠ型骨折的骨折线经过鼻底、上颌骨的下 1/3、腭及翼板,为低位水平骨折。

LeFortⅡ型骨折即锥形骨折,骨折线通过额突的较薄处,向侧方延伸,经过泪骨、眶底、颧上颌缝、眶下孔、上颌骨侧壁、翼板,进入翼上颌凹。此型骨折最常见。

LeFortⅢ型骨折即颅面分离,或称高位水平骨折,骨折线通过鼻额缝,横越眶底,经颧额缝及颧弓,使面中 1/3 处与颅底完全分离。

上颌骨正中或正中旁垂直骨折的发生率大约占上颌骨骨折的 15%,它多与 LeFort Ⅱ 或 Ⅲ 型骨折同时发生,并向后通过腭骨。

### (三)检查与诊断

经过急救处理后,应着手颌面部的检查。注意有无鼻出血、瘀斑、肿胀、明显的移位或面骨的偏斜,患者的正常形象改变。上颌骨的向后移位产生面中部扁平外形或面中部后缩,称为"盘状面"。如有向下移位(常见),则面中部变长,磨牙有早接触而前牙开𬌗。Ⅱ 及 Ⅲ 型骨折时,眶周有肿胀及瘀斑,也可有明显的结膜下出血。由于打击力常为钝性,故广泛的面部撕裂伤较少发生。

必须触诊面部,以检查有无活动性、骨擦音、阶梯状骨畸形及软组织感觉异常。助手固定头部,以拇指及其他手指紧握牙弓以摇动上颌骨,可试出上颌骨是否活动。但如果打击力量为向后向上,上颌可向上后"嵌入",此时上颌骨无活动性。

由于上颌骨骨折常累及鼻骨及其支持组织,故应由外及内仔细检查鼻的损伤情况。在 Ⅱ 型骨折中,鼻骨常有活动性并易被移位。鼻黏膜有无损伤亦应查明。注意有无鼻中隔的偏移或撕裂伤。

检查口内有无黏膜撕裂、黏膜下瘀斑、牙齿情况和上牙槽骨及腭的完整性,腭骨如果断裂并分离,则牙槽部亦有撕裂及分离;有无磨牙的早接触及前牙开𬌗,如果上颌骨有侧方移位,则有反𬌗或腭部骨折。

注意有无脑脊液鼻漏或耳漏。

初步检查结束并建立诊断后,应拍摄 X 片进一步加以证实。

## 二、低位上颌骨骨折

上颌骨骨折因致伤力量的大小、方向和承受部位的不同,加上面中部的结构复杂,故骨折的类型也多种多样,典型的 LeFort 骨折线少见。以下将分别以上颌骨下部骨折及中、上部骨折为题叙述。

上颌骨下部骨折可以是横行的、垂直的或为某一段的,可以是单发的,也可与其他部位的面骨骨折同时发生。此部骨折的类型大致如下:①水平骨折;②LeFort Ⅰ 型;③LeFort Ⅰ 型的变异型;④垂直骨折;⑤腭部骨折;⑥段性骨折;⑦牙槽骨骨折;⑧综合性骨折;⑨与 LeFort 其他类型相伴;⑩复杂的、全面骨的或粉碎性的骨折。

### (一)LeFort Ⅰ 型骨折

在 LeFort 的研究中,以此型的骨折线最为恒定,只有翼板处的折断水平有时变异。双侧的 Ⅰ 型骨折多为从正前方而来的致伤力加于上唇部相当前鼻棘或其稍下处引起。骨折线开始于梨状孔的下缘,在致密的鼻棘骨的上方,向后水平进行,经尖牙凹,在第一磨牙处为此骨折线的最低部位,在颧突之下,然后再稍向上越过上颌结节,到达翼板上 2/3 与下 1/3 交界处,即翼上颌裂的基底处(图 14-4)。上颌窦的内侧壁亦在相应水平折断,再向后通过翼内板(图 14-5)。多数情况下,鼻中隔软骨脱位,犁骨或与软骨分离,或沿鼻底折断。有时由于致伤力、骨重力及翼肌的牵引,骨折片有一定程度的向后向下移位。

详细询问病史,细心检查,结合 X 片观察,本型骨折的诊断不难。

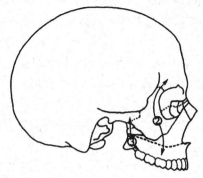

虚线示 LeFort Ⅰ 型骨折；实线示 LeFort Ⅱ 型骨折；点线示 LeFort Ⅲ 型骨折；②及
③示上颌骨侧方拱托处（即加固处）

图 14-4　上颌骨骨折侧面观

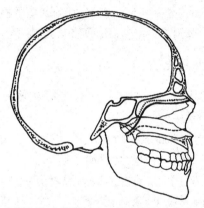

虚线示 LeFort Ⅰ 型骨折；实线示 LeFort Ⅱ 型骨折；点线示 LeFort Ⅲ 型骨折

图 14-5　上颌骨骨折线通过鼻中隔及翼内板的部位

致伤力的大小、性质、速度、作用时间、方向及角度、受力部位等可为诊断提供重要线索。

可能出现的症状：从鼻或口腔的出血、牙齿咬合异常、咀嚼时疼痛、吞咽时上颌有活动、牙关紧闭、鼻塞、吞咽困难、上呼吸道阻塞症状。

可查出的体征：上唇撕裂伤、上前牙松动或折断、上颌下部不对称、错𬌗、上颌下部活动、龈颊沟瘀斑及压痛、可触知的骨折线、鼻中隔撕脱或脱位、面部轻度变长、口咽部水肿及血肿等。

如患者情况许可，治疗最好在伤后数小时内进行，否则，做暂时颌间固定，4～5 天，待水肿消退再治疗。

颌间固定（复位及建立伤前咬合关系）是常用方法。如骨折片嵌入，可以颌间弹力牵引复位后再固定。颌间固定后，应再加头颏辅助固定；如上颌骨向侧方偏斜，颌间牵引复位有困难，应尽早采用开放复位和坚强内固定。

**（二）腭正中或正中旁骨折**

骨折线通常位于正中旁，距中线 1 cm 的范围之内。因犁骨使正中部位加强，外侧则有牙槽骨加强，故正中骨折少见，骨折大多在正中旁。由于伤时腭部裂开及致伤力的打击，上唇可陷入并被夹于腭部裂开处。表面黏膜有线形瘀斑，骨折线可触知。腭部两半可单独活动，用手指触诊腭部，可感知腭部裂缝或骨台阶。如裂隙较宽，可造成腭黏膜和鼻底黏膜裂开，形成"创伤性腭裂"。

治疗时常采用手法复位后颌间固定。此类骨折如果是从颅底延续下来，常常出现重叠嵌顿，单纯用颌间牵引有时很难复位，可以借助正畸矫治器复位或直接开放复位。

### (三)节段性上颌骨骨折

节段性上颌骨骨折指上颌骨某一部分的骨折或牙槽骨骨折。查出此类局部的损伤并将其固定有利于恢复功能。视诊及触诊检查常可正确诊断本类骨折。治疗时应先将折断移位的牙槽骨复位并固定。

此类骨折可单独发生，在 LeFort 型骨折中约有 1/5 病例伴有此型骨折。

### (四)儿童期的上颌下部骨折

典型的儿童期上颌下部骨折少见，其原因前已述及。较多见者为局部骨折及青枝骨折。诊断较困难，因迅速发生肿胀，不易检查，未萌出的牙齿也使 X 片上的骨折线不易查出。仔细询问病史及检查有助于诊断。

发生于幼儿的无移位骨折，以绷带或头颏(头帽及颏托)固定即可。

混合牙列期的骨折，如有移位，应在复位后以弓杠或铝丝弓栓结于牙弓或用正畸方法，如儿童能合作并耐受，做颌间固定。否则，可在梨状孔两侧钻孔，以钢丝通过上颌弓形夹板悬吊固定。

## 三、上颌骨中部及高位骨折

LeFort 虽将骨折分为 3 型，但典型的骨折线在临床甚为罕见，而较常见者为各型的结合，例如，一侧为Ⅱ型，另一侧为Ⅰ型等。

结合病史、临床及 X 线检查多能确定诊断。患者常有前牙开𬌗，后牙向下移位。严重者因咽部水肿及血肿，以及腭部向后下移位，可发生呼吸道阻塞。

临床检查可发现明显错𬌗、上颌后退、前牙开𬌗，患者有特征性的面部变长。唇颊沟触诊可探出骨折的锐利边缘。表面黏膜有瘀斑、水肿，甚至有撕裂。受累软组织有肿胀或有气肿症状，表明有腔窦处骨折。

Ⅲ型骨折时，颧骨有移位；Ⅱ型骨折时，眶下缘处可触知骨折部呈阶梯样，并可有眶下神经分布区感觉异常。

应投照 X 片，包括拍摄各面骨、头颅、颈椎。由于中高位上颌骨骨折常常波及颧骨和眼眶，且结构重叠，通常采用 X 片很难明确骨折移位方向、移位程度，以及眶底和眶尖的破损情况，所以最好做 CT 检查和 CT 三维重建以便准确指导治疗。

大多上颌骨中高位骨折很难通过闭合方法得到有效复位，而且固定也不稳定。以往的做法是在颌间固定的基础上，增加骨间结扎或钢丝悬吊。实际上，中高位上颌骨骨折或多或少都伴有颅脑损伤，开放固定也要求在全身麻醉下进行，无论伤后或术后都不允许颌间固定。目前做法更多地是采用解剖复位和坚强内固定。复位的同时，应同时复位鼻骨、鼻中隔，并积极探查眶底，及时纠正复视和眼球内陷问题。

对于上颌骨同时伴发下颌骨和颧骨骨折并有移位时，我们主张从两头向中间复位，即先下，复位下颌骨，拼对𬌗关系，通过颌间固定复位上颌骨，使上下颌骨形成一个整体；再上，通过颅骨连接颧额缝，复位颧骨；最后是中，将颧骨和上颌骨自然合拢，在颧牙槽脊、梨状孔处用小型接骨板连接固定。

## 四、并发症及后遗畸形

### (一)并发症的治疗

面中部骨折愈合不良将带来功能及美观问题,需再次矫正。再矫正畸形及恢复功能是相当困难的。而这些问题,绝大部分是处理失误所致,故在处理过程中应力求正确,并时时检查纠正。由于血运丰富,上颌骨骨折不愈合仅偶尔发生,发生的问题多是复位不准确、固定不稳,因而产生错位愈合。治疗迟延也是原因之一,由于外伤严重,需等待患者情况稳定而使治疗迟延是主要原因。当然,诊断不准确而未及时治疗也是原因之一。

治疗中,建立上下颌的咬合关系至关重要,忽视此点将产生咬合紊乱,矫正更不易。在治疗原则上,应先恢复伤前的咬合关系,再将其悬吊固定(恢复垂直距离关系后)。此原则必须遵循并在治疗过程中定期检查,以纠正发生的问题。

### (二)后遗畸形的治疗

后遗畸形主要来自错位愈合,常见有错𬌗、鼻部扁平或偏斜、颧部塌陷等,可单独发生,也可混合存在。最严重的是"盘状面"畸形,由面中部后退引起,从侧面看,面中部凹陷,垂直距离加长,并有Ⅲ类错𬌗畸形。

面中1/3骨的后移多由致伤力量引起。面骨与颅底构成角度约为45°,致伤力使面中1/3骨沿颅底平面向后向下,致使面部变长,上颌等后退而面中1/3扁平,咬合紊乱。治疗时,必须将此种关系恢复正常。

错𬌗畸形可能为牙源性,即因牙有脱位而未复位,或牙缺失而邻牙移位等引起,矫正较易;或为骨源性,由骨错位愈合而产生。面中1/3骨骼与颅底及咬合面构成角度约为45°,由前方而来的致伤力可使面中1/3诸骨沿此斜面向后下移位。若发生粉碎性骨折,悬吊法有使面中1/3缩短的倾向。

骨源性错𬌗畸形的诊断应依靠上下颌解剖关系的检查、咬合模型研究、牙及面部X片检查、头影测量分析等。

应做面形分析,以决定面中部有无因骨错位愈合而产生的畸形。上唇后退、鼻棘突后陷及鼻小柱退缩,提示上颌下部后缩(当然有错𬌗畸形)。Ⅱ型及Ⅲ型骨折后遗畸形为面中部扁平等,已见前述。

错位愈合的矫正必须依靠准确诊断。矫正的主要目的是恢复伤前咬合关系,常采用正颌外科方法做骨切开术,使上颌骨前移,同时也矫正了面中部的凹陷扁平畸形。

(范媛媛)

# 第五节 下颌骨骨折

下颌骨面积较大,位置突出,易受创伤。下颌骨骨折的发生率高于面中1/3骨折。

## 一、应用解剖

下颌骨呈U形,力量打击于一侧,除受力部位发生直接骨折外,对侧的薄弱处可发生间接骨折。如致伤力加于右侧颏孔区,除可发生该处骨折外,左侧下颌角或髁突颈部,还可发生间接骨折;又如致伤力加于正中部,除正中骨折外,还可发生双侧(或单侧)髁突颈骨折。

下颌骨有数处薄弱区,为骨折的易发部位。如切牙凹,使正中旁区成为一薄弱部位;颏孔,使下颌体的该部易发生折断;下颌角及下颌髁突颈部,亦为易发生骨折的部位。

未萌出的牙及埋伏(或阻生)牙,亦为下颌骨的弱点,特别是下颌阻生第三磨牙,使下颌角易折断。

下颌骨骨折的发生,除上述解剖上的薄弱环节之外,致伤力的方向及速度也有影响。如低速的致伤力加于体部,可发生该部的直接骨折,骨折片移位不大或无移位,此外,可引起对侧髁突颈部骨折;如致伤力为高速,则该部可发生粉碎性骨折并有骨折片移位,但多不产生对侧的骨折。

下颌骨骨折后,骨折片的移位情况,在很大程度上取决于肌肉的牵引和骨折线的方向、肌肉的牵引方向(图 14-6)。

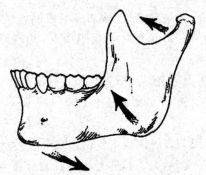

上为翼外肌,中为咬肌及翼内肌,下为二腹肌等

**图 14-6　各组肌肉牵引下颌骨的方向**

前组肌肉由二腹肌、颏舌肌、颏舌骨肌及下颌舌骨肌组成,牵引下颌向下(开口)可使前部骨折片向后下移位;此外,下颌舌骨肌可牵拉下颌体骨折片向内、向下及向后。

后组肌肉有咬肌、颞肌、翼内肌及翼外肌。咬肌及翼内肌强而有力,牵下颌向上向前,后者亦拉升支向内。颞肌的前组纤维拉下颌向上,后组肌纤维则拉下颌后退。翼外肌牵引下颌向前,如髁突骨折,则拉髁突向内向前。

骨折线可分为有利型及不利型 2 种。

## 二、下颌骨骨折的分类

根据骨折发生的部位,下颌骨骨折可分类如下:①正中(及正中旁)骨折;②体部骨折;③角部骨折;④升支骨折;⑤髁突骨折;⑥喙突骨折;⑦牙槽突骨折。

按骨折线的情况及其对骨折片移位的影响,下颌骨骨折可分为无或有水平向移位的骨折、无或有垂直向移位的骨折(图 14-7)。

也有人根据骨折片上有无可利用的牙齿将下颌骨骨折分为:①骨折线两侧的骨折片上均有牙存在;②仅一侧有牙存在;③两骨折片均无牙存在。

此种分类对设计治疗有用,故对牙齿的情况必须详加检查及记录,评价其在夹板固定时或复位时的利用价值。

当然,颌骨骨折也可按一般骨折分类,分为单纯性骨折、开放性骨折、粉碎性骨折等。

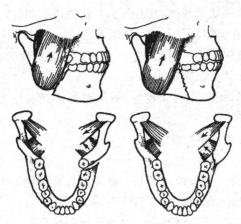

图 14-7　有利型和不利型下颌骨骨折线

## 三、检查与诊断

详细了解受伤时的各种情况对判断骨折类型和移位程度很有帮助。

观察患者的面部及颈部有无挫伤及不对称畸形,可大致了解致伤力的性质及引起的骨折。有水肿及瘀血的部位多为骨折发生的部位。面部的不对称畸形可能为一侧髁突骨折,下颌向该侧移位。后牙有接触而前牙开𬌗可能为双侧髁突骨折;有流涎增加并有臭味,臭味的形成是由于下颌运动障碍、血块堆积,加上细菌作用产生。如下牙槽神经有损伤,则下唇有感觉异常,骨折部位有压痛;如有髁突骨折,则耳前部有压痛;如骨折后移位,则在外耳道及耳前部扪诊时髁突活动消失或减弱。

口内检查常能准确诊断骨折部位及移位情况。软组织创伤包括淤血、黏膜破裂、口底血肿等,能指示骨折部位。软组织创伤的严重程度常与其下方骨组织损伤的程度相应。

下颌骨骨折的存在及性质的最准确指示是咬合的情况。即使移位很小,也有骨折片的下沉或上升。大多数患者都能感觉出咬合有无改变。

用双手相对挤压下颌骨弓,骨折部位出现疼痛。用手错动骨折线两侧骨段,可以发现骨折处的异常活动,使两骨折段活动,骨折线处有骨轧音或破碎音存在。但这种试验使患者极为痛苦,故不应进行。

临床诊断应以 X 线检查再证实,骨折片的移位应从三维方向判断。冠状 CT 检查对确诊髁突矢状骨折及其移位很有帮助。

## 四、治疗原则

现代治疗观点主张解剖复位、稳定固定、微创外科和早期功能。一般情况下,下颌骨骨折皆需固定,固定时必须恢复骨折前𬌗关系。骨折前即有错𬌗者,勿在骨折复位同期纠正骨折前错𬌗。

复位方法有闭合法,即以手法或弹力牵引(如颌间牵引)复位;有开放法,即以手术暴露骨折后直接复位;对骨折错位愈合者,可通过截骨进行复位。

颌间固定是最常使用的固定方法,它的突出优点是能有效地恢复骨折前𬌗关系。固定期的长短应根据骨折类型、受伤程度、患者年龄等因素决定,一般为 4～6 周。坚强内固定的好处是可以建立功能性稳定固定,允许早期无痛性功能运动,并避免颌间固定。

下颌正中骨折和下颌角骨折很容易造成骨折片移位,一般需做解剖复位和坚强内固定。下颌多处骨折、粉碎性骨折及有移位的不利型骨折也需要做坚强内固定。在有多数牙缺失者,或牙齿松动不能利用时,亦可用开放复位固定法。

骨折后,如患者情况良好,则治疗时间越早,效果越好。如需待患者情况稳定,能耐受治疗时,则应做暂时性固定。

整个治疗过程中,均应注意保持口腔卫生。

### (一)髁突骨折

下颌骨髁突的治疗历来为一有争议的问题。髁突骨折的恢复重在功能性改建。多数骨折通过非手术疗法,即颌间固定,即可得到满意的临床效果。

开放整复主要用于髁突骨折后移位并成为功能活动的障碍时,或牙齿不能利用做颌间固定时,或髁突骨折移位进入颅中窝时,或骨折保守治疗后持续关节疼痛、张口受限时。对于髁颈和髁颈下骨折发生脱位性移位(即骨折块移出关节窝)及双侧髁颈或髁颈下骨折移位,造成升支垂直距离变短,出现前牙开𬌗,也积极主张开放整复和内固定。固定方法主要采用 2.0 mm 小型接骨板或拉力螺钉固定。

关节囊内髁突骨折,即高位髁突骨折,颌间固定应在 10～14 天拆除,白天进行功能练习,夜间可再加以弹力牵引。拆除颌间固定 2～3 个月,切牙间的开口度应达 40 mm,下颌的侧方运动应＞7 mm。

髁突矢状骨折,即骨折线斜行贯穿于关节囊内和关节囊外,髁头内 1/3 通常劈裂,被翼外肌拉向内侧,关节盘也随之移位。这种骨折容易引起张口困难,少数可能继发关节强直。骨折早期宜采用保守治疗,如持续数月不能张口,应考虑手术摘除移位的骨折片,并行关节盘复位。

儿童髁突改建能力很强,骨折早期几乎不存在手术指征。保守治疗也采用颌间固定,固定时间宜在5～8 天。如加强功能练习,愈合快,但可能影响生长发育及功能。

### (二)升支及喙突骨折

下颌骨升支部的骨折少见。由于两侧有强有力的肌肉附着,骨折后通常也没有移位。由侧方而来的强力直接打击,偶尔可引起粉碎性骨折,但也多不发生移位。故此类骨折通常皆以颌间固定使下颌制动而待骨折愈合,不需采用手术治疗。偶亦发生低位的髁突颈下方的骨折,此时,后骨折片的移位使升支的垂直高度无法保持,需采用开放复位固定。做下颌角下切口常可满意地暴露骨折,复位后用接骨板和螺钉做坚强内固定。

### (三)下颌角骨折

下颌角骨折常见,并多与阻生第三磨牙有关。此部骨折多需做开放整复及内固定。

根据下颌角部位的应力分布,固定一般沿外斜线进行,做张力带固定。手术由口内入路,取拔除水平阻生齿时切口,并适当向两头延长,暴露骨折线,做解剖复位。如果骨折线上的牙齿影响复位,可以在复位同期拔除阻生牙。骨折固定通常选用小型接骨板沿外斜线固定,骨折线两侧至少各固定两颗螺钉。

有学者对一组下颌角骨折张力带固定和另一组下颌下缘固定做了临床对照观察,发现单纯沿外斜线作张力带固定时,在骨折线的下颌下缘区常常有明显的骨痂形成,而且愈合较下颌下缘固定组慢,说明张力带固定稳定性不足,下缘区存在微动。另外,张力带固定组较下缘固定组感染率高,可能与口内入路和复位同期拔牙有关。

　　小型接骨板张力带固定主要适用于单发下颌角轻度移位和有利型骨折,对于多发的、严重移位的和不利型骨折必须在下颌下缘补偿固定。术后应要求患者用健侧咀嚼,以增加张力带动力稳定效果。

### (四)下颌体部骨折

　　下颌体部骨常因有牙存在而使骨折与口腔相通,成为开放性骨折。下颌体部骨折可以采用闭合复位后颌间固定法治疗。如骨折线使骨折片利于移位,则可在骨折线两侧分别做带挂钩的分段夹板,以弹力牵引移位的骨折片复位,然后固定。

　　下颌体骨折也可直接采用坚强内固定,这样可以避免颌间固定,有利于早期功能和骨折恢复。

### (五)下颌正中部骨折

　　单纯的正中部骨折多用闭合复位颌间固定法治疗。但施加于下颌正中部的肌肉力量颇大,带挂钩的弓杠有时对抗力量不足,特别在同时有髁突骨折时,要求早期活动,所以最好是采用接骨板坚强内固定。具体方法可以选用动力加压固定,也可以选用小型接骨板平衡固定,对此应视骨折线和骨折断面形状而定。但后者有时显得稳定性不够,常常要求辅助固定。

### (六)复杂的下颌骨折

　　下颌骨折如为多发性骨折,则处理较复杂。一般需行开放复位,做内固定,使骨段有足够的稳定性。

　　应特别注意,复杂骨折是下颌正中骨折伴双侧髁突骨折,最好做正中部开放复位和坚强内固定。处理此类骨折时,应注意有无呼吸道阻塞问题,因下颌的前部及后部支持皆失去,软组织可后陷而阻塞下咽部。正中骨折复位固定可解决此问题。

　　对无牙颌双侧下颌体骨折亦应注意,因为可引致呼吸道阻塞,多需做双侧开放整复并做内固定。

### (七)儿童下颌骨骨折

　　儿童期下颌骨骨折的处理原则与成人者基本相同。由于无厚的皮质骨,儿童的下颌骨骨折多为不完全骨折或青枝骨折,处理时最好用闭合法。由于处于乳牙和恒牙交替时期,处理时要获得稳定的殆关系是困难的,但在多数病例中,可以使用牙弓夹板。9～12 岁期间,缺失牙或松动牙较多,可能需采用下颌骨环绕结扎固定法。牙弓夹板及颌间固定能解决多数病例的处理问题。固定时间宜短,一般不超过 2 周。儿童的髁突骨折产生关节强直者较多,故应早期拆除固定,进行功能训练。

### (八)术后护理

　　下颌骨骨折的术后注意事项:对呼吸道阻塞的预防、对分泌物的处理、良好的营养、各种支持性方法的应用。初期,对进行了颌间固定的患者,必须注意呼吸道问题。外伤后的 6 小时以内,应认为患者的胃中是充满食物的,故最好置一经鼻的胃,在术前置入,一直维持至术后,以预防呕吐时发生误吸。如因麻醉需要而有气管内插管,应在患者完全清醒后拔除。床旁应准备保持呼吸道通畅的器械,如吸引器、鼻咽通气管、环甲膜切开术需用的器械等。紧急时,做环甲膜切开比做紧急气管切开更好,前者简单易行,所需器械不多,并发症亦较后者少。

　　床旁吸引器非常重要。因外伤时或手术时,不可避免出血及将血液咽下,故有引起恶心和呕吐的可能,吸去吐出的胃内容物可减少误吸入肺的危险。当然,床旁亦需置剪,以备必要时剪断颌间的牵引或固定。

由于颌间固定,进食困难,故如何维持营养以利于骨折愈合,也很重要,不可忽视。但应注意保持口腔卫生,注意刷牙和常漱口。

应尽早开始抗生素的应用,最好在急诊阶段即开始,维持至术后 4～5 天,必要时再继续。常用的有效药物以广谱抗生素为主。

### (九)并发症

**1.感染**

感染是下颌骨折中最常见的并发症。引起的原因很多,包括伤口污染、骨或软组织的坏死、由死髓牙(骨折线上的)而来的感染等,创伤处理迟延也是原因之一。及时而正确地处理创伤,以及尽早开始应用抗生素可有效地预防感染。如因患者情况不允许而必须推迟处理创伤时,应冲洗局部创口,做必要的清创、暂时的骨折固定及保持口腔卫生。手术时,去除明显的坏死组织。如在创伤治疗后发生了感染,应按感染常规处理,即做脓液的细菌培养及药物敏感试验,按其结果给予抗生素;有脓肿时切开引流,去除坏死的软组织及骨组织等。

**2.骨折不愈合**

除了有相当大量骨缺损的枪击伤或严重车祸外,下颌骨折不愈合的发生多由治疗不当所致。其发生率在国内无报告,国外报道占下颌骨骨折的 2%～4%,在无牙颌骨折中,发生率高达 50%。

引起的原因:①固定不充分;②复位不准确;③感染;④抗生素使用过晚或不当,或未使用;⑤治疗技术不适当。除此之外,局部因素如慢性感染的存在、血液供应不良等,全身因素如贫血、维生素 C 及维生素 D 缺乏、因使用激素引起的代谢改变、糖尿病、梅毒、结核等,还有先天性或后天性疾病如骨形成不良、石骨症、肿瘤等,也起一定作用。

在诊断上,必须与愈合迟延鉴别。愈合延迟时,在骨断端之间有不同程度的铰链运动,而在不愈合时,骨断端可毫无困难地向各个方向活动。当然还应考虑治疗时间及解除固定后的时间长短。X 线检查,在愈合延迟病例,可见骨断端有不规则的吸收,骨断端之间为内有钙化斑点的透射区,在不愈合病例,骨断端呈圆形并可见薄层皮质骨影像,断端之间为 X 线透射区。

治疗原则:如有感染,应做细菌培养及药物敏感试验。厌氧菌感染时,甲硝唑有相当好的疗效。牙根在骨折线上的牙齿应拔除。在去除硬化骨质后牙根可能暴露的牙也应拔除,伤口应缝合。异物、结扎丝或金属夹板常需取出。最少在 1 个月后,从口外切口进入,去除骨断端间的一切纤维化组织,去除骨断端的硬化骨质,直至有出血处为止。如骨缺损不多,且在下颌角处,可使两断端直接接触。更理想的是将骨纵行劈开,连同附着肌肉滑动,与前骨断端相接,正中部的骨不愈合更适用此法,或可用自体骨松质移植。在缺损较大者,应以骨松质移植或植骨。

近年来,有不少报道用电流刺激促进骨愈合,效果良好。但应强调,必须严格操作,避免失误,预防产生骨不愈合。

**3.骨折错位愈合**

下颌骨骨折后如发生错位愈合,其严重后果为咬合错乱及因咬合错乱而引起的一系列问题。下颌骨骨折后错位愈合均为处理失误所引起,引起的原因如下。

（1）不完全的复位固定：骨折必须准确复位,准确复位的标准是恢复骨折前的咬合情况。应注意是恢复骨折前的咬合,如骨折前已有错殆,不可试图在治疗骨折时矫正。复位后,骨折处的固定必须充分,以避免因剪力（最常出现的情况）而引起骨折段的移位,发生错位而愈合。

（2）不充分的下颌制动：骨折处复位后,下颌骨必须有充分的制动,而且要维持一定时期。如采用带挂钩的金属牙弓夹板及颌间固定治疗,此夹板应牢固地固定于牙弓上,颌间固定亦应有足够力量。在无牙颌骨折片的垂直向移位,在有牙颌骨折片的向舌侧旋转移位,是造成错位愈合的最常见原因,应在治疗过程中细心观察并矫正。在有条件的情况下,最好采用重建接骨板固定。

（3）直接有害因素：最重要的是感染。在整个治疗过程中皆应重视并预防,如早期应用抗生素,保持口腔卫生等。

以上3种因素,可单独作用,也可综合作用而产生不利结果。

预防错位愈合极为重要。在整个治疗过程中都应避免处理上的失误。例如,开始检查时,即应注意骨折片的移位情况,如骨折片的动度、骨折线对移位是有利的或不利的、有无足够数目的坚固牙齿用于固定、口腔卫生状况等,以正确地选择复位固定方法。如骨折片移位用弹力牵引复位,在复位后应加强力量以固定之,或换用钢丝结扎固定;如仍用橡皮圈固定时,需注意观察因弹力关系是否引起牙齿松动或使牙弓上的夹板移位。需要时,应取印模,研究骨折前的咬合情况。在整个疗程中,对复位、固定、下颌制动、咬合情况等必须仔细观察,及时矫正出现的问题。

小的咬合错乱,用调殆或小型修复体可以矫正;严重的咬合错乱,可用正畸方法调整或用外科方法治疗,包括正颌外科方法、矫正骨折不愈合的方法等。

（范媛媛）

# 第六节　全面部骨折

全面部骨折主要指面中1/3与面下1/3骨骼同时发生的骨折。多由于严重的交通事故、高空坠落和严重的暴力损伤造成。由于面骨维持着面部轮廓,一旦发生多骨骨折,面形则遭到严重破坏,且经常累及颅底和颅脑、胸腹脏器和四肢。

## 一、临床表现

### （一）多伴有全身重要脏器伤
首诊时患者常有明显的颅脑损伤症状,如昏迷、颅内血肿以及脑脊液漏等;腹腔脏器如肝脾损伤导致的腹腔出血、休克等;颈椎、四肢和骨盆的骨折。

### （二）面部严重扭曲变形
由于骨性支架破坏,面部出现塌陷、拉长和不对称等畸形;可有眼球内陷,运动障碍,眦距不等,鼻背塌陷等改变,严重时常有软组织的哆开或撕裂伤。

### （三）咬合关系紊乱
全面部骨折最明显的改变是咬合错乱,患者常呈开殆、反殆、跨殆等状态,伴有张口受限等症状。

**（四）功能障碍**

患者常伴有复视甚至失明，眶下区、唇部的感觉障碍等。

## 二、诊断

全面部骨折在首诊时必须早期对伤情做出正确判断，应首先处理胸、腹、脑、四肢伤以及威胁生命的紧急情况，优先处理颅脑伤和重要脏器伤。昏迷的伤员要注意保持呼吸道通畅，严禁作颌间结扎固定，严密观察瞳孔、血压、脉搏和呼吸等生命体征的变化。及时处理出血，纠正休克，解除呼吸道梗阻。

全面部骨折的诊断通过详细的检查与辅助检查不难做出，但由于涉及诸多骨骼骨折，普通平片和 CT 常常容易漏诊，因此常选用更先进的三维 CT 重建，其优点是提供的信息更详细，骨折部位、数量、移位方向一目了然，结合平片可全面了解骨折的全貌。

## 三、治疗

此类骨折的专科手术应在伤员全身情况稳定、无手术禁忌证后进行。

**（一）手术时机**

应争取尽早行骨折复位固定，手术可在伤后 2～3 周进行。可一次手术或分期手术。如伤员伤情稳定，经过充分准备，可与神经外科、骨科联合手术，处理相关骨折。需要指出的是，由于伤情涉及多个专业，所以处理这类伤员时，既要分轻重缓急，又要相互协作，避免延误治疗，给后期手术带来困难。

**（二）手术原则**

恢复伤员正常的咬合关系；尽量恢复面部的高度、宽度、突度、弧度和对称性；恢复骨的连续性和面部诸骨的连接，重建骨缺损。

**（三）骨折复位的顺序**

全面部骨折后，常使骨折的复位失去了参照基础，因此复位的顺序和步骤显得非常重要，术前要有成熟的考虑，多采用自下而上或自上而下、由外向内复位的原则，具体要考虑上、下颌骨骨折段的数量、移位的程度、牙存在与否等因素决定。对于有牙颌伤员，复位首先考虑的问题是咬合关系的恢复，先做容易复位、容易恢复牙弓形态的部位，找到参照基础后，再以其他部位的咬合对已复位的咬合关系。

如上颌骨无矢状骨折，牙列完整，而下颌骨骨折错位严重，牙丢失多，可先复位上颌骨，然后用下颌对上颌，恢复正确的咬合关系，最后复位颧骨颧弓和鼻眶骨折。下颌骨因为骨质较厚，强度大，发生粉碎性骨折的概率较上颌骨少，容易达到较精确的复位与固定，形态恢复较容易，所以也可以先行下颌骨复位后再行上颌骨复位，当上、下颌骨的咬合关系重建后，以颌间固定维持咬合关系，接下来复位颧骨颧弓骨折，恢复面中部的高度、宽度及侧面突度的对称性，最后复位鼻-眶-筛骨折、眶底骨折和内眦韧带（图 14-8）。程序性复位固定在全面部骨折是很好的方法。但对无牙颌伤员则不适用，此时，可根据情况利用原来的义齿参照进行复位，或尽量进行比较接合近关系的骨折复位。

**（四）手术入路**

严重的全面部骨折的手术切口应综合设计，如面部有软组织开放创口，可利用创口作骨折的复位内固定。闭合性骨折时，一般上面部和中面部骨折采用全冠状切口，可加用睑缘下切口，下颌骨根据骨折部位选择口外局部切口或口内切口。这样几乎可暴露全面部骨折线,进行复位与固定。全面部骨折常需要植骨,冠状切口可就近切取半层颅骨作为植骨材料,用以修复眶底、上颌骨缺损,可免除另开手术区的缺点。

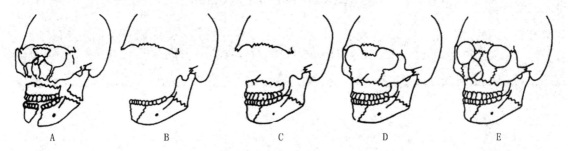

图 14-8　自下而上的全面部骨折复位
A.全面部骨折;B.复位下颌骨骨折;C.复位上颌骨骨折,复位咬合关系;D.复位颧骨颧弓骨折;E.复位鼻眶筛骨折

（范媛媛）

# 第十五章

# 口腔颌面部神经疾病

## 第一节 面肌痉挛

面肌痉挛的病因不明确,表现为一侧面神经支配的部分或全部表情肌不自主抽动。

### 一、诊断

(1)面肌痉挛多见于中、老年,女性多于男性。

(2)抽搐多先从下睑开始,渐扩展至半侧面部表情肌,甚至颈阔肌。但额肌较少受累。

(3)为单侧、阵发性,不能自主,情绪紧张、激动可诱发并加重。睡眠时少有发作。

(4)抽搐发作时间由数秒至数十分钟不等。

(5)患者可伴耳鸣,严重者可同时出现面肌轻度瘫痪、面肌萎缩及舌前2/3味觉减低。

### 二、治疗

目前面肌痉挛缺少十分理想的治疗方法。

**(一)药物治疗**

抗癫痫药物(卡马西平、苯妥英钠等),镇静药物(地西泮等)。

**(二)封闭疗法**

维生素 $B_1$、维生素 $B_{12}$ 或山莨菪碱等注射于茎乳孔处面神经干。

**(三)注射疗法**

肉毒毒素 A 注射于抽搐面肌。

**(四)射频温控热凝面神经干**

有止抽搐或缓解作用,术后面瘫,复发率较高。

**(五)手术治疗**

颅内显微血管减压术,适用于抽搐严重、保守治疗无效者。

(范媛媛)

# 第二节　面神经麻痹

## 一、概念

面神经麻痹是以颜面表情肌群的运动功能障碍为主要特征的一种常见病,也称为面瘫。根据引起面神经麻痹的损害部位不同,分为中枢性面神经麻痹和周围性面神经麻痹。病损位于面神经核以上至大脑皮质中枢之间,即一侧皮质脑干束受损,称为中枢性或核上性面神经麻痹。贝尔麻痹系指临床上不能肯定病因的不伴有其他体征或症状的单纯性周围面神经麻痹。一般认为是经过面神经管的面神经部分发生急性非化脓性炎症所致。

## 二、临床表现

贝尔面瘫起病急剧,且少有自觉症状,不少患者主诉临睡时毫无异常,但晨起盥洗时,忽觉不能喝水与含漱或者自己并无感觉而为他人首先察觉。这种不伴其他症状或体征的突发性单侧面瘫,常是贝尔面瘫的特殊表现。

面瘫的典型症状有患侧口角下垂,健侧向上㖞斜,上下唇因口轮匝肌瘫痪而不能紧闭,故发生饮水漏水、不能鼓腮、吹气等功能障碍。上下眼睑不能闭合的原因是由于眼轮匝肌瘫痪后,失去了受动眼神经支配的上睑提肌保持平衡协调的随意动作,致睑裂扩大、闭合不全、露出结膜,用力紧闭时,则眼球转向外上方,此称贝尔征。由于不能闭眼,故易患结膜炎。在下结膜囊内,常有泪液积滞或溢出,这种泪液运行障碍,一般是由于泪囊肌瘫痪与结膜炎等原因所引起。前额皱纹消失与不能蹙眉是贝尔面瘫或周围性面瘫的重要临床表现,也是与中枢性面瘫鉴别的主要依据。

表情肌的瘫痪症状,特别在功能状态时更为突出,因此,评价治疗效果恢复程度的标准,也必须在功能状态下进行。

面瘫的症状还取决于损害的部位。如发生在茎乳孔外,一般都不发生味觉、泪液、唾液、听觉等方面的变化。但如同时出现感觉功能与副交感功能障碍时,则所出现的症状对损害的发生部位具有定位意义。因此,临床上在必要时,尚应进行下列各种检查。

### (一)味觉检查

伸舌用纱布固定,擦干唾液后,以棉签蘸糖水或盐水涂于患侧舌前 2/3,嘱患者对有无味觉以手示意,但不要用语言回答,以免糖(盐)水沾至健侧而影响检查结果。由于舌背边缘区域的几个部位对不同的味觉具有相对的敏感性,因此,如用甜味检查可涂于舌尖,稍偏后对咸味敏感,依次向后为酸味与苦味。味觉的敏感性虽有个体差异,但左右两侧一般相同。

### (二)听觉检查

主要是检查镫骨肌的功能状态。以听音叉(256 Hz)、马表音等方法,分别对患侧与健侧进行由远至近的比较,以了解患侧听觉有无改变。听觉的改变是由于镫骨肌神经麻痹后,失去了与鼓膜张肌神经(由三叉神经支配)的协调平衡,镫骨对前庭窗的振幅减小,造成低音性过敏或听觉增强。

### (三)泪液检查

亦称 Schirmer 试验。目的在于观察膝状神经节是否受损。用滤纸两条(每条为 0.5 cm×5 cm),一端在 2 mm 处弯折。将两纸条分别安置在两侧下睑结膜囊内做泪量测定。正常时,在 5 分钟末的滤纸沾泪长度(湿长度)约为 2 cm。由于个体差异,湿长度可以变动,但左右两眼基本相等。如膝状神经节以上岩浅大神经受损害,则患侧泪量显著减少。但是,由于患侧溢泪运动障碍,故积累于结膜囊内的泪液增加,为防止出现可能的湿长度增加的偏差,在放置滤纸条的同时,须迅速将两眼所积滞的泪液吸干。

贝尔面瘫多数在 1~4 个月间恢复。有的可彻底治愈,有的为不全恢复,个别的可完全不能恢复。恢复不全者,常可产生瘫痪肌的挛缩,面肌挛缩或联带运动,称为面神经麻痹的后遗症。瘫痪肌的挛缩表现为患侧鼻唇沟加深,睑裂缩小,口角反向患侧牵引,使健侧面肌出现假性瘫痪现象,此时切不可将健侧误认为患侧。

## 三、诊断

本病具有突然发作的病史与典型的周围性面瘫症状,诊断并不困难。根据味觉、听觉及泪液检查结果,还可以明确面神经损害部位,从而做出相应的损害定位诊断。

## 四、治疗

贝尔面瘫的治疗可分急性期、恢复期、后遗症期 3 个阶段来考虑。

### (一)急性期

起病 1~2 周内可视为急性期。此阶段主要是控制炎症水肿,改善局部血液循环,减少神经受压。可给阿司匹林 0.5~1.0 g,每天 3 次。如无禁忌,大多数人主张进行 1 个疗程的激素治疗,可采用地塞米松 5~10 mg 静脉滴注,每天 1 次。或口服泼尼松 30~60 mg/d。口服激素应在起病后立即给予,连续服用 2~3 天,较大剂量后即逐渐减量,一般连续使用激素不超过 10 天。此外,给予维生素 $B_1$ 注射液 100 mg 肌内注射,每天 1 次,维生素 $B_{12}$ 注射液 100 $\mu g$ 肌内注射,每天 2 次。可做理疗,但不宜给予强的刺激疗法,可给短波透热或红外线照射。此时期亦不宜应用强烈针刺、电针等治疗,以免导致继发性面肌痉挛。可给予局部热敷、肌按摩。第 1 周后,可以用 B 族维生素行穴位注射。穴位可选颊车、四白、听会、耳门、下关等。应嘱患者注意保护眼睛,以防引起暴露性结膜炎,特别要防止角膜损害。入睡后应以眼罩掩盖患侧眼睛,不宜吹风,减少户外活动。

### (二)恢复期

第 2 周末至 2 年为恢复期。此期的治疗主要是尽快使神经传导功能恢复和加强肌收缩。除可继续给予维生素 $B_1$ 注射液、维生素 $B_{12}$ 注射液肌内注射外,可给予口服维生素 $B_1$、烟酸、地巴唑等。亦可加用加兰他敏 2.5 mg 肌内注射,每天 1 次。还可给予面部肌电刺激、电按摩等。针刺可取较多穴位,如加取地仓、翳风、太阳、风池、合谷、足三里等穴,强刺激、留针时间延长,并可加用电针。此时期患者应继续注意保护眼睛,并对着镜子练习各种瘫痪肌的随意运动。大多数病例在起病后 1~3 个月内可完全恢复。药物治疗在 6 个月后已很少有效,但 1~2 年内仍有自行恢复的可能。2 年后有 10%~15%的患者仍留有程度不等的各种后遗症。也有人主张对病损部位在面神经管内者,如在面瘫发生后 1 个月仍无恢复迹象时,可请鼻喉科医师考虑行面神经管减压术。

## （三）后遗症期

2 年后面瘫仍不能恢复者,可按永久性面神经麻痹处理。

（范媛媛）

# 第三节　灼口综合征

灼口综合征是指发生在口腔黏膜上以烧灼样疼痛为主,有时包括口干和味觉障碍的综合征。但客观检查不到临床病损,也无组织病理改变。因多发生在舌部,故亦称舌痛症。女性多见。

## 一、病因

病因尚未明了。关于本病的精神因素学说近年备受关注。经过大量社会调查发现,本病患者常有一定的社会背景。即在身体内部或外部受到任何不良刺激,可以扰乱抗体原有的稳定平衡状态,加上个体处于有忧虑、抑郁等情绪障碍时,则抗体不能对此不良刺激做出正确或合适反应时,则可能患病。这种社会调查只能说明现象,但要揭示该病的发病机制,仍有待于进一步研究。因为临床上本病常见于更年期妇女,所以考虑与内分泌改变有关。口腔内存在的牙齿尖锐边缘和不合适的义齿基板边缘等的局部刺激,或口内两种不同金属修复体,所产生的微电流刺激,均可引起疼痛。

味觉障碍可能与曾有口腔烫伤使味蕾受损、唾液分泌不足或味孔闭锁,导致有味物质不能达味蕾感受器有关。此外锌、铁缺乏,维生素 A 不足和贫血等均可引起味觉细胞器质性改变。

## 二、临床表现

患者常诉说口腔黏膜有火辣样痛,少数患者还有针刺样痛或钝痛、烧灼感、麻木感、接触痛等。部位多发生在舌部,尤以舌尖多见,其次为舌背、舌缘、舌体。其他如腭部、口唇、颊部、咽喉等亦可发生。此外患者还可有口干、味觉障碍等。患者虽有上述症状,但并不影响说话和进食功能。临床检查亦找不到与症状相一致的阳性体征。这些症状可随着患者注意力的转移而减轻或消失。

## 三、诊断

除了要仔细询问病史外,还要做口腔全面检查,以排除其他疾病所引起的疼痛。

## 四、治疗

进行心理辅导,耐心解释,以解除患者的忧虑心理是非常必要的。一般可用谷维素 10 mg,每天 3 次,及维生素 $B_6$ 10 mg,每天 3 次。对情绪抑郁、焦虑患者可考虑用多塞平 25 mg,每天 3 次,或利眠灵 5 mg,每天 3 次。

疼痛范围局限者可用维生素 $B_{12}$ 100 μg 加 1% 普鲁卡因 1 mL 做局部注射。

（范媛媛）

# 第四节　三叉神经痛

## 一、概念

三叉神经痛是指在三叉神经分布区域内出现阵发性电击样剧烈疼痛,历时数秒钟或数分钟,间歇期无症状。疼痛可由于口腔或颜面的任何刺激引起。以中老年人多见,多数为单侧性。

## 二、临床表现

本病的主要表现是在三叉神经某分支区域内,骤然发生闪电式的剧烈疼痛。疼痛可自发,也可由轻微的刺激"扳机点"所引起。所谓"扳机点"是指在三叉神经分支区域内某个固定的局限的小块皮肤或黏膜特别敏感,对此点稍加触碰,立即引起疼痛发作。"扳机点"可能是一个,但也可能为两个以上,一般取决于罹患分支的数目。为避免刺激,患者常不敢洗脸、刷牙、剃须、微笑等,致面部表情呆滞、木僵,颜面及口腔卫生不良,常患湿疹、口炎,伴有牙石堆积、舌苔增厚、少进饮食和身体消瘦。

疼痛如电击、针刺、刀割或撕裂样剧痛,发作时患者为了减轻疼痛而做出各种特殊动作,有时还可出现痛区潮红、结膜充血,或流泪、出汗、流涎以及患侧鼻腔黏液增多等症状。发作多在白天,每次发作时间一般持续数秒、数十秒或1～2分钟后又骤然停止。两次发作之间的间隙称为间歇期,无任何疼痛症状。只有少数病例在间歇期中在面部相应部位有轻微钝痛。疾病早期发作次数较少,持续时间较短,间歇期较长,但随着疾病的发展,发作越来越频繁,间歇期亦缩短。

病程可呈周期性发作,每次发作期可持续数周或数月,然后有一段自动的暂时缓解期。缓解期可为数天或几年。三叉神经痛很少有自愈者。部分病例的发作期与气候有关,一般在春季及冬季容易发作。

有的患者由于疼痛发作时用力揉搓面部皮肤,可发生皮肤粗糙、增厚、色素沉着、脱发、脱眉,有时甚至引起局部擦伤并继发感染。

在有些患者中疼痛牵涉到牙时,常疑为牙痛而坚持要拔牙,故不少三叉神经痛患者都有拔牙史。

原发性三叉神经痛患者无论病程长短,神经系统检查无阳性体征发现,仍保持罹患分支区域内的痛觉、触觉和温度的感觉功能和运动支的咀嚼肌功能。只有在个别病例中有某个部位皮肤的敏感性增加。

继发性三叉神经痛可因引起部位的不同,伴有面部皮肤感觉减退、角膜反射减退、听力降低等阳性体征。

## 三、检查

目的是明确罹患的分支,即查明发生疼痛症状的分支。为了进一步明确是原发性还是继发性三叉神经痛,必须同时检查伴随的其他症状和体征,如感觉、运动和反射的改变。

定分支首先要寻找"扳机点"。各分支的常见"扳机点"部位如下。①眼支:眶上孔、上眼睑、眉、前额及颞部等部位。②上颌支：眶下孔、下眼睑、鼻翼、上唇、鼻孔下方或口角区、上颌结节或腭大孔等部位。③下颌支：颏孔、下唇、口角区、耳屏部、颊黏膜、颊脂垫尖、舌颌沟等处，并须观察在开闭口及舌运动时有无疼痛发作。

对上述各分支的常见"扳机点"按顺序进行检查。由于各"扳机点"痛阈高低不同，检查时的刺激强度也应由轻至重作适当改变。①拂诊：以棉签或示指轻拂可疑之"扳机点"。②触诊：用示指触摸"扳机点"。③压诊：用较大的压力进行触诊。④揉诊：对可能的"扳机点"用手指进行连续回旋或重揉动作，每一回旋需稍做刹那停顿。这种检查方法往往能使高痛阈的"扳机点"出现阳性体征，多用作眶下孔和颏孔区的检查。

## 四、诊断

依据病史、疼痛的部位、性质、发作表现和神经系统极少有阳性体征，一般诊断原发性三叉神经痛并不困难，但要排除继发性三叉神经痛。为了准确无误地判断疼痛的分支及疼痛涉及的范围，查找"扳机点"是具有重要意义的方法。在初步确定疼痛的分支后，用 $1\%\sim2\%$ 的普鲁卡因溶液在神经孔处行阻滞麻醉，以阻断相应的神经干，这属于诊断性质的封闭。

第一支疼痛时，应封闭眶上孔及其周围。第二支疼痛时，可根据疼痛部位将麻药选择性地注入眶下孔、切牙孔、腭大孔、上颌结节部或圆孔。第三支疼痛时则应麻醉颏孔、下牙槽神经孔或卵圆孔。当"扳机点"位于颏神经或舌神经分布区域时，还应做此两种神经的封闭。麻醉时应先由末梢支开始，无效时再向近中枢端注射。例如第三支疼痛时，可先做颏孔麻醉；不能制止发作时，再做下牙槽神经麻醉；仍无效时，最后做卵圆孔封闭。

在封闭上述各神经干后，如果疼痛停止，1 小时内不发作（可通过刺激"扳机点"试之），则可确定是相应分支的疼痛。最好是在 1～2 天后再重复进行一次诊断性封闭，则更能准确地确定患支。

继发性三叉神经痛其疼痛可不典型，常呈持续性，一般发病年龄较小。检查时，在三叉神经分布区域内出现病理症状，如角膜反射的减低或丧失。角膜反射的变化是有意义的体征，常提示为症状性或器质性三叉神经痛。此外，也常伴有三叉神经分布区的痛觉、温度觉与触觉障碍，还可出现咀嚼肌力减弱与萎缩。

怀疑为继发性三叉神经痛时，应进一步做详细的临床检查，按需要拍摄颅骨 X 片（特别是颅底和岩骨），并做腰椎穿刺及脑超声波检查等。有时甚至要做特殊造影、CT、MRI 检查等才能明确诊断。

## 五、治疗

三叉神经痛如属继发性者，应针对病因治疗，如为肿瘤应作肿瘤切除。对原发性三叉神经痛可采取以下几种方法治疗。

### (一)药物治疗

(1)卡马西平是目前治疗三叉神经痛的首选药物，此药作用于网状结构——丘脑系统，可抑制三叉神经脊束核——丘脑的病理性多神经元反射。

(2)苯妥英钠也是一种常用的药物，对多数病例有一定疗效。

(3)维生素 $B_{12}$ 有一定疗效。

### (二)封闭疗法

用1%~2%普鲁卡因溶液行疼痛神经支的阻滞麻醉,也可加入维生素 $B_{12}$ 做神经干或穴位封闭,每天1次,10次为1个疗程。

### (三)理疗

可用维生素 $B_1$ (或维生素 $B_{12}$)和普鲁卡因溶液以离子导入法或采用穴位导入法,将药物导入疼痛部位,可获一定疗效。

### (四)组织疗法

1.肠线埋藏

取长约1 cm的缝合肠线,埋入罹患分支的神经孔附近或做穴位埋藏,如采用膈俞穴位埋藏。

2.组织浆注射

取冷藏的组织浆 2~3 mL,注射于腹部皮下组织或肌肉,每周1次。

### (五)注射疗法

常用95%乙醇准确地注射于罹患部位的周围神经干或三叉神经半月节。目的在于产生局部神经纤维变性,从而阻断神经的传导,以达到止痛效果。在行眶下孔、眶上孔及颏孔等封闭时,一般剂量为0.5 mL,同时应注意要注入孔内,进孔深度以 2~3 mm 为好,不宜过深或过浅。如行半月节注射,可使三支同时变性,但会造成角膜反射消失,导致角膜炎等并发症。

### (六)半月神经节射频控温热凝术

用射频电流经皮肤选择性控温热凝半月神经节治疗三叉神经痛,取得了良好的治疗效果。本方法的优点是止痛效果好,复发率较低(在 20% 左右),且可重复应用。在解除疼痛的同时能保持大部分触觉。对已做过乙醇封闭或手术后复发的患者也有效。

本法也可能发生一定的并发症。如操作不当,部位不准确,会损伤附近的颅神经或血管而产生并发症,偶尔发生颞肌萎缩、角膜薄翳、视物模糊等。操作时应注意严密消毒,否则会导致颅内感染。

### (七)手术疗法

目前手术治疗方法主要有以下两种。

1.病变性骨腔清除术

根据病史、症状和所累及的三叉神经分支,在"扳机点"部位相应区域及已往拔牙部位的口内行 X 线检查,如在 X 片上显示有病变骨腔,表现为界限清楚的散在透光区或界限不清的骨质疏松脱钙区时,按口腔外科手术常规,从口内途径行颌骨内病变骨腔清除术。

2.三叉神经周围支切断撕脱术

主要适用于下牙槽神经和眶下神经。

(查小雨)

# 第五节　非典型面痛

非典型面痛是一种功能性、位置不清楚、偶然发生的面部疼痛症状。1924 年 Fraizer 等首先提出了非典型面痛的名称。

## 一、发病机制

本病的病因学是复杂的。有些学者认为它是一种功能性疾病,另一些学者认为是血管因素造成的。其功能性原因有忧郁、焦虑状态、强迫状态,但有的学者认为不管疼痛的起因如何,其原因系颈外动脉一个分支或几个分支引起的。也可能是因血管膨胀使骨骼肌收缩而引起疼痛。有人认为是脑膜中动脉的颅外部分、颈内动脉或颈总动脉的分支扩张所引起的。

近年来,国内外的学者发现非典型性面痛综合征及三叉神经痛与病理性骨腔存在有一定关系。他们的见解是:①在上颌或下颌可以找到一个或两个以上的骨腔。②大部分病例行骨腔刮治术后疼痛有明显缓解。③在所有病例中骨腔的发生部位与疼痛发作前拔牙的部位是一致的。④骨腔的内容物可为空腔至异常性骨组织不等。⑤骨腔壁可为松质骨至皮质骨不等。

## 二、临床特点

患者多为女性,占 70%～90%。其发病年龄有两个高峰:一个在 20 岁左右,另一个在停经期前后。似乎与内分泌改变有一定关系。疼痛不发生在脑神经分布区域,面部疼痛多为单侧,也可双侧发作,多发于上颌部。也可发生于鼻部、眼、颧、耳、头及肩颈部。

疼痛性质为严重的钝性痛,位置深在,也可能为钻刺样痛,偶有蚁走感、烧灼感或麻木感。多数患者疼痛有间歇期。洗脸、刷牙、进食可以激发疼痛,但疼痛不如三叉神经痛严重,介于偏头痛与三叉神经痛之间。

## 三、诊断要点

应仔细询问病史,其参考标准是:①疼痛为持续性痛、烧灼痛、搏动性痛,令人痛苦和讨厌的疼痛。②疼痛持续数小时或数天。③疼痛发作缓慢,在发作后疼痛不一定能完全缓解。④疼痛范围较弥散,常涉及几条神经的分布区,偶尔可涉及包括颈部和肩部在内的半侧头部。⑤没有"扳机点"或整个患侧都是"扳机点"。⑥疼痛不是其他已知疾病,如偏头痛、牙痛、颞下颌关节紊乱所引起的。

## 四、治疗

本病治疗十分困难。应首先针对病因与精神病科专家共同制订治疗方案。①进行心理治疗,消除恐癌症,树立战胜疾病信心。②对焦虑患者选用镇静抗焦虑药。③可试用酒石酸麦角胺。④对怀疑有病理性骨腔存在的病例,刮除相应部位的骨腔可能治愈。

(查小雨)

# 第六节　原发性舌咽神经痛

原发性舌咽神经痛是一种出现于舌咽神经分布区的阵发性剧烈疼痛,疼痛的性质与三叉神经痛相似,多位于咽壁、扁桃体窝、软腭及舌后 1/3,可放射到耳部。其发病率在(0.5～2)/10 万人。男女发病率无差异,多于 40 岁以上发病。舌咽神经的脱髓鞘变性、血管压迫、蛛网膜粘连以及慢性炎症刺激与原发性舌咽神经痛的发病有关。

## 一、临床表现

### (一)疼痛的部位

最常见疼痛始于咽壁、扁桃体窝、软腭及舌后 1/3,然后向耳部放射;也可疼痛始于外耳、耳道深部及腮腺区,或介于下颌角与乳突之间,很少放射到咽侧;偶尔疼痛仅局限在外耳道深部。双侧舌咽神经痛者极为罕见。

### (二)诱发因素

吞咽、讲话、咳嗽、打呵欠、打喷嚏、压迫耳屏、转动头部或舌运动等可诱发疼痛发作。

### (三)疼痛的性质

呈阵发性电击、刀割、针刺、烧灼、撕裂样的剧烈疼痛,难以忍受。

### (四)疼痛的发作形式

疼痛多骤然发生,发作短暂,一般持续数秒至数分钟,每天发作从几次到几十次不等,尤其是在急躁、紧张时,发作频繁。随病程进展,疼痛发作越来越频,持续时间越来越长,常有历时不等的间歇期,间歇期间,患者可如同常人。

### (五)扳机点

在外耳、舌根、咽后及扁桃体窝等处可有"扳机点",以至于患者不敢吞咽、咀嚼、说话和做头颈部转动等。

### (六)伴发症状

在疼痛发作时,有时伴大量唾液分泌或连续的咳嗽,另外,发作时尚可伴有面红、出汗、耳鸣、耳聋、流泪、血压升高、喉部痉挛、眩晕等,偶有心动过速、心动过缓,甚或短暂停搏,以及低血压性昏厥、癫痫发作等症状。因饮食受到影响,患者可有脱水、消瘦等表现。

### (七)神经系统查体

常无阳性体征发现。

## 二、诊断

根据疼痛的部位、性质、发作形式、持续时间、诱发因素和扳机点等,基本可以做出初步诊断。为进一步明确诊断,可刺激扁桃体窝等处的"扳机点",看是否能诱发疼痛,或用 1% 丁卡因溶液喷雾咽后壁、扁桃体窝等处,是否能遏止发作,则可以证实诊断。呈持续性疼痛或有阳性神经体征的患者,应当考虑为继发性舌咽神经痛,应进一步辅助检查明确病因。

## 三、鉴别诊断

### (一)三叉神经痛

两者的疼痛性质与发作形式十分相似。两者的鉴别要点为:①三叉神经痛位于三叉神经分布区,疼痛较浅表,"扳机点"在睑、唇或鼻翼,说话、洗脸、刮胡须可诱发疼痛发作。②舌咽神经痛位于舌咽神经分布区,疼痛较深在,"扳机点"多在咽后、扁桃体窝、舌根,咀嚼、吞咽常诱发疼痛发作。

### (二)继发性舌咽神经痛

多呈持续性疼痛,伴有其他颅神经障碍或神经系统体征。颅底 X 线拍片、颅脑 CT 扫描及

MRI 等检查可发现颅底、鼻咽部及桥小脑角肿物或炎症等病变,即可确诊。

### (三)喉上神经痛

疼痛的位置在喉深部、舌根及喉上区,可放射到耳区和牙龈,说话和吞咽可以诱发,在舌骨大角间有压痛点。用 1‰丁卡因溶液涂抹梨状窝区及舌骨大角处,或用 2%普鲁卡因神经封闭,均能完全制止疼痛,以此可以鉴别。

## 四、治疗

### (一)药物治疗

原发性舌咽神经痛的药物治疗与原发性三叉神经痛的药物治疗一样,即凡是能用于治疗三叉神经痛的药物均可用于治疗舌咽神经痛,剂量与方法基本一样。

### (二)射频热凝术

即穿刺颈静脉孔射频热凝舌咽神经治疗舌咽神经痛。一般在 X 线监视下进行,手术中行生命体征监护。穿刺过程中,一般出现血压下降和心率下降,表明迷走神经受累,应调整穿刺或暂停。穿刺的进针点在口角外侧 35 mm,下方 0.5 mm。在电视下纠正穿刺方向,使电极尖到达颈静脉孔神经部。先用 0.1～0.3 V 低电压刺激,若出现一侧咽、扁桃体和外耳道感觉异常,且无副神经反应和血压与心电图改变,表明穿刺部位正确。缓慢持续增温,若无迷走神经反应出现,升温至 65～70 ℃,电凝 60 秒即可造成孤立的舌咽毁损灶。若在升温过程中出现迷走神经反应,应立即停止电凝,并给阿托品 0.5～1 mL,数分钟内可恢复。若复发,可以重复电凝。

### (三)手术治疗

1.延髓束切断术

延髓束切断术治疗舌咽神经痛现在已很少采用。

2.舌咽神经痛神经根切断术

舌咽神经痛神经根切断术是:经乙状窦后入路开颅,寻找到舌咽神经后,用钩刀或微型剪刀将神经切断。如疼痛部位涉及外耳深部,为迷走神经耳支影响所致,应同时切断迷走神经前方根丝 1～2 根。切断舌咽神经时少数可有血压上升,切断迷走神经时有时可发生心律失常、血压下降、心搏停止等不良反应,手术时应密切观察。

手术后,可出现同侧舌后 1/8 味觉丧失,软腭、扁桃体区及舌根部麻木,咽部干燥不适,轻度软腭下垂及短暂性吞咽困难等。目前,只有在术中未发现有血管压迫时,才采用该手术方式。

3.微血管减压术

微血管减压术是目前治疗舌咽神经痛首选手术方式。操作与三叉神经微血管减压术类似,只是切口要比三叉神经微血管减压术低。在显微镜下仔细分离压迫舌咽神经的血管,并在神经与血管间填入适当大小的减压材料,例如涤纶片或特氟隆(Teflon)。有蛛网膜粘连、增厚时,也应同时予以松解、切除。

## 五、预后

舌咽神经痛一般不会自然好转。如不治疗,随着疼痛发作的加重,将严重影响患者的饮食、生活及工作,有些患者可因严重脱水、消瘦而危及生命。

(查小雨)

# 第十六章

# 儿童口腔疾病

## 第一节　儿童牙外伤

儿童牙外伤指牙齿受到急剧的外力,引起牙体、牙髓、牙周组织损伤。乳牙外伤多发生在 2～4 岁,恒牙外伤好发于学龄时期,男孩多于女孩。外伤原因多为运动、嬉戏、意外伤害,如车祸等。上颌中切牙位于面部突出部位,外伤时易受到伤害。

除了个别为陈旧外伤外,牙齿外伤多属于急诊,接诊时应详细询问外伤史:外伤发生的时间、地点、如何受的外伤。同时注意询问是否有颅脑损伤症状:头晕、恶心、呕吐、意识丧失等。外伤发生后至就诊的时间越短,外伤牙的疗效和预后越好。如外伤牙髓暴露时间越长,污染机会越多,又如进行牙齿再植术时,在外伤后半小时以内完成的其牙根吸收的发生率要比在 2 小时以内完成的少 80%。儿童牙齿外伤的检查应包括:①牙体、牙髓、牙周组织是否损伤及其损伤程度,如冠折露髓、牙齿部分脱出等;②口腔软组织:包括牙龈、黏膜、舌头是否损伤;③牙槽骨、颌骨和颞下颌关节是否损伤。同时注意检查创口污染的状况和询问外伤时的环境,决定是否注射破伤风抗毒素。外伤牙必须拍摄 X 片以了解牙齿的发育状况、是否有根折线、根尖周组织的状况。

儿童处于生长发育时期,全身各部分组织、器官尚未发育完成,同样年轻恒牙的牙根也未发育成熟,其根尖孔未闭合,根管粗大,根管壁薄。对于年轻恒牙的治疗方案选择时,一定要注意保护牙髓,使牙根继续发育。根据牙外伤状况可选择直接盖髓术、牙髓切断术、根尖诱导成形术等治疗方法。同时注意保持间隙,防止邻牙移位及对颌牙过长。成年后再做永久性修复。

牙齿外伤可分为以下类型:牙齿震荡、牙齿折断、牙齿移位。本节重点讨论年轻恒前牙的外伤,对乳牙外伤仅做简要叙述。

### 一、牙齿震荡

牙齿外伤只影响牙周膜和牙髓组织,没有造成牙齿折断和牙齿移位时称为牙齿震荡,牙齿震荡的牙有时有釉质裂纹。牙周损伤表现为牙齿酸痛、咬合不适、叩诊敏感,X 片显示根尖周无病理变化或牙周膜间隙稍增宽。牙髓损伤主要为牙髓充血,表现为牙齿对冷热刺激敏感;牙髓出血,表现为牙冠呈粉红色;牙髓感觉丧失,即牙齿暂时失去感觉;牙髓坏死;牙髓钙变;外伤经过较长时间可出现牙髓钙化使髓腔狭窄或完全闭锁。

牙齿震荡后的组织损伤为所有牙齿外伤后都出现的变化,其预后与牙根的发育状况有关。

年轻恒牙的牙周膜间隙宽,牙周膜纤维疏松,血液供应丰富,且根尖孔宽大,故外伤后较易恢复。

治疗:①消除咬合创伤。②定期追踪复查,如出现牙髓或根尖病变及时治疗。

## 二、牙齿折断

### (一)牙冠折断

牙冠折断在牙齿折断中最常见,好发于上颌中切牙的切角或切缘。根据折断部位分为单纯牙釉质折断、釉牙本质折断和冠折露髓三种类型。

#### 1.单纯牙釉质折断

牙齿折断仅局限在牙釉质,未见牙本质暴露,一般无自觉症状,仅折断面粗糙不光滑。

治疗时将折断面磨光,或用光固化树脂修复缺损部分。

#### 2.釉牙本质折断

牙齿折断使牙本质暴露,可出现冷热刺激痛或无明显症状。

为防止外界刺激通过牙本质小管损伤牙髓,应覆盖暴露的牙本质断面。覆盖材料可用玻璃离子、复合体,择期用光固化树脂修复牙齿外形。

#### 3.冠折露髓

牙齿折断暴露牙髓,进食和冷热刺激均非常敏感。

其处理原则是:①如果就诊及时,露髓孔小,创面污染程度轻,可选择做直接盖髓术。但直接盖髓术的适应证要求严格,治疗不易成功,应慎重选择。②外伤后一周以内就诊可选择做部分活髓切断术或冠髓切断术。③出现牙髓炎症、牙髓坏死、根尖病变时,年轻恒牙应做根尖诱导成形术,根发育完成的牙齿做根管充填术。

治疗时应注意,如果牙齿缺损面积大,应保持缺损的间隙,以防邻牙移位和对颌牙过长。牙髓切断术后可出现牙髓变性或根管钙化,故牙根发育完成后需及时改做根管治疗。

### (二)牙根折断

牙根折断较冠折发生少,且多发生于牙根发育完成的牙齿。根据折断部位分为近冠1/3折断、根中1/3折断与根尖1/3折断。根折可能出现的症状为:齿松动,牙冠伸长,与对颌牙有咬合创伤。症状的有无与轻重与根折的部位有关,越近冠部的根折,症状越明显,近根尖1/3折断常无明显临床症状。

治疗:①复位。首先使两断端复位,使之尽可能密合。②固位。复位后及时用釉质黏合剂或钢丝+釉质黏合剂固位。固位时间为2~3个月。③消除咬合创伤。可适量调磨外伤牙和对颌牙,以解除咬合创伤。必要时做全牙列颌垫。④根折牙齿的牙髓如无炎症或坏死,一般不需要处理(以防由于髓腔开放而导致感染物进入根管影响根折的正常愈合)。

### (三)冠根折

牙齿外伤后,折断线同时贯穿牙冠和牙根部。冠根折可分为横折和纵劈,横折较纵劈多见。纵劈折断线与牙长轴平行,横折为近远中方向。

治疗方法如下所示。

#### 1.纵劈牙齿

纵劈牙齿常常不能保留,多数牙拔除。

#### 2.横折牙齿

于无痛情况下取下断冠部分,检查根部折断面位于龈下的深度。①牙根折断面位于龈下小于等于 2 mm 时,做根管治疗,并做间隙保持器保持缺损牙冠的间隙,成年后做桩冠修复。②牙根折断面位于龈下大于 2 mm 时,视剩余牙根长度决定保留或拔除患牙。如果保留患牙,根管治疗后需做根牵引,然后桩冠修复。通常应在外伤后 3 个月再做根牵引,防止临床和 X 射线片没有发现的根折在牵引过程中将断端牵出。

### 三、牙齿移位

牙齿移位多发生在年轻恒牙,由于其牙根尚未发育完成,牙根短,牙根和牙槽骨组织疏松,牙齿受外力后易发生移位。根据移位的方向和程度分为牙齿挫入、牙齿侧向移位、牙齿部分脱出和牙齿全脱出。

#### (一)牙齿挫入

牙齿受垂直外力后被撞入牙槽窝,临床检查较同名牙冠短。应与正在萌出的牙齿相区别。受伤严重时牙冠可全部被撞入牙槽窝内,容易误诊为牙齿全脱出。因此,必须拍 X 片以确定诊断。X 片示挫入牙的牙周膜间隙消失。

(1)根未发育完成的年轻恒牙,牙齿挫入后多数能自行"再萌出"。但如果挫入严重不能再自行萌出者,可采用正畸方法将挫入牙牵引出来。

(2)根发育完成者自行"再萌出"的可能性小,可采用正畸方法牵引。

(3)不能再自行萌出者也可采用即刻手法复位,但该方法尚存在争议,有学者认为该方法易对外伤牙造成二次创伤。

(4)追踪观察牙髓是否病变或牙根是否继续发育,必要时做根管治疗或根尖诱导成形术。

#### (二)牙齿侧向移位

牙齿外伤后发生唇舌向或近远中向的移位。临床检查见牙齿偏离长轴,有时伸长。X 片见因移位而受压部位牙周膜间隙消失,而牵拉部位的牙周膜间隙增宽。有时并发牙槽骨骨折。

应及时将外伤牙复位,用釉质黏合剂或全牙列𬌗垫固位,时间 4~6 周。定期观察牙髓和牙根变化。

#### (三)牙齿部分脱出

牙齿部分脱出牙槽窝,临床检查见牙齿松动、伸长、与对𬌗牙有咬合创伤。X 片显示根尖部牙周膜间隙增宽,有时有半圆形透影区,但硬骨板完整。治疗同牙齿侧向移位。

#### (四)牙齿完全脱出

牙齿因外伤而脱落,多为单个牙。家长带孩子就诊时多数同时带来已离体的牙齿。

牙齿完全脱出应尽快在局麻下做牙齿再植术。具体手术步骤如下。

1.牙齿预备

用生理盐水彻底冲洗脱出牙,或用生理盐水浸湿的纱布轻试,但不可搔刮牙根表面,以免损伤根面可能存活的牙周组织。清洁后的牙齿放在生理盐水中备用。

2.清理牙槽窝

清除牙槽窝中的异物和污物,可用生理盐水冲洗,牙槽窝中过多的血凝块可用镊子轻轻取出。除非牙槽窝中有坏死组织,否则不搔刮牙槽窝。

3.植入患牙

牙齿植入牙槽窝时根尖应与牙槽骨板之间留有间隙,以免发生牙齿固连。

4.固定患牙

急诊条件下可用釉质黏合剂暂时固位,或用悬吊式缝线固位。然后改用全牙列殆垫固位。全牙列殆垫的优点是在固位患牙的同时,能解除咬合创伤,又使外伤牙保持一定的生理动度,减少固连,有利于再植牙的愈合。固位时间1~2周。固位时间太长反而造成牙根固连,引起牙根吸收。

5.应用抗生素

再植后为预防感染,可全身使用抗生素。

6.牙髓治疗

除即刻再植外,牙齿再植后1~2周应做根管治疗,根充药物使用氢氧化钙制剂。为减少牙齿脱出牙槽窝的时间,一般不在再植前做牙髓治疗。

7.预后

牙齿脱出牙槽窝的时间是影响再植牙预后的关键因素。牙齿脱出牙槽窝的时间越短,再植牙的预后越好。干燥状态下,牙齿脱出牙槽窝15~30分钟,再植牙成功率可在90%以上;2小时以上再植,90%以上的牙齿会发生根吸收。

再植牙根吸收有三种类型。

(1)表浅吸收:牙周膜恢复正常,仅在牙根表面有轻度吸收,通常局限在牙骨质。如果投照角度合适,X射线片上可见表浅凹陷,但牙周膜间隙仍正常。

(2)牙齿固连及替代性吸收:由于牙齿脱出后根面牙周膜大面积破坏,牙根与周围牙槽骨粘连。X射线片上牙周膜间隙消失,牙齿无生理动度,叩诊音高,呈金属音。在替代性吸收的过程中,临床无自觉症状,直到牙根吸收接近牙冠才出现牙齿松动,最终牙齿脱落。在年龄较小的儿童,牙槽骨尚未发育成熟,牙齿固连妨碍了牙槽骨的正常生长发育,出现了牙齿"下沉"与低殆现象。

(3)炎症性吸收:如果再植牙未及时做根管治疗。根管内感染坏死的牙髓组织分解出毒素,通过牙本质小管渗透到牙根表面造成炎症性吸收。临床表现为根尖周炎的症状,吸收速度快,短期导致牙齿丧失。

## 四、乳牙外伤的处理原则

乳牙外伤多见于2~4岁的幼儿。上前牙尤其是中切牙是外伤的好发牙位。乳牙因根粗短,牙周组织疏松,所以外伤造成冠折、根折的情况较少,牙齿移位较常见。由于外伤时年龄较小,孩子可能不配合临床检查,有时难以确定受伤的程度和范围,不能采取应有的治疗措施。

由于发育早期恒牙胚位于乳牙的舌侧并与乳牙根尖紧密相邻,乳牙外伤很容易影响其继承恒牙胚。当乳牙根尖直接损伤到恒牙胚时,多数情况下会出现发育障碍,如牙釉质发育不全,严重时导致恒牙弯曲畸形。

幼小儿童在治疗时很难合作,尤其是较复杂的治疗难以取得预期效果,较复杂的外伤难以采取保护治疗时,可考虑拔除。乳中切牙早失一般不会造成间隙不足和错殆。

冠折未露髓的牙齿,多数可磨去锐利边缘以防损伤口腔软组织,如果孩子合作可覆盖牙本质断面。冠折露髓的牙齿,可做根管治疗。乳牙根折较少发生,如果患儿合作,可将根折牙齿复位,用釉质黏合剂加钢丝固位;如果患儿不合作,可拔除冠部断端,不必掏根,以免伤及恒牙胚。

乳牙的牙齿震荡,因缺乏临床表征,很少及时就诊,大多于牙冠变色或出现根尖病变时方来就诊。根据病变的程度和孩子合作的情况,可选择做根管治疗或拔除。乳牙部分脱出与侧向移位,如果孩子合作,可及时复位并固定;如果孩子不合作,可考虑拔除。乳牙挫入牙槽窝较常见,当挫入较重时,几乎整个牙冠均进入牙槽窝内,仅能见切缘。挫入较轻者,一般能自行萌出,可定期观察,常在外伤后 6 个月内"再萌出";挫入较重者,自行再萌出的可能性小,可考虑拔除。乳牙挫入时常常出现牙髓病变,要密切观察,必要时做根管治疗。在自行萌出过程中有可能出现牙齿固连,一旦发现这种情况,要及时拔除乳牙防止影响恒牙胚萌出。全脱出的乳牙一般不做再植。

(张 娜)

# 第二节 儿童牙髓病与根尖周病

在儿童乳牙列和混合牙列期进行乳牙牙髓治疗的目的是消除牙髓及根尖周病变,使乳牙处于非病理状态;维持牙弓长度和牙齿间隙;通过良好的治疗为儿童提供舒适的口腔状态和正常咀嚼功能;预防发音异常和口腔不良习惯。

年轻恒牙是指正在生长发育中的恒牙,其根尖孔尚未完全形成。故保存牙髓活力使之完成正常生长发育是年轻恒牙的牙髓及根尖病治疗的首要目的。

## 一、乳牙和年轻恒牙的生理解剖特点

### (一)乳牙硬组织特点

乳牙硬组织薄,髓腔与牙体表面距离近,相对牙体组织来说,乳牙的髓腔大、髓角高,以近中颊角尤为明显,龋损易达牙髓。乳牙硬组织薄且钙化度低,尤其在牙颈部,牙本质小管粗大、渗透性强、牙髓易受外界细菌侵犯,故临床上慢性闭锁性牙髓炎多见。髓底副根管和副孔多,使得乳牙牙髓感染后易通过髓底副根管和副孔侵犯根分歧,导致根周组织慢性炎症的同时牙髓可为活髓。

### (二)乳牙牙髓组织特点

乳牙的牙髓细胞丰富,胶原纤维较少且细,根尖部胶原纤维较其他部位多。乳牙牙髓中部的血管粗细相混,边缘部血管细,恒牙牙髓中部的血管粗,边缘部血管细。乳牙牙髓亦有增龄性变化,即随年龄增长,牙髓细胞数量减少,而纤维组织成分增加。对乳牙牙髓中淋巴管的有无尚存争议,至今尚无有力证据证明其存在。

乳牙牙髓的神经纤维呈未成熟状,分布比恒牙稀疏,牙髓边缘神经丛少,腊施柯神经丛的神经纤维也少,从神经丛进入成牙本质细胞层的神经细胞突很少,进入前期牙本质的神经纤维更少,达钙化牙本质的神经纤维尤不明显,这是乳牙感觉不敏感的原因之一。乳牙冠中部牙髓中组成神经纤维束的神经纤维多为无髓鞘纤维,即使有髓鞘纤维,髓鞘也不如恒牙发达。

### (三)乳牙牙根及根周围组织的特点

乳前牙为单根牙,牙根唇舌向是扁平状,自根的中部开始向唇侧弯曲。乳磨牙根分叉接近髓底,各根间的分叉大,根尖向内弯曲呈抱球状,有利于容纳继承恒牙胚。乳磨牙的根和根管数目有较大的变异性,准确地判断牙根和根管的数目是乳牙根管治疗的基础。上颌第一、第二乳磨牙为 3 个 3 根管型,其分布为近、远中颊根和腭根,内各有一个根管。下颌第二乳磨牙多为近、远中分布的 2 个扁根,有时远中根分叉呈 3 根管型;下颌第二乳磨牙多为 4 根管型,近、远中各分为颊舌 2 根管;有时远中为 1 个粗大的单根管,呈3 根管型。下颌第一乳磨牙多为近、远中分布的2 个扁根;根管数目变异最大,多见为 3 根管型,近中为 1 个粗大的根管和远中分为颊舌 2 根管;有时亦可见 4 根管型,即近、远中各分为颊舌 2 根管型;近远中各有一个根管的 2 根管型比较少见。

乳牙根周膜宽,纤维组织疏松,牙周膜纤维不成束,故乳牙根周组织的炎症易从牙周膜扩散,龈沟袋排脓引流。乳牙牙槽骨骨质疏松,代谢活跃,对治疗反应良好。乳牙根的下方有继承恒牙胚存在。

### (四)乳牙牙根的生理性吸收

乳牙牙根存在生理性根吸收,以便完成乳、恒牙顺利替换的生理过程。乳牙萌出后一至一年半左右牙根完全形成(乳切牙一年左右,乳尖牙和乳磨牙一年半左右),乳牙脱落前 3～4 年牙根开始吸收(乳切牙 3 年左右,乳尖牙和乳磨牙 4 年左右)。在乳牙牙根完全形成之后到牙根开始吸收之前的期间内乳牙根处于相对稳定,此期间叫乳牙根的稳定期。

在乳牙根吸收的初期时牙髓尚维持正常结构;根吸收掉 1/4 时,冠髓无变化,根髓尚属正常,但吸收处纤维组织增加,成牙本质细胞排列混乱,细胞扁平化;根吸收掉 1/2 时,冠髓尚属正常,根髓吸收处牙髓细胞减少,纤维细胞增加,成牙本质细胞变性、消失,且髓腔内壁牙本质有吸收窝;根吸收掉 3/4 时,正常的牙髓细胞减少,成牙本质细胞广泛萎缩消失,纤维细胞增加,毛细血管增加,神经纤维渐渐消失,并伴有内吸收;乳牙脱落时,残存牙髓失去正常组织形态,无正常牙髓细胞,牙髓组织肉芽性变,牙冠部牙本质发生内吸收。了解乳牙牙髓的组织变化特点,有利于掌握乳牙的牙髓病诊治原则。

### (五)年轻恒牙的生理解剖特点

年轻恒牙是指根尖孔尚未完全形成的正在生长发育中的恒牙。年轻恒牙萌出时釉质已发育完成,釉柱、釉柱鞘及柱间质等形态特征与一般的恒牙并无不同,但萌出的年轻恒牙表面釉质矿化度低、易脱矿,一旦发生龋齿,进展迅速。年轻恒牙相对而言,髓腔大且髓角高,根尖孔呈开放的大喇叭口状,根管壁牙本质层薄,且越向根尖部根管壁越薄。因为年轻恒牙牙本质的厚度较成熟恒牙要薄得多,所以临床上进行备洞或其他切削牙体组织的操作时,必须考虑到可能造成的对牙髓组织的影响,应避免意外露髓和其他医源性因素所导致的牙髓感染。

年轻恒牙的髓腔大且牙髓组织较多,牙髓组织中血管多、血运丰富,这样既能使牙髓内的炎症产物能被很快运送出去,又使牙髓具有较强的修复能力。另外,年轻恒牙根尖部呈大喇叭口状,牙髓组织在根尖部呈乳头状与下方牙周组织移行,根尖部存在丰富的局部血液微循环系统,所以年轻恒牙牙髓对炎症有较强的防御能力,这为年轻恒牙尽量保存活髓提供了生理基础。年轻恒牙在萌出后 3～5 年牙根才能发育完成,在此之前,保存活髓,尤其是保存活的牙乳头是使牙根继续发育的关键。

## 二、乳牙牙髓病与根尖周病的特点

### (一)乳牙的牙髓状态判断

正确地判断牙髓状态对诊断乳牙牙髓及根尖周病是极其重要的,并直接影响治疗方案的选择及预后。但由于儿童身心发育及乳牙生理特点所限,现在临床上还没有十分可靠的手段来判断乳牙的牙髓状态,特别是在没有露髓的情况下,需结合患儿的症状及全面的临床检查,进行综合分析。

1.疼痛史

乳牙的牙髓感染早期症状不明显,这是由于乳牙牙髓的神经系统结构不完善,对各种感觉反应不敏感,加上儿童自知能力和语言表达能力较差,故有无疼痛史不能作为诊断乳牙牙髓感染的绝对标准。一旦出现自发痛,说明牙髓有广泛的炎症,甚至牙髓坏死,无自发痛史不能肯定牙髓无感染存在,这需要医师结合其他的临床检查结果进行综合分析。

2.露髓和出血

乳牙非龋源性露髓(如牙外伤、治疗中意外穿髓等)时,露髓孔的大小与牙髓感染的范围呈正相关,龋源性露髓孔的大小与牙髓感染的范围无确定关系。真正的龋源性露髓总伴有牙髓感染的存在,针尖大的露髓孔,牙髓感染的范围可能为针尖大小,也可能是广泛的炎症,甚至是牙髓坏死。一般露髓处出血的量和颜色,对判断牙髓的感染程度有参考价值。如露髓处有较多暗红色出血,且不易止血时,常说明牙髓感染较重;反之,牙髓感染较轻且局限。此方法在冠髓切断术中判断牙髓状态时,很有参考价值。

3.乳牙牙髓测验

一般的牙髓电测量仪对乳牙不适用,因为乳牙的根尖孔较大,又常因为生理性吸收而呈开放状态,不能形成根尖的高电阻回路。常用的牙髓温度测量,因受儿童感知和语言表达能力的限制,常不能得到可靠的结果。

4.叩诊和牙齿动度

牙齿叩痛和过大动度常说明牙根周围组织处于充血、炎症状态,在没有其他非龋因素存在时,说明牙髓存在感染,且牙髓感染已通过根分歧或根尖孔扩散到牙根周围组织,故叩诊和牙齿动度检查对牙髓状态的判断是很有意义的。临床操作中应注意,由于儿童在就诊时常处于紧张状态,且感知和语言表达能力有限,有时不能提供可靠的表述,需检查者细心观察儿童的行为和表情,对儿童的反馈进行甄别判断。检查时动作要轻柔,怀疑该牙有叩痛时更要注意,不要引起患儿的剧烈疼痛,避免造成患儿对牙科治疗的恐惧,为以后的治疗创造条件。

5.牙龈肿胀和瘘管

牙龈出现肿胀和瘘管是诊断牙根周围组织存在炎症的可靠指标。此时,牙髓可以是有感染的活髓,也可以是死髓。乳牙牙槽骨疏松,血运丰富,骨皮质薄,牙根周围组织感染可迅速扩展达骨膜下,但骨膜下持续时间较长,不易局限化,处理不及时可导致间隙感染。乳牙慢性根周组织感染出现的脓肿和瘘管与牙根形态和走向有关。

6.X线检查

拍摄乳牙的X线牙片和咬合翼片不仅可以发现邻面龋,还可以观察龋洞与髓腔的关系和有无修复性牙本质形成,也检查髓腔内有无根管钙化或内吸收出现、根周组织中有无病变及与其下方恒牙胚的关系、有无牙根吸收及吸收程度。X片上发现根内吸收时,常已造成髓腔与牙周组织相通,在根管治疗时非常困难。乳牙牙髓感染扩散到根周围组织时,首先,侵犯的部位常在根分歧部,其次是根尖周组织。在观察乳牙根周围组织病变时,应特别注意其与恒牙胚的关系。一旦病变波及恒牙胚,是乳牙拔牙的指征。在观察乳牙牙根吸收时应注意,牙髓存在感染时,炎症细胞可刺激破牙本质细胞和破骨细胞活跃,造成根吸收,且乳牙牙体组织钙化度低、易被吸收,特别是在乳牙的根不稳定期。这种病理性根吸收加生理性根吸收的速度很快,远大于单纯的病理性吸收或生理性吸收,临床治疗困难,常常导致拔牙。故在乳牙处于根不稳定期并怀疑牙髓存在感染拟作根管治疗时,一定要有术前X射线片帮助判断牙根情况。

### (二)具体特点

**1.早期症状不明显**

有无疼痛史不能作为诊断乳牙牙髓感染的绝对标准。一旦出现自发痛,说明牙髓有广泛的炎症,甚至牙髓坏死。

**2.乳牙牙髓炎多为慢性过程**

即使是出现急性症状也常是慢性炎症急性发作。

**3.龋源性露髓常伴有牙髓炎的存在**

针尖大的露髓孔,牙髓炎的范围可能为针尖大小,也可能是广泛的炎症,甚至牙髓坏死,一般露髓处有较多出血时,牙髓有广泛的炎症。

**4.乳牙慢性牙髓炎常伴有根尖周感染**

这种感染多发生在根分歧部,乳牙存在根尖周感染时可为活髓,故鉴别乳牙牙髓炎和根尖周炎主要通过 X 射线片。

**5.乳牙根尖周感染扩展迅速**

由于乳牙牙槽骨疏松,血运丰富,骨皮质薄,感染很快扩至骨膜下,不易局限,若未及时治疗可引起间隙感染,出现全身症状。

**6.乳牙牙髓和根尖周感染易导致牙根吸收**

炎症细胞可刺激破牙本质细胞和破骨细胞活跃,造成根吸收,且乳牙牙体组织钙化度低,易被吸收。严重的牙根吸收可导致乳牙早失。

## 三、乳牙的牙髓治疗

### (一)直接盖髓术

由于乳牙龋源性露髓均伴有牙髓的感染,故直接盖髓术一般不用于乳牙深龋露髓的治疗。此方法常用于机械性露髓,如外伤冠折造成的露髓和临床治疗中的意外穿髓,且露髓孔小于1 mm的新鲜露髓处的治疗。常用的盖髓剂为氢氧化钙制剂。

### (二)乳牙牙髓切断术

乳牙深龋侵犯牙髓的早期,感染仅限于冠髓,尚未达到根髓时,可去除已被感染的冠髓,保留未感染根髓,达到治疗的目的,此方法被称为牙髓切断术。由于临床上乳牙的牙髓状态不易判断,实际临床过程中乳牙冠髓炎的准确诊断就成为牙髓切断术成功的关键。目前,常用的方法是临床检查、X线检查和打开髓腔后直视下观察牙髓状况等手段相结合综合判断。临床上判断冠髓炎的参考指标有:患牙无自发痛史;临床检查无松动、叩痛;牙龈无红肿和瘘管;深龋去净腐质露髓或去净腐质极近髓;X片无异常。用上述指标初步判断为冠髓感染后,还应在打开髓腔后,通过直视下观察牙髓的出血量和颜色、冠髓是否成形和去除冠髓后能否止血等情况,再次判断牙髓状态。

有下列指征时可视为冠髓切断术的禁忌证:牙髓感染不仅限于冠髓,已侵犯根髓,形成慢性弥漫性炎症,甚至侵犯牙根周围组织。乳牙牙髓切断术的发展经历了一个漫长的过程,现较成熟的方法有:FC 牙髓切断术、戊二醛牙髓切断术和氢氧化钙牙髓切断术。

**1.乳牙 FC 牙髓切断术和戊二醛牙髓切断术**

乳牙 FC 牙髓切断术和戊二醛牙髓切断术的原理:去除感染的冠髓后,用 FC 或戊二醛处理牙髓断面,使剩余的牙髓固定并达到无害化保留的目的。常用的药物为 1：5 稀释的 Buckely 配方 FC,或 2%戊二醛。

成功的 FC 牙髓切断术后的主要组织学变化为:术后三天内与 FC 接触的牙髓被固定、嗜酸性变,进而纤维化,三天后剩余牙髓逐渐全部纤维化。乳牙 FC 牙髓切断术的预后及存在问题是 FC 处理后牙髓表面的凝固性坏死,有时是可逆的,其残留的根髓处于半失活状态,并伴有慢性炎症,可发生肉芽组织性变,造成根内吸收,FC 对牙髓的作用有非自限性,可渗透到根周围组织中,引起根外吸收和瘘管。牙根内外吸收是 FC 牙髓切断术失败的主要原因。另外,在 20 世纪70～80 年代,关于 FC 的毒理实验报告相继发表,使人们对 FC 的全身毒性、致敏性及致癌性有所警惕。2004 年 6 月,国际癌症研究会发出了甲醛甲酚蒸汽是对于人类具有致癌性的警告并指出:"总结来自多方的大量的系统研究表明,甲醛甲酚与鼻咽癌有确定的相关性,并且可能与上呼吸道其他部位的肿瘤有关,例如鼻黏膜和鼻窦。"戊二醛是为替代 FC 而使用的一种牙髓处理剂,应用于牙髓切断术的浓度为 2%～5%。它与 FC 相比毒性低、无免疫方面的不良反应;渗透作用有自限性,其分子不渗透出根尖孔;经处理的牙髓其凝固性坏死过程是不可逆的,且立即固定生效;同 FC 一样有较高的临床成功率。

2.FC、戊二醛牙髓切断术操作要点

应对患牙施行良好的局部麻醉,用橡皮障或棉卷等方法严格隔湿、防止污染。尽量去除腐质后,喷水高速涡轮手机和球钻下用"揭盖法"揭去髓顶,操作中注意冷却降温,尽量减少对牙髓的刺激。用无菌慢速手机大球钻或尖锐的挖匙去除冠髓,直视下观察牙髓状况。如果去净冠髓后出血量大,且不易止血,说明牙髓感染不仅限于冠髓,根髓已受感染,不再是牙髓切断术的适应证,应改为根管治疗术。在去净冠髓后用生理盐水充分冲洗,去除所有牙本质碎屑和牙髓残片等碎屑,创面充分止血。用无菌小棉球蘸 1∶5 FC 或 2%戊二醛药液放在根管口牙髓断面处行药浴 1 分钟,药浴时切忌棉球过饱和,以免损伤深部的牙髓和通过髓底的副孔和副管损伤根分歧组织。用氧化锌丁香油水门汀作为盖髓剂置于根管口处行盖髓处理,切忌向牙髓方向加压。为预防微漏对牙髓组织的二次感染,应对该牙严密垫底充填,金属预成冠是首选的修复方法。

3.乳牙氢氧化钙牙髓切断术

乳牙氢氧化钙牙髓切断术是真正意义上的活髓切断术。氢氧化钙牙髓切断术后的组织学变化是:与氢氧化钙接触的牙髓组织出现表面坏死层,其下方是一层局限的炎症浸润带,再下方是正常牙髓,从牙髓深层未分化细胞分化出成牙本质细胞排列在正常牙髓的表面,可形成牙本质桥。尽管氢氧化钙牙髓切断术在年轻恒牙牙髓治疗中已被公认为是一种成熟的方法,在乳牙中的应用还在研究中。用纯氢氧化钙作乳牙牙髓切断失败的主要原因是:纯氢氧化钙过强的碱性导致牙髓组织弥漫性炎症,造成根内外吸收及根周组织病变。速硬氢氧化钙制剂和碘仿复合氢氧化钙为盖髓剂,可改变其强碱性,降低了其对牙髓的毒性,增加了抗炎作用,取得了良好的临床效果。

4.牙髓切断术的术后观察和评估

牙髓切断术后需进行临床追踪观察 2～4 年以确定是否成功。因乳牙牙髓感染时可没有明显的主诉症状,在追踪观察中,必须通过临床检查和 X 线检查对疗效进行全面评估。临床成功指标:患牙无不适主诉、牙齿无叩痛、无异常动度、牙龈无红肿和瘘管,X 线成功指标:无病理性牙根内外吸收、根分歧和根尖无病变、恒牙胚继续发育,如果用氢氧化钙为盖髓剂,可见牙本质桥形成(非必备指标)。

**(三)乳牙根管治疗术**

根管治疗术是保留牙齿的最后治疗手段,一般来说,根管治疗术不能保留的牙齿意味着该牙将不得不被拔除,所以掌握根管治疗的禁忌证尤为重要。根管治疗的禁忌证:牙根吸收 1/3 以上、根尖周广泛病变或波及恒牙胚的病变、髓室底较大穿孔、根尖牙源性囊肿或肉芽肿。目前,国内外常用的乳牙根管充填材料有:氧化锌丁香油糊剂、氢氧化钙制剂(如 Vitapex)、碘仿糊剂制剂(如 KRI 糊剂)等。

1.乳牙根管治疗的临床操作要点

(1)术前 X 片:乳牙根管治疗前一定要拍摄 X 线牙片帮助判断牙根的情况。在 X 片上,不仅要观察牙根周围组织是否存在病变以及病变的范围,还应观察有无牙根内外吸收和根管钙化的存在,以及牙根的解剖形态,这些都是影响乳牙根管治疗成功与否的重要因素。

(2)牙髓失活和摘除:提倡采用局部麻醉的方法,在无痛状态下摘除牙髓,也可用化学失活的方法,将牙髓失活后达到无痛状态再摘除。常用的化学失活剂有多聚甲醛制剂。成品牙髓化学失活剂多采用的是 Aeslick 失活剂配方(1.0 g 多聚甲醛、0.06 g 利多卡因、0.01 g 胭脂红、1.3 g 聚乙二醇和 0.5 g 丙烯乙二醇)。国内也常用金属砷制剂作为失活剂,由于金属砷是对人体有害的重金属,应用时要慎重,避免引起砷剂对牙龈组织的化学性烧伤,特别是在有根吸收存在时,砷剂易从开放的根尖孔进入到牙根周围组织引起化学性烧伤,故乳牙根吸收大于 1/3 时,禁用金属砷失活制剂,另外,也应注意防止砷剂脱落入口,使患儿误吞后引起慢性中毒。

(3)根管预备:乳牙根管预备的目的是彻底去除根管内残留的牙髓碎片和根管壁被污染的表层牙本质等感染物质,并通畅细窄的根管,使随后的根管充填更加便利。由于乳牙的根尖孔较大,且常呈开放状,加之牙根呈抱球状,所以,在乳磨牙根管预备时不强调"根管整形",不必拉直根管。干燥情况下预备根管易造成根管锉的折断,根管预备时应保持根管内湿润。为安全起见,在乳磨牙根管预备时慎用机用旋转扩根器。

在根管预备中应结合药物洗涤根管,清除根管内残留的牙髓组织和碎屑,常用的根管冲洗药物有 2%~5%氯胺 T 钠、2%~5.25%次氯酸钠、5%~10%EDTA、1.5%~3%过氧化氢溶液和生理盐水等。在药物冲洗治疗过程中,应注意保护儿童的口腔黏膜。由于这些根管冲洗药物不同程度上都有些异味,易引起孩子的不快和恶心,使用橡皮障可很好地解决这个问题。没有橡皮障时,可采用强力排唾器和棉卷等隔湿方法,以避免大量根管冲洗药物流入患儿口腔。

乳牙根尖孔狭窄部常不明显,特别是在根吸收的情况下,临床上不易确定准确的根管工作长度。由于工作原理的限制,一般的电子根管长度测量仪常不适用于乳牙。为避免对乳牙下方恒牙胚的损伤,常用的做法是初步确定根管工作长度为短于 X 片根尖处 2 mm,并结合临床实际情况加以校正。

在乳牙牙根尚未形成前和根吸收三分之一以上的情况下,根管消毒时应慎用 FC 和戊二醛等引出蛋白凝固坏死的药物,因其可能造成根周组织的损害,严重时可能引起恒牙胚的损伤。在牙根吸收多于 1/3 时,应选用樟脑酚(CP)、碘仿和氢氧化钙药尖等药性温和的药物进行髓腔和根管消毒。儿童使用根管消毒药物时应注意保护周围软组织,因为孩子的牙龈黏膜组织非常娇嫩,比成人更容易被化学药品烧伤。

(4)根管充填:乳牙根管充填常用的方法有加压注射充填法和螺旋输送器充填法。加压注射充填法是用特殊的根管内注射器伸入根管内距根尖 2 mm 左右处,把根管充填药物加压注入根管的同时逐渐后退直至根管口,使药物充满根管。Vitapex 是常用的碘仿-氢氧化钙加压注射充填药物。螺旋输送器充填法可把临床上所用的任意一种糊剂性根管充填药物送入根管,其方法是把蘸有根充糊剂的螺旋输送器针送入根管至距根尖 2 mm 处,开启输送器并轻轻上下提拉数次,使糊剂充满根管。此方法对根管预备要求较高,在根管特别弯曲和根管狭小时不宜使用,用螺旋输送器充填乳牙时要求输送针有很好的柔韧性,否则可能造成螺旋形输送器针折断于根管内。

(5)牙体修复:乳牙相对而言髓腔大牙体组织薄,根管治疗后容易造成牙体组织劈裂,且乳牙易发生继发龋,故乳牙磨牙根管治疗后,牙体组织修复的首选方法是不锈钢预成冠。

2.术后复查

乳牙根管治疗对恒牙胚的任何影响都应该引起儿童牙医的高度重视。乳牙根管治疗后需定期复查,间隔期一般为3~6个月。临床检查中治疗牙应无疼痛、咬合不适、异常动度和牙龈红肿及瘘管等症状。在X片复查时,根周组织无病变出现,或原有根周组织病变消失或缩小;包绕恒牙胚周围的骨硬板完整;与术前X片相比较,恒牙胚继续发育;发育程度应与对侧同名牙相仿。在复查中如发现牙齿有异常动度和瘘管等症状,提示根周组织存在病变,X片上如原有根周组织病变扩大,恒牙胚周围的骨硬板不完整,则提示需拔除病灶牙,以免影响恒牙胚的发育。乳磨牙拔除后,应根据齿龄发育阶段和咬合情况,决定是否需用间隙保持器来保持牙弓长度。

## 四、年轻恒牙的牙髓状态判断

### (一)疼痛史

当患牙出现激惹性疼痛时,常说明牙髓处于充血状态,一旦出现自发痛,说明牙髓有广泛的炎症,甚至牙髓坏死。除龋坏以外,前磨牙畸形中央尖的折断是导致牙髓感染引发疼痛的常见病因,检查中要注意确认有无折断的畸形中央尖。

### (二)叩诊和牙齿动度

牙齿的叩痛和过大动度常说明牙根周围组织处于充血、炎症状态,在没有其他非龋因素存在时,说明牙髓存在感染,且牙髓感染已通过根尖孔扩散到牙根周围组织,故叩诊和牙齿动度检查对牙髓状态的判断是很有意义的。由于年轻恒牙的生理动度偏大,且个体差异较大,在牙齿动度检查时,应注意与健康的对照牙相比较再下结论。

### (三)露髓和出血

龋源性露髓在露髓孔周围是较硬的牙本质时,露髓孔的大小与牙髓感染的范围呈正相关,当露髓孔周围是软化牙本质时,说明腐质尚未去净,此时真正的露髓范围还不能确定,应进一步去腐直至周围是较硬的牙本质时,才能较为准确地判断露髓的范围。一般,露髓处牙髓出血的量和颜色,对判断牙髓的感染程度有参考价值。如露髓处有较多暗红色出血且不易止血时,常说明牙髓感染较重;反之,牙髓感染较轻且局限。

### (四)牙髓测验

一般的牙髓电测量仪对年轻恒牙不适用,因为年轻恒牙的根尖孔尚未形成,呈开放状态,不能形成根尖部的高电阻回路。临床上常用牙髓温度测量法,特别是热牙胶法,对年轻恒牙的牙髓状态进行判断,常能取得较为可靠的结果。正确的热牙胶测方法是:用棉卷隔湿并干燥牙面后,从对照牙到可疑患牙进行测试,测试部位一般选在牙齿的颊面无龋部,注意避免烫伤牙龈和口腔黏膜组织。

### (五)X线检查

在年轻恒牙治疗前拍摄X线牙片,应观察龋洞与髓腔的关系、有无修复性牙本质层形成。与乳牙一样,如果在龋洞的下方有修复性牙本质层出现,说明牙髓存在良好的修复防御能力,相对于外界细菌侵入的速度来说,牙髓的防御能力较强,牙髓可能处于相对健康的状态。此外,还应观察是否有根管钙化或内吸收。一般来说,年轻恒牙发生根内吸收的机会远低于乳牙。应观察牙根发育情况,根尖周组织有否病变,病变范围,病变对年轻恒牙牙乳头的侵害程度。年轻恒牙牙根发育程度对牙髓治疗方法的选择有很大影响。对发育程度低的开放根尖孔的年轻恒牙,由于血运丰富,可建立一些侧支循环对牙髓组织的修复性反应有利,待牙根逐渐发育完成,根尖孔狭窄形成,牙髓的血运将变差,逐渐失去了建立侧支循环的能力。所以,越是年轻的恒牙对活髓治疗的反应比发育成熟的恒牙反应越好。若年轻恒牙存在长期慢性轻度感染时,可出现根尖区牙槽骨骨白线增宽,密度增加的现象,这是机体的一种修复性反应。年轻恒牙的 X 片上在根尖部有边界清晰局限性的透影区(牙乳头),这是牙根形成过程中的正常影像,需与根尖部的病变进行鉴别。

## 五、年轻恒牙的牙髓治疗

年轻恒牙牙髓治疗的原则是:尽量多地保存活髓,尤其是保存活的根尖牙乳头使牙根继续发育完成。

### (一)间接牙髓治疗术或称二次去腐法

在年轻恒牙深的龋洞治疗时,如果临床判断牙髓仅存在极轻微的可逆性的炎症,而完全去净腐质会导致露髓时,可采用间接牙髓治疗术,或称二次去腐法来保存活髓。具体来说是在初次治疗时,去腐中有意识地保留洞底接近牙髓的部分软化牙本质,并进行促进修复性牙本质形成及软化牙本质再矿化的治疗,经过一定时间出现了修复性牙本质层及软化牙本质的再矿化后,再将剩下的软化牙本质去除,并完成最终修复。这种方法避免了因去腐露髓所造成的对牙髓的直接损伤,因而可以保存牙髓的活力并促进牙齿的正常生长发育。

1.适应证

深的龋洞近髓但无牙髓炎症状,如果一次完全去净腐会导致年轻恒牙露髓。间接牙髓治疗的成功关键在于对患牙牙髓状态的准确判断,排除不可逆性牙髓感染的情况。应拍摄术前 X 片来观察龋洞与髓腔的解剖关系、牙根发育状态和是否有根尖病变。一般来说,在发育上越是"年轻"的牙齿、血管含量越丰富、牙髓组织代谢越旺盛、抗感染能力越强、自我修复能力越强,对治疗的反应越好。

2.禁忌证

闭锁性牙髓炎、牙髓坏死等牙髓感染。

3.操作要点

临床操作应在麻醉无痛状态下进行,尽可能地去除腐质,特别是湿软的细菌侵入层。注意保护髓角,对即将露髓处可留少许软化牙本质,避免穿髓。可选用大号球钻去腐。操作中注意冷却,同时避免用高压气枪强力吹干窝洞,因为高压气枪强力吹干时可引起牙本质小管内压力改变,造成虹吸现象,把成牙本质细胞突吸入牙本质小管,引起细胞变形,损伤牙髓。间接牙髓治疗常用的制剂为速硬氢氧化钙制剂。间接盖髓后应用速硬氧化锌丁香油水门汀、聚羧酸水门汀、玻璃离子水门汀等严密封闭窝洞,可用玻璃离子水门汀、复合体、光固化复合树脂或银汞合金等作暂时性修复以避免因微渗漏造成的牙髓继发感染。

间接牙髓治疗后患儿应无自发性痛,如术前有冷热刺激痛者,症状应逐渐减轻至消失,且牙髓应保持正常活力。一般来说,术后 3 个月左右在 X 片上可观察到修复性牙本质层的出现,术后 6 个月左右,X 线片上常可观察到连续的有一定厚度的修复性牙本质层,此时可打开窝洞行二次去腐。当暂时性修复体和间接盖髓剂被去除后,可见原残留软化牙本质的颜色变浅,质地变干变硬,所去腐质常呈粉末状。待去净腐质后,应再次间接盖髓和严密垫底,方可完成永久性充填。在选择垫底材料时应注意避免使氧化锌丁香油水门汀与复合树脂类材料相接触,因为丁香油酚对树脂的聚合反应有抑制作用,会降低树脂的强度。在修复大面积牙体缺损时应注意,因为年轻恒牙牙龈位置不稳定,所以早期修复时确定修复体的牙龈线位置是比较困难的,需定期复查酌情处理。

**(二)直接盖髓术**

1.适应证

意外露髓时露髓孔小于 1 mm,外伤露髓在 4~5 小时,露髓孔小于 1 mm,且露髓孔表面无严重污染。

2.禁忌证

湿软的细菌侵入层腐质未去净而露髓、外伤后露髓时间过长或露髓孔有严重污染、有自发痛史等各种牙髓炎症状态。

3.盖髓剂

主要为氢氧化钙制剂,如 Dycal、Life 和 Alkaliner 等。

4.操作要点

与间接牙髓治疗一样在术前对患牙牙髓状态应有准确的判断。拍摄术前 X 片。严格地隔湿、消毒和防污染,最好用橡皮障隔湿。注意,有时刚萌出的牙临床冠短,没有倒凹,橡皮障安装困难,可采用强力吸唾器和棉卷隔湿。操作中注意冷却,露髓孔只能用棉球轻轻地擦干,避免用高压气枪强力吹干,尽量减少对牙髓的刺激。盖髓剂应置于露髓孔处,切忌向牙髓方向加压。盖髓后应该用有足够强度的速硬材料垫底后严密充填,避免牙髓继发感染。

5.术后复查

直接盖髓术后牙髓应保持正常的活力。年轻恒牙的牙髓活力判定不能简单依靠单项指标,如牙髓电测无反应时,不能说明牙髓坏死,因为一般的牙髓电测仪不适用于年轻恒牙,正常的年轻恒牙中以亦有相当比例的牙髓对其无反应。应通过综合指标判断(患者主诉、临床检查、X 片等)。

一般来说,术后 3 个月左右在 X 片上可观察到覆盖露髓孔处有牙本质桥出现。牙本质桥的形成常被当作直接盖髓术成功的一个标志,但在临床上有个别病例在牙本质桥形成后 2~3 年或更长的时间后,当牙根发育完成后,牙齿不再"年轻"时,出现急慢性牙髓感染或根尖周组织感染的症状,甚至出现弥漫性根管钙化＋根尖病变的情况。

**(三)年轻恒牙牙髓切断术**

牙髓感染为仅限于冠髓而根髓尚未受到侵犯的冠髓炎状态时,可用牙髓切断术的方法,去除感染的冠髓,保留未感染的根髓,使年轻恒牙的牙根能够继续发育。如牙外伤露髓孔大于1 mm,或时间长于 5 小时,短于 24 小时,龋源性露髓孔较大,但出血颜色鲜红且无自发痛史,X 片观察患牙无根周组织病变者。各种牙髓的弥漫性感染为本治疗的禁忌证。

年轻恒牙牙髓切断术前在对患牙牙髓状态有准确的判断的同时,应摄术前 X 片,特别注意观察牙根发育状态,为以后的术后观察提供参考。临床操作应在无痛状态下进行,严格地隔湿、消毒和防污染,最好用橡皮障隔湿。首先,应尽量去除露髓孔以外部分的腐质,减少对牙髓的术中污染。高速涡轮手机和球钻下用"揭盖法"揭去髓顶,操作中注意冷却降温,尽量减少对牙髓的刺激。用无菌慢速手机大球钻或尖锐的挖匙去除冠髓,直视下观察牙髓状况,如冠髓是否成形、出血的量及颜色等,帮助再次确诊牙髓的炎症范围。去净冠髓后用生理盐水充分冲洗,去除所有牙本质碎屑和牙髓残片等碎屑,创面充分止血,必要时可使用局部止血剂。用盖髓剂覆盖牙髓断面,切忌将盖髓剂加压放入牙髓。常用的盖髓剂有氢氧化钙制剂等。盖髓后要用速硬材料严密垫底充填修复,避免继发牙髓感染。

年轻恒牙牙髓切断术后应对患者进行追踪观察,直至牙根完全形成。治疗后的牙齿,应保持活髓状态,X线检查牙根继续发育、无根内外吸收、根尖无病变、切髓断面的下方有牙本质桥形成。一般来说,术后 3 个月左右在 X 片上可观察到牙本质桥的形成,牙本质桥的厚度在 1 年内随时间不断增加,1 年以后其厚度无明显变化。年轻恒牙冠髓切断术治疗后的牙齿待牙根完全形成后,可视牙体修复等情况的要求改作根管治疗。年轻恒牙冠髓切断术后与直接盖髓术后相同,同样存在着当牙根发育完成后,出现根髓变性和弥漫性根管钙化的危险,所以,多数学者主张,待牙根完全形成后,应该改为根管治疗。

有学者主张对污染轻的因外伤引起的牙髓外露,没必要去除整个冠髓,可施行部分冠髓切除术,即用无菌大球钻去除露髓孔附近的牙髓,用氢氧化钙制剂等盖髓剂覆盖牙髓断面后严密充填牙齿。这样治疗的优点是对牙髓损伤小,将来为改作根管治疗而打通钙化桥时,操作相对容易且安全。

### (四)牙根形成术

牙根形成术是牙髓切断术的延伸,当年轻恒牙部分根髓受到感染,根尖牙髓和牙乳头组织基本正常时,用清除感染部分牙髓,保留根尖基本正常的牙髓和牙乳头组织,使牙根继续发育形成的方法称为牙根形成术,有时也被称为部分根髓切断术。主要充填材料为氢氧化钙制剂。临床操作要点与牙髓切断术有很多相似,只是比前者切除牙髓的水平要深些。根尖成形术后的年轻恒牙齿,由于保存了基本健康的牙乳头,与牙根正常发育有密切关系的霍特威上皮根鞘亦基本正常,术后牙根可正常发育,形成基本生理性的牙根尖形态。

### (五)根尖诱导成形术或根尖封闭术

当年轻恒牙出现牙髓感染、坏死分解或根尖周病变时,用根管内治疗的方法诱导牙根继续发育,根尖孔缩小或闭所,称为根尖诱导成形术或根尖封闭术。

#### 1.充填材料

以牙根未发育完成牙为治疗对象时,所使用的根管充填材料应具备以下性质:有一定抗菌能力、能促进硬组织形成、有良好的组织相容性。主要为氢氧化钙制剂(如 Vitapex 等)和碘仿制剂等。

#### 2.操作要点

应拍摄术前 X 片,观察根发育状况和根尖病变情况,帮助确定牙根工作长度。由于年轻恒牙牙根尚未发育完成,无明显的根尖狭窄处,常用的根管长度测量仪不适用于年轻恒牙的牙根,不易准确判定根管工作长度,一般以 X 片根尖孔上方 $2\sim3$ mm 处为标志,并结合手感确定根管工作长度。

去除感染牙髓时,只能在局部麻醉下摘除牙髓,不能用化学失活的方法。按活髓切断术的常规要求进行清洁消毒并用橡皮障隔湿,尽可能地创造一个相对无菌的操作环境,避免对残存活牙髓和根尖周组织的刺激和损伤,避免将牙本质碎片嵌入牙髓中而引起二次感染。年轻恒牙的根管壁薄,不要反复扩大根管,避免造成侧穿,清洁根管主要用洗涤的方法,提倡用超声波法洗涤根管。在用超声波法清洗根管时,为避免根管挫与根管壁接触后损伤管壁牙本质,应选用小号 K 型根管锉(如 15# 或 20# 锉),使根管锉悬于根管中,并保持根管内有足够量液体降温的条件下,用超声震荡方法可有效去除根管内的腐质、碎屑等感染物。常用的根管冲洗药物有 2%～5% 氯胺 T 钠、2%～5.25% 次氯酸钠、5%～10% EDTA、3% 过氧化氢溶液和生理盐水等。年轻恒牙根管消毒时应避免用刺激性药物,如 FC、戊二醛等。可选用氢氧化钙药尖、碘仿、樟脑酚(CP)和木溜油等无蛋白凝固性作用的药性温和的根管消毒药物。

根管充填常用的药物为氢氧化钙制剂,如 Vitapex 等,充填时应尽量做到恰填,切忌超填,因为超填可能造成根尖牙乳头的损伤,使牙根停止发育,也可能引起继续形成的牙根发育畸形。根管充填药物后,可选用暂时性充填材料修复牙体组织。

3.术后根管充填

在根尖病变完全愈合,根尖孔形成或根尖封闭后,应取出根管内的药物,用超声波法等方法,对根管进行彻底洗涤之后,行严密的永久性根管充填术。此时,因通过根尖诱导形成的根尖硬组织结构薄弱,且根管壁薄,强度差,操作中应避免粗暴性动作对新形成的根尖硬组织和根管壁结构的损伤。另外,选择根管充填方法时应充分注意到此种恒牙根管粗大、不易严密充填的特点,可采取侧压充填法、三维低热牙胶注射法等根充材料体积收缩性小的方法充填根管。

4.根尖诱导成形术的术中观察和预后

在年轻恒牙根尖诱导治疗过程中,应保持密切追踪观察。首次复查的时间一般在第一次根管放药后的 1～3 个月。一般来说,术前牙髓感染越重,首次复查间隔的时间应越短。复查时除作常规临床检查外,应拍摄 X 片,观察根尖病变的变化、根内充填药物是否被吸收、牙根是否继续发育。首次复查时一般要更换根管内充填的药物。因为在第一次根管放药时,根内可能存留少许活的根髓或根尖牙乳头组织,这些组织常有一定的炎症,而非完全健康的正常状态,当根管充入的药物与这些组织接触时,接触面的药物与组织炎性渗出物和细菌产物发生作用,使药物变性、效价降低。复查时需取出这些根管内的药物,洗涤根管后重新作根管内药物充填。以后每 3～6 个月拍摄 X 片复查,根据根尖病变恢复情况和牙根继续发育情况,更换根管内充填的药物。

根尖诱导成形术后牙根发育的情况,很大程度上取决于是否有残留的根髓和根尖牙乳头(或称有郝特威希上皮根鞘的存留),以及这些残存组织的活性,所以当病变波及大部分的根髓时,治疗操作过程中一定不要对根尖周组织造成额外的损伤,尽可能多地保存根尖周组织的活力是治疗成功的关键。

以牙根尚未发育完成的年轻恒牙为治疗对象的牙髓治疗中,尽可能多地保存活髓,以便牙根有可能按正常生理方式或尽可能接近生理状态下继续发育至完成是总的治疗原则。在实际临床治疗过程中,可根据患牙牙髓感染程度的不同,采取间接牙髓治疗、直接盖髓、冠髓切断术、牙根形成术和根尖诱导成形术的方法,在不同水平上尽可能多地保存牙髓和根尖的活组织。由于年轻恒牙处于生长发育的动态过程中,无论采取何种治疗方法,严密的术后追踪观察,是保证最终治疗成功的重要手段。

(张　娜)

# 第三节 儿童龋病

儿童龋病在发病因素与组织病理学特征方面与成人并无显著差异,但由于儿童生长发育和牙齿生理与解剖的特点,致使儿童龋病发病广泛,进展迅速而危害更大。因此,乳牙与年轻恒牙龋病的治疗是有其特点的。

## 一、儿童易患龋的因素

儿童较成人易患龋,是与其牙齿,特别是乳牙的解剖形态、组织结构、矿化程度及其所处环境等因素有关。

### (一)形态解剖特点

乳牙牙颈部明显收缩,牙冠近颈 1/3 处隆起,邻牙之间的接触为面的接触,牙列中存在生理间隙,以及冠部的点隙与裂沟,均易滞留菌斑和食物残渣。

### (二)组织结构特点

儿童时期,乳牙和年轻恒牙都处在生长发育过程中。乳牙的矿化程度较恒牙低。而年轻恒牙发育尚未完成,表层钙化不足,晶体形成不完全,表面多微孔,耐酸性差,因此,龋坏极易透过表层向深部进展。发育不良或钙化不良的牙齿,甚至尚未完全萌出就已出现龋坏。

### (三)儿童饮食特点

幼儿咀嚼功能差,以流食或半流食为主,且甜食多,黏着性强,因此,这些食物致龋力强且易附着于牙面。

### (四)口腔自洁和清洁作用差

儿童较难自觉地维护口腔卫生,家长也往往不够重视,加上儿童时期,特别是幼儿的睡眠时间长,口腔处于静止状态的时间也较长,唾液分泌量少,菌斑、食物碎屑和软垢易滞留于牙面上,有利于细菌繁殖,成为致龋的因素。

### (五)早发现、早治疗较困难

乳牙龋齿其症状往往不如恒牙龋齿明显,常常没有任何症状便发展为牙髓炎、根尖周炎,加上家长的忽视,导致早发现和早治疗困难。

## 二、龋的特点

### (一)患龋率高,发病时间早

1995 年,全国第二次口腔健康流行病学调查显示:5 岁儿童乳牙患龋率平均高达76.55%,龋均4.48,而且发病时间早,在牙齿刚萌出不久,甚至牙尚未完全萌出,就可发生龋坏。

### (二)龋齿发展速度快

由于乳牙的釉质和牙本质均较薄,且矿化程度低、髓腔大、髓角高和龋坏极易波及牙髓,很快发展为牙髓病甚至根尖周病。

### (三)自觉症状不明显,易忽略

因为乳牙龋进展快,且往往没有自觉症状,常被家长忽视。

**(四)龋齿多发,龋坏范围广**

在同一儿童的口腔内,多数牙齿可同时患龋,如两侧上下颌第一、第二乳磨牙可同时患龋,也常在一个牙的多个牙面同时患龋。幼儿的下颌乳前牙与牙的平滑面或牙颈部等均可发生龋坏。

**(五)修复性牙本质形成活跃**

乳牙或年轻恒牙龋常常引起修复性牙本质形成,这种防卫机制有利于早期防治龋齿。

## 三、儿童龋病的危害

龋齿对于儿童的危害超过成人,这种危害既影响局部也影响全身。特别是乳牙龋及其继发病变造成的后果,有时比恒牙龋更广泛、更严重。因此,对乳牙龋坏应更加重视和及时治疗。那种认为乳牙早晚要被替换,不需要治疗的看法是错误的。

## 四、儿童龋病的分型

儿童龋病的临床表现较为复杂,根据其不同特点,可分为以下两种类型。

**(一)按龋齿年龄分类**

**1.婴幼儿龋(earlychildhood caries,ECC)**

婴幼儿龋又叫奶瓶龋或喂养龋。①主要是由于不良的喂养习惯和/或延长的母乳或奶瓶喂养,超过正常的孩子从戒掉奶瓶过渡到固体食物的时间,可导致较早的、猖獗的龋患;②临床上婴幼儿龋患牙在孩子 2、3 或 4 岁时具有典型的特征。较早的龋患涉及上前牙、上下第一乳磨牙、下尖牙,而下切牙常常不受影响;③婴幼儿龋的定义是小于或等于 71 个月的儿童,只要在任何一颗乳牙上出现 1 个或 1 个以上的龋(无论是否成为龋洞)、失(因龋所致)、补牙面,即为婴幼儿龋。

**2.青少年龋**

为发生在年轻恒牙的急性龋,常在牙齿萌出后不久即出现龋坏,自窝沟开始,然后迅速波及牙尖,导致牙尖釉质崩折。此后,由于牙尖部的自洁作用,龋坏进展变缓,甚至停止发展,成为临床上的静止龋。

**(二)按龋齿发展变化分类**

**1.初期龋**

特征为釉质表层脱矿,但尚无实质性缺损。临床可见磨牙之邻接面上有白垩色斑,邻牙拔除后更为明显,这种白垩斑也称"白垩点"。这种初期龋可以继续脱钙而进一步形成龋洞,也可能经再矿化而停止发展,故对这类龋可进行清除菌斑和再矿化治疗。

**2.静止龋**

特征为龋坏面浅,可发生于乳磨牙或前牙,牙体变色,但质地坚硬光滑,由于龋坏面不易滞留食物残屑且能受到良好的唾液冲刷作用,龋坏一般不再发展,故此种龋不需要治疗,虽然外形不能修复,但仍起到维持间隙的作用。

**3.猖獗龋(猛性龋)**

被广泛接受的是由 Massler 定义的猖獗龋:突然发生、涉及牙位广泛,迅速地形成龋洞,早期波及牙髓,且常常发生在不好发的牙齿上,如下颌前牙和唇颊面、近切端部位。猖獗龋多发生于喜好食用含糖量高的糖果、糕点或软饮料而又不注意口腔卫生的幼儿。

## 五、儿童龋病的预防和控制

龋病是儿童牙病中最常见的疾病,其患病率之高和进展之快是医师治疗所不及的。为了预防和控制儿童龋病,应做到下列几点。

**(一)分析病因**

应详细了解儿童的发育过程及现状、饮食和口腔卫生习惯及遗传因素情况,综合分析,找出致龋的主要因素并消除之。

**(二)积极治疗**

活动性龋,同时防止继发性龋。预备窝洞时,应做好洞形的预防性扩展,邻面应扩至自洁区。充填材料要选择得当,并严格遵守操作规程,以保证良好的远期效果。

**(三)局部使用氟化物**

可视具体情况选择各种用氟方法,如含氟牙膏、含氟漱口水、含氟凝胶等。对龋病易感儿应定期用氟。

**(四)使用窝沟封闭剂预防窝沟龋**

对龋有易感倾向儿童的年轻恒磨牙,甚至乳磨牙,可对其窄深的窝沟早期使用窝沟封闭剂封闭,预防窝沟龋的发生。

窝沟封闭的适应证:①牙面有患龋倾向的深窝沟;②初期龋或怀疑有龋坏的窝沟;③乳磨牙封闭以3~4岁为宜;第一恒磨牙可在6~8岁;第二恒磨牙、前磨牙可在12~13岁;另外,也不能忽视上切牙的舌侧窝;口腔卫生不良的残疾儿童作窝沟封闭时年龄可适当放宽。

窝沟封闭的操作法。①清洁牙面:将清洁剂涂于牙面,用低速转动的小毛刷于牙面及窝沟来回刷洗约1分钟,然后冲洗,除去残存的清洁剂,一定要彻底清洁窝沟,否则会影响封闭剂的固位。②酸蚀牙面:在隔湿后吹干,用小毛刷蘸取酸蚀剂(一般为30%左右的磷酸)沿窝沟涂擦,范围至牙尖斜面的2/3,恒牙酸蚀20~30秒,乳牙的酸蚀时间加倍。③冲洗及干燥:酸蚀后用水加压彻底冲洗,防止酸与牙釉质的反应沉淀物堵塞脱钙后的微孔。同时应用排唾器排唾,不能漱口,防止唾液对酸蚀牙面的污染。干燥牙面时,用压缩空气吹干30秒,压缩空气中不能带有油或水,否则封闭剂容易脱落。④涂布封闭剂:使用自凝封闭剂时,取等量的A、B组份调拌,自开始调拌至固化1.5~2分钟,术者应在此时间内完成调拌和涂布。使用光固化封闭剂,只需取适量封闭剂直接涂布。涂布时用涂刷笔蘸取封闭剂,沿窝沟从远中往近中涂布,涂刷笔微微上下抖动,以利封闭剂渗入窝沟内,同时排出其中的空气,防止封闭剂下方出现空隙,涂布范围略小于酸蚀釉面。⑤固化封闭剂:自凝封闭剂涂布后,在隔湿下经1.5~2分钟固化。光固化封闭剂于涂布后即刻用光固化灯照射,引发固化,照射距离约离牙尖1mm,照射时间应按照各种材料要求的固化时间,一般为40秒。⑥术后检查:用锐利探针检查封闭剂的固化程度与牙面的黏附情况,有无漏涂的窝沟和咬合过高,若有应及时补做或调磨。

**(五)针对家长和患儿宣传口腔卫生知识**

千万不要忽视对家长的宣传,儿童时期是养成良好行为习惯的最佳时期,而在这一时期养成了良好的口腔卫生习惯,会使儿童终身受益的。

**(六)饮食指导**

饮食指导包括如下几个方面的内容:①控制含蔗糖多的饮食和饮料;②避免黏着性强和在口腔停留时间长的饮食;③间食同时给茶、水或牛奶饮料;④间食后口腔清洁;⑤睡前、饭前不给间食和饮料;⑥合理使用哺乳瓶,一至一岁半停用,10个月练习用杯子。

**(七)定期口腔检查**

对于学龄前儿童建议每3个月进行口腔检查,而对于学龄儿童建议每6个月进行口腔检查,

355

达到对龋齿的早期发现和治疗。

## 六、口腔健康教育

儿童时期,因年龄段的不同,孩子的认知能力和牙齿萌出发育也存在不同,所以针对每个年龄段,采取相应的口腔保健措施是十分必要的。

### (一)胎儿期

胎儿期是父母开始制订孩子口腔保健计划的最好时机,应使父母意识到父母良好的口腔保健习惯及其对孩子的示范作用,将有助于促进父母和孩子的口腔健康。

### (二)婴儿期(0~1岁)

婴儿期清除菌斑应从第一颗乳牙萌出开始,方法是妈妈手指缠上湿润的纱布清洁孩子的牙齿和按摩牙龈,每天1次即可。

孩子第一次口腔检查应在第1颗牙齿萌出的时间或最迟在孩子1周岁之前。检查的目的是:建议父母开始为孩子清除菌斑;检查孩子的牙齿萌出和发育情况,进行氟状况的评估并给出合理科学地建议,询问孩子喂养的情况,建议科学地喂养,避免不良的喂养习惯;最后就是给孩子开始熟悉牙科环境、牙科工作人员的时间,避免或减少将来对牙科治疗的恐惧。

### (三)幼儿期(1~3岁)

幼儿期提倡开始刷牙去除菌斑。约3岁,可以开始使用牙膏。因为孩子有潜在的氟化物吞咽的危险,建议每次刷牙用小豌豆大小的牙膏,需强调的是因为孩子的行为能力有限,孩子刷牙这一过程主要还是靠父母来完成。

### (四)学龄前期(3~6岁)

在此时期,孩子刷牙能力显著提高,但父母仍是口腔卫生保健的主要提供者。但需注意孩子氟化物的吞咽,建议每次刷牙用豌豆大小的牙膏;建议可以开始使用牙线;家庭中可以指导性地使用氟凝胶和含氟漱口水;应少量且仅局限于那些中、高度龋患孩子的家长。

### (五)学龄期(6~12岁)

在此时期,孩子的责任心增强,自己能进行口腔保健,但父母的参与仍是必须的。6~9岁,父母应帮助清洁孩子刷牙难以到达的区域;9~12岁,父母应进行积极的监督;氟凝胶和漱口水仅用于那些高危龋的孩子;随着早期错殆畸形治疗的开始,增加了龋及牙周病的危险。因此,需特殊关注这些孩子的口腔卫生保健,增加刷牙和使用牙线的频率和程度。除使用含氟牙膏外,也提倡使用氟凝胶和含氟漱口水。

### (六)青少年期(12~18岁)

(1)青少年具有足够的自我口腔保健能力,但是否自觉地进行成为这一年龄段的主要问题。

(2)不良的饮食习惯和青春期激素的改变增加了青少年患龋和牙龈炎症的危险。

(3)激励他们像年轻成年人那样增强责任心。

(4)同时家长不要专制,要准备采纳孩子的个性改变,加强对孩子口腔卫生保健的指导,增加青少年关于菌斑和预防口腔疾病的知识并要求他们的积极参与。

## 七、乳牙龋病的治疗

乳牙龋病对儿童的健康有严重的影响,因此,需尽快及时进行治疗。乳牙龋病的治疗目的是:终止病变发展,保护牙髓的正常活力;避免引起牙髓和根尖病变;恢复牙齿的外形和咀嚼功能;维持牙列的完整;保持乳牙的正常替换;有利于颌骨的生长发育。乳牙龋病的治疗分为两部分,即药物治疗和修复治疗。具体叙述如下。

**(一)药物治疗**

目前,很少应用。局部涂氟主要用于高危龋病治疗后的预防和儿童龋病的预防。

1.适应证

一般多用于距离替换期较近的乳切牙等。初期龋及龋坏广泛的牙本质龋,牙釉质大片剥脱,不易形成固位洞形,多见于乳前牙邻面和唇面。

2.常用药物

2%氟化钠溶液、1.23%酸性氟磷酸钠溶液、8%氟化亚锡溶液、75%氟化钠甘油糊剂、10%氨硝酸银溶液、38%氟化氨银溶液和氟保护漆。

3.药物的作用原理

(1)氟与牙齿中的羟磷灰石作用:①形成氟化钙,起到再矿化的作用。含氟制剂的作用,其主要机制为形成氟化钙,通过其起防龋和抑龋作用;②形成氟磷灰石,较羟磷灰石抗酸力提高。

(2)氨硝酸银涂布:又称氨银浸镀法,主要是氨硝酸银中的银离子与有机质中的蛋白质作用,形成蛋白银,有凝固蛋白的作用,起到抑菌和杀菌的作用。

(3)氟化氨银涂布时,形成氟化钙和磷酸银,增加牙齿的抗酸力,另外,氟化氨银中的银离子又能与蛋白质结合成蛋白银而起作用。但是,氟化氨银的缺点是对软组织有腐蚀作用和使牙齿局部着色变黑,影响美观。

4.操作时的注意事项

大部分局部用氟制剂,需隔湿干燥再进行操作。当然,需严格按照各种制剂的说明书进行操作。一些制剂具有腐蚀性,因此,应避免对黏膜及牙龈的腐蚀和刺激。另外,考虑孩子吞咽氟化物的危险,需在操作过程中使用排唾设备的,应严格规范操作。

**(二)修复治疗**

乳牙龋病的治疗主要是修复治疗。

1.治疗目的

(1)抑制龋病发展,保护乳牙牙髓。

(2)恢复咀嚼功能。

(3)咬合诱导的作用。保持侧方牙群牙冠的近远中宽度,恢复咬合高度,保证乳恒牙正常替换。

(4)保持口腔清洁。

(5)恢复发音功能。

(6)审美要求。

2.治疗特点

(1)采取行为管理技术,使患儿及其家长配合治疗。

(2)乳牙具有釉质牙本质薄,髓腔大,髓角高(尤其是上第一乳磨牙的近中颊髓角),牙本质小管粗大的特点。因此,操作时应注意:①去腐和备洞避免对牙髓的刺激,防止意外露髓;②注意保护牙髓,对于中龋和深龋,因牙本质暴露,应进行间接盖髓;③深龋洞近髓,可以影响牙髓,对于这样的病例不宜保守;④垫底材料应对牙髓无刺激,并应注意充填体的厚度,保证充填体的强度。

(3)牙颈部缩窄,磨牙𬌗面颊舌径小,易磨耗。因此,在操作中应注意:①备Ⅱ类洞,轴髓壁作成倾斜状,避免意外露髓;②使用木楔避免悬突。

(4)乳牙表层釉质为无釉柱层,且有机质含量高,酸蚀时间应延长,往往时间是恒牙的2倍。

(5)修复外形时,应考虑生理间隙,不必勉强恢复邻面接触点。当数个牙的牙冠大面积破坏时,应注意恢复咬合高度。

(6)修复材料,应选择对牙髓刺激小、好操作、具有抑龋作用的材料(玻璃离子水门汀、复合体等)。

**3.成形充填**

成形充填是指使用可塑性充填材料充填窝洞。

(1)银汞合金充填的备洞原则:洞形基本要求和原则与恒牙备洞原则相同,此处仅述乳牙Ⅱ类洞预备特点:在标准洞形的预备过程中,𬌗面鸠尾部应位于中央窝沟处,峡部位于颊舌尖之间,宽度不宜过窄以避免折断,其宽度以相当于颊舌牙尖距离的1/3～1/2为宜。由于乳牙牙颈部的牙本质小管排列方向与恒牙不同,邻面部分龈壁(阶)的釉质与轴壁成直角,牙本质可斜向根方,以利固位。又因为乳磨牙牙颈部缩窄,当龈壁(阶)愈接近牙龈时,其露髓的可能性愈大,第一乳磨牙龈壁宽度超过1.5 mm,第二乳磨牙龈壁宽度超过2.0 mm时,即应考虑作牙髓治疗。另外乳牙体积较小,轴髓线角应圆钝,以防止充填体过薄而折断。

(2)去除腐质:临床以牙本质的色泽和硬度作为去除感染牙本质的指征。①色泽:正常的牙本质为淡黄色,龋坏牙本质为棕色,慢性龋为深棕色或黑色;②硬度:用挖匙挖除时,正常牙本质坚硬不易挖除,软化牙本质较易被挖除。

(3)窝洞垫底:凡洞深超过牙本质中层时均应考虑间接盖髓和垫底。间接盖髓材料多为各种氢氧化钙制剂,垫底材料应对牙髓无刺激,如聚羧酸水门汀、玻璃离子水门汀等。

(4)充填。①银汞合金充填:需预备标准的洞形。因去除过多的正常牙体组织及颜色的不美观,还有剩余银汞对环境的污染,现在在临床上应用较以前减少。但作为后牙充填材料,其许多优点,目前仍是许多修复材料所不能达到的。②复合树脂修复:具有色泽接近牙齿颜色的优点,适用于各类洞形,随着其性能的不断改进,临床上已广泛进行应用,复合树脂对洞形要求不像银汞充填那样严格,但需严格按照材料的使用说明进行操作,乳前牙切端龋坏或广泛龋坏时,可使用合适的塑料冠套辅助充填,可收到满意的效果。③水门汀充填:常用的为玻璃离子水门汀(GIC),因其性能的不断改进和完善,在乳牙龋齿的治疗中得到广泛的应用。玻璃离子水门汀有诸多优点,如与牙齿组织能进行化学结合、释放氟、对牙髓的刺激很小及色泽与牙齿颜色接近等。④复合体(玻璃离子改良树脂)及光固化玻璃离子(树脂改良玻璃离子)充填:是一种新型的修复材料,兼有复合树脂和玻璃离子的双重性能,目前在乳牙龋齿的治疗中已广泛应用,但应严格按照使用说明进行操作。

**4.嵌体修复**

嵌体修复主要用于龋洞和牙髓治疗后的窝洞修复,分为金属嵌体和复合树脂嵌体。金属嵌体因成本较高,仅在部分发达国家临床上应用较多。复合树脂嵌体又分为直接法和间接法,多用于年轻恒牙大面积牙体缺损的过渡性修复。

**5.预成冠修复**

预成冠修复多用于牙体大面积缺损的修复或间隙保持器的固位体,尤其是乳磨牙牙髓治疗后。到目前为止,尚无任何充填材料在固位方面能优于预成冠。

预成冠修复的适应证:①大面积龋坏的乳牙或年轻恒牙的修复;②不能用复合树脂修复的乳

恒牙发育不全的修复;③遗传性牙齿畸形的修复,如牙本质发育缺陷及牙釉质发育缺陷;④牙髓治疗后,面临冠折危险的乳恒牙的修复;⑤不良习惯矫治器的固位体;⑥冠折牙齿的修复;⑦第一乳磨牙用作远中扩展矫治器的固位体;⑧各种固定保持器的固位体。当然,不锈钢全冠应用最多的还是大面积龋坏的乳磨牙的修复。

预成冠修复方法包括以下步骤。

(1)牙体预备:邻面主要预备近中邻面和远中邻面。几乎垂直预备邻面,至近颈部时,打开该牙与邻牙的接触,以探针可顺利通过两牙之间为标准。邻面龈缘处的预备应是光滑的羽状边缘,不能有突出或肩台。𬌗面预备要依照原𬌗面的形态,磨除约 1 mm。最后,去除尖锐的点线角。一般不需要预备颊舌面,但对颊面近颈部有明显突起,尤其是第一乳磨牙,亦需预备。

(2)全冠大小的选择:应该选择可完全覆盖预备体的最小的全冠。应注意以下两点:①确定正确的牙冠的𬌗龈向高度;②全冠边缘的形态应和天然牙的龈缘形态相一致。全冠边缘放在游离龈下 0.5～1 mm。

(3)修整全冠外形:在颊舌面的颈 1/3(如果全冠很松,从中 1/3 开始)用球-窝钳来修整全冠,这样可使全冠颈部更好地和天然牙相匹配。修整钳也可用来修整邻面的外形,以使全冠与邻牙获得满意的接触。必要时,邻面可加焊以改善其外形及接触。修整全冠直至它与预备体完全密合,龈边缘延伸至游离龈下的正确位置上。

(4)检查咬合,之后将边缘磨圆钝、抛光,最后进行黏结。

## 八、年轻恒牙龋病

年轻恒牙是指恒牙虽已萌出,但未达𬌗平面,在形态和结构上尚未形成和成熟的恒牙。

### (一)年轻恒牙龋病特点

1.发病早

"六龄齿"萌出早,龋齿发生早,患龋率高。混合牙列期,第一恒磨牙易被误认为第二乳磨牙,往往延误治疗。

2.耐酸性差易患龋

年轻恒牙牙体硬组织矿化程度比成熟恒牙釉质差,萌出暴露于唾液两年后才能进一步矿化完,所以在牙齿萌出的两年内易患龋。

3.龋坏进展快,易形成牙髓炎和根尖炎

年轻恒牙髓腔大,髓角尖高,牙本质小管粗大,髓腔又近牙齿表面,所以龋齿进展速度快,很快波及牙髓。

4.受乳牙患龋状态的影响

临床上常见因第二乳磨牙远中龋齿未经过及时治疗,导致远中的第一恒磨牙的近中面脱矿和龋洞形成。

5.第一恒磨牙常出现潜行性龋(隐匿性龋)

因为釉板结构的存在,致龋细菌可直接在牙体内部形成窝洞,而牙齿表面完好无损。

### (二)好发部位

年轻恒牙龋齿好发部位为:第一恒磨牙𬌗面、颊舌面(上颌腭沟和下颌颊沟)、上颌中切牙邻面。

第一恒磨牙的窝沟常常不完全融合,菌斑往往易沉留在缺陷的底部,与暴露的牙本质相接触。上第一恒磨牙的腭侧沟、下第一恒磨牙的颊侧沟、上切牙的舌侧窝都是龋易发生且迅速发展的部位。

### (三)修复治疗的特点

年轻恒牙龋齿的治疗有如下特点。

(1)牙体硬组织硬度比成熟恒牙差,弹性、抗压力等较低,备洞时应减速切削,减少釉质裂纹。

(2)髓腔大、髓角尖高,龋齿多为急性,应避免意外露髓(去腐多采用慢速球钻和挖匙)。

(3)牙本质小管粗大,牙本质小管内液体成分多,髓腔又近牙齿表面,牙髓易受外来刺激,修复时注意保护牙髓(备洞,间接盖髓,垫底材料)。

(4)当年轻恒磨牙萌出不全,远中尚有龈瓣覆盖部分牙冠,如果发生龋齿,当龋患波及龈瓣下时,需推开龈瓣,去腐备洞。如果龋患边缘与龈瓣边缘平齐,可以用玻璃离子水门汀暂时充填,待完全萌出后,进一步永久充填修复。

(5)年轻恒牙自洁作用差,注意相邻窝沟,尤其磨牙窝沟点隙龋,多采用预防性树脂充填,包括经典的预防性树脂充填和流动树脂充填。

(6)确认有无露髓和牙髓感染再作盖髓和垫底。

(7)因为年轻恒牙的修复能力强,必要时考虑二次去腐修复。基于牙本质龋在电镜下分为两层,即有细菌层和无细菌层。对于深龋病例,预计完全去除受影响的牙本质后会暴露牙髓时,可采用去除大部分感染的牙本质,保留少许软化牙本质,用氢氧化钙间接盖髓,观察10~12周,当有修复性牙本质形成时,再去除原有的软化牙本质,进行充填,这样就保存了牙齿的活髓。

(8)年轻恒牙存在垂直向和水平向的移动,所以修复治疗,以恢复解剖形态为主,不强调邻面接触点的恢复。

(9)年轻恒牙龋在治疗过程中应注意无痛操作。

(10)选择合适的充填材料,避免对牙髓的刺激。

(张 娜)

# 参 考 文 献

[1] 武嫒.新编口腔医学诊疗精要[M].南昌:江西科学技术出版社,2020.

[2] 白荣.实用口腔疾病诊断与护理[M].北京:科学技术文献出版社,2020.

[3] 周爱娟.口腔科疾病诊断与治疗[M].北京:科学技术文献出版社,2020.

[4] 马莉莉.现代口腔科疾病诊疗新进展[M].长春:吉林科学技术出版社,2019.

[5] 李刚.口腔疾病[M].北京:中国医药科技出版社,2021.

[6] 牛林,李昂.口腔修复临床病例解读[M].北京/西安:世界图书出版有限公司,2021.

[7] 王敬娈,罗思阳.现代临床口腔疾病诊疗学[M].长春:吉林科学技术出版社,2019.

[8] 李中孝.临床口腔科疾病诊疗新编[M].哈尔滨:黑龙江科学技术出版社,2019.

[9] 王惠元.口腔解剖学[M].长沙:中南大学出版社,2021.

[10] 闫伟军,朴松林,刘鑫.临床口腔疾病诊疗指南[M].厦门:厦门大学出版社,2021.

[11] 黄文博.口腔科疾病预防与诊断治疗[M].开封:河南大学出版社,2021.

[12] 杜芹,肖力.儿童口腔疾病诊疗精粹[M].西安:西安交通大学出版社,2020.

[13] 刘苗.口腔疾病临床诊疗与修复[M].长沙:湖南科学技术出版社,2020.

[14] 李燕.口腔内科疾病临床诊疗[M].长春:吉林科学技术出版社,2020.

[15] 赵文艳,王泰.口腔常见疾病的诊疗及数字化技术应用[M].银川:阳光出版社,2020.

[16] 丘东海,林杭.口腔医学专业职业技能训练指导[M].北京:人民卫生出版社,2021.

[17] 汤春波,邹多宏.口腔种植并发症预防与处理[M].沈阳:辽宁科学技术出版社有限责任公司,2021.

[18] 张文.口腔常见病诊疗[M].北京:科学出版社,2020.

[19] 张江云.口腔疾病诊疗技术常规[M].长春:吉林科学技术出版社,2019.

[20] 孙杰.口腔内科常见疾病的诊疗及预防[M].哈尔滨:黑龙江科学技术出版社,2020.

[21] 张晓东.临床口腔疾病诊疗规范[M].天津:天津科学技术出版社,2019.

[22] 刘龙坤.实用口腔疾病诊疗技术[M].天津:天津科学技术出版社,2019.

[23] 袁萍.新编口腔疾病诊疗学[M].长春:吉林科学技术出版社,2019.

[24] 郭维华,李中瀚.口腔细胞实验操作技术[M].成都:四川大学出版社,2021.

[25] 张旭光,俞波.实用口腔临床牙体预备[M].北京:北京大学医学出版社,2021.

[26] 秦满.儿童口腔科临床病例解析[M].北京:人民卫生出版社,2021.

[27] 张扬.口腔疾病诊疗的思维与方案[M].北京:科学技术文献出版社,2019.

［28］蒳荷芽.现代临床口腔疾病诊疗技术［M］.北京:科学技术文献出版社,2019.

［29］李睿敏.现代实用口腔科疾病诊断与治疗［M］.青岛:中国海洋大学出版社,2020.

［30］刘琦.实用口腔临床诊疗精要［M］.北京:科学技术文献出版社,2020.

［31］李梅.现代口腔病诊疗进展［M］.哈尔滨:黑龙江科学技术出版社,2020.

［32］段咏华.实用口腔疾病临证指南［M］.天津:天津科学技术出版社,2020.

［33］牟雁东.新编口腔医学临床实践与新进展［M］.北京:科学技术文献出版社,2020.

［34］陶慧骞,但红霞.口腔黏膜瘙痒症的病因与治疗［J］.国际口腔医学杂志,2021,48(1): 119-124.

［35］杜嵘,朱铭颐,周卓君.口腔全科诊疗理念在本科临床教学中的实践初探［J］.医学理论与实践,2021,34(1):168-170.

［36］花雯,韩佳南,王万春.口腔颌面间隙感染病原学特点及危险因素［J］.中华医院感染学杂志,2021,31(9):1406-1409.

［37］余擎.龋源性牙髓病的诊疗策略及进展［J］.中华口腔医学杂志,2021,56(1):16-21.

［38］颜孟雄,黄婧,杨再波.慢性牙周炎龈沟液 IL-10、IL-23、MCP-1 与牙周指数的相关性分析［J］.分子诊断与治疗杂志,2021,13(2):255-258.

［39］王珊.一次性根管治疗急性牙髓炎的临床疗效观察［J］.智慧健康,2021,7(4):92-94.

［40］梁晔,邵金龙,葛少华.牙周炎与银屑病相关关系的研究进展［J］.中华口腔医学杂志,2021, 56(6):591-597.